Gewidmet allen Menschen,
die sich auf dem
biochemischen Weg
befinden.

Angelika Gräfin Wolffskeel
von Reichenberg

Die 12 Salze des Lebens

Biochemie nach Dr. Schüßler
Ein Ratgeber für Erwachsene und Kinder

Haben Sie Fragen an die Autorin?
Anregungen zum Buch?
Erfahrungen, die Sie mit anderen teilen möchten?

Nutzen Sie unser Internetforum:
www.mankau-verlag.de

man
kau

Bibliografische Information der Deutschen Nationalbibliothek

Die Deutsche Nationalbibliothek verzeichnet diese Publikation in der Deutschen Nationalbibliografie; detaillierte bibliografische Daten sind im Internet über http://dnb.d-nb.de abrufbar.

Angelika Gräfin Wolffskeel von Reichenberg

Die 12 Salze des Lebens

Biochemie nach Dr. Schüßler
Ein Ratgeber für Erwachsene und Kinder

7. Auflage 2015

ISBN 978-3-86374-267-6

(1. Aufl. 2005; 2. Aufl. 2005; 3. Aufl. 2006; 4. Aufl. 2007; 5. Aufl. 2010; 6. überarb. u. erw. Aufl. 2013;
Aufl. 1 bis 4: ISBN 978-3-9809565-3-6, Aufl. 5: ISBN 978-3-938396-65-0, Aufl. 6: ISBN 978-3-86374-086-3)

Mankau Verlag GmbH
Postfach 13 22, D-82413 Murnau a. Staffelsee
Im Netz: www.mankau-verlag.de
Internetforum: www.mankau-verlag.de/forum

Lektorat: Susanne Baronky, Bodenkirchen (1. Aufl.); Barbara Bucerius, Murnau (5. Aufl.);
Herbert Schwinghammer, München (6. Aufl., neue Kapitel)

Endkorrektorat: Dr. Thomas Wolf, MetaLexis
Gestaltung Umschlag: Andrea Barth, Guter Punkt GmbH & Co. KG, München
Gestaltung Innenteil: Heike Brückner, Grafikstudio Art und Weise, Lappersdorf

Fotos: Caroline Förster, Würzburg (Porträtfotos von Angelika Gräfin Wolffskeel),
Deutsche Homöopathie-Union, Karlsruhe (Salze-Fotos auf hinterer Umschlag-Innenseite),
Christopher Edwin Nuzzaco - shutterstock.com (S. 17), Robert Emprechtinger - fotolia.com (S. 75),
hxdbzxy - shutterstock.com (S. 85), Chepko Danil Vitalevich - shutterstock.com (S. 105),
Fotowerk - fotolia.com (S. 115), MSAT - fotolia.com (S. 135), Superhasi - fotolia.com (S. 205),
Sergign - fotolia.com (S. 247)

Druck: Westermann Druck Zwickau GmbH, Zwickau / Sachsen

FSC www.fsc.org MIX Papier aus verantwortungsvollen Quellen FSC® C110508

Inhalt

Zum Geleit

Ich bin über die Homöopathie, die Naturheilkunde, zur Biochemie nach Dr. Schüßler geführt worden und habe mich sehr dafür interessiert.

Bei Befindlichkeitsstörungen, die jeder Mensch im Laufe seines Lebens erfährt oder erleidet, habe ich immer wieder zu Schüßler-Salzen gegriffen, um das Gleichgewicht im Körper wiederherzustellen und mich gesund zu erhalten.

In diesem Buch werden die Zusammenhänge sehr klar und verständlich aufgezeigt. Angelika Gräfin Wolffskeel von Reichenberg schreibt umfassend und sehr interessant über die 12 Salze des Lebens in überzeugender und kompetenter Weise.

Zürich, im Juni 2005

Ruth Maria Kubitschek,
Schauspielerin, Buchautorin

Vorwort der Autorin

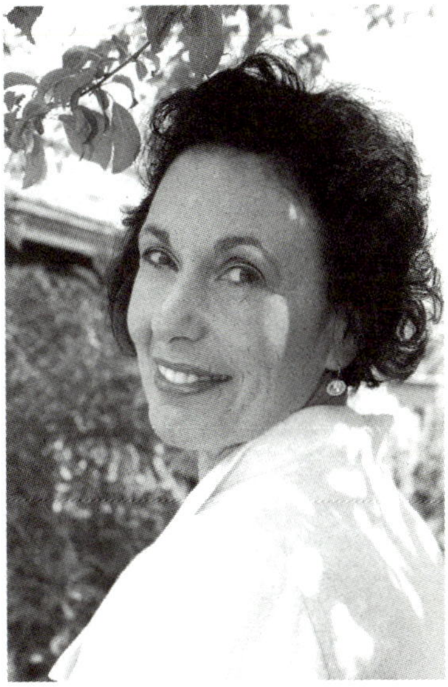

Als Heilpraktikerin liegt mir die Gesundheit des Menschen schon von Berufs wegen am Herzen. Für mich ist es aber darüber hinaus ein Tag für Tag empfundenes und gelebtes Anliegen, mein Wissen an Interessierte weiterzugeben, damit es auf aufnahmebereite Menschen treffen und dort Frucht tragen möge.

Das Buch möchte Anstoß zu eigenen Überlegungen sein und Mut machen für die Überprüfung des eigenen Lebensstils und Anregungen geben für eventuell notwendige Änderungen der Lebensgewohnheiten. Auch aus meiner umfangreichen Tätigkeit als Lehrbeauftragte und Referentin über die „Salze des Lebens" sind die Erfahrungen in den vorliegenden Ratgeber eingeflossen, wie ich auch mein Wissen an meine Studierenden weitergebe, die ich in meiner von mir gegründeten Schule „Surya" auf diesen wunderschönen, wahrhaft heilsamen Beruf des Heilpraktikers vorbereiten darf. Ich möchte dieses praktische Nachschlagewerk für den täglichen Gebrauch verbinden mit einer Einführung in die grundlegenden Gedankengebäude dieses tatkräftigen und in der Entdeckung vorhandener Zusammenhänge und Wirkungsweisen des menschlichen Körpers genialen Arztes und Menschenfreunds Dr. Wilhelm Schüßler.

Ich will verdeutlichen, dass gesundes Leben nur im Einklang mit sich selbst, der Natur und der Umwelt gelingen kann, wie auch im Bewusstsein wechselseitiger Abhängigkeiten.

Aus diesem Bedürfnis heraus ist dieses Buch entstanden, das ich Ihnen, meinen Leserinnen und Lesern, erstmals vor zehn Jahren übergeben habe und das heute bereits in der siebten Auflage vorliegt. Wir haben bereits anlässlich der fünften Auflage viel Zeit in die Überarbeitung insbesondere des Krankheitsregisters investiert, das sich seitdem mit größerer, besser lesbarer Schrift, präziseren Hinweisen und teilweise neuen Empfehlungen präsentiert; seit der sechsten Auflage beschreiben wir mit der Eisenmangelanämie und dem Metabolischen Syndrom zwei weitere wichtige Krankheitsbilder; außerdem empfehle ich weitere wertvolle Kuren mit Schüßler-Salzen.

Auch Ihre dankenswerten Rückmeldungen und meine Erfahrungen der letzten Jahre sind in die Überarbeitung eingeflossen.

Möge mein Buch Sie begleiten auf Ihrem Weg zur vollen ganzheitlichen Gesundung, die nur erreichbar ist in der Einheit von Körper, Seele und Geist. Wenn mein Ratgeber Ihnen hierbei von Nutzen ist, wäre mein Ziel erreicht.

Gerchsheim, im April 2015

Angelika Gräfin Wolffskeel

Einführung

Was bleibt einem Vorwortschreiber denn eigentlich noch zu schreiben, wenn es der Autorin schon so trefflich gelungen ist, das Thema von der Entstehungsgeschichte bis zur praktischen Nutzanwendung so umfassend darzustellen, wie es Angelika Gräfin Wolffskeel mit ihrem neuen Buch über Schüßlers Biochemie geschafft hat?

Wir wurden in den letzten Jahren mit einer Fülle von Schüßler-Büchern und -Aufsätzen überschüttet. Bei manchen ist es schade um das verschwendete Papier, weil den Schreibern nichts anderes einfiel, als längst Bekanntes wiederzukäuen. Schade auch, weil nur allzu oft sehr fragwürdige eigene individuelle Erfahrungen der Schreiber verfälschend in deren Bücher eingeflossen sind und mehr Verwirrung als Klarheit stiften. Das vorliegende Buch sticht wohltuend aus der Masse dieser Bücher heraus, weil es der Gräfin gelungen ist, bei allen ausführlichen Erklärungen und hilfreichen Therapieempfehlungen stets sachlich und eng an Schüßlers Originallehre angelehnt zu bleiben.

Die Biochemie – so betont auch die Gräfin übereinstimmend mit Dr. Schüßler – will und soll kein homöopathisches Heilverfahren im Sinne der Hahnemann'schen Ähnlichkeitsregel sein. Sie basiert auf den naturwissenschaftlich-rationalen Erkenntnissen über die Physiologie unseres Stoffwechsels, der ohne die essenziellen Mineralien, die Schüßler zu Recht als Funktionsmittel bezeichnete, eben nicht funktionieren kann. Aber schließlich – zunächst von den zeitgenössischen Schulmedizinern verlacht – wurde die Biochemie hundert und mehr Jahre von Homöopathen hochgehalten und von homöopathisch orientierten Herstellern bereitgestellt. Das hat zwangsläufig dazu geführt, dass sich in der biochemischen Literatur ein kunterbuntes Durcheinander von homöopathischen und allopathischen Ergänzungs-Therapien tummelt.

Seit Langem plädiere ich dafür, dass sich ein kleiner Kreis sachkundiger Biochemiker zusammensetzt und mit Fleiß sortiert, welche Anwendungsempfehlungen aus der Literaturvielfalt denn nun homöopathische oder allopathische sind, und dabei auch diskutiert, welche besser in den Papierkorb wandern sollten. Das Buch der Gräfin Wolffskeel ist ein Schritt voran auf dem langen und mühsamen Weg zu einer solchen Sichtung und Bereinigung. Das immer akribischer ins Detail gehende Arzneimittelrecht der Europäischen Union verlangt eindeutige Aussagen zum Wirkprinzip einer Arznei. Alle Arzneien, die aus Mischungen homöopathischer und pflanzlicher Tinkturen bestanden, sind dem zum Opfer gefallen und aus den Apothekenregalen verschwunden. Auch die seit 130 Jahren bewährte Biochemie muss Farbe bekennen, zu welcher Therapierichtung sie gehören will.

Schüßler war ein faszinierender Beobachter. Von seinen empfohlenen Indikationen muss keine gestrichen werden. Wenngleich der eine oder andere seiner Erklärungsversuche heute als überholt gelten muss, haben seine Therapieempfehlungen ausnahmslos bis heute Bestand. Mehr noch: Sie sind nahezu alle durch moderne Forschungsergebnisse nachvollziehbar. Schüßler war selbst auch stets bemüht, sich an den neuesten wissenschaftlichen Erkenntnissen seiner Zeit zu orientieren, und hat dieses Wissen von Auflage zu Auflage in sein Büchlein eingearbeitet. Mit dem heutigen Wissensstand über die Physiologie hätte er manchen Erklärungsversuch sicher anders formuliert. Seinen Schlussfolgerungen tut das keinen Abbruch.

Auch in den eigenen Reihen der Biochemiker flackert seit Schüßlers Zeiten immer wieder die zweifelgeplagte Diskussion auf, ob denn die winzige Stoffmenge einer homöopathischen D6- oder gar D12-Potenz wirklich ohne geheimnisvolle Mächte so viel Gutes tun kann. Ausführlich beschäftigt sich Schüßler mit diesen schon damals laut werdenden Zweifeln, ob denn die kleine Gabe ausreiche, um Defizite zu decken. Ich zitiere:

„Die Natur arbeitet nur mit Atomen und Atomgruppen oder Molekülen."

„Daß verschwindend kleine, unwägbare Stofftheilchen im Organismus wirken können, läßt sich (...) nicht bestreiten (...)."

„Der Gehalt einer Zelle an Mineralstoffen ist verschwindend klein (...). Auch allopathische Mittel sind in kleinen Gaben wirksam."

„(...) und ein dem winzigen Manco entsprechender Ersatz (...) kann die Resorption (...) bewirken."

„(...) wie klein darf dann die Magnesia-Gabe sein, mittels welcher man eine Neuralgie curiren will, die durch ein verschwindend kleines Deficit an genanntem Salze in einem winzigen Theile des Nervengewebes bedingt ist?"

Das macht deutlich, dass wir nicht riesige Mengen brauchen, um einem Mangelsymptom zu Leibe zu rücken. Jedes Defizit beginnt mit einem Quäntchen, einem minimalen Defizit – und um dieses zu decken, müssen wir ja nicht den gesamten Tagesbedarf auffüllen, sondern eben nur dieses Quäntchen. Es ist der berühmte kleine, letzte Tropfen, der ein Fass zum Überlaufen bringt, und es ist die winzige kleine Fehlmenge, die – ersetzt – eine Zelle wieder funktionieren lässt. Schüßler hat uns auch nicht auf die heute üblichen Potenzen D 6 und D 12 eingeschworen:

„(...) möge jeder Arzt, der biochemische Mittel anwenden will, nach seinem Ermessen die Dosis wählen."

Ausweislich seines Schriftwechsels mit seiner Lieferapotheke hat er selbst oft auch mit tieferen Potenzen gearbeitet. Hier stellt sich tatsächlich angesichts der heute ausgeprägten Versorgungslücken die Frage, ob wir nicht mit tieferen Potenzen und damit höheren Mengenkonzentrationen manchmal besser fahren würden.

Immer wieder macht Schüßler deutlich, dass die homöopathische Aufbereitung nicht dem homöopathischen Signalprinzip dient, sondern lediglich der besseren Bioverfügbarkeit:

„Alle in Wasser unlöslichen Stoffe müssen bis auf mindestens die sechste Stufe der decimalen Verdünnungs-Scala gebracht werden; die in Wasser löslichen können auch in niedrigeren Verdünnungen durch die erwähnten Epithelzellen treten."

Wenn wir uns frei machen von der irritierenden Vorstellung (die er mit seinem Rachitis-Beispiel provoziert hat), es müsse jeweils das gleiche Salz sein, das in kleiner Menge die Bewegung der großen Menge anstößt, dann hat Schüßler fast prophetisch vorhergesagt, was Physiologie und Neurophysiologie erst seit ca. 30 Jahren wissen, dass nämlich die verschiedenen Salze sich gegenseitig beeinflussen und in ihrer Bewegung steuern.

„(...) kann aber (...) in der zwischen den Zellen befindlichen Ernährungsflüssigkeit ein Deficit an einem Salze mit consecutiver (nachfolgender) Störung der Molekularbewegung vorhanden sein. Diese Störung kann den Eintritt eines Ergänzungssalzes aus dem Blute in die betreffenden Interzellulärräume verhindern."

Wir wissen heute, dass eine winzige Menge Magnesium als Kern der „Kalium-Natrium-Pumpe" (ATPase) große Mengen Kalium in die Zelle hinein- und Natrium aus der Zelle hinausbefördert und dadurch das Ruhepotenzial der Nerven aufbaut. Wir wissen, dass eine winzige Menge Calcium an der Zellmembran deren Durchlässigkeit steuert und damit den Zusammenbruch der nervlichen Stabilität verhindert. Wir wissen, dass die Umsetzung eines Nervenimpulses in Muskelarbeit an der motorischen Endplatte durch die Freisetzung winziger Calciummengen vermittelt wird und durch ebenso winzige Magnesiummengen verhindert werden kann. Allein die Anwesenheit winziger Mengen freier Eisen-Ionen ermöglicht der Fresszelle erst das Killen eines Bakteriums.

Die Übertragung eines Nervenimpulses am Ranvier'schen Knoten geschieht durch Natrium-Ionen in einer Größenordnung, die der Potenz D 18 entspricht. Eine Tablette unseres Salzes Nr. 8 (Natrium chloratum D 6) reicht also, um rund 250 Milliarden Nervenimpulse weiterzuleiten. Damit kann man schon eine ganze Menge bewegen.

Zweifelsohne ist die Biochemie ein Regulationsverfahren – aber nicht mit Hilfe geheimnisvoller Informationssysteme, sondern ganz materialistisch und naturwissenschaftlich erklärbar. Wenn wir uns von diesem „materialistischen" Weltbild lösen wollen, lösen wir uns von Dr. Schüßler.

Die Biochemie ist modern geworden. Naturheilkundliche Zeitschriften, Frauen-Magazine und Illustrierte haben sich des Themas bemächtigt. Sie haben das wachsende Interesse der Bevölkerung nach Information über die Möglichkeiten der Selbstmedikation erkannt. Der fatale politische Irrtum, wirksame und unschädliche Arzneien dem Patienten nicht mehr zu Lasten der Sozialversicherung zukommen zu lassen, haben dieses Interesse zusätzlich angefacht. Mit der Biochemie haben die Menschen eine nebenwirkungsfreie und preiswerte, zudem hoch wirksame Möglichkeit, sich bei unendlich vielen Unpässlichkeiten des täglichen Lebens selbst zu helfen. Eigenverantwortlichkeit ist auch in der Medizin gefragt.

Das zeigt sich ebenfalls in den vielen beim Biochemischen Bund Deutschlands eingehenden Fragen zur Biochemie, die trotz des vielfältigen Literaturangebotes dort keine Beantwortung fanden. Der Gräfin Wolffskeel – uralter fränkischer Adel, politisch, ökologisch, künstlerisch und kulturell in ihrer Heimatregion bemerkenswert aktiv – ist es gelungen, viele dieser Fragen auf den Punkt zu bringen und schlüssig und allgemein verständlich zu beantworten. Ein Grund mehr, dem Buch eine weite Verbreitung zu wünschen.

Großenkneten, im Juni 2005

Hans-Heinrich Jörgensen (†),

1. Vizepräsident des Biochemischen Bundes Deutschlands e.V. bis 2014

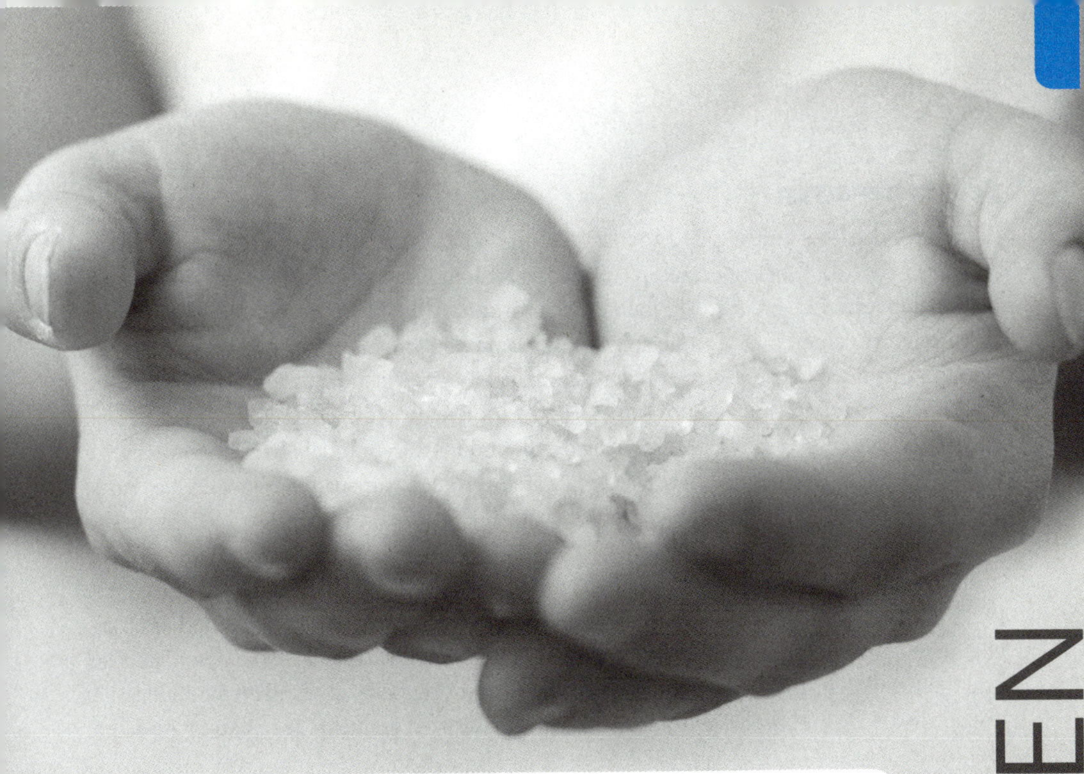

1. GRUNDLAGEN

Schüßler und seine Zeit

Im 18. und 19. Jahrhundert führten grundlegende Erkenntnisse in den Naturwissenschaften zu einem neuen Denken und damit zu veränderten, neuen Konzeptionen in der Medizin. Diese haben bis heute nichts an Bedeutung verloren.

Die Zeit war geprägt von einer Abkehr der bis dahin herrschenden naturphilosophischen Betrachtungsweise des Menschen und der Krankheiten – hin zu einer naturwissenschaftlich begründeten Medizin. Demnach sind Veränderungen, die das so genannte innere Milieu eines Organismus – das heißt die biochemischen Abläufe in den Zellen – stören, maßgeblich an der Entstehung von Befindlichkeitsstörungen bzw. Krankheiten beteiligt.

In dieser Zeit lebte auch der Arzt Dr. Wilhelm Heinrich Schüßler, Begründer der Biochemie. Zeitgenossen waren unter anderem der Chemiker und Mikrobiologe Louis Pasteur, der Bakteriologe Robert Koch, der Pathologe Rudolf Virchow sowie der Arzt Samuel Hahnemann, Begründer der Homöopathie.

Sein Lebensweg

Wilhelm Schüßler wurde am 21. August 1821 in Bad Zwischenahn im Großherzogtum Oldenburg geboren. Weil seinen Eltern die Mittel fehlten, war ihm zunächst der Zugang zur Universität verwehrt. Er lernte deshalb im Eigenstudium Sprachen und verdiente sich damit als Hauslehrer seinen Lebensunterhalt. Im Alter von 30 Jahren konnte er mit dem Medizinstudium beginnen. Er studierte zunächst ein Jahr in Paris. Die dortige Universität hatte zu dieser Zeit einen besonders guten Ruf. Weitere Studienjahre folgten in Berlin, Gießen und Prag. Hier widmete er sich schon intensiv der Homöopathie. Samuel Hahnemann lebte zu dieser Zeit noch. Hahnemann war mit seiner Heilweise sehr umstritten. Obwohl die damalige Schulmedizin die Homöopathie stark bekämpfte, erfuhr sie in der Bevölkerung wegen ihrer Heilerfolge großen Zuspruch.

Als homöopathisch arbeitender Arzt eröffnete Schüßler 1858 in Oldenburg seine eigene Praxis. Damals waren etwa 700 verschiedene homöopathische Arzneien bekannt. Durch die beginnende naturwissenschaftliche Erkenntnis, dass Mineralstoffe für den Zellstoffwechsel und die Krankheitsentstehung eine sehr große Bedeutung besitzen, begann Schüßler, sich mit den in der Homöopathie gebräuchlichen Mineralstoffen vermehrt auseinanderzusetzen.

Dr. Wilhelm Heinrich Schüßler (1821–1898)

1821	Geburt von Wilhelm Heinrich Schüßler in Bad Zwischenahn (Großherzogtum Oldenburg) am 21. August
1853	Beginn des Medizinstudiums in Paris
1854	Studium in Berlin
1855	Promotion zum Dr. med. in Gießen. Anschließend Fortsetzung des Studiums an der Universität Prag
1857	Nachträgliches Abitur am Alten Gymnasium in Oldenburg
1857	Medizinisches Staatsexamen in Oldenburg am 28. Juli und 12. August
1858	Zulassung Dr. Schüßlers als Arzt, Wundarzt und Geburtshelfer am 2. Januar. Erste Wohnung und Praxis in der Kurwickstraße, Oldenburg
1872	Beginn der Arbeiten am Buch „Eine Abgekürzte Therapie“
1873	Erster Artikel mit dem Titel „Eine abgekürzte homöopathische Therapie“ in der „Allgemeinen Homöopathischen Zeitung Nr. 12“
1874	Erscheinen der 1. Auflage von „Eine Abgekürzte Therapie“
1885	Gründung des ersten Biochemischen Vereins in Deutschland durch Rechnungsrat August Meyer in Oldenburg. Damit Beginn des biochemischen Vereinswesens
1898	Tod Dr. med. Wilhelm Heinrich Schüßlers am 30. März

So untersuchte er die Asche Verstorbener und erkannte dadurch Zusammenhänge zwischen der jeweiligen Todesursache und dem Mangel an bestimmten lebensnotwendigen anorganischen Salzen (Mineralien). Seine Forschungen führten ihn zu der Erkenntnis, dass 12 Mineralstoffe besonders wesentliche Funktionen ausüben. Diese setzte er dann in homöopathisch potenzierter Form (siehe Einführung in die Biochemie nach Schüßler – Funktionsmittel, S. 24) erfolgreich bei seinen Patienten und deren Behandlung ein. Nicht selten wurde Schüßler nachts von Patienten aufgesucht, die sich möglichst unerkannt einem „anders" arbeitenden Arzt anvertrauen wollten.

In Oldenburg behandelte er in den nächsten Jahren allein 1.000 diphtheriekranke Kinder, von denen viele von Schüßlers Kollegen schon aufgegeben worden waren. Sein Wartezimmer war von frühmorgens bis spät in die Nacht mit Patienten gefüllt. Er hatte ca. 11.000 bis 12.000 Patienten pro Jahr. Die vielen Heilerfolge mit 12 Mineralsalzen ermutigten ihn, im Jahre 1874 seine erste kleine Broschüre mit dem Titel „Eine Abgekürzte Therapie" zu veröffentlichen. Hierin drückte er seine feste Überzeugung aus, dass durch diese 12 Mineralsalze „alle Krankheiten, welche überhaupt heilbar sind, geheilt werden können." Trotz vieler Skepsis seitens der Kollegen, auch der homöopathisch tätigen, verbreitete sich die Behandlung mit den „biochemischen Funktionsmitteln" rasend schnell. Das führte dazu, dass diese Veröffentlichung bald in alle bedeutenden Sprachen übersetzt wurde. Es folgten weitere Veröffentlichungen bis zu seinem Tod am 30. März 1898.

Sein Vermächtnis an die Nachwelt besteht vor allen Dingen in der von ihm vertretenen ganzheitlichen Heilweise, die auf die Funktionen und Lebensvorgänge des menschlichen Organismus wirkt. Damit hilft er den Menschen bis heute, sich gesund zu halten, und gibt wertvolle Ratschläge bei der Behandlung von Befindlichkeitsstörungen bzw. Krankheiten. Diesem Ziel soll auch der vorliegende Ratgeber dienen.

Der erste biochemische Verein entsteht

Sein Freund August Meyer, Rechnungsrat bei der Eisenbahn, betrachtete mit großem Missfallen das Desinteresse der ärztlichen Kollegen von Dr. Schüßler an der Biochemie. Nach langen endlosen Verhandlungen gelang es ihm, Dr. Schüßler zu überreden, die biochemische Heilweise in Laienkreisen bekannt zu machen. Daraufhin wurden in ganz Deutschland Vereine gegründet. Diese hatten insgesamt mehrere zehntausend Mitglieder. Das neue und wichtige Verbreitungsmedium der damaligen Zeit war die Eisenbahn, sodass nicht zuletzt über deren Bedienstete die neuen Ideen an die Menschen in ganz Deutschland herangebracht werden konnten. So entstand 1885 der erste Biochemische Verein in Oldenburg, der heute noch existiert.

Nach dem Zweiten Weltkrieg erfuhr das biochemische Vereinswesen einen dramatischen Niedergang. Heute finden jedoch wieder vermehrt Menschen den Weg in die biochemischen Vereine, weil sich ihr Bewusstsein nach einer sanften und naturgemäßen Medizin sehnt.

Einführung in die Biochemie nach Schüßler

Das Lehrgebäude Dr. Schüßlers baut zunächst auf drei bereits damals bekannten Grundsätzen auf:

1. Die kleinste Lebenseinheit ist die Zelle.
2. Das Wesen der Krankheit ist die pathogen (krankhaft) veränderte Zelle (Virchow).
3. Gesund bleiben kann der Mensch nur, wenn er die nötigen Mineralstoffe in der erforderlichen Menge und im richtigen Verhältnis besitzt (Moleschott).

Aus diesem Wissen heraus entwickelte Schüßler dann seine eigenen Lehrsätze:

1. **Lehrsatz:** *„Alle Krankheiten entstehen durch einen Mangel an bestimmten lebensnotwendigen Mineralstoffen in der Zelle."*
2. **Lehrsatz:** *„Durch Zuführung der fehlenden Mineralsalze tritt die Heilung ein"* (durch Moleschott angedeutet).
3. **Lehrsatz:** *„Die Zuführung der Mineralstoffe darf nur in allergeringsten Mengen erfolgen."*
4. **Lehrsatz:** *„Die Zuführung der fehlenden Stoffe muss in solch einer Verdünnung erfolgen, dass der Übertritt des funktionssteigernden Salzes unmittelbar durch die Schleimhäute in Mundhöhle, Schlund und Speiseröhre direkt ins Blut erfolgen kann."*

Bedeutung von Mineralstoffen im Stoffwechsel

Für jeglichen Stoffwechsel lebender Wesen sind Mineralstoffe ein lebensnotwendiger Bestandteil. Mineralstoffe nach Schüßler sind keine Mineralien im üblichen Sinne, wie wir sie in Lebensmitteln (z. B. Mineralwasser) finden. Im menschlichen Körper treten Mineralien zum einem als Feststoffe auf (z. B. Calcium als Kalk in den Knochen), zum anderen in den Körperflüssigkeiten in Form von Ionen. Diese werden für viele Vorgänge im Körper benötigt.

Da die Mineralstoffe im Organismus für lebenswichtige Funktionen notwendig sind und durch ihre spezifische Gabe gestörte Funktionen wieder in Gang bringen, spricht man bei diesen Arzneien in potenzierter Form auch von biochemischen „Funktionsmitteln" oder von den „Salzen des Lebens" (bios = Leben). Diese Mineralsalze können, da sie „anorganisch" sind, nicht vom Körper hergestellt werden. Der Organismus ist unbedingt auf ihre Zufuhr von außen angewiesen.

Aufgrund der Erkenntnisse seines Lehrgebäudes und seiner Lehrsätze wurde Schüßler klar, dass die normale Tätigkeit der Zelle von einem normalen Gehalt an anorganischen Salzen abhängt. Er übertrug diese Erkenntnisse auf die Medizin und schloss daraus, dass die Ursache von Krankheiten in einem abweichenden Mineralgehalt, insbesondere einem Mineralstoffmanko läge. Im Krankheitsfall müssen dementsprechende Mineralsalze zugeführt werden.

Von anderen Therapien mit Mineralstoffen unterscheidet sich die Schüßler'sche Therapie jedoch in einem ganz wesentlichen Punkt: der Dosierung. Während man üblicherweise einen Mineralstoffmangel durch hohe Dosen auszugleichen versucht (Substitution), wählte Schüßler einen anderen Weg: Durch Gabe der Mineralsalze in potenzierter Form (s. Absatz „Funktionsmittel") wird ein sanfter Reiz ausgeübt, der die Zellen dazu anregt, die lebensnotwendigen Mineralsalze vermehrt aus der Nahrung aufzunehmen und diese richtig zu verteilen. Dies ist notwendig, da auch bei ausreichender Mineralstoffzufuhr von außen lokale Defizite auftreten können.

Wenn z. B. Transportvorgänge an der Zellmembran (Zellhülle) gestört sind, ist trotz Überfluss im Blut ein Mineralstoffmanko in der Zelle möglich. Hier können die biochemischen Mineralsalze Abhilfe schaffen, indem sie eine Signalfunktion an der Zellmembran ausüben. Die biochemischen Funktionsmittel wirken also nicht durch ihre Masse (Quantität), sondern durch ihre Qualität. Schüßler spricht hier auch davon, dass durch die Gabe der biochemischen Mineralsalze gestörte Molekularbewegungen geregelt werden. So kann eine gestörte Verteilung von Mineralstoffen ausgeglichen werden.

> Wir leben nicht von dem, was wir essen, sondern von dem, was wir verdauen.
>
> Dr. Otto Kreitner

Wir wissen heute, dass z. B. Mangel an Eisen, Magnesium, Calcium usw. für Befindlichkeitsstörungen oder sogar Krankheiten verantwortlich sein kann. Dabei sprechen wir von so genannten „Mangelerscheinungen". Liegt ein Mangel vor, muss durch Zufuhr des entsprechenden Minerals, z. B. in Form von Eisentabletten, der körpereigene Speicher wieder aufgefüllt werden. Oftmals genügt es dann nicht alleine, das entsprechende Mineralsalz zuzuführen; denn auch bei ausreichendem Vorhandensein eines Mineralstoffes kann es im Körper zu lokal begrenzten Verteilungsstörungen oder auch zu einem Mangel an aktiv verfügbaren Mineralstoffen kommen.

Die aus den (nicht denaturierten) Lebensmitteln aufgenommenen Mineralien dienen als Baustoffe und bilden die mineralische Grundlage für den Körperaufbau und die Stoffwechselprozesse der Zellen. Die Natur macht aus den anorganischen Mineralstoffen des Bodens über das Wachstum der Pflanze, mit Hilfe der Photosynthese, organische Mineralien. Die normale Funktion der Zelle wird durch richtige Ernährung gewährleistet. Die Zellnahrung wird durch den Blutstrom an die Zelle gebracht.

Vieles von dem, was Schüßler zu seiner Zeit praktisch erfahren hat, wird heute mit Hilfe der neuen Kenntnisse aus der physiologischen und biologischen Chemie verständlich.

Umgekehrt können natürlich deren Erkenntnisse genutzt werden, um neue Einsatzgebiete der Schüßler-Salze zu erschließen. Eine Therapie mit Mineralstoffen und Spurenelementen ist in der Zwischenzeit medizinischer Alltag.

Krankheitsursachen nach Schüßler

Krankheiten können nach Schüßler verschiedene Ursachen haben. Zum einen kann ein Mangel an einem bestimmten Mineralstoff vorliegen, der auf Verteilungsstörungen zurückzuführen ist. Zum anderen mag es sich um eine Selbstvergiftung der Zelle handeln. Darüber hinaus gibt es krankmachende Faktoren, die direkt auf die Zelle und den Zellstoffwechsel einwirken:

- elektrischer (physikalischer, pathologischer) Reiz (Elektrosmog, Wasseradern usw.),
- mechanischer Reiz (Verletzung, Riss, Stich usw.),
- physikalischer Reiz (Kälte, Hitze usw.),
- Zivilisationstoxine (Treibhausgas, Smog usw.),
- chemischer Reiz (Säure, Laugen usw.),
- toxischer Reiz (Erreger wie Bakterien, Viren, Pilze, Parasiten usw.),
- aus der Umwelt (Formaldehyd, Autoabgase, Färbemittel usw.);
- Medikamente: Impfungen, Antibiotika, Hormone, Cortison, Psychopharmaka, Hypertonika usw.

Diese verschiedenen Einflüsse können die Zelle daran hindern, die erforderliche Nahrung aufzunehmen. Die Folge davon ist: Der Stoffwechsel wird gestört. Führen wir z. B. bei Krämpfen den fehlenden Mineralstoff, z. B. Magnesium phosphoricum, direkt über das Blut zu und regen damit die Entkrampfung der Zellen an, erfolgt als unmittelbares Ergebnis die Heilung.

Dazu Dr. Schüßler: *„Gesundheit ist das quantitative Gleichgewicht der einzelnen Mineralsalze, Krankheit entsteht erst durch das Ungleichgewicht dieser Mineralsalze.“*

Homöopathie – Gemeinsamkeiten und Unterschiede

Gemeinsam haben die Biochemie nach Schüßler und die Homöopathie das Bestreben, mit Hilfe von Heilmitteln natürlichen Ursprungs die Gesundheit von Menschen zu fördern und Krankheiten ganzheitlich zu behandeln. Die Herstellung durch homöopathische Potenzierung (s. Absatz „Funktionsmittel“) ist beiden Behandlungsformen im Grundsatz gleich. Während in der Homöopathie neben den Niederpotenzen bis D 10 auch Mittel- und Hochpotenzen ab D 30 zu finden sind, arbeitet die Biochemie nach Schüßler in der Regel mit den Potenzstufen D 6 und D 12. Ein weiterer Unterschied besteht schon im Grundsatz der Mittelwahl. Während bei der Behandlung mit den Schüßler-Salzen biochemische Funktionsmittel zugeführt werden, um einen durch fehlende Mineralstoffe bedingten Mangel auszugleichen, wird in der Homöopathie das Mittel nach dem Ähnlichkeitsprinzip ausgesucht. Dieses besagt, dass eine Arznei, die beim Gesunden bestimmte Symptome hervorruft, ähnliche Beschwerden oder Symptome beim Kranken heilen kann.

Für die Homöopathie gilt eine Faustregel, die so genannte „Simile-Regel“: *„Gleiches heilt Gleiches“* oder *„Ähnliches heilt Ähnliches“*.

Schüßler dagegen sieht klare Unterschiede zwischen der Biochemie und der Homöopathie: *„(...) mein Heilverfahren ist aber kein homöopathisches, denn es gründet sich nicht auf das Ähnlichkeitsprinzip, sondern auf die physiologisch-chemischen Vorgänge, welche im menschlichen Organismus sich vollziehen.“*

Und weiter: *„Der Grundsatz, nach welchem ein Mittel gewählt wird, drückt diesem sein Gepräge auf. – Ein nach dem Ähnlichkeitsprinzip gewähltes Mittel aber, welches den Mineralstoffen des Organismus homogen ist, und dessen Anwendung sich auf die physiologische Chemie gründet, ist ein biochemisches.“*

„Fehlendes durch Fehlendes ersetzen“

Unter dem Stichwort „Mangel“ ist normalerweise kein mengenmäßiger Mangel zu verstehen, sondern eine Verteilungsstörung. Schüßler nannte das die „Bewegungsstörung“ der Mineralstoffe. Das Lutschen der Schüßler-Salze hilft dem Körper, die Mineralstoffe genau an den Ort des Geschehens gelangen zu lassen, an dem sie gerade gebraucht werden. Wollten wir damit quantitative Mängel beheben, wäre die Therapie in dieser Art wegen der geringen Mineralstoffmenge in den Tabletten wenig sinnvoll. Bei einer akuten Erkrankung kommt es im Körper zu einem erhöhten Verbrauch bestimmter Mineralstoff-Ionen. Mangelt es gerade an diesen Mineralstoff-Ionen zur Aufrechterhaltung der Körperfunktionen, werden diese aus den Geweben mobilisiert. Schüßler ging davon aus, dass in diesem Fall Stoffe, die an diese Mineralstoffe gebunden sind, ausfallen. Ein Beispiel dafür: Mangel an oder Verbrauch von Mineralien, z. B. von Natrium chloratum, ist beispielsweise zu erkennen an einem einsetzenden Fließschnupfen oder an tränenden Augen. Bei der Therapie eines tatsächlichen Mineralstoffmangels, wie bei der Osteoporose, ist es immer sinnvoll, den Körper anzuregen, wieder stabile und elastische Gewebe und Strukturen aufzubauen und diese zu ernähren.

> Der Arzt muss das Gegenwärtige beobachten, das Vorhergegangene wissen und das Künftige voraussehen.
>
> Hippokrates

Schüßler: *„Jedes biochemische Mittel muss so verdünnt werden, dass die Funktionen gesunder Zellen nicht gestört, vorhandene Funktionsstörungen aber ausgeglichen werden können.“*

Als homöopathisch denkender Arzt potenzierte er seine Mineralstoffe: Er verrieb und verdünnte stufenweise mit Milchzucker. So können die heilwirksamen Salze direkt über die Schleimhäute des Schlundes (Rachen) und der Speiseröhre ins Blut übertreten.

Funktionsmittel

Schüßler erkannte, dass er die Mineralstoffe potenzieren musste, da diese sonst direkt über die Nieren ausgeschieden werden. Somit gelangen sie nicht ins Blut und damit nicht in die Zellen. Schüßler selbst setzte hauptsächlich die Potenz D 6 ein, mit Ausnahme von Calcium fluoratum, Ferrum phoshphoricum und Silicea, die wegen der geringen Löslichkeit in D 12 verordnet wurden. Die Schüßler-Salze 1 bis 12 gibt es dank verbesserter Herstellungsverfahren in den Potenzierungen D 3, D 6 und D 12. Beim Lutschen der Tabletten tolerieren die Regulierungssysteme, z. B das Immunsystem, dies, und die Mineralsalze zirkulieren so lange im Blut, bis diese in die Zelle gelangen. Die Potenzierung hat den Vorteil, dass nun das Mineral eine andere Eigenschaft aufweist und in der Lage ist, die Zellfunktion anders zu beeinflussen als das anorganische Mineral in seiner Grundsubstanz. Die von Schüssler gewählten Mineralsalze fördern die Stoffwechselfunktion der Gewebe, Zellen und Organe. Deshalb werden sie Funktionssalze bzw. Funktionsmittel genannt.

Die Potenzierung

Bei der Herstellung homöopathischer und biochemischer Arzneien wird die Ursubstanz mit Milchzucker in einem vorgegebenen Zeitschema verrieben und pro Potenzierungsstufe im Verhältnis 1:9 (D-Potenzen) bzw. 1:99 (C-Potenzen) verdünnt. Nach der 3. Verreibungsstufe wird mit Alkohol verschüttelt und weiter verdünnt.

Die Biochemie ist eine Regulationstherapie: Mit ihrer Hilfe wird die Verteilungsstörung der Mineralsalze reguliert.

Die Wirkung der biochemischen Mineralsalze lässt sich zu einem großen Teil herleiten, wenn man die Bedeutung der in ihnen enthaltenen Ionen kennt. Dies ist eng mit ihrem Vorkommen im Organismus verbunden. Dabei zeigt das Kation (+) den „Funktionsort" („wo etwas passiert") an.

Hierfür gilt:

- Kalium: intrazellulär (in der Zelle);
- Natrium: extrazellullär (außerhalb der Zelle);
- Calcium: an der Membran (Zellhülle);
- Silicea: Bindegewebe;
- Magnesium: an der Membran, Nerven.

Das Anion (-) zeigt dagegen die Wirkungsweise an:

- Phosphat: Energiegeber;
- Sulfat: Reinigung;
- Chlorid: Transportbewegung (z. B. rein in die Zelle, raus aus der Zelle).

Zur Bedeutung des „inneren Milieus" im Körper

Biologische Systeme, besonders der menschliche Organismus, sind hochkomplex und von einer unendlichen Vielzahl von Regelkreisläufen gesteuert. Auch mit dem heutigen Wissen verstehen wir das komplizierte Zusammen- und Wechselwirken der einzelnen Körperfunktionen meist nur ansatzweise. Forscht man lediglich nach dem Prinzip Ursache/Wirkung, können andere Zusammenhänge innerhalb dieser komplexen Regelkreisläufe nicht erkannt werden. Es zeigt sich das Dilemma der konventionellen Therapie bei chronischen Krankheiten deutlich, weil nach wie vor überwiegend versucht wird, Krankheiten nach einem Ursache-Wirkungs-Prinzip zu behandeln (z. B. mit einem Arzneimittel, das einen bestimmten Rezeptor in der Zelle blockiert). Ergebnisse sind oft enttäuschend.

Wir können die Gesundheit nur erhalten und Krankheiten nur dauerhaft heilen, wenn der Organismus in der Lage ist, sich auf wechselnde Umweltbedingungen und Anforderungen einzustellen und angemessen darauf zu reagieren. Diese Erkenntnis stellt ein sehr wesentliches Grundprinzip der Regulationstherapie dar. Voraussetzung, um reagieren zu können, ist jedoch eine intakte Biochemie der Zelle und der Zwischenzellsubstanz (auch „Zwischenzellmatrix" oder „Interstitium" genannt).

Bei der Zwischenzellsubstanz handelt es sich um eine feine, lockere Bindegewebsstruktur, die jedes Organ durchzieht, die Zellen umschließt und in dem die Lymphgefäße und Nervenfasern enden. Die Beschaffenheit des Interstitiums ist für die Funktionsfähigkeit der Zellen, der Organe und des Gesamtorganismus von entscheidender Bedeutung. Wir wissen heute, dass dieser Zwischenzellmatrix eine wichtige Rolle für die Regulations- und Kommunikationsprozesse zwischen den Zellen zukommt. Heute kann man bei vielen Krankheiten und Funktionsstörungen von Organen auch eine Störung im Stoffwechsel der Zwischenzellmatrix nachweisen. Insbesondere gilt dies für sehr komplexe Systeme, z. B. das Immunsystem.

Man geht heute davon aus, dass gerade in diesem Bereich die Wirkung der Homöopathie und der Biochemie vorzugsweise ansetzt. Mineralsalztabletten nach Schüßler entfalten ihre Wirkung als Funktionsmittel an der Zellmembran (Zellhülle) und innerhalb der Zelle, aber auch in der Zwischenzellmatrix. Es ist erwiesen, dass Stoffe in niedriger homöopathischer Potenzierung die Funktion des Immunsystems unterstützen können und damit die Abwehr von Krankheitserregern verbessern. Man nennt dies „immunologische Beistandsreaktion". Die Wirkung liegt in der Kommunikation der Stoffwechselprozesse und in der Zwischenzellmatrix.

Mineralstofftabletten beeinflussen das Energiepotenzial der Zellmembran und verbessern die Reaktionsfähigkeit der Zelle. Aktive, lebensfähige Zellen haben eine höhere Zellmembran-Energie (zwischen 30 und 90 mV) als degenerierte oder absterbende Zellen.

Damit erklärt sich, dass wir mit Hilfe der Schüßler-Salze auf Zell- und Zwischenzell-Ebene auf die Lebendigkeit und Reaktionsfähigkeit des gesamten Organismus einwirken können.

Wo kann ich die Biochemie einsetzen?

Die biochemischen Mineralsalze nach Schüßler können eingesetzt werden als:

- Entzündungssalze (akut wie chronisch),
- Nervensalze,
- Blutsalze,
- Knochensalze,
- Muskelsalze,
- Salze für die Bänder,
- Salze für die Schutzorgane,
- Salze für die Blutgefäße,
- fäulnisverhütende Salze,
- Drüsensalze.

Ferner zur Gesunderhaltung, bei akuten wie chronischen Erkrankungen, Schmerzen, während Schwangerschaft und Stillzeit, in der Kinderheilkunde, zur Operationsvorbereitung und Nachsorge, als Haus- und Reiseapotheke und zur Unterstützung bei allopathischen Behandlungen. Wählen wir die richtigen Mittel, können diese in jeder Lebensphase für die ganz speziellen Bedürfnisse oder Erkrankungen des jeweiligen Altersabschnitts hilfreich und nützlich sein.

Die breite Wirkung der Biochemie auf den Organismus hilft oftmals, vielfältige Befindlichkeitsstörungen und Beschwerden zu bessern oder ganz und gar zu heilen. Gerade zur Vorsorge von Krankheiten und zur Gesunderhaltung ist es von großem Vorteil, dass die biochemischen Funktionstabletten völlig unbedenklich sind und auch über einen längeren Zeitraum gelutscht werden können.

Empfehlungen zur Einnahme

Zur Einnahme der Schüßler-Salze wird im Allgemeinen Folgendes empfohlen: Lassen Sie die Tabletten im Mund zergehen, da die heilwirksamen Salze dann bereits über die Mundschleimhäute aufgenommen werden können. Dies bewirkt eine bessere und schnellere Aufnahme in den Organismus. Eine mögliche Beeinflussung durch die Verdauungssäfte kann so ebenfalls vermieden werden (würden sie geschluckt werden, blieben sie wirkungslos, weil die Magensäure die biochemischen Funktionsmittel zerstört).

Am besten lutschen Sie die Funktionsmittel einzeln im Mund. Es können auch 2 Tabletten auf einmal gelutscht werden.

Alternativ können die biochemischen Funktionsmittel aufgelöst in etwas abgekochtem, heißem Wasser, auf Mundtemperatur abgekühlt, kauend getrunken werden – aus meiner Sicht die beste Darreichungsform, genannt „Heiße X" (X ist die Nummer des Salzes). Dies empfiehlt sich vor allem bei größeren Einnahmemengen. So können z. B. bei akuter Halsentzündung 3 – 5 Tabletten des Schüßler-Salzes Ferrum phos. (Nr. 3) D 12 als Akutmittel aufgelöst werden.

Die biochemischen Funktionsmittel sollten ca. eine halbe Stunde vor oder nach den Mahlzeiten gelutscht werden. Gleichzeitige Einnahme mit Essen oder Trinken ist nicht allzu empfehlenswert, weil der Organismus sich besser mit einer Aufgabe beschäftigen kann, als viele Dinge gleichzeitig zu tun.

Im Rahmen einer Behandlung können im Laufe eines Tages bis zu 3 – 4 verschiedene Schüßler-Salze zur Anwendung gelangen. In der Regel werden 2 – 3 x täglich 1 – 2 Tabletten verabreicht, im Akutfall auch häufiger und mehr (siehe nachfolgende Ausführungen). Langsam wirkende Salze wie Calcium fluor. (Nr. 1) und Silicea (Nr. 11) können Monate bis Jahre eingenommen werden. Wenig sinnvoll erscheinen größere Einnahmemengen. Die tatsächlich zugeführte Menge an Mineralstoffen ist allerdings auch bei höherer Dosis noch verschwindend gering.

Eine Überdosierung ist im üblichen Dosisbereich auch bei einer längeren Einnahme von verschiedenen biochemischen Funktionsmitteln nicht möglich. Bei der Einnahme vieler Tabletten (50 – 100 pro Tag) oder bei sehr empfindlichen Personen kann der Milchzucker eine leicht abführende Wirkung haben.

Akute Erkrankungen

Bei akuten Beschwerden sollten Erwachsene alle 5 – 10 Minuten 1 Tablette bis zum Eintritt einer Besserung lutschen. Zur weiteren Behandlung oder auch in chronischen Fällen sollten 3 – 6 x täglich 1 – 2 Tabletten gelutscht werden. Kinder unter 12 Jahren erhalten bei akuten Beschwerden ein- bis zweistündlich 1 Tablette. Zur weiteren nachfolgenden Behandlung oder auch in chronischen Fällen 3 – 4 x täglich 1 Tablette.

Bei dem biochemischen Funktionsmittel Nr. 7, Magnesium phos., hat sich insbesondere die so genannte „Heiße Sieben“ (siehe vorhergehender Abschnitt) bewährt, die sehr schnell und intensiv wirkt. Sie wird bevorzugt bei akuten Schmerzen und Krämpfen angewandt.

Chronische Erkrankungen

Bei chronischen Beschwerden sollten Erwachsene über den Tag verteilt 5–10 Tabletten im Munde zergehen lassen.

Säuglinge

Bereits Säuglingen können die Tabletten in gelöster Form am besten über die Brei-Methode (1 Tablette als Brei lösen und in die Wangeninnentasche streichen bzw. vor dem Stillen auf Brustwarze auftragen), andernfalls mit dem Fläschchen oder der Brei-Mahlzeit gegeben werden.

Diabetiker

Diabetiker sollten die Tabletten wegen des Gehalts an Milchzucker auf ihre Broteinheiten anrechnen. 50 Tabletten entsprechen dabei ungefähr 1 Broteinheit. Es gibt die Möglichkeit, die Tabletten in Wasser zu lösen, den Milchzucker absetzen zu lassen, den Überstand zu kauen und anschließend das Wasser auszuspucken. Der Milchzucker ist sehr träge und wird deshalb in der kurzen Zeit kaum bis gar nicht aufgenommen.

Gleichzeitige Einnahme mehrerer Schüßler-Salze

Sie werden bemerken, dass bei gleichartigen Befindlichkeitsstörungen / Krankheitszuständen oftmals verschiedene Funktionsmittel in Frage kommen. Der Grund: Die Biochemie nach Dr. Schüßler behebt in erster Linie eben nicht Krankheitszustände, sondern Krankheitsursachen. Aus diesem Grunde ist es unbedingt wichtig,

a) alle Krankheitsursachen genau zu erforschen und
b) die Wirkungsgebiete der biochemischen Funktionsmittel richtig und gründlich zu studieren.

Bei unklaren und schwerwiegenden Symptomen ist es unumgänglich, einen Arzt oder Heilpraktiker aufzusuchen. Verlieren Sie keine wertvolle Zeit und besprechen Sie auch ggf. mit Ihrem Therapeuten, dass Sie eine biochemische Begleitung durchführen.

Das am geringsten im Körper vorkommende Salz bestimmt den Grad der Gesundheit und sollte am dringendsten verabreicht werden. Im Körper kann jedoch durchaus ein Mangel – in unterschiedlicher Ausprägung – an mehreren Mineralsalzen bestehen. Diese sind dann entsprechend einzunehmen. Eine Obergrenze von vier, maximal sechs verschiedenen Mineralsalzen sollte dabei nicht überschritten werden.

Bei akuten Krankheiten wird der Mangel eines bestimmten Minerals sehr stark sichtbar und chronische Mangelzustände treten in ihrer Bedeutung in den Hintergrund. Ist der akute Zustand vorbei, tritt der chronische Mangel wieder hervor. Bei einer Einnahme gegen chronische Erkrankungen wird deshalb zu Gunsten der akuten Erkrankung die Behandlung unterbrochen und dann nach Ende wieder erneut fortgesetzt.

Hinweis: Die einzelnen biochemischen Mineralsalze stehen untereinander in einem Verhältnis der „Gegensätzlichkeit", des Antagonismus. Das bedeutet, dass wir Mineralsalze, die sich in der Aufnahme und im Funktionskreis beeinflussen, nicht gleichzeitig zu uns nehmen dürfen. Nach Möglichkeit sollten, außer im Akutfall, ca. 2 Stunden Zeit dazwischenliegen. Die drei Schwefelsalze Nr. 6, Nr. 10 und Nr. 12 und ihre entsprechenden Salben sollten nicht am selben Tag eingenommen bzw. angewendet werden.

Antagonisten (Gegenspieler)		
Eisen	« »	Zink
Eisen	« »	Calcium
Eisen	« »	Magnesium
Kalium	« »	Calcium
Kalium	« »	Magnesium
Kalium	« »	Natrium
Calcium	« »	Zink
Calcium	« »	Magnesium

Die 12 Schüßler-Salben

In vielen Fällen ist eine zusätzliche Anwendung der Schüßler-Salben möglich und empfehlenswert; Sie finden entsprechende Hinweise im Symptomregister ab S. 247. Eine Übersicht über die biochemischen Salben und Anwendungsempfehlungen finden Sie in Anhang B.

Häufig gestellte Fragen

1. Können Nebenwirkungen auftreten?

Durch den Milchzucker kann es bei Einnahme größerer Mengen zu einer weichen Konsistenz des Stuhls kommen. Durchfall ist bei den üblichen Dosierungen nicht zu erwarten.

Menschen, die unter Zöliakie (auf Glutenunverträglichkeit beruhende Verdauungsstörung mit chronischem Durchfall bei Verzehr von Getreideprodukten) oder einer sonstigen Überempfindlichkeit gegen Weizenstärke leiden, sollten biochemische Funktionsmittel bevorzugen, die glutenfrei sind. Dazu gehört z. B. die karto-Linie der Deutschen Homöopathie Union (DHU) – hier wurde der zur Herstellung üblicherweise verwendete Hilfsstoff Weizenstärke durch Kartoffelstärke ersetzt.

Alternativ könnte ein homöopathisches Mittel in der gleichen Potenzierung, z. B. Calcium phos. D6, auf Rohrzuckerbasis genommen werden. 5 Globuli entsprechen 1 Mineralsalztablette. Bitte arbeiten Sie dann auch im Sinne von Dr. Schüßler damit: Wird z. B.

mehrmals täglich 1 Tablette benötigt, etwa Ferrum phos. (Nr. 3), werden mehrmals täglich 5 Globuli des homöopathischen Mittels Ferrum phos. D 12 verabreicht.

2. Gibt es Gegenanzeigen?

Manche Menschen vertragen Milchzucker nicht (Laktose-Intoleranz, Laktose-Malabsorption). Eine Unverträglichkeitsreaktion entsteht in der Regel jedoch erst, wenn 20 – 40 Tabletten und mehr auf einmal verabreicht werden. Die in der Biochemie übliche Dosierung mit verschwindend geringen Mengen führt zu keinen Problemen. Ursache für eine Unverträglichkeit ist ein Enzymmangel (Laktasemangel), bei dem die Produktion des Enzyms Laktase eingeschränkt ist.

Bei einer Laktose-Unverträglichkeit (Milchzucker-Unverträglichkeit) sollte die gelöste Variante (s. Abschnitt „Diabetiker“) gewählt werden.

3. Ist eine Erstverschlimmerung zu erwarten?

Bei besonders sensiblen oder geschwächten Menschen kann es gelegentlich zu einer „Erstverschlimmerung“ kommen. Diese verläuft, sofern sie überhaupt auftritt, i. d. R. wenig belastend und klingt meist schnell wieder ab. Eine Erstreaktion ist grundsätzlich nicht negativ zu bewerten. Der Körper signalisiert damit, dass das biochemische Funktionsmittel richtig gewählt wurde und somit eine gute Wirkung erwartet werden kann. Eine Erstverschlimmerung ist für die Wirkung allerdings nicht notwendig und sollte von Ihnen nicht erwartet werden.

4. Was sollten Diabetiker beachten?

Diabetiker müssen berücksichtigen, dass aufgrund ihres Milchzuckergehalts etwa 50 Tabletten 1 Broteinheit (BE) entsprechen (s. Abschnitt „Diabetiker“).

5. Kann mit homöopathischen Arzneien kombiniert werden?

Die biochemischen Funktionstabletten können eine homöopathische Therapie unterstützen. Entsprechende Funktionstabletten eignen sich hierbei besonders als so genannte Basistherapie. Verbleibende Symptome können dann entweder mit einem homöopathischen Einzelmittel nach dem Simile-Prinzip oder, bei einer organ- oder indikationsbezogenen Therapie, mit einem geeigneten Komplexmittel behandelt werden. Wichtig ist, dass der Patient seinem Therapeuten die Einnahme der biochemischen Funktionstabletten mitteilt, da dies bei der Mittelwahl in der Homöopathie berücksichtigt werden sollte.

6. Kann mit allopathischen (schulmedizinischen) Arzneimitteln kombiniert werden?

Die biochemischen Funktionstabletten können auch eine allopathische Therapie unterstützen. Aufgrund der Wirkung auf die Zellfunktion und das die Zelle umgebende Milieu können andere Arzneistoffe die Zellen besser erreichen und dort ihre Wirkung entfalten. Die Mineralsalze können ergänzend eingenommen, sollten aber auf keinen Fall als Ersatz verwendet werden. Sie dürfen die verordneten Arzneimittel unter keinen Umständen ohne Rücksprache mit dem Arzt / Heilpraktiker oder sonstigen Therapeuten absetzen.

7. Besteht die Gefahr der Gewöhnung?

Eine Gewöhnung oder Abhängigkeit kann in keinem Fall entstehen. Es wird jedoch berichtet, dass in manchen Fällen ein Bedürfnis nach den biochemischen Funktionstabletten besteht. Eine mögliche Interpretation: Der Körper versucht, einen bestehenden Mangel auszugleichen.

8. Woran liegt es, wenn sich kein Erfolg einstellt?

Klären Sie für sich zunächst Folgendes:

- Ist das richtige Mittel gewählt? Ein richtig gewähltes biochemisches Funktionsmittel schmeckt grundsätzlich süß. Eines, das im Moment nicht benötigt wird, schmeckt neutral.
- Lutschen Sie ausreichende Mengen? Versuchsweise sollten Sie die Häufigkeit der Gaben erhöhen.
- Therapiehindernisse:
  - Störfelder (z. B. Entzündungsherde im Körper oder auch Narben)
  - Amalgamfüllungen in den Zähnen, verschiedene Zahnmaterialien, Zahnspangen usw.
  - hohe Zufuhr von Genussgiften wie Coca-Cola, Limonade, Süßigkeiten, Alkohol (diese fördern die Ausscheidung von Mineralien bzw. erhöhen den Verbrauch)
  - ernährungsbedingter Mangel an Mineralien durch einseitige Kost
  - starke psychische Belastungen wie Stress, Ängste, Beziehungskrisen
  - Es kann auch durch eine fortschreitende Erkrankung zu irreparablen Organveränderungen gekommen sein. Hier bitte auf keinen Fall eine Heilung durch die Schüßler-Salze erwarten!

Allgemeine Empfehlungen zur Ernährung

Im Zuge der Biochemie kommt auch der Ernährung eine entscheidende Rolle zu. Sie kann die Therapie nach Schüßler ganz wesentlich unterstützen und deren Wirkung positiv verstärken.

Goldene Regeln einer gesunden Ernährung

Die folgenden „Regeln" sollten nach Möglichkeit für jede Mahlzeit gelten:

- Bereiten Sie das Essen mit Liebe und in fröhlicher, ausgeglichener Stimmung zu.
- Es sollte mit Kräutern und Gewürzen abgeschmeckt und verfeinert werden.
- Die Nahrung sollte immer möglichst frisch und von bestmöglicher Qualität sein.
- Meiden Sie Dosenwaren, Mikrowellen-Essen und Aufgewärmtes.
- Am bekömmlichsten ist warmes Essen.
- Kochen Sie in kleinen Portionen.
- Das Frühstück ist wichtig, sollte aber leicht verdaulich sein.
- Ein warmes Mittagessen stellt die Hauptmahlzeit dar.
- Essen Sie Süßspeisen zuerst, denn Süßes ist am schwersten verdaulich.
- Das Abendessen sollte am besten vor 19:00 Uhr zu sich genommen werden und leicht verdaulich sein.
- Vermeiden Sie zum Abendessen: Fleisch, Wurst, Joghurt, Buttermilch, Käse, Hüttenkäse, Quark, Salat, Obst, vor allem roh, Wurzelgemüse (außer Karotten und Rote Bete), fette und in Öl gebratene Speisen.
- Nehmen Sie kein Essen unmittelbar vor dem Schlafengehen ein.
- Falls am Abend schwer gegessen wurde, verzichten Sie am nächsten Morgen auf das Frühstück.
- Essen Sie mit Ruhe und in einer stillen, schönen und sauberen Umgebung.
- Richten Sie die Aufmerksamkeit auf das Essen.
- Kauen Sie gut und beschäftigen Sie sich während des Essens nicht mit anderen Dingen (Zeitung, Fernseher usw.).
- Tischgespräche sollten erfreulich sein.
- Essen Sie weder zu schnell noch zu langsam.
- Der Magen sollte nach dem Essen etwa zu drei Vierteln gefüllt sein: zwei Viertel mit fester Nahrung, ein Viertel mit Flüssigkeit.

- Vermeiden Sie Essen, bevor die letzte Mahlzeit völlig verdaut ist.
- Je nach individueller Verdauungskraft sollten zwischen den Essen 3 – 6 Stunden Zeit liegen.
- Bevorzugen Sie zum Essen warme Getränke.
- Zum Mittagessen trinkt man am besten Lassi: Joghurt mit Wasser im Verhältnis 1:2. Je nach Geschmack können Kreuzkümmel, Ingwer und Salz oder Ingwer, Kardamom und brauner Zucker oder passierte Früchte dazugegeben werden (zur Anregung der Verdauung). Der Joghurt sollte täglich frisch angesetzt werden.
- Vermeiden Sie grundsätzlich eisgekühlte Speisen und Getränke, da sie die Verdauungskraft einschränken.
- Mischen Sie nie: Milch mit Früchten, Obstsäften, Joghurt, Salz, Knoblauch, Rettich, Alkohol oder Fisch. Milch ist ein Nahrungsmittel (kein Getränk), deshalb sollte es nicht zu den Hauptmahlzeiten getrunken werden.
- Erhitzen Sie Honig nie über 40 °C, sonst verliert er seine gesundheitsförderndern Eigenschaften.
- Ruhen Sie sich nach dem Essen für 5 – 10 Min. in einem bequemen Sessel aus.
- Nach dem Essen sollte man nicht schlafen.

Allgemeine Ernährungstipps

Allgemeines

Essen Sie bevorzugt Lebensmittel aus kontrolliert biologischem Anbau. Bereiten Sie Ihre Mahlzeiten immer möglichst frisch und schonend zu, um die wertvollen Nährstoffe zu erhalten. Vermeiden Sie lange Warmhaltezeiten. Essen Sie über den Tag verteilt lieber mehrere kleine Mahlzeiten als drei große. Lassen Sie, auch wenn Sie abnehmen wollen, keine Mahlzeit ausfallen, denn Sie brauchen die Nährstoffe. Essen Sie nicht über Ihr Hungergefühl hinaus. Gönnen Sie sich Ihr Essen in Ruhe und ohne Hektik. Auch die Augen essen mit. Decken Sie sich den Tisch für sich ebenso schön wie Sie dies tun, wenn Sie Freunde bewirten. Genießen Sie Ihr Essen!

Getränke

Trinken Sie tgl. ca. 2 – 3 Liter, möglichst abgekochtes, warmes Wasser bzw. dünne Kräutertees. Früchtetee ist wegen des Gehaltes an Säure weniger gut geeignet. Meiden Sie Kaffee, schwarzen Tee und Alkohol – diese Getränke entziehen dem Körper Wasser und verhindern dadurch viele Resorptionsvorgänge im Körper. Außerdem stören sie den Knochenstoffwechsel. Dies gilt auch bei einer übermäßigen Zufuhr phosphathaltiger Getränke.

Salz

Meiden Sie Salz und Lebensmittel mit hohem Salzgehalt. Salz bindet Wasser im Körper, was zu Bluthochdruck und Ödemen führen kann. Ersetzen Sie Salz durch frische Kräuter und andere Gewürze.

Tierisches Eiweiß, Fisch

Tierisches Eiweiß gehört nur noch selten auf den Tisch. Vermeiden Sie tierisches Eiweiß nach 15:00 Uhr, um den Stoffwechsel zu entlasten.

Fisch ist zwar empfehlenswert, jedoch nur als Frischfisch. Bitte bedenken Sie, dass Fisch oft durch die Gewässer belastet ist.

Obst, Rohkost, Gemüse, Getreide

Essen Sie Obst aus der heimischen Region, jedoch nicht nach 14:00 Uhr, denn rohes Obst gärt und säuert sehr oft im Verdauungstrakt. Gleiches gilt auch für Rohkost und frische Salate. Meiden Sie Orangen, Mandarinen, Clementinen, Grapefruit, denn diese säuern stark und kühlen außerdem die Leber aus. Heißblütige Südländer können dies durchaus vertragen, um ihr Temperament zu „kühlen".

Auf dem Speiseplan stehen stattdessen viel frisches Gemüse in gedünsteter Form, Kartoffeln und vollwertiges, geschrotetes Getreide in warmer Zubereitung.

Falls Sie dies vertragen, ist milchsauer Vergorenes, wie etwa Sauerkraut, eine Abwechslung auf der Speisekarte. Hier bekommen Sie über die Ernährung rechtsgedrehte Milchsäurebakterien und eine hohe Zufuhr an Vitamin C.

Eine Abwechslung bieten gekeimte Hülsenfrüchte, über die Sie viel pflanzliches Eiweiß bekommen. Sojaprodukte – nicht genmanipuliert – sind ebenfalls ein guter Eiweißlieferant.

Basische Lebensmittel sind wichtig für Knochen und Herz-Kreislauf-System. Nüsse sollten wegen des hohen Fettgehaltes und der Kalorien nur in geringen Mengen eingenommen werden.

Nahrungsergänzung

Zur Nahrungsergänzung: Nachtkerzenöl, Borretschöl und Fischöl bieten einen hohen Schutz für die Gefäße. Östrogenähnlich (besonders wichtig für Frauen in den Wechseljahren) wirken neben Soja auch die schwarze Johannisbeere und Gelee Royale. Vitamin E hat eine hormonregulierende Wirkung; es gehört mit den Vitaminen A und C sowie Selen und Zink zu den Antioxidantien, den bekannten Krebsschutzfaktoren.

Eine Kur mit diesem Komplex in regelmäßigen Abständen ist besonders in der Wechseljahreszeit sinnvoll. Mineralien-Mischungen mit Spurenelementen in hoher Dosierung werden hier besonders gebraucht. Dabei ist auf spezielle Mischungen gegen Übersäuerung zu achten, denn Übersäuerung belastet nicht nur die Knochen, sondern verstärkt wesentlich die Beschwerden, da sie zu einer Regulationsstarre im Organismus führt.

Tipps zur Ernährung unserer Kinder

Allgemein sollten wärmende Lebensmittel bevorzugt werden. Hierzu zählen z. B. Hafer und Hirse. Achten Sie unbedingt auf ein warmes Mittagessen für Ihr/e Kind/er.

Beginnen Sie den Tag des Kindes mit einem selbst gekochten Haferbrei, dem Sie wärmende Gewürze wie Zimt, Nelken oder Kardamom in Spuren beigeben. Kombinieren Sie den Brei niemals mit Obst. Trockenfrüchte wie Rosinen können Sie unbedenklich dazu reichen. Belasten Sie den Organismus des Kindes so wenig wie möglich, indem Sie wenig rohes Obst, Rohkost und tierisches Eiweiß, zumindest nicht nach 14:00 Uhr, anbieten. Das Kleinkind sollte im ersten Lebensjahr so wenig wie möglich tierisches Eiweiß bekommen.

Zu früher Beginn mit der Erwachsenenkost ist dem kleinen Organismus ebenfalls nicht zuträglich. Unser Augenmerk liegt besonders auf den scharfen Gewürzen (z. B. Pfeffer, Paprika, Curry usw.), die zu sehr reizen.

Brot sollte abgelagert sein und nicht im Übermaß gegessen werden. Verzichten Sie bewusst auf Mehrkornbrot und ganze Körner im Brot. Diese Brote säuern sehr stark, und die Körner können nicht verdaut werden.

Bevorzugen Sie Obst aus der heimischen Region. Orangen, Mandarinen und Grapefruit kühlen besonders die Leber aus. Das gilt auch für die Obstsäfte aus diesen Früchten. Reichen Sie dem Kind so wenig Apfelsaft wie möglich. Bevorzugen Sie verdünnte dunkle Säfte oder Kräutertees.

Verwenden Sie bevorzugt frische Lebensmittel. Vermeiden Sie Tiefkühlmenüs und Fertigprodukte, sie enthalten Phosphate und Konservierungsstoffe. Diese stehen im Verdacht, Hyperaktivität, Allergie, Hautjuckreiz usw. auszulösen.

Kaufen Sie Milch- und Milchprodukte nur aus biologischer und niemals aus homogenisierter Herstellung. Verwenden Sie Butter statt Margarine. Verzichten Sie zum Süßen und Backen so weit wie möglich auf Zucker. Bevorzugen Sie braunen Rohrzucker, Ahornsirup, Birnendicksaft.

Vollkornmehle sollten auf jeden Fall fein geschrotet sein. Verwenden Sie viele frische Kräuter zum Würzen. Besprechen Sie mit Ihrem Kind, was es gerne essen möchte. Lassen Sie es mithelfen und nehmen Sie es zum Einkaufen mit. Richten Sie das Essen liebevoll an und essen Sie gemeinsam mit Ihrem Kind in entspannter Atmosphäre.

Tipps zur Ernährung während einer Erkältung

Alle Schleimbildner wie tierisches Eiweiß, alle Mehlprodukte, auch Kartoffeln sollten während der Erkältung gemieden werden. Stattdessen sollte viel getrunken werden, insbesondere warme Getränke.

Bei fiebriger Erkältung dürfen Sie durchaus ein Glas heiße Milch (biologischer Herkunft) mit etwas Nelken, Kardamom oder Zimt (als Antidot zur Schleimbildung) zu sich nehmen. Auch eine Hühnerbrühe ist hier erlaubt. Diese beiden Tipps helfen das Erdelement zu stärken und wirken dadurch fiebersenkend.

Goldene Regeln für eine gesunde Tagesroutine

Wichtig für den Erfolg einer Therapie nach Schüßler ist neben der Ernährung auch ein gesunder Lebenswandel:

- Versuchen Sie morgens ohne Wecker aufzustehen. Geht man früh zu Bett, wacht man spontan vor 6:00 Uhr auf.
- Trinken Sie nach dem Aufstehen ein Glas warmes Wasser.
- Entleeren Sie den Darm.
- Putzen Sie die Zähne.
- Massieren Sie den ganzen Körper für 5 – 20 Min.
- Duschen Sie warm (15 – 20 Min. nach der Massage).
- Machen Sie Yoga oder Atemübungen.
- Regelmäßige Aktivitäten sind wichtig.
- Am Abend sollte man nicht ausgelaugt sein.
- Die Mahlzeiten sollten zu regelmäßigen Zeiten eingenommen werden (danach 5–10 Min. ruhen).
- Das Abendessen sollte leicht sein; danach empfiehlt sich ein Spaziergang an frischer Luft.
- Genießen Sie den Abend und entspannen Sie dabei auf angenehme Art.
- Trinken Sie vor dem Schlafengehen eine Tasse Kräutertee.
- Gehen Sie nicht zu spät ins Bett (ca. 22:00 Uhr).

Die biochemischen Mittel im Überblick

Schüßler hat sich in erster Linie mit den 12 biochemischen Hauptmitteln befasst, den so genannten Schüßler-Salzen. Daraus leiten sich auch die Schüßler-Salben ab. Diese unterstützen die Behandlung durch unmittelbare Aufnahme über die Haut.

Nach dem Tod von Schüßler sind im Laufe der Entwicklung mehrere so genannte Ergänzungsmittel in die biochemische Therapie eingeführt worden. Im Vergleich zu heute standen im 19. Jahrhundert nur sehr ungenaue Analysemethoden zur Verfügung. Das führte dazu, dass durch die Weiterentwicklung der Mineralstofflehre nach Schüßler weitere Stoffe gefunden wurden, die zum dauernden Bestand des Körpers gehören und deshalb in diese Reihe eingeordnet wurden. Sie stellen eine wertvolle Hilfe dar und werden ergänzend zu den klassischen biochemischen Funktionsmitteln eingesetzt.

Die 12 biochemischen Hauptmittel werden auf den folgenden Seiten ausführlich dargestellt; eine Vorstellung der 12 Ergänzungsmittel findet im Anschluss ab Seite 62 statt, eine Vorstellung der Schüßler-Salben in Anhang B.

Nr. 1 Calcium fluoratum (CaF_2)

Das Salz für Bindegewebe, Gelenke und Haut | **Regelpotenz: D 12**

Fluorcalcium ist als Mineral gewöhnlicher Flussspat, also eines der in der Natur am häufigsten vorkommenden Mineralien. Calcium fluoratum ist das wichtigste Mittel für die Stützgewebe, insbesondere für die Skleroproteine der Binde- und Stützgewebe.

Skleroproteine sind Gerüsteiweiße, die als Elastin, Kollagen und Keratin in den genannten Geweben vorkommen.

Elastin ist Hauptbestandteil der elastischen Fasern. Es ist in vielen Bändern und Sehnen zu finden. Reich an Elastin sind die Bänder zwischen den einzelnen Wirbelkörpern und die herznahen Arterien. Elastin ist ein aus Monoaminosäuren aufgebauter Eiweißstoff. Eine Neusynthese von Elastin unterbleibt, denn die Bildung von Elastin ist ein sehr energieaufwändiger Vorgang, den sich der Organismus unter den Anforderungen des Lebens nicht leisten kann. Es steht dem Menschen in einer schon vorgeburtlich angelegten Menge zur Verfügung, d. h. im Verlauf des Lebens wird kein neues Elastin hergestellt. Eng verknüpft mit dem Elastin sind die Kollagene. Sie sind hauptsächlich – wie das Elastin – aus Monoaminosäuren aufgebaute Gerüsteiweiße, die sehr stabil und widerstandsfähig sind. Kollagen ist Hauptbestandteil von Bindegewebe, Sehnen, Muskelhaut, Bändern, Knorpel, Knochen und Zähnen.

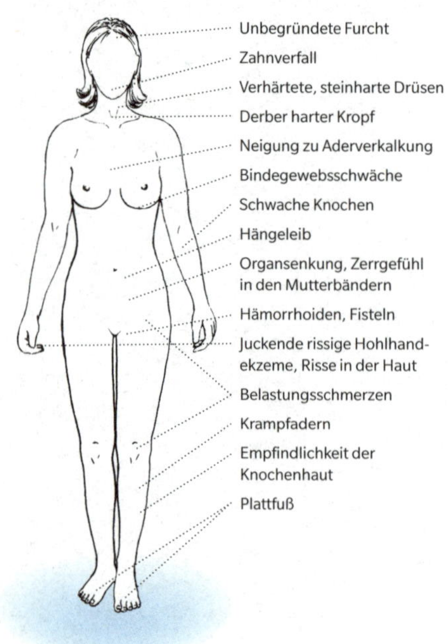

Keratin, auch als Hornstoff bezeichnet, ist schwefelreich, tritt in der obersten Hautschicht, den Hautanhangsgebilden, den Haaren und Nägeln auf.

Mangel an diesem Mineralsalz führt zu Gewebsverhärtungen und verstärkter Brüchigkeit.

Mangelzeichen sind daher u. a.: Schwielen, Schrunden, Hornhautbildung, Risse an den Händen und Lippen, Schuppenbildung der Haut, vorzeitige Alterung der Haut, trockene und spröde Haare, Haarausfall, Überbeine, Haltungsschäden, Osteoporose, Bänderschwäche (Knöchel knicken um), verhärtete Sehnen und Narben, Krampfadern, Hämorrhoiden, Verhärtungen der Blutgefäße (Arteriosklerose; Fluor baut Kalk ab), durchsichtige Zahnspitzen, Karies, Trübung der Augenlinse (grauer

Woran sind Mängel erkennbar?	
Haut	rau; rissig; Verhärtungen; schlaff; stärkere Hornhautbildung; Schuppenflechte, Dehnungsstreifen, Schwangerschaftsstreifen, Überbein und Krampfadern
Absonderungen	ätzend
Zungenbeläge, Zunge	rissig, borkig; stärker verhornt; im Alter trocken, bräunlich rissig
Augenregion	sehr feine Falten, die fächerförmig vom inneren Winkel des unteren Augenlids ausgehen und durch Querfalten geschnitten werden. Sie zeigen den Mangel an Calcium fluoratum an. Darunter liegt ein rötlich-bräunlicher oder rötlich-schwärzlicher Farbton, der sich auch zum Oberlid ziehen kann.
Hände	Hornhautbildung; schwielige, rissige Hände
Gesicht	Firnisglanz

Star), Brusterschlaffung (Bindegewebsschwäche), aber auch Knotenbildung sowie verhärtete Drüsen (z. B. Lymphknoten), Mangel an „geistiger Elastizität" (Anpassungsschwierigkeiten).

Anwendung

Calcium fluoratum sollte als langsam wirkendes Mittel über eine längere Zeit (zur Unterstützung von Aufbauprozessen auch monate- bis jahrelang) regelmäßig gelutscht werden. Da es sehr tiefgreifend wirkt, sollte es in niedrigen Dosierungen, d. h. nicht mehr als 5–6 Tabletten pro Tag, eingesetzt werden. Als gute Ergänzung haben sich Calcium phosphoricum (Nr. 2) und Silicea (Nr. 11) bewährt. Besonders für Kinder wichtig zur Knochen- und Zahnbildung.

Einflüsse auf die Wirkung

Verschlechterung bei Hitze, geistiger Anstrengung, beim Übergang von Ruhe zu Bewegung, starker Bewegung. Besserung bei Wärme, Ruhe, mäßiger Bewegung. Da Calcium physiologischerweise morgens steigt, sollte auch am Morgen dieses Salz gelutscht werden.

Nr. 2 Calcium phosphoricum ($CaHPO_4 \cdot 2\,H_2O$)

Das Salz für Knochen und Zähne | **Regelpotenz: D 6**

Phosphorsaurer Kalk findet sich im menschlichen Körper vorwiegend in den Zähnen und Knochen. Salz Nr. 2 dient der Membran-(Zellhüllen-)Stabilisierung der Zellen (z. B. bei Allergien, Katarrhen). Es ist das wichtigste Aufbau- und Kräftigungsmittel und dämpft übersteigerte abbauende Stoffwechselprozesse.

Die Knochen enthalten bis zu 85 % ihres Gewichts Calcium phosphoricum. Es kommt in allen Zellen, insbesondere in den Zellkernen, Blutzellen, Ei- und Samenzellen, in vielen inneren Drüsen wie Leber, Speicheldrüse, Schilddrüse usw. und in den Schleimhäuten vor.

Salz Nr. 2 bildet und beeinflusst das Gewebe und die Körperflüssigkeiten in den Zellen. Entsprechend seines Vorkommens im Organismus wirkt es auf den Eiweißaufbau in den Zellen und die Zellneubildung, besonders der Knochen. Es stabilisiert die Zellhüllen. Sein Fehlen führt daher zu Störungen in den Erneuerungs- und Aufbauvorgängen. Durch die Sicherung der auf stabilen Membranen basierenden Transportmechanismen wird der Energiehaushalt ausgeglichen und aufrechterhalten. Calcium phosphoricum unterstützt somit die Energiespeicherung, die Aktivierung der Natrium-Kalium-Pumpe, die Rekonvaleszenz (Genesungsphase nach überstandenen Krankheiten) und fördert Knochenbildung und Zahnung. Zudem normalisiert dieses Mineralsalz den Muskeltonus und fördert Blutbildung und Wundheilung. Es ist ein wichtiges Mittel in der Schwangerschaft.

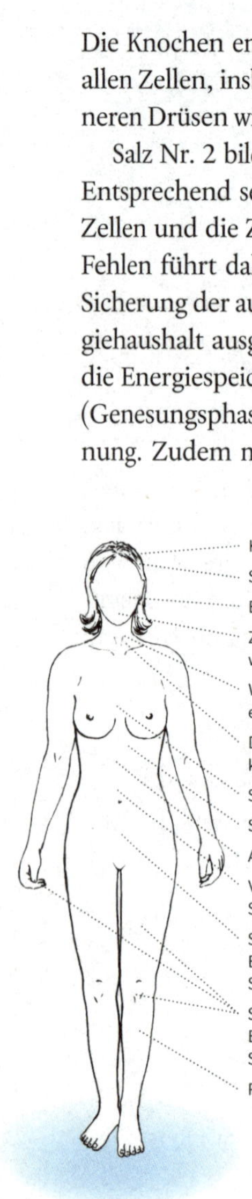

Nach Dr. Schüßler ist Calcium phosphoricum ein „Funktionsmittel für anämische Zustände und Restaurationsmittel der Gewebe nach Ablauf akuter Krankheiten."

Mangel an diesem Mineralsalz führt zu Störungen in den Erneuerungs- und Aufbauvorgängen. Bemerkbar im Knochenstoffwechsel z. B. bei Osteoporose, schlecht heilenden Knochenbrüchen, in der Muskelfunktion, z. B. Schwäche, Krämpfe, auch bei vielen vegetativen Störungen, z. B. Nervosität, Schlafstörungen, Herzklopfen, Hitzewallungen – auch im Klimakterium –, Schweißausbrüche, Wetterfühligkeit, Schwäche und Erschöpfungszustände, Überanstrengungskopfschmerz, Schulkopfschmerz, niedriger Blutdruck, Blutarmut, oder auch bei Arteriosklerose, vergrößerten Rachenmandeln, häufigem Erbrechen,

Woran sind Mängel erkennbar?	
Haut	hohe Schweißneigung mit eiweißartiger Krustenbildung, kühle Haut mit Kribbelgefühl und eingeschlafenen Extremitäten, blutarm, blass, wächsern aussehend
Absonderungen	Fleischwasser-ähnlich, wie rohes Hühnereiweiß, nicht scharf, glasig milchig; vertrocknen an der Oberfläche zu weiß-gelblichen Krusten
Zungenbeläge, Zunge	Zunge pelzig, durchscheinend weißlich belegt, Geschmack süßlich
Augenregion	Augenbrille, käsig wächsern; bei einem Mangel an Calcium phosphoricum sollte auch Kalium chloratum (Nr. 4) eingenommen werden.
Schleimhaut	chronische Schleimhautkatarrhe, Schuppen und Flechten
Gesicht	wächserner Ton der Stirn- und Nasenpartie, später auf dem ganzen Gesicht (wie Figur aus dem Wachsfigurenkabinett)
Ohren	wachsgelbe Ohren

schwacher Verdauung, Menstruationsbeschwerden, Allergien, Neigung zu Nasenbluten, Wadenkrämpfen, Hautjucken im Alter.

Anwendung

Calcium phosphoricum wirkt langsam und sollte daher stets über einen längeren Zeitraum genommen werden. Aufgrund des Calcium-Anteils und der energiezuführenden Phosphat-Komponente wird es vorwiegend morgens gegeben. Als Aufbaumittel wird es häufig mit Calcium fluoratum (Nr. 1) oder Silicea (Nr. 11) kombiniert. Magnesium phosphoricum (Nr. 7) ergänzt die Wirkung besonders bei gesteigerter Erregbarkeit von Muskeln und Nerven.

Das Mittel passt besonders für blasse, blutarme Menschen mit kränklichem Aussehen. Es ist besonders häufig bei Kindern und Frauen angezeigt. Es gilt als das wichtigste Aufbausalz der Biochemie nach Dr. Schüßler und ist ein bewährtes Nerven-, Beruhigungs- und Kräftigungsmittel. In Verbindung mit Natrium chloratum (Nr. 8) ist es außerdem das Mittel für die Rekonvaleszenz.

Einflüsse auf die Wirkung

Verschlechterung bei Ruhe und Wärme. Besserung bei Bewegung und Kühle.

Nr. 3 Ferrum phosphoricum ($FePO_4 \cdot 4H_2O$)

Das Salz für das Immunsystem | **Regelpotenz: D 12**

Eisen ist der wichtigste Bestandteil des Blutfarbstoffs Hämoglobin und des Myoglobins (roter Muskelfarbstoff) und wirkt als Sauerstoffüberträger. Phosphorsaures Eisen ist besonders vorhanden in allen Muskelzellen, im Blut, in einer Reihe innerer Organe, wie z. B. Gehirn, Leber (das blutreichste Organ unseres Körpers), Milz, Knochenmark, Darmwandung und Darmzotten und in vielen Drüsen mit innerer Sekretion, wie z. B. Schilddrüse, Bauchspeicheldrüse oder Enzymen.

Das in den roten Blutkörperchen enthaltene Eisen nimmt bei der Einatmung Sauerstoff aus der Luft auf, um ihn allen Geweben des Körpers zuzuführen. Fehlt das Eisen, so tritt eine Erschlaffung der Muskeln ein. Die Hauptanwendungsgebiete von Ferrum phosphoricum können nicht unmittelbar (wie etwa bei den Kalkmitteln Calcium fluoratum (Nr. 1) und Calcium phosphoricum (Nr. 2)) aus seinem Vorkommen im Organismus abgeleitet werden; es wurde vielmehr aus den eigenen therapeutischen Erfahrungen von Schüßler entwickelt.

Ferrum phosphoricum spielt in der Infektabwehr eine wichtige Rolle und ist das Hauptmittel für alle plötzlich auftretenden akuten Gesundheitsstörungen, also auch für die Erste Hilfe einsetzbar. Anwendung findet es bei allen entzündlichen Erkrankungen in der ersten Entzündungsphase (trockener Schwellungskatarrh ohne Sekretion), bei akutem Fieber (bis 39 °C) und Schmerzzuständen.

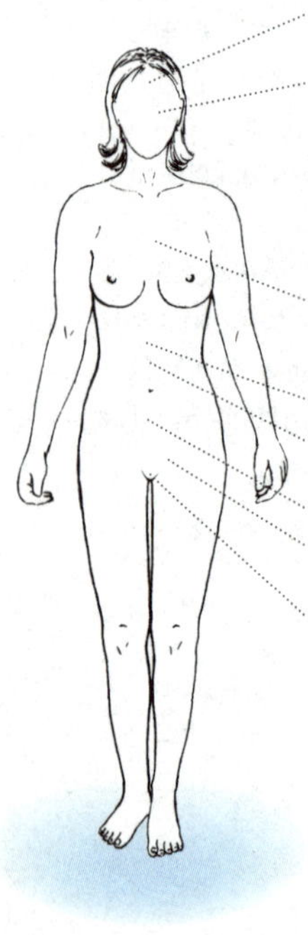

Bei allen Verletzungen wie Quetschungen, Stauchungen, Schnitt- und Schürfwunden oder bei Verletzungen der Weichteile lindert es die akuten Beschwerden und vermindert die Blutung (bei Verbrennungen wird vorwiegend Natrium chloratum (Nr. 8) benötigt). Über längere Zeit eingenommen, beeinflusst es auch die Wundheilung.

Mangel an diesem Mineralsalz führt zu folgenden Symptomen: Konzentrationsstörungen, leichte Ermüdung, wenig Widerstandskraft, Neigung zu Entzündungen, fieberhafte Infekte, Blutarmut, Durchblutungsstörungen; klopfende, pochende und pulsierende Schmerzen;

Woran sind Mängel erkennbar?

Augenregion	Ferrum-Schatten, oft als „Ränder unter den Augen" bezeichnet. Dieser zieht von der Nasenwurzel aus unter dem Auge entlang; je länger und dunkler der Strich, desto stärker ist der Mangel. Nach großer Anstrengung oder kurz vor Fieberausbruch ist auch eine Hohläugigkeit sichtbar.
Absonderungen	blutige Wunden
Zungenbeläge	rein, rötlich besonders die Zungenränder, in akuten Fällen oft trocken und am Zungengrund schon weißlich belegt, Zunge sehr rot, Geschmack nach faulen Eiern
Gesicht	Ferrum-phosphoricum-Mangel zeigt sich in der Ferrum-Röte, die fühlbar mit Hitze verbunden ist. Diese wird durch Blutüberfülle hervorgerufen. Man findet sie zuerst auf der Stirn, dann auf den Wangen (Fieberwangen) und an den Ohren.
Ohren	Z. B. nach geistiger Anstrengung kann Röte auftreten.
Haut	Entzündungen und rote Pickel der Gesichtshaut weisen auf einen Ferrum-phosphoricum-Mangel hin.
Augenlider	Schatten innen und unten

rheumatische Beschwerden und Muskelkater, Magenschleimhautentzündung und beginnender Durchfall oder auch Verstopfung.

Anwendung

Ferrum phosphoricum wird besonders als Akutmittel bei Infekten, Überanstrengungen und Verletzungen sowie in frühen Phasen einer entzündlichen oder fieberhaften Erkrankung (z. B. Kinderkrankheit) eingesetzt. Es kann auch vorbeugend eingenommen werden, um Widerstandskraft und Leistungsfähigkeit des Körpers zu stärken (z. B. Sportler) und um Infektionen (vgl. Kap. VII. – Herbst-Winter-Kur) zu vermeiden. Bei Durchblutungs- und Wundheilungsstörungen, Konzentrationsstörungen und in der Rekonvaleszenz wird es über einen längeren Zeitraum gelutscht. Ferrum phosphoricum unterstützt die arterielle Komponente des Blutkreislaufes.

Die Einnahme erfolgt vorwiegend morgens. In akuten Fällen auf die „heiße" Version mit jeweils 10 Tabletten zurückgreifen.

Einflüsse auf die Wirkung

Verschlechterung bei Wärme und Ruhe, bei Kopfschmerzen durch Gefäßerschlaffung; bei Wärme und Bewegung mit Blutandrang (Kongestion).

Besserung bringen Kälte und Ruhe bei Kongestionen; Kälte und Bewegung bei Kopfschmerzen durch Gefäßerschlaffung.

Nr. 4 Kalium chloratum (KCl)

Das Salz für die Schleimhäute | **Regelpotenz: D 6**

Chlorkalium findet sich in einer großen Zahl von Körperzellen: in den Gehirnzellen, Nerven- und Muskelzellen und in den roten Blutkörperchen. Es regt den Zellstoffwechsel an und steht in engster Beziehung zum Faserstoff Fibrin. Kalium chloratum ist das Hauptlymphmittel mit Bezug zu Haut und Schleimhaut. Es spielt eine wichtige Rolle bei Katarrhen und Entzündungen mit weiß-grauen und zähen Sekreten.

Kalium chloratum ist das Mittel der zweiten (subakuten) Entzündungsphase. Diese setzt gewöhnlich ca. 3 – 4 Tage nach Beginn der Erkrankung ein (bei primär chronisch verlaufenden Infektionen oder entzündlichen Erkrankungen oft auch erheblich später). Diese Phase ist gekennzeichnet durch sich schwer lösende schleimige Absonderungen, Ausschwitzungen und entzündliche Schwellungen der Gewebe- und Lymphknoten. Bei Schwellungen durch Wassereinlagerungen (Ödeme) wird Natrium sulfuricum (Nr. 10) eingesetzt. Kalium chloratum ist ein ganz wichtiges Entgiftungsmittel. Es regt den Stoffwechsel (Zellstoffwechsel) und die Drüsentätigkeit an (Wob-Enzym der Biochemie). Es ist gut geeignet, um Belastungen durch Umwelt- und Genussgifte, Chemikalien und Arzneimittel vorzubeugen.

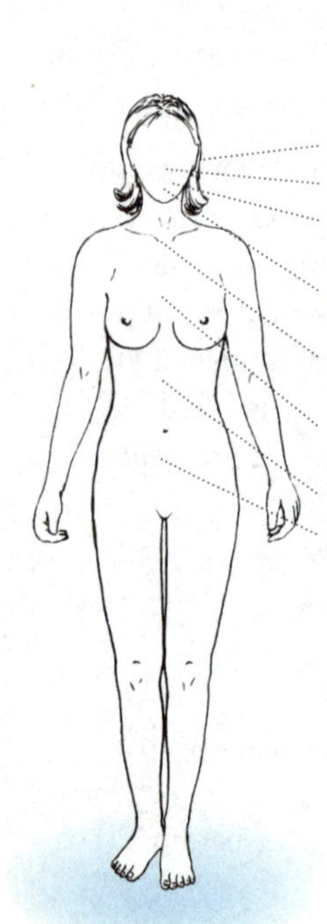

Mangel an diesem Salz kann sich unterschiedlich äußern: Entzündungen mit leichtem Fieber, Blutverdickung (Thrombosegefahr), Schwerhörigkeit, Neigung zu Übergewicht, Drüsenschwellungen, Schleimhauterkrankungen, wie z. B. Katarrhe mit weißlichen, zähen Schleimhautabsonderungen, Stockschnupfen, Husten (mit Schleimrasseln), Asthma, weißer Zungenbelag, fadenziehender Schleim und Speichel, Mundausschlag, Hautausschläge mit mehlartigem Belag, Darm- und Magenschleimhautentzündung, Lymphknotenschwellungen, chronische Gelenkleiden, Muskelschwäche, Sehnenerkrankungen, neuralgische Schmerzen.

Anwendung

Generell sollte bei allen subakuten und entzündlichen (Infektions-)Krankheiten (Schnupfen, Kehlkopfentzündung, Bronchitis, Mittelohrentzündungen) an eine Unterstützung durch dieses

Woran sind Mängel erkennbar?	
Haut	mehlartige Beläge, weißgraue Schuppen
Absonderungen	weißlich, klebend, z. B. am Gaumenzäpfchen
Zungenbeläge	milchig, weißlich oder weiß-grau, vor allem Zungenwurzel, jedoch nicht schleimig
Augenregion	gereizte Lidränder und Schleimhäute, ständige Bindehautreizung, untere und obere Augenlider milchig, manchmal auch rot-blau, gerötete Augenlider
Lippen	An der Oberlippe kann es hell wie ein „Milchbart" schimmern.
Blutungen	Blut ist schwärzlich, dick, zäh und klumpig.
Gesicht	Couperose (erweiterte Äderchen) im Bereich der Wangen; milchig-bläulicher Farbton, kann sich über das ganze Gesicht ziehen („Alabasterstatue")

Salz gedacht werden. Beschwerden nach Sportverletzungen oder Überanstrengungen der Gelenke, Bänder und Sehnen, die sich oft 3 – 4 Tage nach dem akuten Ereignis einstellen, sprechen meistens sehr gut auf Kalium chloratum an.

Wegen seines Bezugs zum Schleimhautsystem ist es auch ein Mittel, welches wir zum Schutz vor Elektrosmog einsetzen können. Es ist Teil der Impfvorbeugung (siehe Kap. III. Kinderheilkunde).

Einflüsse auf die Wirkung

Verschlechterung bei Bewegung, in der Kälte, bei Aufregung, Ärger oder fetten Speisen. Besserung bei Wärme, bei mäßiger Bewegung.

Nr. 5 Kalium phosphoricum (KH_2PO_4)

Das Salz für Nerven und Psyche | **Regelpotenz: D 6**

Kalium phosphoricum befindet sich in den Zellen des Gehirns, der Nerven, der Muskelzellen, in den Blutkörperchen, in der Blut- und Gewebeflüssigkeit. Kalium als das dominierende Element dieses Salzes ist das wichtigste Mineral im Inneren der Zellen und bestimmt damit wesentlich das innere Zellmilieu.

Salz Nr. 5 hält das Zell- und Membranpotenzial aufrecht und ist das Hauptmittel für das Nervensystem, besonders für das zentrale und vegetative Nervensystem. Es unterstützt besonders stoffwechselaktive Zellen und gilt somit als Energielieferant. Kalium phosphoricum ist ein äußerst wichtiges Mineralsalz bei allen körperlichen, geistigen und seelischen Erschöpfungszuständen. Es verhütet den Zerfall der Zellen (Gewebezerfallsverhüter der Biochemie).

Mangel an diesem Mineral führt zu Erschöpfungszuständen, die häufig von depressiven Verstimmungen begleitet werden. Es gilt als Aufhellungsmittel des Gemüts. Nervöse, überreizte und geschwächte Personen können von der Einnahme profitieren.

Mangelerscheinungen zeigen sich in folgenden Symptomen: Neurasthenie (Nervenschwäche) aufgrund von Erregung (z. B. starke Aufregung), nervöses Asthma, Ermüdungserscheinungen, nervöse Schlaflosigkeit, Depressionen, Angst (auch Platzangst), Lähmungsgefühl, Muskelschwund, Muskelschwäche, Schließmuskellähmung des Afters und der Blase, Krämpfe, Zuckungen, nervöse Unruhe der Extremitäten; Herzschwäche, nervöse Herzbeschwerden, Herzklopfen (bei Überleitungsstörungen am Herzen (Arrhythmien, Extrasystolie) kann das Salz Nr. 5 unterstützend helfen); nervöses Hautjucken, hohes Fieber (39 °C), Erkrankungen mit Zelluntergang (Absterben von Zellen), z. B. Ulcus cruris, Alopecia areata (kreisrunder Haarausfall), alle nervösen Verdauungsbeschwerden, Fäulnis im Darm.

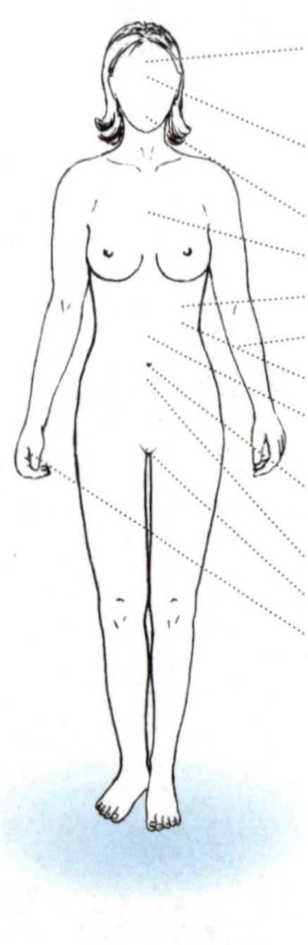

Anwendung

Bei Muskelschwäche ist ein Behandlungsversuch angezeigt. Kalium phosphoricum unterstützt die Körperabwehr bei Infektanfälligkeiten (Teil der biochemischen Herbst-Winter-Kur, s. Kap. VII.) und bei Infekten mit Fieber über 39°C. Infektio-

Woran sind Mängel erkennbar?	
Haut	aschgrau
Absonderungen	mit schwärzlich-blutigem Inhalt; Blut ist wässrig und gerinnt nicht.
Zunge	wie mit flüssigem Senf bestrichen, braun belegt, trocken, übler Mundgeruch, Geschmack faulig, stinkend
Augenregion	aschgraue Schatten um die Augen, untere Augenlider aschgrau, fahl und blass; Augen können apathischen Ausdruck haben
Schläfen	eingefallen, deuten auf einen starken Mangel hin
Gesicht	Gesamtaussehen grau und schmuddelig
Kinnpartie	aschgrau
Mundpartie	fahl, schmutzig wirkend

nen und Fieber sind immer mit einer starken Aktivierung des Stoffwechsels verbunden. Dadurch entsteht ein Mangel an Kalium phosphoricum. Es ist eines der wichtigsten Entgiftungsmittel der Biochemie und kommt daher zum Einsatz bei Strahlen, Chemikalien und Giften, die den Körper belasten. Weitere Anwendungsgebiete: als Teil der Impfvorbeugung (s. Kap. III. Kinderheilkunde), Aufbaumittel (Teil der biochemischen Energieschaukel, s. Kap. VII. – Frühjahrskur), bei Geschwüren, Magen- und Zwölffingerdarmgeschwüren, Blutungen, Gehirnerschütterung; bei nervösen Gesichts-, Zahn- und Kopfschmerzen bei blassen, schwächlichen, reizbaren Menschen; bei Zahnschmerzen mit leicht blutendem Zahnfleisch, Sepsis (zur Unterstützung).

Alle Beschwerden gehen mit dem Gefühl „wie gelähmt“ und mit Antriebsminderung einher. Bei Schwäche wird das Salz Nr. 5 vormittags gegeben. Es hat seine beste Wirkzeit vom späten Vormittag bis ca. 15:00 Uhr. (Nach 15:00 Uhr sollte es nur in besonderen Fällen, etwa bei hohem Fieber, eingenommen werden, da es munter macht.)

Einflüsse auf die Wirkung

Verschlechterung morgens, bei Anstrengung, insbesondere bei geistiger Tätigkeit. Besserung in Ruhe und bei mäßiger Bewegung.

Nr. 6 Kalium sulfuricum (K_2SO_4)

Das Salz für die Entgiftung | **Regelpotenz: D 6**

Kalium sulfuricum kommt vor in der Oberhaut, in der oberen Schicht der Schleimhäute, in Knochen, Knorpeln und Nägeln sowie in allen Zellen, welche Eisen enthalten. Es ist neben Salz Nr. 3 Sauerstoffüberträger in die Zellen und hilft so, den Stoffwechsel zu fördern.

Salz Nr. 6 unterstützt die zellulären Ausscheidungs- und Entgiftungsvorgänge. Dadurch wird das Bindegewebe entlastet und der Abbau von Stoffwechselschlacken gefördert. Die entgiftende Wirkung zeigt sich z. B. in gelblich-schleimigen Absonderungen oder Abschuppungen. Kalium sulfuricum hat eine stärkere Verbundenheit zum venösen System des Blutkreislaufs, während Ferrum phosphoricum (Nr. 3) mehr das arterielle System unterstützt.

Mangel an diesem Mineralsalz zeigt sich u. a. in seinem starken Bezug zu den Schleimhäuten. Kalium sulfuricum ist das Mittel der 3. Phase einer (Infektions-)Krankheit.

Diese nennt man auch die Phase der Wiederherstellung. Schleimige oder eitrige Absonderungen der Schleimhäute und Auswurf, gelblich bis ockerfarben, sind typisch für diese Phase. Oft hört man über den Bronchien ein Schleimrasseln. Das Mineral hat einen großen Bezug zur Haut und ist deshalb ein wichtiges Heilmittel der Oberhautzellen, z. B. bei trockener Haut, Neurodermitis, Ekzemerkrankungen, Schuppenflechte (Psoriasis). Bei Entzündungen der Haut kommt es in dieser Phase zu Hautabschuppungen oft auf klebrigem Untergrund. Bei entzündlichen Erkrankungen der Gelenke, verbunden mit wandernden rheumatischen Gelenkschmerzen, hilft es, die Schmerzsymptome zu mildern und die Heilung zu unterstützen. Kalium sulfuricum lindert Schwere und Mattigkeit in den Gliedern und nächtliches Herzklopfen. Es regt den Leberstoffwechsel auf Zellebene an. Wir verwenden es bei alten Katarrhen, bei Mittelohrentzündung, verstopften Nebenhöhlen und chronischem Schnupfen; es bringt den Eiter in Gang. Bei gestörter Fettverdauung infolge verminderter Verdauungsleistung (Fettstühle), bei häufigem Gähnen als Zeichen für Sauerstoffmangel, auch bei Kältegefühl.

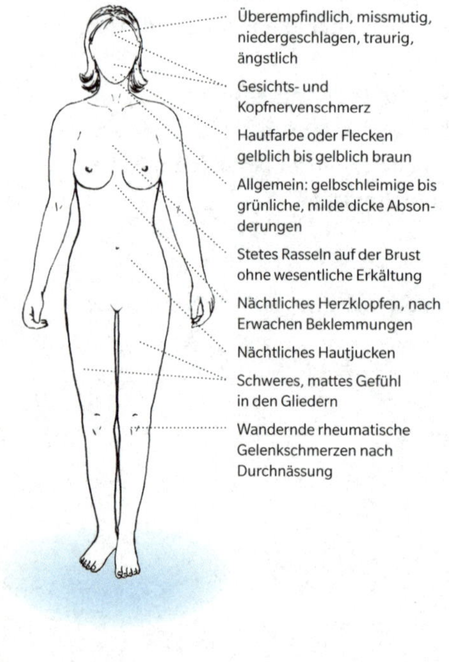

Woran sind Mängel erkennbar?

Haut	Leberflecken, Sommersprossen, Ausschlag mit Schuppenbildung, oder auch trocken und klebrig
Absonderungen	gelbschleimige, milde Absonderungen, können auch ins Grünliche gehen, keinesfalls ätzend oder scharfmachend
Zungenbeläge	gelblich-schleimig, bei akutem Bedarf ockerfarben
Augenregion	ein ockergelber Farbton lässt sich am inneren Augenwinkel und besonders häufig innerhalb der so genannten „A-Form", die von der Nasenwurzel bis zum Kinn verläuft, feststellen; Augenlider bräunlich-gelblich, unten und oben
Lippen	braun-gelber Farbton rechts und links unter der Unterlippe
Nasenflügel	gelblich-bräunliche Flecke
Gesicht	bräunlich-gelb, bräunliche und gelbliche Flecke
Stirn	bräunliches Gelb, kann auch über die ganze Haut verteilt sein

Anwendung

Kalium sulfuricum kann bei allen Krankheiten angewendet werden, bei denen sich die Ausheilung verzögert oder Neigung zu Chronizität besteht. Es findet auch als einstweilige Medikamentengabe (Zwischenmittel) Verwendung, um eine ins Stocken geratene Behandlung voranzubringen. Aufgrund der Entgiftungsfunktion ist es zur Unterstützung der Leber einsetzbar. Schüßler nannte es das „Lebermittel" der Biochemie. Daraus ergeben sich günstige Wirkungen auf das Herz und den Pfortaderkreislauf (in den großen Blutkreislauf eingeschalteter funktioneller Leberkreislauf, der das venöse Blut der Magen-Darm-, Bauchspeicheldrüse und Milzvenen über die Pfortader zur Leber befördert) und auf die dazu gehörigen Organe. Durch seinen großen Bezug zur Milz und zur Bauchspeicheldrüse kann es bei allen Leiden, die in Verbindung damit stehen, eingesetzt werden. Es fördert die Abschuppung nach Masern, Scharlach und Röteln.

Setzen wir Salz Nr. 6 für die Reinigung/Zellentschlackung ein, wird es am besten zwischen 17:00 und 22:00 Uhr gegeben.

Einflüsse auf die Wirkung

Verschlechterung abends, nachts, in geschlossenen, warmen Räumen. Besserung in frischer, kühler Luft, morgens gegen 7:00 Uhr. (Oft sind diese Symptome der einzige Hinweis auf Kalium-sulfuricum-Mangel.)

Nr. 7 Magnesium phosphoricum ($MgHPO_4 \cdot 3\,H_2O$)

Das Salz gegen Krämpfe und Schmerzen | **Regelpotenz: D 6**

Phosphorsaures Magnesium findet sich vorwiegend in den Nerven- und Muskelzellen, im Gehirn und Rückenmark, in einer großen Anzahl innerer Organe (Herz, Leber, Lunge, Milz, Bauchspeicheldrüse, Nieren, Darm und Schilddrüse) sowie in Knochen und Zähnen. Nach Schüßler fördert es „die selbstständige Bewegung der Zellen".

Magnesium phosphoricum spielt sowohl intrazellulär als auch extrazellulär eine zentrale Rolle und wird für die Aktivität zahlreicher Enzyme benötigt. Interessant ist, dass Magnesium im Körper stets mit Calcium einhergeht. Dies deutet darauf hin, dass einerseits die krankhaften Erscheinungen beim Fehlen eines der beiden Mineralsalze die gleichen sind, andererseits sie sich in der Therapie gegenseitig ergänzen können. Sollte im Einzelfall einmal Magnesium phosphoricum versagen, lässt man an seine Stelle Calcium phosphoricum (Nr. 2) treten. Das Salz vermindert den Grundumsatz, wirkt antithrombotisch und senkt den Cholesterinspiegel. Es mildert die Erregbarkeit der vegetativen Zentren, verlängert die Überleitungszeit am Herzmuskel, setzt den Tonus der glatten Muskulatur herab und wirkt schlaffördernd. Entsprechend seiner großen Bedeutung für Muskeln und Nerven gilt es als das Mittel für alle Krampf- und Schmerzzustände mit „blitzartigem" Charakter.

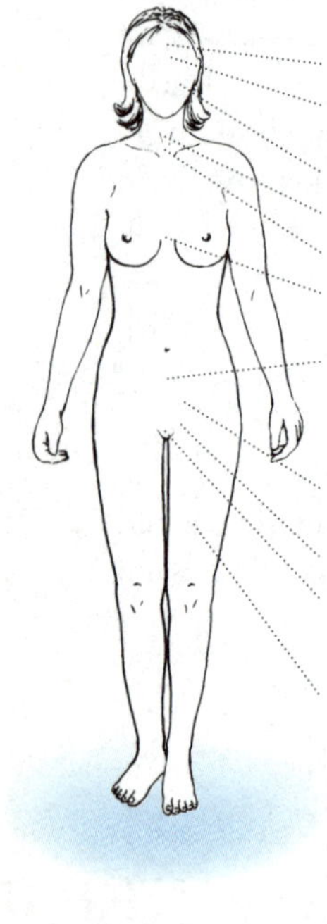

Übersäuerung der Gewebe bildet die Grundlage für viele chronische Erkrankungen. Deswegen kommt diesen beiden Mineralsalzen eine wesentliche Bedeutung zu. Je mehr Säure gebunden werden muss, desto größer der Bedarf an Magnesium phosphoricum. Es ist daher ein Basismittel zur Vorbeugung und Behandlung von chronischen Erkrankungen.

Mangel an diesem Mineralsalz führt zu einer übermäßigen Erregbarkeit der Nervenzellen. Es kommt zu Funktionsstörungen sensibler Organe, diese werden dann häufig als „nicht organisch bedingt" diagnostiziert und sprechen deshalb auf herkömmliche Behandlungsmethoden kaum an.

Spannungszustände, innere Verkrampfungen, (Ein-)Schlafstörungen, Hyperaktivität, Erregung und Unruhe, Angstzustände, vegetative Dystonie mit krampfartigen Zuständen, Zuckungen, Ticks; Neuralgien schießend, dem Nervenverlauf folgend;

Woran sind Mängel erkennbar?	
Gesicht	zarte „Magnesiumröte“ = Lampenfieberröte, die meist rechts und links der Nase auf den Wangen liegt – ohne fühlbare Wärme, obwohl man selbst oft das Gefühl von Hitze unter der Röte hat; Erröten bei Verlegenheit; hektische Flecken, die plötzlich im Gesicht oder am Hals nach geistiger oder körperlicher Anstrengung oder bei Aufregung auftreten; die Röte kann auch über das ganze Gesicht gehen. Im Unterschied zur Ferrum-Röte ist keine Hauterwärmung damit verbunden.
Wangen	karmesinrot (entsteht, wenn neben Magnesium-phosphoricum-Mangel auch ein Kalium-chloratum-Mangel besteht); Rot wird intensiver, nicht blaurot.
Nasenflügel	talerförmige Röte links und rechts der Nasenflügel
Zunge	rein
Haut	Juckreiz, zur Beruhigung des Hautausschlages

periodische Schmerzen, Gesichtsneuralgien, Nervenentzündungen, mit blitzartig schießendem Schmerz, v. a. im Gesicht, Kopfschmerzen, wie „elektrische Schläge“, Schulkopfschmerz, Zahnschmerzen, Muskelschmerzen, Migräne, Krämpfe an der Muskulatur, spastische Lähmungen, Koliken von Magen, Darm, Gallenwegen, Blase, Nieren; Krämpfe beim prämenstruellen Syndrom, Wadenkrämpfe, Schluckauf, Blähungskoliken, nervöse Verdauungsstörung (Durchfall, Verstopfung), erhöhtes Cholesterin im Blut, krampfartiger Husten, Asthma, Engegefühl in der Herzgegend, hypertone Regulationsstörungen, Arteriosklerose, Juckreiz. Suchtverhalten geht auf einen Mangel an Magnesium phosporicum zurück.

Anwendung

Magnesium phosphoricum beruhigt das vegetative Nervensystem und hat daher einen großen Einfluss auf die Funktionen von Herz, Kreislauf und Verdauungsorganen. Es fördert auch einen ausgewogenen Tag-Nacht-Rhythmus und sorgt deshalb für einen erholsamen Schlaf. Als Nervensalz hilft es zusammen mit Kalium phosphoricum (Nr. 5), Erregungszustände zu lösen, mit Calcium phosphoricum (Nr. 2) wirkt es als Stärkungsmittel. (Energieschaukel, vgl. Kap. VII. – Frühjahrskur: morgens Nr. 2, mittags Nr. 5, abends Nr. 7). Salz Nr. 7 ist bei allen plötzlich auftretenden, einschießenden, blitzartigen, bohrenden, krampfartigen, den Schmerzort wechselnden Schmerzen sowie bei heftigem Juckreiz, durch Bettwärme hervorgerufen, hilfreich. Bei akuten Schmerzzuständen und Krämpfen hat sich die Einnahme von Magnesium phosphoricum als so genannte „Heiße 7“ (s. Seite 27 f.) besonders gut bewährt. Sehr empfehlenswert bei Beschwerden im 21-Tage-Rhythmus. Salz Nr. 7 wirkt am besten, wenn es abends ab 18:00 Uhr eingenommen wird.

Einflüsse auf die Wirkung

Verschlechterung bei Kälte, Ruhe, nach dem Schlaf; auch nachts; bei leiser Berührung. Besserung bei Bewegung, Wärme, festem Druck, durch Zusammenkrümmen.

Nr. 8 Natrium chloratum (NaCl)

Das Salz für den Flüssigkeitshaushalt | **Regelpotenz: D 6**

Natrium chloratum kommt in allen Körperflüssigkeiten und Geweben vor. Es ist vor allem außerhalb der Zellen vorhanden und wichtig für den osmotischen Druck. Es gilt als das „Wassermittel" der Biochemie und fördert den Nährstrom und reguliert den Wasserhaushalt.

Natrium chloratum ist nötig für die Neubildung von Zellen. Im Magen, in den Nieren, Knochen und Knorpeln ist es überproportional vorhanden. Mit seinem Einfluss auf den Flüssigkeits- und Wärmehaushalt und seinem Bezug zu den Schleimhäuten, den Ausscheidungsorganen und den bradytrophen Geweben (Gewebe, die nicht durchblutet werden, z. B. Knorpel, Bandscheiben, Augenlinse) darf es nicht unterschätzt werden.

Mangel an diesem Mineralsalz zeigt in der Psyche zunächst Überaktivität, psychische Heftigkeit, raschen Stoffwechsel, der sich leicht erschöpft, später zu Erschöpfbarkeit, Müdigkeit und Schlaffheit führt. Mangelzeichen sind: depressive Stimmung morgens und vormittags, Blutarmut und Bleichsucht; anämischer Kopfschmerz, chronische Schlaflosigkeit, an den Schleimhäuten reichliches dünnes Sekret, auch wundmachend (z. B. Tränenfluss), oder (später) trockene rissige Schleimhaut (z. B. trockener Schnupfen, Bindehautentzündung), Störungen des Tränen- und Speichelflusses, wässrige und kalte Gelenkschwellungen, wässrig-schleimiges Erbrechen, Salzsäureregulation, Trockenheitsgefühl im Mund, Durst auf Wasser, Abmagerung trotz guten Appetits, morgendlicher wässriger Durchfall, später Verstopfung, trockene Scheide, Bläschenbildung (z. B. nach Insektenstich), Windeldermatitis, Sodbrennen, kalte Hände und Füße, Störungen im Wasserhaushalt (Ödeme) und bei der Schweißregulierung (zu trockene Haut), der Blasen- und Nierenfunktion sowie Bluthochdruck, Bandscheiben- und Knorpelschäden, wässrige Ergüsse in den Körperhöhlen, Augensäckchen/Augenringe, kleine Schaumbläschen auf der Zungenkante, Migräne, Milchstau bei Stillenden, Kopfschuppen.

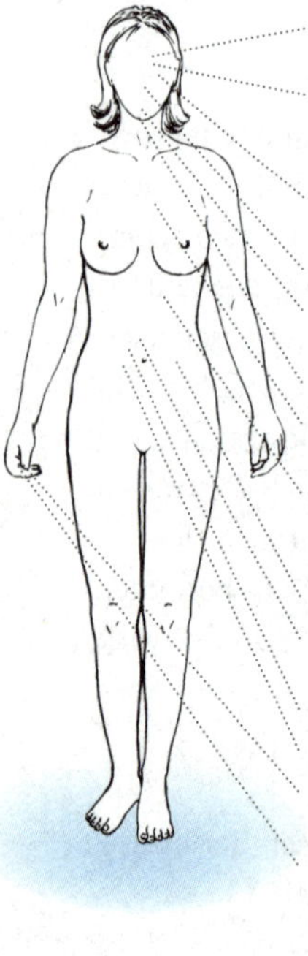

Anwendung

Das Mineral hat eine den Wasserhaushalt ausgleichende Wirkung. Ein starkes Bedürfnis nach

Woran sind Mängel erkennbar?	
Gesicht	Gelatineglanz – ein feuchter, unterbrochener, die Hautbeschaffenheit erkennen lassender Glanz, lässt sich nicht abwaschen und geht meist nicht über das ganze Gesicht. Schwacher Mangel zeigt sich durch Glanz auf der Nase und an den Ober- und Unterlidern. Beginnt am inneren Augenwinkel. Bei stärkerem Mangel kann sich der Glanz über das ganze Gesicht ziehen.
Haut	Gedunsenheit, erweiterte Hautporen, wie bei Orangenschale. Poren sind tief, die Haut ringsum ist aufgequollen und etwas erhöht. Bei schwachem Mangel findet sich dieses Zeichen nur neben den Nasenflügeln.
Augenlider	Geringer Mangel ist am unteren Lidrand erkennbar. Beschaffenheit ist dort schleimig. Der Streifen kann unterschiedlich breit sein.
Wangen	Platzbacken sind durch Flüssigkeitszurückhaltung prall gefüllte Wangen mit Gelatineglanz. Glänzen sie fettig, besteht noch ein Natrium-phosphoricum-Mangel.
Augenregion	Augen tränen bei Wind, wässrige Augen, Tränenwasser zwischen Lid und Augapfel
Lippen	Wasserbläschen
Zunge	klar und dick schleimig, entlang des Zungenrandes können kleine Bläschen auftreten, wasserhell, glasig; Gefühl, als läge ein Haar auf der Zunge; Trockenheitsgefühl, Brennempfinden auf der Zungenspitze, metallener Mundgeschmack, starker Speichelfluss, Geschmacksverlust
Absonderungen	brennend, hellwässrig, hellschleimig, glasig-scharf, wundmachend
Schwitzen	sehr schnell oder sehr schwer
Haut	wabbelige Haut, Orangenhaut

salzigen oder stark gewürzten Speisen verlangt Salz Nr. 8.; ebenso große Durstigkeit oder Durstmangel, auch Heißhunger nach Süßigkeiten. Störungen des Wasserhaushaltes: Kältegefühl an Rückgrat, Händen und Füßen; wässriges und gedunsenes Gesicht. Notwendig bei Blutarmut, Tränen und Speichelfluss, wässrigem Nasenkatarrh und Bläschenausschlag, wässrigen Pickeln, trockener Haut und Schleimhäuten, Ekzemen mit Bläschenbildung, Insektenstichen, Brennen beim Wasserlassen, wässrigem Durchfall mit ätzender Schärfe, Juckreiz an allen möglichen Stellen, der zum Kratzen nötigt. Kribbeln und Taubheitsgefühl an Händen und Füßen treten oft beim Einschlafen ein. Auf Kochsalz sollte während der Therapie verzichtet werden; außer in Akutsituationen nicht am Abend geben.

Einflüsse auf die Wirkung

Verschlechterung morgens, vormittags; bei geistiger Überanstrengung; bei feuchtem, kühlem Wetter, bei nebligem Wetter, durch Aufenthalt an Binnenseen. Besserung durch trockene, warme, kühle, frische Luft; durch Schwitzen; abends.

Nr. 9 Natrium phosphoricum ($Na_2HPO_4 \cdot 12\,H_2O$)

Das Salz für den Stoffwechsel | **Regelpotenz: D 6**

Phosphorsaures Natrium kommt fast im ganzen Körper vor, insbesondere in den Gehirnzellen, Nervenzellen, Muskelzellen, Blutkörperchen, in der Blut- und Gewebeflüssigkeit und im Bindegewebe. Es aktiviert den Stoffwechsel, unterstützt alle physiologischen Verbrennungsprozesse, trägt zum Gleichgewicht der Körperflüssigkeiten bei und hat einen engen Bezug zum Säure-Basen-Haushalt.

Natrium phosphoricum ist ein alkalisches Salz und hält die im Blut befindliche Harnsäure, die sich beim Zerfall der Eiweißstoffe bildet, in Lösung. Schüßler misst diesem Mineralsalz große Bedeutung bei: beim Kohlensäureaustausch des Blutes in den Lungen, bei der Lösung der Harnsäure im Blut, bei der Verseifung der Fettsäuren nach Fettgenuss und bei übermäßiger Milchsäurebildung. Es ist ein alkalisches Salz, welches Säure bindet.

Mangel an diesem Mineralsalz entsteht bevorzugt durch säurebildende Nahrungsmittel oder durch Säureüberschuss in den Geweben. Störungen im Stoffwechsel sind sehr oft von einer Übersäuerung im Organismus begleitet.

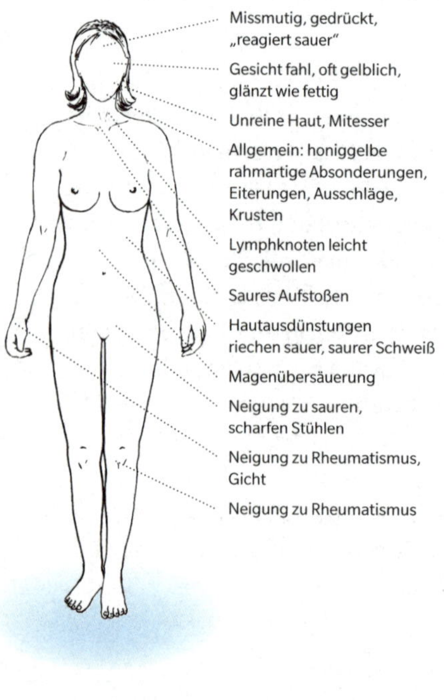

Als Entsäuerungsmittel hat es deshalb ein großes Anwendungsgebiet.

Hierzu zählen Beschwerden durch zu viel Säureproduktion wie Sodbrennen, Magenübersäuerung, saures Aufstoßen und Erbrechen, saurer Mundgeschmack, Muskelkater, Muskelzucken (besonders der Gesichtsmuskeln), Störungen der Fettverdauung (Fettsäuren), sauer riechender Durchfall. Blähung, Rheumatismus, Störungen des Zuckerstoffwechsels, Gefäßerkrankungen wie Arteriosklerose, Venenentzündungen, Hauterkrankungen wie Akne bei fettiger Haut, schlecht heilende Wunden, Ekzeme, fettige Haare, saure Schweiße. Bei den Ohren erhöhte Entzündungsbereitschaft, aber auch rahmartig-eitrige Absonderungen. Bei chronisch entzündlichen Erkrankungen sollte auch immer an dieses Salz gedacht werden. Bei Gichtkranken ist eine ausreichende Versorgung mit diesem Salz anzuraten, da die Auskristallisierung von Harnsäure in saurem Milieu begünstigt wird. Mit

Woran sind Mängel erkennbar?	
Gesicht	stumpfer fettiger Glanz auf den Nasenflügeln und auf dem Nasenbein; Stirn und Kinn scheinen wie mit Speck eingerieben. Dieser Glanz ist abwaschbar. Mitesser an Nase, Mundwinkeln, Stirn und Kinn; sie bestehen aus abgelagertem Fett.
Wangen	fettig glänzende, volle und hängende Wangen
Haut	fettige Ausschwitzung, Mitesser, vorzeitiges Altern, speckiger Glanz, rot unterlaufene Eiterherde
Haare	fettig
Augenregion	fettig (s. fettige Brillengläser)
Zunge	gelblich-weißlich belegt, gelb im hinteren Teil der Zunge, dick, goldgelb scheinend an der Zungenwurzel, Geschmack bitter oder sauer
Absonderungen	eitrig, gelb-rahmartig, honiggelb, sauer riechend, Fettränder an den Kleidern

Hilfe dieses Mineralsalzes kann der Bildung von Gallen-, Nieren- und Harnblasensteinen entgegengewirkt werden.

Anwendung

Begleitend zur Behandlung bei Diabetes (Zuckererkrankung), Adipositas (Fettsucht) und Fettstoffwechselstörungen. Wenn diese Erkrankungen als Trias auftreten, deutet dies auf Mangel an Natrium phosphoricum hin. Bei starker Übersäuerung ist eine zusätzliche Anwendung von Silicea (Nr. 11) anzuraten. Selbst viele weitere innere Leiden, wie Herz-, Nieren-, Leber- und Gallekrankheiten, Erhöhung des Blutdruckes, ja sogar Nervenleiden beruhen oftmals auf Übersäuerung. Alle Übersäuerungskrankheiten bedingen eine lange Einnahmezeit sowie eine Umstellung der Ernährung auf wenig tierisches Eiweiß und wenig raffinierte Nahrungsmittel wie Zucker, Weißmehlprodukte usw.

Beste Einnahmezeit ist vor- oder nachmittags, zur Säurelösung abends.

Einflüsse auf die Wirkung

Verschlechterung durch fette Speisen, Bewegung und durch feuchtes, kaltes Wetter. Verbesserung durch Schwitzen.

Nr. 10 Natrium sulfuricum (Na_2SO_4)

Das Salz für die Ausscheidung | **Regelpotenz: D 6**

Schwefelsaures Natrium ist vorwiegend in allen Körpersäften enthalten. Es hilft, wie alle Natriumsalze, die Körperflüssigkeiten zu regulieren.

Der Unterschied zwischen den beiden wasseranziehenden Salzen – Natrium chloratum (Nr. 8) und Natrium sulfuricum (Nr. 10) – ist folgender:

a) Salz Nr. 8 zieht das Wasser aus den Körperflüssigkeiten in die Zellen hinein. Es bewirkt dadurch die Vergrößerung der Zellen und schließlich die Teilung der Zellen, es ist damit das Mittel zur Neubildung der Zellen.

b) Salz Nr. 10 zieht das Wasser an, um es auf den natürlichen Ausscheidungswegen (insbesondere Nieren, Harnorgane, Haut, Dickdarm) aus dem Körper zu entfernen. Es unterstützt die Ausscheidung alles „Über-Flüssigen" und ist damit nach Schüßler das wichtigste Mittel zur Entschlackung und Entgiftung. Es ist von großer Bedeutung für den Erhalt der Funktion und der Regeneration der Ausscheidungsorgane Leber, Galle, Niere, Blase und Dickdarm. Es bringt das zur Ausscheidung, was für den Körper nachteilig oder überflüssig ist: Wasserüberschuss, Abfallstoffe (Stuhlverstopfung) und Giftstoffe (z. B. Medikamente, Umweltgifte).

Mangel an diesem Mineralsalz äußert sich: in funktionellen Leber- und Gallestörungen, wie Leberschwellung, Gallensteinen, verminderter Gallenabsonderung und anderen Störungen des Leber-Galle-Systems; an der Bauchspeicheldrüse zur Unterstützung bei einer Entzündung, bei Diabetes; im Darmbereich durch gallige Durchfälle mit grünlich-wässriger Stuhlfarbe, stinkende Blähungen, Verstopfung; feuchte Bronchitis mit wässrigen Absonderungen in den Bronchien, erkältungsbedingte Entzündung mit gelb-grünem Schleim; Blasen- und Nierenerkrankungen, besonders bei mangelnder Harnausscheidung (morgendliche Gaben!); nässende Hautausschläge, Akne, Neurodermitis, Schuppenflechte, Juckreiz, Urticaria, Herpes und Cellulite, Hautschwellungen wie Ödeme, Tränensäcke; im Bewegungsapparat bei Gelenkerkrankungen, bei Schwellungen im Gelenkbereich, Gicht, Rheuma; bei offenen Beinen oder Fuß- und Unterschenkelgeschwüren sowie Lymphknotenschwellungen; bei Kopfschmerzen nach Alkoholgenuss (Vergiftungskopfschmerz).

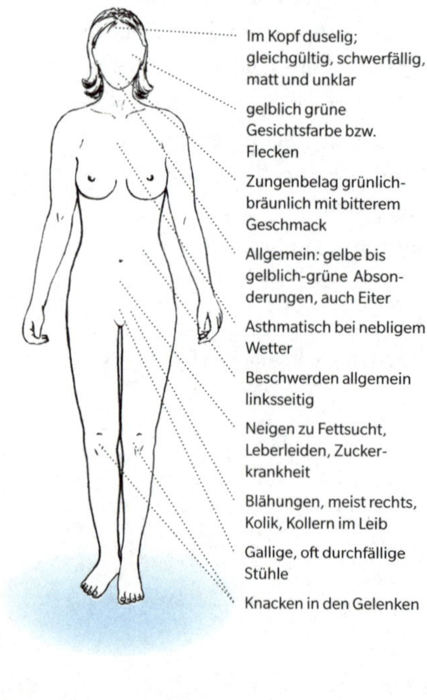

Woran sind Mängel erkennbar?	
Absonderungen	grünlich-gelblich, bitter schmeckend, auch Erbrechen mit bitterem Geschmack
Zungenbelag	schmutzig, grünlich-grau, grünlich-braun oder grünlich-gelb; bitterer, seifiger oder schwefliger Geschmack; brennend wie Pfeffer
Stuhlgang	hellfarbige Durchfälle, da dem Stuhl zu wenig Wasser entzogen wird; Hellfärbung durch zu wenig Galle
Gesicht	entzündliche bläuliche Röte, vornehmlich auf der Nase (z. B. bei der „Trinkernase"); sie kann aber auch über den Nasensattel auf die Wangen übergehen. Auch Froströte und Gesichtsrose sind Mangelzeichen von Nr. 10. (Rötungen, wie sie bei den anderen Schüßler-Salzen beschrieben sind, finden wir vornehmlich nicht auf der Nase.) Bei schwachem Mangel nur ein gelber Farbton; er zeigt sich an den Schläfen, am äußeren Augenwinkel, vor dem Ohr als gelb-grüne Streifen, auf dem Nasensattel, über der Stirn und unter der Unterlippe.
Wangen	rötlich-bläulich, Wangenröte
Haut	grünlicher Hauch

Anwendung

Es findet Verwendung bei Schnupfen, Grippe, Gallenstauung, Leberbeschwerden, Verstopfung, Durchfall, Rheuma, morgendlicher Verquellung der Hände, Unterschenkelgeschwüren, Nierengrieß und Ernährungsfehlern, fieberhaften Erkrankungen zur Anregung des Schwitzens. Natrium sulfuricum ist sehr hilfreich bei Frauen im und nach dem Klimakterium. Bei Personen, die unter Fettsucht leiden, kann Salz Nr. 10 im Rahmen einer Diät helfen, den Stoffwechsel anzuregen, Stoffwechselschlacken abzubauen, den Körper zu entwässern, das Gewicht zu reduzieren und Folgeerkrankungen vorzubeugen. Ebenfalls findet es Anwendung bei zu starker Milchbildung und zum Abstillen. Es kann melancholische, ja sogar depressive Phasen abschwächen, auch Herbstdepressionen.

Ergänzender Hinweis: Salz Nr. 10 regt die Galle-Absonderung an und wirkt dadurch auf die Lebertätigkeit regulierend, entlastend und funktionsfördernd. Leberleiden, die von venösen Stauungen herrühren, verlangen Salz Nr. 6 als zuständiges Hauptlebermittel.

Wenn das Salz um 11:00 Uhr gelutscht wird, hat es eine Wirkung auf die Harnausscheidung desselben Tages. Mittags gegen 14:00 Uhr entfaltet es seine maximale Wirkung für die Leber, da um diese Zeit die Gallensekretion am größten ist. Abends hat es einen Einfluss auf den Stuhlgang am nächsten Morgen. Ist der Darm zu langsam (atonisch), dann in Verbindung mit Silicea (Nr. 11) verwenden.

Einflüsse auf die Wirkung

Verschlechterung bei feuchtem Wetter, bei Nebel, in feuchten Gegenden; feuchte Anwendungen (z. B. Kneippgüsse) werden schlecht vertragen. Besserung durch Wärme und bei trockenem Wetter.

Nr. 11 Silicea ($SiO_2 \cdot H_2O$)

Das Salz für Haare, Haut und Bindegewebe | **Regelpotenz: D 12**

Kieselsäure (Silicea) findet sich in allen Zellen, in allen Geweben des menschlichen Körpers. Der Wirkkreis ist außerordentlich groß und greift tief in den Körperhaushalt ein. Silicea wirkt beim Aufbau der Gewebsstrukturen mit.

Silicea findet sich im Bindegewebe, gibt dem Gewebe Halt und Festigkeit und steigert die Widerstandskraft. Es befeuchtet das Bindegewebe, verbessert die Knochen- und Gelenksernährung. Wir finden Silicea in Nägeln, Haaren, in der Oberhaut, in elastischen Häuten (z. B. Muskelhäute), Knochen, Muskeln, Sehnen, Schleimhaut, Drüsen und Nerven. Silicea steht zu den weißen Blutkörperchen in Beziehung, Ferrum phosphoricum (Nr. 3) zu den roten.

Mangel an Silicea äußert sich bei Menschen in einer sowohl widerspenstigen als auch gehemmten Psyche. Im Verdauungstrakt: Gasansammlungen im Bauch, muskuläre und enzymatische Schwäche, unregelmäßiger Stuhlgang mit Neigung zu Verstopfung, Leberzirrhose.

Bei der Muskulatur: Schlaffheit durch Ernährungsstörungen, Leistungsschwäche, Bänderschwäche (z. B. Gebärmuttersenkung), schwache Halsmuskulatur, Einknicken der Knie, Umknicken der Füße, Hautjucken ohne äußere Erscheinungen, frühe Faltenbildung, trockene dünne Haut, Wunden heilen schlecht und eitern schnell, Beingeschwür („offenes Bein"), Schweißneigung, Wachstumsstörungen und Brüchigkeit von Haaren und Nägeln; vorzeitiges Altern. Salz Nr. 11 gilt als das „Verjüngungsmittel der Biochemie". Bei chronischen Entzündungen mit Eiterungsfolgen, geschwollenen Lymphdrüsen, besonders kleineren tastbaren Verhärtungen.

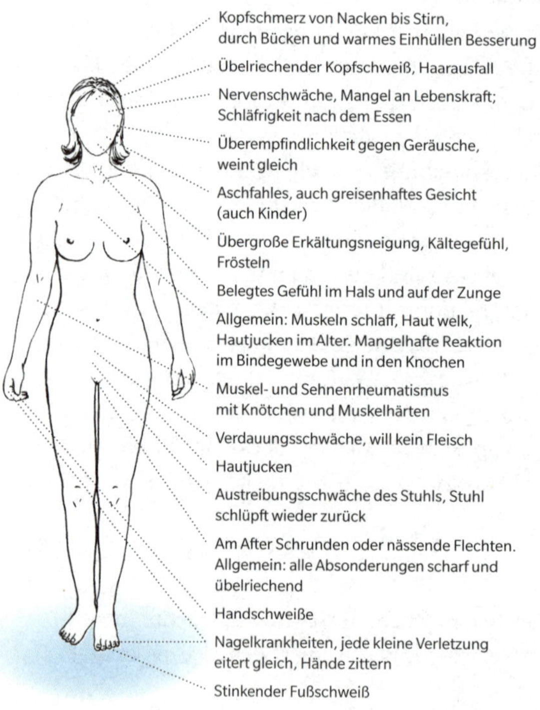

Anwendung

Silicea wird angewendet bei starker Schweißbildung, bei Furunkeln, Fisteln, Drüsenvereiterungen, Arterienver kalkung, Zahngeschwüren, Gerstenkorn, Überbein, Hautjucken, welker und schlaffer Haut, Haarausfall, brü-

Woran sind Mängel erkennbar?

Absonderungen	scharf, übelriechend und wundmachend, auch eitrig (hier zur Ergänzung Natrium phosphoricum (Nr. 9) einnehmen)
Zunge	bräunlicher Schleim, Haargefühl auf der Zunge und auf der Zungenspitze, Geschmack nach Blut im Mund, besonders morgens, fettiger Geschmack, Geschmacksverlust (wie bei Natrium chloratum (Nr. 8))
Haut	unrein, Bindegewebeschwäche, Striae, schlaffe Haut, Falten, satinierte Haut am äußeren Augenwinkel, vorzeitiges Altern, Haut glasig durchscheinend, Glasurglanz am Schienbein; geglättete Haut – wie Pergamentpapier – ist eine Vorstufe des Glasurglanzes.
Haare / Nägel	dünn, stumpf, brüchig; Kahlköpfigkeit
Augenregion	Krähenfüße
Augen	Lichtempfindlichkeit
Nase	Glasurglanz auf der Nasenspitze
Ohren	Falten neben den Ohren
Gesicht	Glasurglanz, glänzend wie ein Spiegel. Der Glanz zeigt keine Poren und keine Hautbeschaffenheit; er findet sich zunächst auf der Nase, dem Nasensattel, dann auf den Wangen, dann weiter über dem ganzen Gesicht. Häufig ist ein beginnender Mangel am Haaransatz sichtbar. „Polierte Glatze" ist ein Zeichen von starkem Mangel.

chigen Nägeln, Hühneraugen; bei Gichtknoten oder Gelenkablagerungen, Gelenk- und Sehnenerkrankungen, Störung der Knochenbildung, Nierensteinen, Nierengrieß; Wunden, die schnell eitern; bei Neigung zu Blutergüssen.

Salz Nr. 11 gilt als wichtiges Mittel für die neurovegetative Stabilität. Mangelzeichen: übermäßige Empfindlichkeit gegenüber Licht und Geräuschen, starke Schreckhaftigkeit; ängstliche Kinder, die sich gerne hinter dem „Rockzipfel“ der Mutter verstecken.

Kinder, die sich nur zögerlich entwickeln, sollten Silicea über einen längeren Zeitraum (jahrelang) bekommen. Zur Entwicklung von Zähnen und Knochen oder zur Heilung von Knochenbrüchen. Salz Nr. 11 ist ein hervorragendes Mittel während Schwangerschaft und Stillzeit. Beste Einnahmezeit: abends.

Einflüsse auf die Wirkung

Verschlechterung bei Witterungswechsel, kaltem Luftzug, bei Bewegung, nach geistiger und körperlicher Anstrengung; abends, nachts, bei Neumond. Verbesserung durch Wärme, warmes trockenes Wetter, an der See.

Nr. 12 Calcium sulfuricum ($CaSO_4 \cdot 2\,H_2O$)

Das Salz für die Gelenke | **Regelpotenz: D 6**

Schwefelsaures Calcium ist eines der wichtigsten Reinigungs- und Regenerationsmittel. Schüßler selbst hat in den letzten Jahren seines Lebens Salz Nr. 12 aufgrund theoretischer Überlegungen nicht mehr verwendet. Heute hat es sich in der biochemischen Praxis einen festen Platz erobert.

Das Mineral kommt in der Galle und in der Leber vor. Es klärt die Lymphe, unterstützt die Ausscheidung der Abbauprodukte und vermindert die Ablagerung schädlicher Stoffe im Organismus. Calcium sulfuricum hat eine besondere Wirkung auf die Haut, die Schleimhäute und die Drüsen. Es übt eine entzündungshemmende, lösende, ausscheidende und reinigende Wirkung auf die Schleimhäute aus. Wie Silicea (Nr. 11) ist es ein Mittel bei allen eitrigen Prozessen, darf aber erst eingesetzt werden, wenn ein Abfluss möglich ist. Es fördert die Neubildung von Zellen und damit die rasche Heilung. Es regt den Stoffwechsel an und unterstützt die Blutgerinnung.

Mangel an Calcium sulfuricum zeigt sich in Abszessen, Eiterungsfisteln und Eiterungsprozessen aller Art, ganz gleichgültig, wo diese ihren Sitz haben. Zu den Mangelzeichen gehören: im HNO-Bereich eitrige Mandelentzündung, Mittelohreiterungen, eitrige Nasennebenhöhlenentzündung; starke Schleimhautkatarrhe mit lockerem oder festem Sekret; chronisch-rheumatische Erkrankungen, Wachstumsstörungen der Knochen.

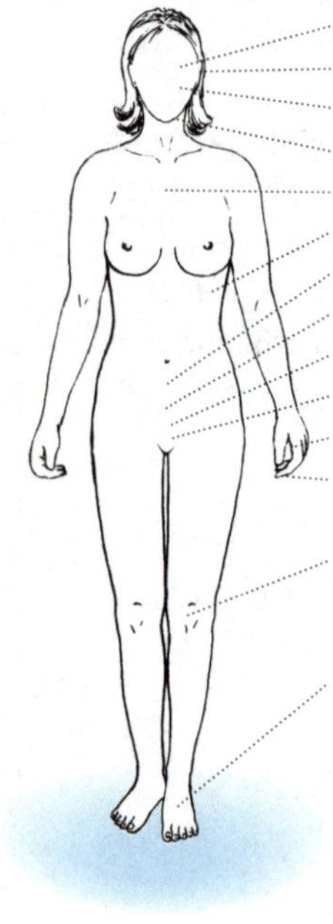

Anwendung

Als Bindegewebsmittel und durch seine hohe Verbundenheit zu Knochen und Knorpeln ist es bei allen Arten von Rheumatismus, Gicht und sonstigen Weichteil- und Gelenkerkrankungen angesagt. Auch bei chronischen Eiterungen und bei fokal bedingtem Rheuma mit Herden im HNO-Bereich (vorsichtige Dosierung, da es Eiterherde aufflackern lässt!). Da es schleimlösend und ausscheidungsfördernd wirkt, findet Calcium sulfuricum Anwendung unter anderem bei Stockschnupfen, eitriger Mandel-, Hals- und Mittelohrentzündung, chronischer Bronchitis, Abszessen,

Woran sind Mängel erkennbar?	
Zunge	mit einer Schicht am Zungengrund belegt, die wie halbtrockener Lehm aussieht; sauerer, seifiger, bitterer Geschmack auf der Zunge; schmerzhafte Geschwüre vor allem am Zungenrand; Wundheitsgefühl auf der Zunge
Altersflecken	braune Ablagerungen unter der Haut (Zwischenlagerung von toxischen Substanzen, an möglichst harmlosen Stellen)
Gesicht	gelblich-gräulich wächsern, schmutziggraue Färbung im ganzen Gesicht, Alterspigmente
Allgemein	Brennempfinden allgemein, brennende Fußsohlen

Eiterfisteln, Afterfisteln, bei Blasen- und Nierenentzündungen, Rachitis. Bei Altersflecken im Wechsel mit Kalium sulfuricum (Nr. 6) anwenden; bei chronischem, nicht zu beherrschendem Durchfall zusammen mit Ferrum phosphoricum (Nr. 3).

Bei allen inneren und äußeren Blutungen. Zum Aufbau von Binde- und Stützgewebe zusammen mit Silicea (Nr. 11). Bei Unfruchtbarkeit der Frauen.

Einflüsse auf die Wirkung

Verschlechterung bei Wärme, Witterungswechsel, bei Arbeiten in und am Wasser. Besserung durch Trockenheit und Wärme.

Die 12 biochemischen Ergänzungsmittel

Nach dem Tod von Dr. med. Wilhelm Schüßler wurde dessen Mineralstofflehre weiterentwickelt. So wurden weitere Stoffe gefunden, die zum dauernden Bestand des Körpers gehören und deshalb im Laufe der Entwicklung als so genannte Ergänzungsmittel (Ergänzungssalze) in die biochemische Therapie eingeführt wurden. Sie bieten eine wertvolle Hilfe und werden ergänzend zu den klassischen biochemischen Mineralsalzen eingesetzt.

Aus meiner Erfahrung erweist sich die Anwendung der 12 Schüßler'schen Mineralsalze als ausreichend. Die Ergänzungssalze stellen jedoch eine wertvolle Unterstützung dar, wenn unter der bisherigen Behandlung mit den Mineralsalzen Nr. 1 bis Nr. 12 keine entscheidende Besserung im Befinden eingetreten ist.

Die biochemischen Ergänzungsmittel Nr. 13 bis Nr. 24 werden in der Potenz D 6 angewendet; eine Ausnahme bildet Salz Nr. 19, das in der Potenz D 12 zum Einsatz kommt.

Nr. 13 Kalium arsenicosum D 6 (Kaliumarsenit)

Schwerpunkt: Haut, Schwächezustände, Abmagerung

Kalium arsenicosum unterstützt die Funktion von Haut, Schleimhäuten, der Atmungsorgane und Nerven. Mangel kann zu chronischen Hauterkrankungen mit quälendem Juckreiz und zu schwer behandelbaren Hautleiden sowie zu einer Schwächung des gesamten Nervensystems führen.

Verteilungsstörungen können Irritationen am Herzen, wie z. B. Herzklopfen mit Bangigkeit, verursachen. Im Verdauungstrakt äußern sie sich z. B. als Magenkrämpfe, Blähungen, Schleimhautentzündungen vom Magen bis zum Enddarm. Diese können sich auch als brennende Schmerzen am After zeigen, an den Nieren als chronische Nephritis, mit Ödemneigung bis hin zu einer Schrumpfniere; außerdem als Albuminurie (Eiweiß im Urin). Bei einer behandlungsbedürftigen Anämie ist neben Calcium phosphoricum (Nr. 2), Ferrum phosphoricum (Nr. 3), Natrium chloratum (Nr. 8) und Manganum sulfuricum (Nr. 17) auch an dieses Mineralsalz zu denken.

Salz Nr. 13 ist angezeigt, wenn sich rheumatische Schmerzen, Ischialgien und Gicht bei Wetterwechsel verschlimmern. Beschwerden verschlechtern sich während der Menstruation und bei Wärme (wie z. B. bei heißer Wärmeflasche), Besserung tritt durch mäßige Wärme (z. B. Wollschal) ein.

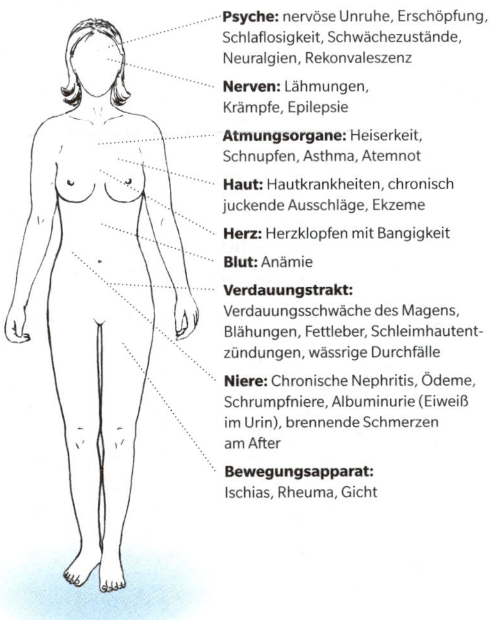

Arsen, das in der Natur als Spurenelement vorkommt, wirkt in dieser sehr geringen Dosis nicht gesundheitsschädigend.

Kalium arsenicosum schützt vor Degeneration, weil es die Zellkraft erhält und damit Haut, Nieren, Schleimhäute und Nerven vor Zerfall bewahrt.

Nr. 14 Kalium bromatum D 6 (Kaliumbromid)

Schwerpunkt: Haut und Nervensystem, Beruhigungsmittel

Kalium bromatum finden wir in sehr geringen Mengen im Körper und dort nur in den innersekretorischen Drüsen.

Verordnet wird Salz Nr. 14 bei Drüsenstörungen, besonders der Schilddrüse, wenn Kropfleiden, Überfunktion oder Basedow vorliegen.

Nerven-, Gehirn- und Rückenmarksleiden werden durch dieses Mineralsalz positiv beeinflusst.

Es wirkt als Beruhigungs- und Einschlafhilfe, wenn bei Betroffenen der Tag-Nacht-Rhythmus verloren gegangen ist, z. B. bei Schichtarbeitern. Besonders zu empfehlen für Kinder: 2–3 Tab. in Potenz D 6 ca. 15 Min. vor dem Schlafengehen. Kann problemlos wiederholt werden.

Die entzündungshemmende Wirkung von Salz Nr. 14 machen wir uns im Hals-Nasen-Ohren-Bereich bei allen Entzündungen zunutze. Ebenfalls im Hautbereich, wie z. B. bei der Pupertätsakne, Furunkulose und bei den Atemwegen z. B. bei nervösem Asthma, bei Hustenreiz. Auch bei Darmkatarrhen, vermehrtem Speichelfluss und Entzündungen im Verdauungstrakt.

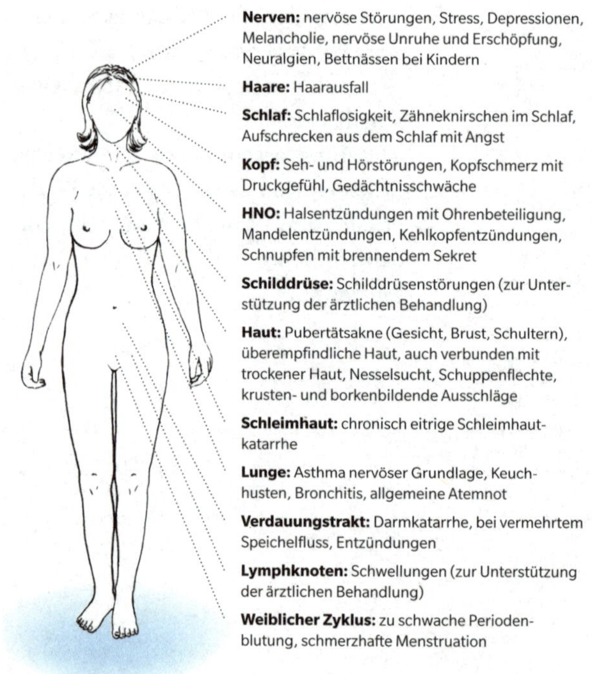

Seine Wirkung entfaltet sich am besten in Kombination mit anderen Salzen: Calcium phos. (Nr. 2), Kalium chlor. (Nr. 4), Magnesium phos. (Nr. 7) und Silicea (Nr. 11). Alle Beschwerden verschlechtern sich bei mangelnder Bewegung und bessern sich bei Bewegung und im Freien.

Kalium bromatum wirkt ausgleichend auf das sensible / vegetative Nervensystem. Durch seinen Einfluss auf das Lymphsystem werden die Schleimhäute entlastet.

Nr. 15 Kalium jodatum D 6 (Kaliumjodid)

Schwerpunkt: Schilddrüse

Kalium jodatum ist in der Biochemie das wichtigste Schilddrüsenmittel. In geringen Mengen kommt es auch in Drüsen wie Prostata, Lymphdrüsen, Eierstöcken und weiteren inneren Organen vor.

Es hilft Menschen, die unruhig, bösartig, rachsüchtig sind; v. a. ältere Menschen profitieren von diesem Salz. Bei Wallungen zum Kopf mit pochenden Kopfschmerzen, wässrigem Schnupfen, Erkältungskrankheiten, nicht hörsturzbedingten Ohrgeräuschen und Heuschnupfen ist es das Mittel der besten Wahl.

Wichtige Anwendungsgebiete sind: Störungen der Schilddrüse, bei Überfunktion (z. B. bei beschleunigtem Herzschlag, innerer Unruhe, erhöhtem Blutdruck) in der Potenz D 6, bei Unterfunktion (zeigt sich durch niedrigen Blutdruck, Herzschwäche, Entwicklungsstörungen des Gehirns, des Wachstums, des Gehirns, des Wachstums, der Gefühle) in der Potenz D 4, neben der ärztlichen Betreuung. Eine gute Kombinationsmöglichkeit bietet sich im Wechsel mit Salz Nr. 14 und etwaiger weiterer Mittel bei Überfunktion der Schilddrüse.

Bluthochdruck, Klopfschmerzen am Herzen und Arteriosklerose lassen sich gut beeinflussen, ebenfalls allergisch bedingtes Asthma. Bei Blähungen, hervorgerufen durch kalte Speisen und Getränke, bei Durchfall, rheumatischen Gelenkanschwellungen, bei Arthrose und entzündlichen Gelenkserkrankungen, bei chronischen Entzündungen der Haut und Schleimhäute ist dieses Salz eine wertvolle Hilfe. Es stärkt zudem die Immunabwehr und wirkt einer Fettsucht entgegen.

Kalium jodatum ist angezeigt, wenn sich die Beschwerden durch Kälte und Nässe und kalte Luft verschlimmern. Besserung bei Bewegung.

Kalium jodatum als Resorptionsmittel wirkt auf wässrige Schwellungen und Entzündungen, auf Katarrhe mit scharfen Sekreten und bei verengten und verhärteten Gefäßen (Arteriosklerose), indem es Flüssigkeit entzieht.

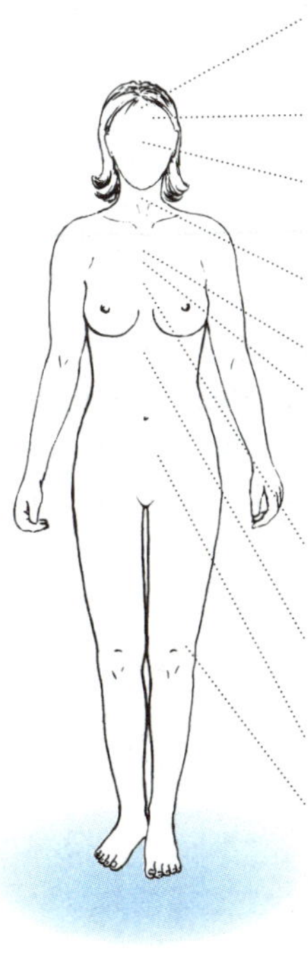

Nr. 16 Lithium chloratum D 6 (Lithiumchlorid)

Schwerpunkt: Gichtig-rheumatische Erkrankungen, Harnsäureablagerungen, schwere nervliche Belastungen

Lithium chloratum findet sich im menschlichen Körper nur in sehr geringen Mengen. Vorzugsweise wird es bei gichtig-rheumatischen Erkrankungen, bei allgemeiner Erschöpfung und schweren nervlichen Belastungen, Katarrhen und Entzündungen der Harnorgane eingesetzt.

In der Psyche äußert sich die Verteilungsstörung als depressive oder manisch-depressive Verstimmungen, Neigung zur Abmagerung. In der Geriatrie sind die Hauptsymptome verbunden mit schlechtem Allgemeinbefinden, Angst, Unruhe, Schlafstörungen und Tagesmüdigkeit.

Verhärtung und Verdickung von Gewebe und Gewebeschwund (nach Kortisongabe) können günstig beeinflusst werden.

Magenerkrankungen, die durch Säure hervorgerufen werden, kolikartige Magen-Darm-beschwerden mit Blähungen und Windverhalten werden mit Salz Nr. 16 verbessert.

Ganz besonders bei Kindern nach Angst oder Stresssituationen.

Einzusetzen ist es auch bei Nierenleiden, Entzündungen der ableitenden Harnwege, besonders bei Neigung zu Übersäuerung. Zur Auflösung von Harnsteinen aus Uraten und Calciumoxalaten.

Alle Beschwerden verschlechtern sich durch warme Kleidung und in warmen Räumen, bei feuchtem Wetter und nachts.

Lithium chloratum wirkt gegen depressive Verstimmungen, hervorgerufen durch Übersäuerung, und fördert den Eiweißstoffwechsel.

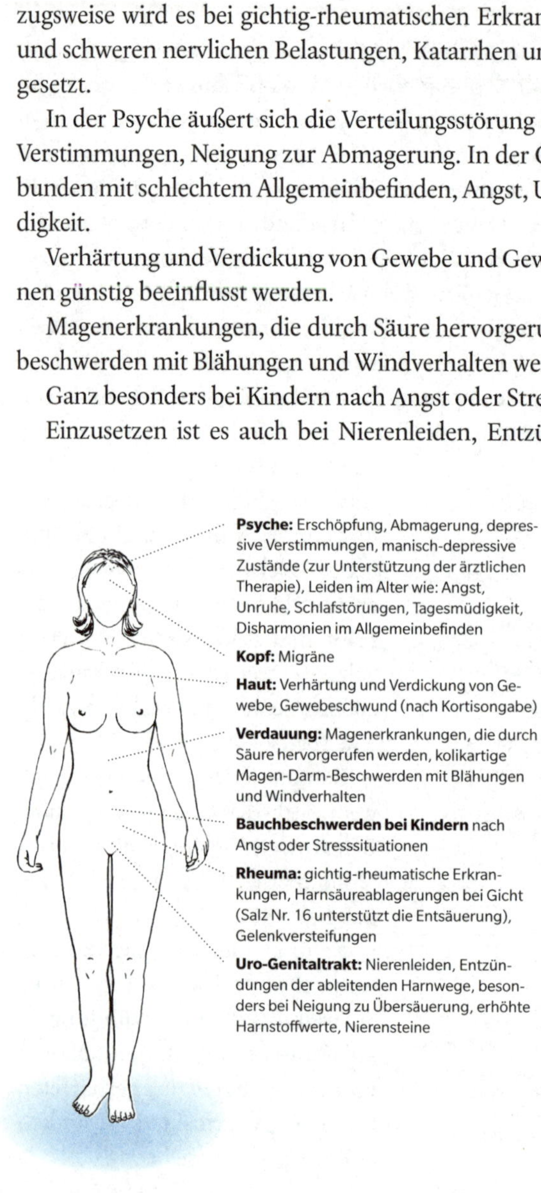

Nr. 17 Manganum sulfuricum D 6

(Mangansulfat)
Schwerpunkt: Förderung der Aufnahme von Eisen im Körper

Manganum sulfuricum ist ein essentielles Spurenelement und dient als Co-Faktor, deshalb ist es an vielen Stoffwechselprozessen beteiligt. Eine große Rolle kommt ihm bei der Entwicklung unseres Skeletts und unserer Keimdrüsen, bei der Vitamin-B1-Verwertung und beim Eiweiß-Kohlenhydrat- und Fettstoffwechsel (Cholesterin) zu. Ein Mangel kann zu Sterilität, Anämie, Kehlkopfkatarrhen mit gelblich-grünlichem Auswurf, Knochenwachstumsstörungen, Knochenfehlbildungen und zu Störungen des Bewegungsapparates führen. Diese äußern sich durch z. B. nächtlich wandernde Gliederschmerzen, besonders am Schienbein und an der Ferse, morgens durch Steifheit der Muskeln und Sehnen.

Bei allgemeiner Nervenschwäche, Neuralgien, Störungen im Zentralnervensystem (z. B. Parkinson, MS, Gabe dann in Potenz D 4 – zusätzlich zur schulmedizinischen Behandlung), Lernstörungen, Depressionen, „Ameisen-Laufen“ (Parästhesien) ist dieses Salz ein wertvoller Begleiter.

Manganum wirkt ähnlich bei anämischen Zuständen wie Eisen und Kupfer, es fördert die Oxidationsvorgänge, stärkt die Blutgefäße bei Blutstau, regt die Blutneubildung an (rote Blutkörperchen) und senkt – wie neueste Forschungen zeigen – bei jugendlichem Diabetes den Blutzucker.

Bei Menschen mit Abwehrschwäche (beispielsweise schlecht heilenden Wunden und bei Allergiebereitschaft, wie z. B. Heuschnupfen) findet Salz Nr. 17 einen guten Resonanzboden.

Alle Beschwerden verschlechtern sich bei Wetterwechsel, durch nasskaltes Wetter und nachts.

Manganum sulfuricum fördert die sauerstoffabhängigen Prozesse und wirkt auf die Blutbildung und -verteilung.

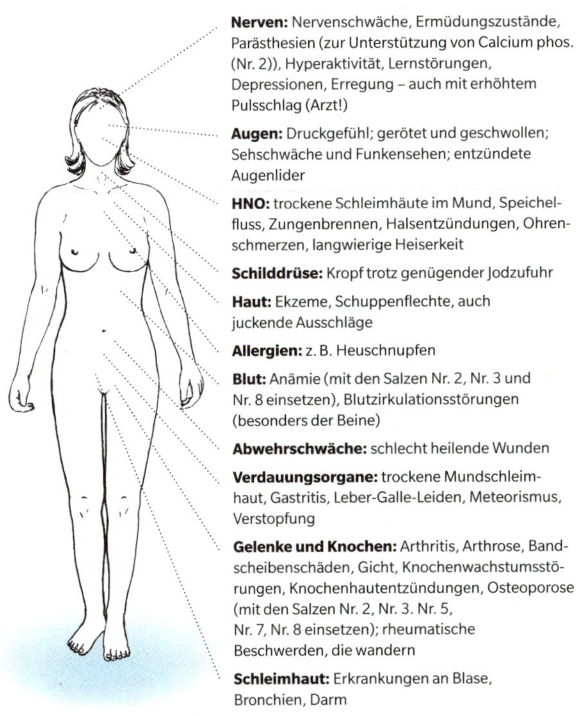

Nr. 18 Calcium sulfuratum Hahnemanni D 6

(Calciumsulfid)
Schwerpunkt: Erschöpfungszustände mit Gewichtsverlust

Calcium sulfuratum darf nicht mit Calcium sulfuricum (Nr. 12) verwechselt werden. Es wirkt besser als Schwefelpräparate. Schwefel dient als Drahtbesen der Zelle und hat somit einen starken Reinigungscharakter mit Schlepperfunktion zu den Ausscheidungsorganen.

Sulfid-Ionen regen Reinigungs- und Ausscheidungsvorgänge im Körper an. Es wirkt bei der Energiegewinnung und unterstützend bei Reparaturaufgaben an den Gelenken. Manganum sulf. (Nr. 17) und Natrium phos. (Nr. 9) unterstützen dieses Mineralsalz.

Salz Nr. 18 unterstützt bei Nervenschwäche (z. B. durch Nachtarbeit oder Unterernährung), Parästhesien und ZNS-Reizung. Eine erhöhte Säurebildung verursacht eine Reizung der Gehirnnerven und führt zu einer Erschlaffung am Gefäßnervensystem. Durch die erhöhte Säurebildung reagieren Leber, Bauchspeicheldrüse (auch bei Diabetes mellitus) und Muskulatur mit einer verstärkten Reizantwort, die sich in einer vermehrten Ausscheidung von Calciumsalzen durch den Harn zeigt. Folge: Es kommt zu Verteilungsstörungen bis hin zu einem Mangel.

Ein großes Einsatzgebiet finden wir an der Haut, an den Schleimhäuten, an den Verdauungsdrüsen und an den Muskeln und Gefäßen. In der Kinderheilkunde ist es ein Mineralsalz, das man bei Infektanfälligkeit, Abnahme der Widerstandskräfte und bei Bronchitis zur Regulierung der Sekretausscheidung einsetzen kann.

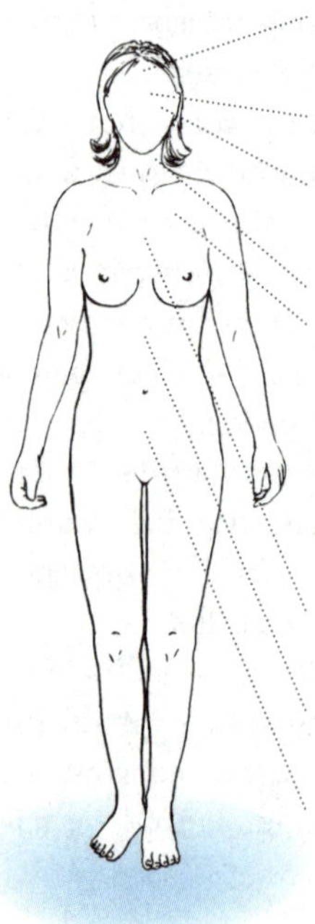

Alle Beschwerden sind begleitet von übermäßigem Durst und Müdigkeit. Vermehrtes Verlangen nach Essen.

Calcium sulfuratum hilft, Übersäuerungszustände mit gesteigerten Oxidationsprozessen zu mindern und fördert die Glukosespeicherung in den Zellen, in der Leber und in der Muskulatur.

Nr. 19 Cuprum arsenicosum D 12 (Kupferarsenit)

Schwerpunkt: kolikartige Schmerzen, Nierenleiden, Nervenumstimmungsmittel

Kupfer ist ein lebenswichtiges Spurenelement und dadurch wichtiger Bestandteil verschiedener Enzyme, die sich am Sauerstofftransport beteiligen.

Cuprum arsenicosum beeinflusst deshalb die Hämoglobinbildung, das Zellwachstum und die Bildung roter Blutkörperchen aus dem Knochenmark. Es wirkt wie ein Biokatalysator und übt deshalb einen positiven Effekt auf infektiöse und entzündliche Krankheiten wie Reizungen und Absonderungen von zellhaltigen Flüssigkeiten (Exsudat) an den Schleimhäuten und an der Haut aus.

Der Kupferspiegel erhöht sich bei Psychosen, Schizophrenie, Paranoia und Depressionen. Ein Zusammenhang zwischen Kupferbelastung und psychischen Erkrankungen wird diskutiert.

An Blutgefäßen führt ein Mangel zu Anämie, Gefäßspasmen (z. B. Morbus Raynaud), Durchblutungsstörungen und Thrombose. Wir setzen es bevorzugt bei Krämpfen des Magen-Darm-Traktes und bei Nieren- und Gallenkoliken ein. Wadenkrämpfe, die sich durch die Gabe der „Heißen 7“ nicht lösen, können zusätzlich mit Salz Nr. 19 behandelt werden. Leberentzündungen, Leberbeschwerden, Übelkeit und Kopfschmerzen, krampfartige brennende Schmerzen mit Zucken der Beine und chronische Nierenleiden sind Einsatzmöglichkeiten. Bei krampfartigem Schwangerschaftserbrechen empfiehlt es sich, der „Heißen 7“ 3 Tab. des Salzes Nr. 19 hinzuzufügen.

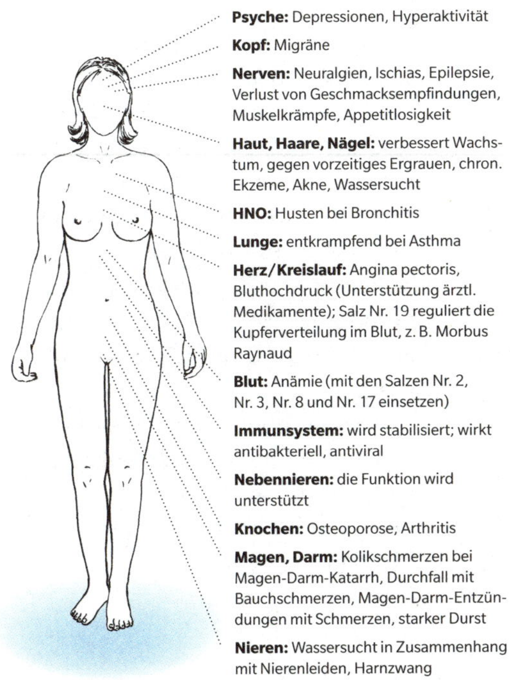

Arsen ist ein wichtiges Spurenelement, das auf alle Körperzellen Einfluss ausübt. In Spuren (wie bei biochemischen Mineralsalzen üblich) unterstützt es physiologische Prozesse.

Alle Beschwerden wie Nervenschmerzen, Ischialgien verschlimmern sich durch Stillliegen. Das Trinken von kaltem Wasser lindert die Beschwerden.

Cuprum arsenicosum übt einen günstigen Einfluss auf die Behandlung von Eisenmangelanämien aus.

Nr. 20 Kalium Aluminium sulfuricum D 6

(Kaliumaluminiumsulfat, Alaun)
Schwerpunkt: Blähungskoliken, belastetes Nervensystem

Salz Nr. 20 unterstützt das zentrale und periphere Nervensystem, insbesondere aber das vegetative Nervensystem. Seine bevorzugten Einsatzgebiete sind deshalb der Schwindel besonders in Rückenlage, Sensibilitätsstörungen, „Ameisenlaufen“, das Gefühl von „Spinnweben im Gesicht“, Erschöpfungszustände und Altersjucken.

Bei den Verdauungsorganen finden wir auf der einen Seite die Darm- und Blähungskoliken, auf der anderen Seite besteht auch die Möglichkeit der atonischen Obstipation (langsam arbeitender Darm), verbunden mit Blähungen, wenig bis gar keinem Stuhlgang oder Hämorrhoiden, die durch venöse Stauungen im Venensystem hervorgerufen werden.

Atemwegserkrankungen zeigen sich als Katarrhe mit gelbschleimigen Absonderungen, als trockener Husten – besonders im Winter- und bei älteren Menschen als Asthma bronchiale mit zähem Auswurf.

Der Bewegungsapparat zeichnet sich durch Gangunsicherheit und zittrige Schwäche der Beine aus.

Essigsauere Tonerde wird äußerlich und innerlich bei Erkrankungen mit Schwellungen wie z. B. Insektenstichen, Gelenkergüssen und dergleichen in der Volksheilkunde traditionell angewendet.

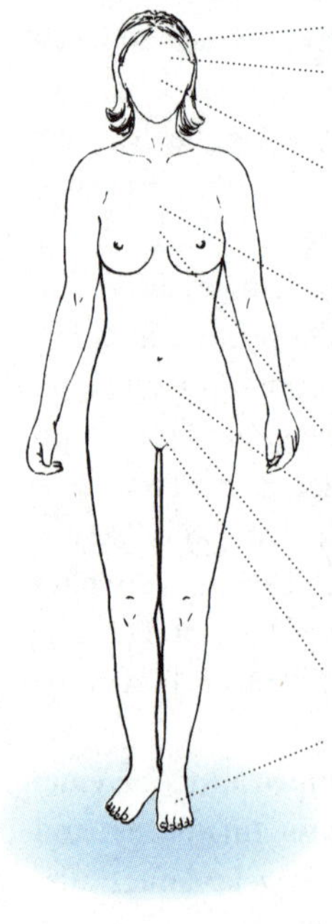

Psyche: leichte Depression

Nerven: Irritationen des Nervensystems, Schwindel, Lernstörungen, Vergesslichkeit im Alter, Neuralgien

HNO: Tränen- und Speichelfluss, chronische Rachenkatarrhe mit starker Schleimabsonderung, Krustenbildung, Trockenheit in der Nase

Atemwege/Lunge: Winterhusten, Asthma bronchiale, chronische Bronchialkatarrhe mit starker Schleimabsonderung

Schleimhaut: Entzündungen, zähes, trockenes Sekret

Magen/Darm: Verstopfungs- und Blähungskoliken, Durchfall, Verstopfung, Magen- und Darmkoliken

Hormone: Zwischenblutungen außerhalb der Regel

Blase: Blasenschwäche mit unwillkürlichem Harnabgang, Bettnässen

Schweiß: Fuß- und Nachtschweiß

Salz Nr. 20 kann bei Nervenschwäche mit Kalium phos. (Nr. 5), bei Schweiß mit Calcium phos. (Nr. 2) (besonders Nachtschweiß) oder Silicea (Nr. 11) (besonders Fußschweiß) kombiniert werden; zur Förderung des Klärstroms auch mit Natrium sulf. (Nr. 10).

Besserungen der Beschwerden finden im Allgemeinen durch Wärme und im Sommer statt. Große Kälteempfindlichkeit.

Kalium Aluminium sulfuricum reguliert die Membrandurchlässigkeit und schützt vor Mineral- und Wasserverlust. Es beeinflusst Oxidations- und Reduktionsprozesse.

Nr. 21 Zincum chloratum D 6 (Zinkchlorid)

Schwerpunkt: belasteter Stoffwechsel, Menstruationsbeschwerden, Nervenberuhigungs- und Schmerzmittel, Immunsystem

Zincum chloratum gilt als ein sehr wichtiges Spurenelement, das Bestandteil der Zellen und der Immunabwehr ist. Weiterhin ein Bestandteil von Enzymen und Gewebesäften und als Oxidationskatalysator ein hervorragendes Nervenberuhigungs- und Schmerzlinderungsmittel, besonders bei Neuralgien und reizbaren Zuständen des Nervensystems (z. B. Lichtsehen, Augenmigräne, Tränen der Augen), Nervenschwäche, Hirnreizung und Krämpfen, Schwindel, „Restless legs“ (unruhige Beine), Rückenschmerzen, Kopfschmerzen, Gesichtslähmung (Fazialislähmung) und MS.

Beim Aufbau von Enzymen wird Zink benötigt. Es übt einen wichtigen Einfluss auf die Bildung der Antikörper (Phagozytose) aus. Äußerlich angewandt beschleunigt es die Wundheilung durch hemmenden Einfluss auf das Bakterienwachstum. Hormone (Mangel äußert sich durch PMS-Beschwerden, Wechseljahrsbeschwerden, Magersucht), Knorpel und Knochen werden beeinflusst.

Mangel führt zu Störungen der Verdauungsenzymbildung, zur Störung der Insulinbildung in der Bauchspeicheldrüse, zu Hauterkrankungen und zur Verschlechterung der Vitamin-A-Verwertung im Körper. Zinkmangel bei erhöhtem Verlust, ausgelöst durch Darmerkrankungen oder eine gestörte Aufnahme über Schleimhäute, führt zu: Wachstumsverzögerungen bei Kindern, Unfruchtbarkeit, Störungen der Wundheilung, Abwehrschwäche, Depressionen, Haarausfall.

Krankheiten erfahren Besserung im Freien und durch Bewegung. Verschlimmerung besonders nach Reizmittelmissbrauch und Weingenuss, bei ruhigem Sitzen.

Zincum chloratum in seiner Funktion als Oxidations-Katalysator wirkt v. a. auf das zentrale und vegetative Nervensystem.

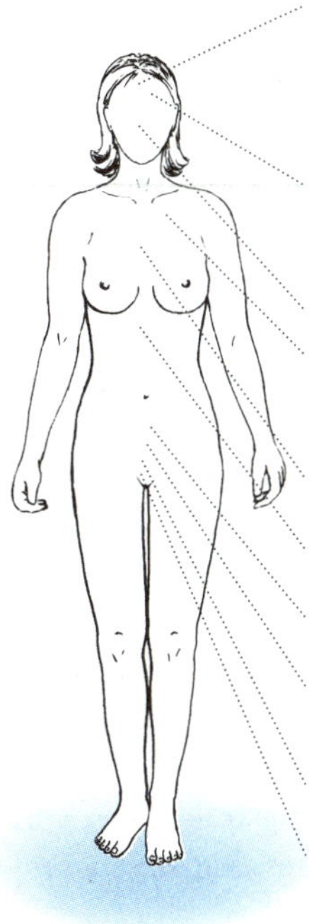

Nr. 22 Calcium carbonicum Hahnemanni D 6

(Calciumcarbonat)
Schwerpunkt: Erschöpfungszustände, frühzeitiges Altern, Kindermittel

Calcium carbonicum übt eine außergewöhnliche Anziehungskraft auf den Stoffwechsel aus, indem es z. B. die Ausscheidung intrazellulärer Stoffwechselrückstände begünstigt und entsäuernd auf das humorale Gewebe einwirkt. Es wirkt langsam, aber sehr nachhaltig und wird in der Kinderheilkunde und gegen frühzeitige Alterungsprozesse, bei Erschöpfungszuständen, nach Krankheiten zur Rekonvaleszenz eingesetzt. Salz Nr. 22 erhöht den Grundumsatz und verbessert die Calcium-Resorption im Darm. Es übt einen Einfluss auf die Erregbarkeit von Nerven und Muskeln (auch Herzmuskel) aus.

Durch Bezug zum Lymphsystem geben wir es gerne bei Erkrankungen, die mit Lymphknotenschwellungen einhergehen, im HNO-Bereich, bei chronischen Schleimhautkatarrhen der Augen, Ohren und Luftwege, bei Allergien.

Mangel zeigt sich durch Unterfunktion an Schild- und Keimdrüsen, Störungen im neurovegetativen Nervensystem, Labilität, Neurasthenie, Parästhäsien, im Bewegungsapparat durch Skoliosen, die Neigung zu Rheuma und Gicht bis hin zur degenerativen Arthrose.

Im Säuglingsalter führt Mangel zu einer verzögerten Entwicklung und zu verspätetem Zahndurchbruch. Häufig haben die betroffenen Kinder feucht-kalte Füße, Lernschwierigkeiten, eventuell verzögertes Wachstum von inneren Organen, z. B. Herz, Keimdrüsen.

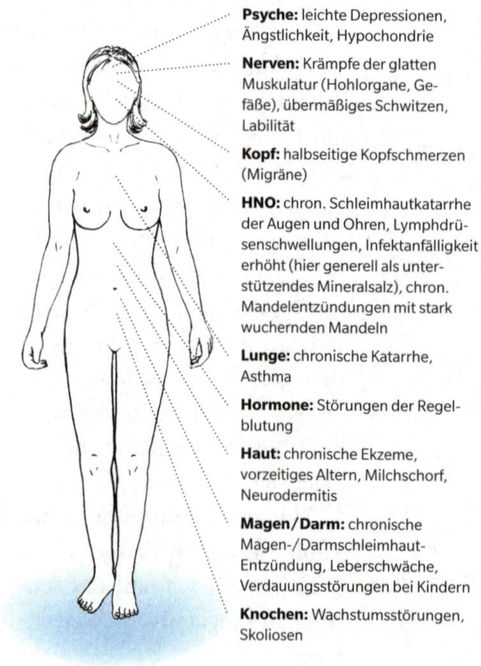

Bei Knochenwachstumsstörungen sollte Salz Nr. 22 mit Calcium phos. (Nr. 2) kombiniert werden. Weitere Kombinationsmöglichkeiten mit Calcium fluor. (Nr. 1), Magnesium phos. (Nr. 7) und Silicea (Nr. 11).

Beschwerden verschlimmern sich durch Kälte und Feuchtigkeit, v. a. um den Vollmond. Besserung durch trockene und warme Witterung.

Calcium carbonicum hat seine spezielle Wirkung durch Reizsetzung im mesenchymalen Grundgewebe. Bei Mangel herrscht im Verdauungstrakt Säure vor, was sich durch saures Aufstoßen und sauren Geschmack äußert.

Nr. 23 Natrium bicarbonicum D 6

(Natriumbicarbonat, Natron, Natriumhydrogencarbonat)
Schwerpunkt: Säureüberladung, Schlackenausscheidung

Natrium bicarbonicum übt einen aktivierenden Einfluss auf den Stoffwechsel, hier insbesondere auf die Ausscheidung von harnpflichtigen Substanzen (Harnsäure) aus; damit wird es zu einem wichtigen Mineralsalz bei allgemeiner Übersäuerung. Folglich sind alle Krankheiten, die mit einem verminderten Stoffwechsel und einer unvollständigen Ausscheidung von Stoffwechselendprodukten einhergehen, beeinflussbar, z. B. Fettsucht, Diabetes, Rheuma und Gicht. Daher verwenden wir es grundsätzlich bei Harnsäureüberladungen von Blut und Gewebe und bei trägem Stoffwechsel mit ungenügender Entschlackung.

Salz Nr. 23 beruhigt und mildert die krankhaft gereizten, übererregten Magen-Darmnerven, weil es hemmend auf die Übersäuerung einwirkt.

Speisesoda / Natron wird in der Volksheilkunde bei Magenübersäuerung und Sodbrennen eingesetzt. Beim Kochen von Linsen und Bohnen hat es die Mutter zugegeben, damit diese uns nicht blähen. Heute erfährt Natriumbicarbonat eine große Wiedergeburt im Wellnessbereich (Entsäuerungs-, Entschlackungsbäder).

Alle Beschwerden gehen mit einer Übersäuerung einher.

Natrium bicarbonicum hat die wichtige Aufgabe im Organismus, das sich ständig bildende Kohlendioxid zu binden und abzutransportieren.

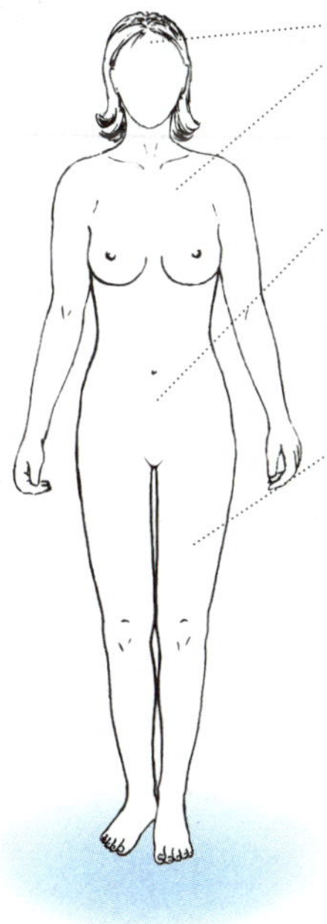

Psyche: Neigung zu Hypochondrie

Stoffwechsel: Störungen des Stoffwechsels, wie Diabetes, Rheuma, Gicht und andere rheumatische Erkrankungen, Fettsucht, Salz Nr. 23 aktiviert die Tätigkeit der Bauchspeicheldrüse

Magen/Darm: Reizungen der Schleimhaut, Sodbrennen, saures Aufstoßen, saures Erbrechen und saure Durchfälle, Schwangerschaftserbrechen, Völlegefühl nach schweren Mahlzeiten und bei Alkoholkater, Brennschmerzen im Bauchraum

Insektenstiche: harmlose Stiche mit Schwellung und Schmerz (Breiumschlag empfehlenswert: Tab. mit Wasser anrühren und den Brei auftragen)

Nr. 24 Arsenum jodatum D 6

(Arsentrijodid)
Schwerpunkt: Haut, nässende Ekzeme, jugendliche Akne

Wird Arsenum jodatum in kleinsten Mengen gereicht (wie es natürlicherweise in den Lebensmitteln vorkommt, bei Einnahme max. 4 – 6 Tab. pro Tag), konzentriert es sich in seiner Wirkbreite auf die serösen Häute der Lunge, der Haut und der Lymphdrüsen. Allergische Reaktionen wie Heuschnupfen, Asthma, Entzündungen am Herzbeutel, am Lungenfell und chronische Sehnenscheidenentzündungen sind ein dankbares Einsatzgebiet für Salz Nr. 24. Organische Arsenverbindungen sind zum Teil wirksame Heilmittel.

Arsenum jodatum, speziell der Jodanteil, hilft der Schilddrüse, das Hormon Thyroxin gleichmäßig aufzubauen. Bei einem Mangel von Thyroxin kann es zu einer Struma bzw. zu einer Basedowschen Erkrankung kommen.

Alle Beschwerden verschlimmern sich bei Anstrengungen geistiger und körperlicher Art, während der Menstruation, durch Kälte und durch Föhn.

Die Selbstbehandlung beschränkt sich auf die Potenz D 6, tiefere Potenzen sind nur unter fachkundiger Anleitung zu nehmen.

Arsenum jodatum wirkt trotz seines Jodanteiles auf den Stoffwechsel dämpfend und energiesparend. Es saugt Ergüsse auf und wirkt in kleinen Gaben appetitanregend.

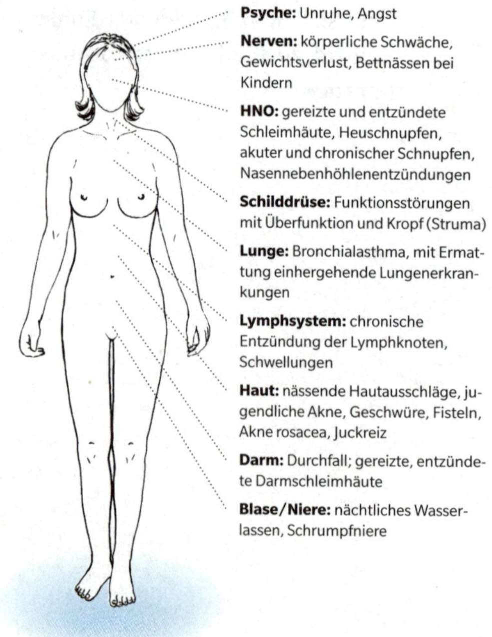

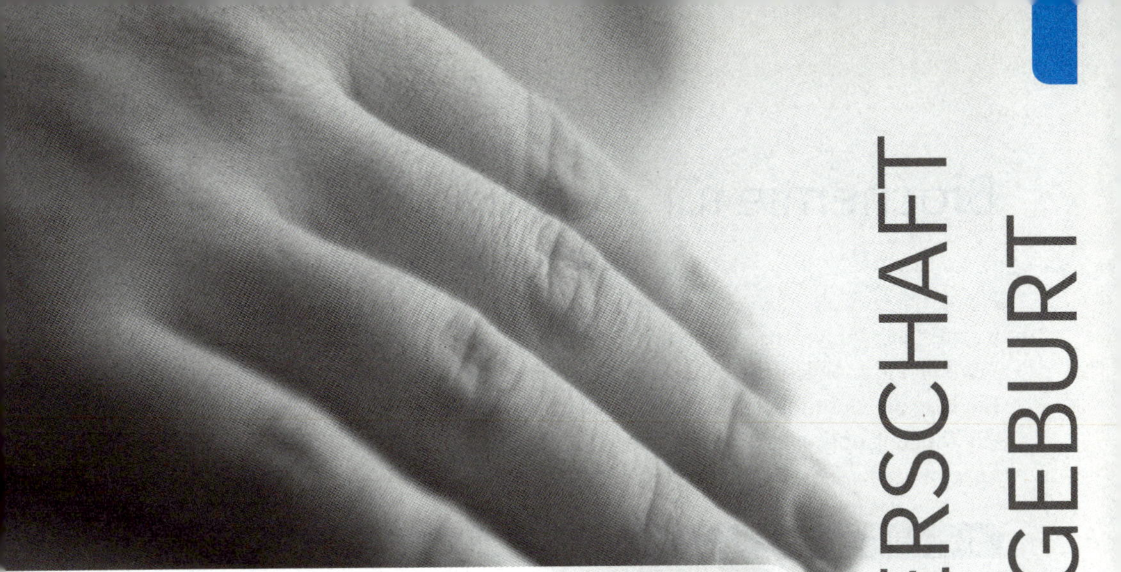

II. SCHWANGERSCHAFT UND GEBURT

Wenn die Frau zur Mutter wird…

Eine der größten Herausforderungen für die Frau ist die Schwangerschaft. So gesehen ist es das natürlichste Ziel, der Natur zum Erfolg zu verhelfen bzw. sie zu unterstützen. Die Schwangerschaft ist das Ergebnis einer Verbindung und Verwirklichung des weiblichen und männlichen Prinzips. Es gilt, neben der körperlichen Umstellung auch eine ganz erhebliche persönliche Leistung zu erbringen: „Denn es wird wohl nie mehr so sein, wie es vorher war."

Der Einschnitt ist sehr tiefgreifend, denn die Frau wird zur Mutter, der Mann zum Vater.

Viele Partner begleiten heute von Anfang an die werdende Mutter auf vielfältige Art und Weise. Sie freuen sich mit der Frau auf das heranwachsende Leben und achten mit der werdenden Mutter auf die Zeichen, wie z. B. die erste Kindsbewegung.

In den nachfolgenden Tabellen finden Sie verschiedene zum Thema passende Stichworte mit Angabe der dafür möglicherweise in Frage kommenden Mineralsalze*. Ihre persönliche Auswahl der Mineralsalze sollte immer unter Beachtung aller sonstigen Symptome erfolgen.

* *Ausführliche Empfehlungen finden Sie in meinem Buch „Schüßler-Salze für Kinderwunsch, Schwangerschaft und Geburt".*

Biochemie für werdende Eltern

Heute haben viele Paare eigene Vorstellungen, wann sie sich ein Kind wünschen. Je bewusster der Wunsch nach einem Kind ist, desto größer wird das Bestreben sein, diesem Wunschkind möglichst viel Gutes mitzugeben. Das beste Startkapital für das zukünftige Kind ist die Gesundheit. Die (künftigen) Eltern werden sich bemühen, zum Zeitpunkt der Zeugung optimal gesund zu sein. Zur Einnahme empfehle ich die folgenden Mineralsalze.

Symptome	Schüßler-Salze
• **Für Frau und Mann**	
Regulierung des Hormonhaushaltes	
wichtiges Drüsenmittel, zur Neutralisierung von Fremdstoffen	Nr. 4 Kalium chlor. D 6
aktiviert den Stoffwechsel	Nr. 6 Kalium sulf. D 6
Nährsalz für das Vegetativum, entspannt	Nr. 7 Magnesium phos. D 6
Übelkeit nach Geschlechtsverkehr	
zur Sauerstoffanreicherung	Nr. 3 Ferrum phos. D 12
zur Nervenstärkung	Nr. 5 Kalium phos. D 6
zur Entgiftung	Nr. 10 Natrium sulf. D 6
• **Für die Frau**	
Absonderungen aus der Scheide (Arzt befragen!)	
weiß-flockig	Nr. 2 Calcium phos. D 6
weiß, dick (Weißfluss)	Nr. 4 Kalium chlor. D 6
stinkend, schmierig	Nr. 5 Kalium phos. D 6 + Nr. 8 Natrium chlor. D 6
gelblich-schleimig, käsiger Geruch	Nr. 6 Kalium sulf. D 6
honiggelb, rahmartig,	Nr. 9 Natrium phos. D 6
eitrig	Nr. 11 Silicea D 12 + Nr. 9 Natrium phos. D 6
allgemeines Frauenmittel zur Stabilisierung von Organen und Gewebe	Nr. 2 Calcium phos. D 6
Eileiter verklebt	Nr. 6 Kalium sulf. D 6
Schamlippen (Arzt befragen!)	
brennen	Nr. 8 Natrium chlor. D 6
jucken	Nr. 2 Calcium phos.
trocken	bei gelben Krusten: Nr. 6 Kalium sulf. D 6; als Hauptmittel: Nr. 8 Natrium chlor. D 6; bei honiggelben Krusten: Nr. 9 Natrium phos. D 6

trocken und heiß	Nr. 3 Ferrum phos. D 12 + Nr. 8 Natrium chlor. D 6
bei Vorfall der Gebärmutter	Nr. 1 Calcium fluor. D 12 + Nr. 11 Silicea D 12
Schmerzen beim Geschlechtsverkehr	
für das Dehnen und Zusammenziehen der Blutgefäße im Genitalbereich	Nr. 1 Calcium fluor. D 12
für den beschleunigten Pulsschlag und Stoffwechsel	Nr. 3 Ferrum phos. D 12
für den Abbau der Spannung	Nr. 7 Magnesium phos. D 6
für die Scheidenschleimhäute	Nr. 8 Natrium chlor. D 8
Unfruchtbarkeit	Nr. 12 Calcium sulf. D 12
Vaginalbereich juckend (Arzt befragen!)	
zur Entspannung	Nr. 2 Calcium phos. D 6
nervenberuhigend	Nr. 5 Kalium phos. D 6
zur Befeuchtung der Scheide	Nr. 8 Natrium chlor. D 6
bei wässrigem, wundmachendem, übelriechendem Ausfluss	Nr. 11 Silicea D 12
Vaginalbereich schmerzhaft geschwollen	Nr. 7 Magnesium phos. D 6

- **Für den Mann**

Erektion ungenügend	Nr. 8 Natrium chlor. D 6
Geschlechtstrieb krankhaft gesteigert	
zur Entspannung der Muskeln	Nr. 2 Calcium phos. D 6
Nervensalz	Nr. 5 Kalium phos. D 6
zur Entspannung	Nr. 7 Magnesium phos. D 6
als Ausgleich im emotionalen Gleichgewicht	Nr. 8 Natrium chlor. D 6
durch Übersäuerung	Nr. 9 Natrium phos. D 6 + Nr. 11 Silicea D 12
Geschlechtstrieb vermindert, widerwillig	
für das Zusammenziehen der Blutgefäße im Genitalbereich	Nr. 1 Calcium fluor. D 12
zur Nervenstärkung	Nr. 5 Kalium phos. D 6
Ausgleich im emotionalen Gleichgewicht	Nr. 8 Natrium chlor. D 6
durch Übersäuerung	Nr. 9 Natrium phos. D 6 + Nr. 11 Silcea D 12
Impotenz, Unfruchtbarkeit	
zur Kräftigung allgemeiner Art	Nr. 2 Calcium phos. D 6
zur Nervenstärkung und Verhütung von Gewebezerfall	Nr. 5 Kalium phos. D 6
zur Entspannung und gegen die innere Unruhe	Nr. 7 Magnesium phos. D 6
zur Unterstützung der Neubildung von Zellen	Nr. 8 Natrium chlor. D 6
durch Übersäuerung	Nr. 9 Natrium phos. D 6 + Nr. 11 Silicea D 12

Samenergüsse unwillkürlich	
für den Eiweißhaushalt und zur Stärkung der Muskeln	Nr. 2 Calcium phos. D 6
zur Nervenstärkung und Regeneration	Nr. 5 Kalium phos. D 6
zur Entspannung der inneren Unruhe	Nr. 7 Magnesium phos. D 6
zur Neubildung von Zellen	Nr. 8 Natrium chlor. D 6
zum Aufbau der Nerven	Nr. 11 Silicea D 12

Biochemie in der Schwangerschaft

Während der Schwangerschaft ist der Mineralhaushalt der Mutter stark gefordert.

Finden sich im mütterlichen Blut nicht ausreichend Mineralstoffe, werden die Speicher geplündert, was die Redewendung „Jedes Kind kostet die Mutter einen Zahn“ bestätigt.

Die schwangere Frau sollte ihren Mineralhaushalt nach Möglichkeit ausgeglichen halten. Dies kann ihr durch gesunde Ernährung und den Einsatz von Mineralsalzen durchaus gelingen. Folgende Mineralsalze können notwendig sein („um die Not zu wenden“):

- für das Kind: Zur Bildung der Oberfläche von Knochen und Zähnen empfiehlt sich Calcium fluoratum (Nr. 1);
- für die Mutter: Zur Förderung von Dehnbarkeit und Elastizität der Bauchdecke (Schwangerschaftsstreifen) und für den Dammbereich (um einen Dammschnitt zu vermeiden) ist Calcium fluoratum (Nr. 1) einzunehmen. Calcium phosphoricum (Nr. 2) gilt als Aufbaumittel für körpereigenes Eiweiß, Blut, Knochen und Zähne; Natrium chloratum (Nr. 8) als Aufbaumittel, es fördert durch Zellteilung die Neubildung von Zellen. Silicea (Nr. 11) kräftigt das Bindegewebe.

Symptome	Schüßler-Salze
Bewegungen des Kindes übermäßig lebhaft	Nr. 11 Silicea D 12
Brustwarzen auf das Stillen vorbereiten (abhärten)	
für die Spannkraft des Gewebes	Nr. 1 Calcium fluor. D 12
Durchblutung, Sauerstoff	Nr. 3 Ferrum phos. D 12
Gewebebildung	Nr. 5 Kalium phos. D 6
	Nr. 8 Natrium chlor. D 6
Stärkung des Bindegewebes	Nr. 11 Silicea D 12
Erbrechen während der Schwangerschaft	
zur Kräftigung	Nr. 2 Calcium phos. D 6 (aus meiner Erfahrung das Hauptmittel)

zur Sauerstoffversorgung	Nr. 3 Ferrum phos. D 12
zur Nervenstärkung	Nr. 5 Kalium phos. D 6
zur Regulierung der Magensäfte; reguliert den Wasserhaushalt	Nr. 8 Natrium chlor. D 6
durch Übersäuerung	Nr. 9 Natrium phos. D 6 + Nr. 11 Silicea D 12
Fehlgeburt drohend (Arzt befragen!)	
allgemeines Frauenmittel	Nr. 2 Calcium phos. D 6
zur Durchblutung und zur Sauerstoffversorgung	Nr. 3 Ferrum phos. D 12
Drüsenmittel	Nr. 4 Kalium chlor. D 6
zum Abbau von Schlacken, zur Sauerstoffversorgung	Nr. 6 Kalium sulf. D 6
Fehlgeburt, zur Nachsorge	Nr. 1 Calium fluor. D 12 + Nr. 5 Kalium phos. D 6
Hautjucken, abendlich	Nr. 6 Kalium sulf. D 6
Krampfadern-Vorbeugung	Nr. 1 Calcium fluor. D 12
Schwangerschaftsstreifen (Striae)	Nr. 1 Calcium fluor. D 12 (auch Salbe Nr. 1 zur täglichen Pflege z. B. morgens)
	Nr. 11 Silicea D 12 (auch Salbe Nr. 11 zur täglichen Pflege z. B. abends)
Schwangerschaftsflecken	Nr. 6 Kalium sulf. D 6 (auch als Salbe)
Übelkeit	Nr. 5 Kalium phos. D 6
Zähne, verschlechtern sich oder zeigen Flecken (Plaques)	Nr. 1 Calcium fluor. + Nr. 2 Calcium phos.

Biochemie für die Geburt

Geburtsvorbereitung im 9. Monat

Zur Vorbereitung der Geburt empfehlen sich Calcium fluor. D 12 (Nr. 1) mit seinem Einfluss auf die Knochen- und Zahnbildung; Ferrum phos. D 6 (Nr. 3) zur Stärkung der Durchblutung und für eine ausreichende Sauerstoffversorgung; Kalium phos. D 6 (Nr. 5) zur Förderung der Gewebebildung und Stärkung für die Geburt; Magnesium phos. D 6 (Nr. 7) zur Unterstützung von Herz, Nerven, Drüsen, Verdauung und Vorbereitung für die Wehen. Natrium chlor. D 6 (Nr. 8) fördert die Gewebebildung und bereitet auf das Stillen vor, Silicea D 12 (Nr. 11) ist wichtig für den Aufbau der Nerven. Die Mineralsalze mit je 2 Tab. tgl. verteilt lutschen.

Geburtserleichterung

Calcium phos. D 6 (Nr. 2) sollte zur Vorbereitung der Geburt relativ früh eingesetzt werden. Während der gesamten Schwangerschaft ist dieses Mineralsalz sehr sinnvoll. Sein Wirkkreis: Gebärmuttermuskulatur, Knochen des Embryos und der Mutter, Zahnbildung des Kindes. 3 Wochen vor der Entbindung beginnen: 3 x tgl. 2 Tab.

Geburtsvorgang

Kalium phos. D 6 (Nr. 5) unterstützt und kräftigt die Gebärmuttermuskulatur vor und während der Geburt und erleichtert so die Geburts-/Austreibungsphase. Das Mineralsalz sollte einige Tage vor der Geburt (3 x 1 – 2 Tab.) eingesetzt werden – neben Calcium phos. D 6 (Nr. 2).

Blutungen zu stark

Bei zu starken Blutungen kann Ferrum phos. D 12 (Nr. 3) lindernd helfen.

Wehen

Im Falle krampfartiger Wehen empfehle ich Magnesium phos. D 6 (Nr. 7). Sind die Wehen zu schwach, können Calcium fluor. D 12 (Nr. 1), Ferrum phos. D 12 (Nr. 3) und Kalium phos. D 6 (Nr. 5) Abhilfe schaffen. Magnesium phos. D 6 (Nr. 7) hilft bei der Linderung von Schmerzen.

Mutterkuchen (Nachgeburt) bleibt zurück

Bei zurückbleibender Nachgeburt sind die Salze Calcium fluor. D 12 (Nr. 1) und Kalium phos. D 6 (Nr. 5) angezeigt.

Ausbleiben der Nachwehen

Bleiben die Nachwehen aus, empfiehlt sich die Einnahme von Calcium fluor. D 12 (Nr. 1), Ferrum phos. D 12 (Nr. 3) und Kalium phos. D 6 (Nr. 5).

Gebärmutterrückbildung

Zur Rückbildung der Gebärmutter können unterstützend Calcium fluor. D 12 (Nr. 1), Ferrum phos. D 12 (Nr. 3) und Silicea D 12 (Nr. 11) eingesetzt werden.

Biochemie nach der Geburt – Wochenbett – Stillen

Für die Zeit nach der Geburt, im Wochenbett und während der Zeit des Stillens erhalten Sie durch die Mineralsalze eine wertvolle Unterstützung. Nachfolgend sind die wichtigsten Fragen beschrieben.

Symptome	Schüßler-Salze
Blutungen im Wochenbett	Nr. 5 Kalium phos. D 6
Brust	
Eiterung (Arzt / Hebamme befragen!)	Nr. 9 Natrium phos. D 6 + Nr. 11 Silicea D 12
entzündet (Arzt / Hebamme befragen!)	Nr. 3 Ferrum phos. D 12 als Hauptmittel; bei Schmerzen: Nr. 7 Magnesium phos. D 6 (Heiße 7); durch Übersäuerung: Nr. 9 Natrium phos. D 6 + Nr. 11 Silicea D 12
hängend	Nr. 1 Calcium fluor. D 12 (auch als Salbe)
juckend	Nr. 6 Kalium sulf. D 6 besonders abends; allgemein: Nr. 7 Magnesium phos. D 6
Knoten in der Brust (Arzt befragen!)	Nr. 1 Calcium fluor. D 12 zur Gewebeerweichung; zur Einwirkung auf den Stoffwechsel und das Bindegewebe: Nr. 9 Natrium phos. D 6 + Nr. 11 Silicea D 12
verhärtet („Betonbrust")	Nr. 1 Calcium fluor. D 12 zur Gewebeerweichung; zur Durchblutung, Sauerstoffversorgung: Nr. 3 Ferrum phos. D 12; Drüsen, Faserstoff: Nr. 4 Kalium chlor. D 6; zum Abbau von Schlacken: Nr. 10 Natrium sulf. D 6 (Achtung stillende Mutter – „Wichtiger Hinweis" s. u.)
Schwellung	Nr. 4 Kalium chlor. D 6
Schmerzen der Brust	Nr. 3 Ferrum phos. D 12 bei heftigen, stechenden, drückenden Schmerzen (nachts heftiger, Bewegung verschlechtert die Schmerzen); bei ruckenden, zuckenden und brennenden Schmerzen: Nr. 8 Natrium chlor. D 6, in akuten Situationen ergänzend Nr. 7 Magnesium phos. D 6 als „Heiße 7"
Brustwarzen	
rissig	Nr. 1 Calcium fluor. D 12 + Nr. 5 Kalium phos. D 6
wund, blutend	Nr. 3 Ferrum phos. D 12 + Nr. 8 Natrium chlor. D 6
Fieber	
bis 38,5 °C	Nr. 3 Ferrum phos. D 12
ab 38,5 °C	Nr. 5 Kalium phos. D 6
Kindbettfieber (Arzt befragen!)	Nr. 5 Kalium phos. D 6 + Nr. 8 Natrium chlor. D 6

Psychische Störungen – Verstimmungszustände – Niedergeschlagenheit (s. auch Kap. VI. – Erkrankungen des Nervensystems)	
bei erhöhter emotionaler Belastung	Nr. 4 Kalium chlor. D 6
zum Nervenaufbau, als Energiegeber (Teil der Energieschaukel, s. Kap. VII. – Frühjahrskur)	Nr. 5 Kalium phos. D 6
zum Abbau der unterschwelligen Spannung, für das vegetative Nervensystem	Nr. 7 Magnesium phos. D 6
als Ausgleich für den Gefühlshaushalt	Nr. 8 Natrium chlor. D 6
Schwäche (zur Kräftigung – Rekonvaleszenz)	
Blut, Knochen, Muskeln, wirkt auf den Sympathikus	Nr. 2 Calcium phos. D 6, morgens als „Heiße 2"
Gewebeneubildung, Nerven, herzstärkend	Nr. 5 Kalium phos. D 6, mittags als „Heiße 5"
Gewebeneubildung, regt die Zellteilung an, Flüssigkeitshaushalt	Nr. 8 Natrium chlor. D 6, vor- und nachmittags bis 16:00 Uhr je 2 x 2 Tab. lutschen

Tipps zum Stillen

Vorbereitung auf das Stillen

Calcium fluor. D 12 (Nr. 1), Ferrum phos. D 12 (Nr. 3), Kalium phos. D 6 (Nr. 5), Natrium chlor. D 6 (Nr. 8) und Silicea D 12 (Nr. 11) helfen der Mutter, sich auf das Stillen vorzubereiten.

Stärkung der Mutter

Während der Stillzeit sind die Salze Calcium phos. D 6 (Nr. 2), Kalium phos. D 6 (Nr. 5) und Natrium chlor. D 6 (Nr. 8) wichtig.

Unterstützung der Milchbildung

Milchbildend wirken Calcium phos. D 6 (Nr. 2) (Hauptmittel), Ferrum phos. D 12 (Nr. 3), Kalium chlor. D 6 (Nr. 4) und Natrium chlor. D 6 (Nr. 8).

Zu viel Milch – Abstillen

Bei zu viel Milch und zur Unterstützung beim Abstillen hilft Natrium sulf. D 6 (Nr. 10).

Milch dünn oder salzig

Falls die Milch zu dünn bzw. wässrig-blau ausfällt oder salzig schmeckt, ist Natrium chlor. D 6 (Nr. 8) angezeigt.

Wichtiger Hinweis: Während der Stillzeit verzichtet die Mutter auf Natrium sulf. D 6 (Nr. 10). Es bringt die Milch zum Versiegen und wird nur angewendet, wenn die Frau wirklich zu viel Milch hat und wenn abgestillt werden soll.

Biochemie für das Kind

Während der Schwangerschaft und nach der Geburt sollte das Kind gegebenenfalls mit den folgenden biochemischen Mitteln gestärkt werden:

- zur Förderung der Knochenentwicklung: Calcium fluor. D 12 (Nr. 1) und Calcium carb. D 6 (Nr. 22), 3 x tgl. je 1 – 2 Tab.;
- für Knochen und Zähne, zur Anregung der Zellteilung, zur Kräftigung des Bindegewebes: Natrium chlor. D 6 (Nr. 8) und Silicea D 12 (Nr. 11), 3 x tgl. je 1 – 2 Tab.

Zahlreiche Symptome und Behandlungshinweise finden Sie auch in den Kapiteln III. Kinderheilkunde und VIII. Krankheiten von A – Z sowie insbesondere in meinem umfangreichen Ratgeber-Buch „Schüßler-Salze für Ihr Kind".

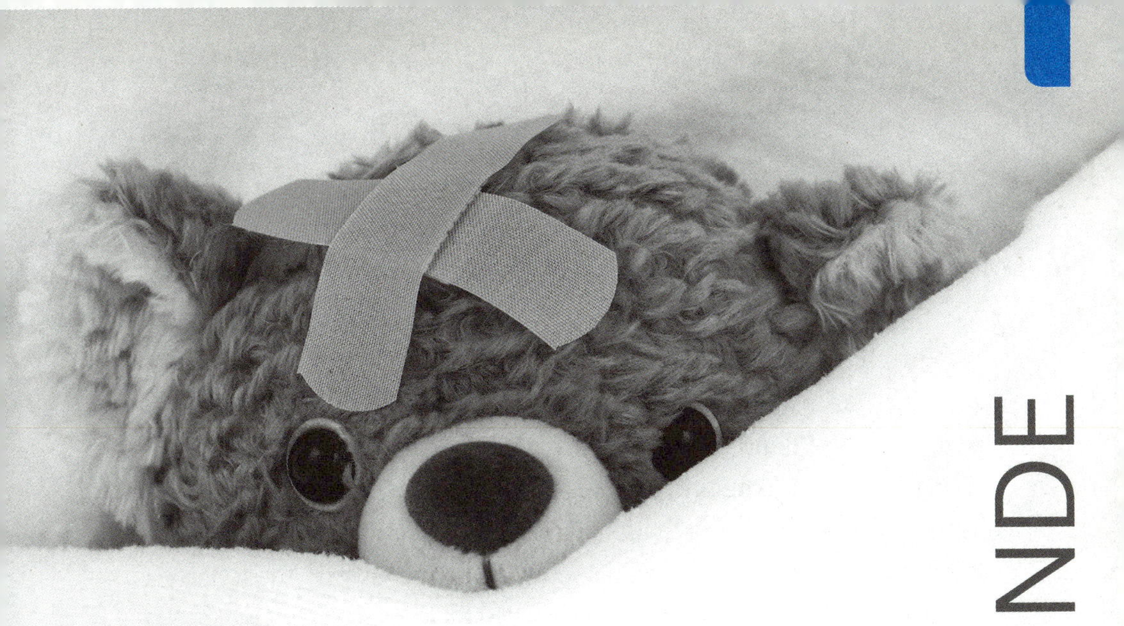

III. KINDERHEILKUNDE

Einführung

Die Biochemie spielt in der Kinderheilkunde eine wichtige Rolle. Beratung und Aufklärung über eine erfolgreiche und unschädliche Behandlungsform können aus meiner Sicht nicht früh genug beginnen. Zu meinen vornehmsten Aufgaben in der Praxis gehört es, Säuglinge und Kinder biochemisch zu begleiten. Ich möchte Ihnen helfen, Ihr Abwehrsystem zu stärken, um den starken Belastungen und Herausforderungen des Lebens und der Umwelt gewachsen zu sein. Allerdings will ich hier keine Anweisungen zu Behandlungen von Krankheiten und Leiden geben. Krankenbehandlung überlässt man dem erfahrenen, naturheilkundlich behandelnden Heilpraktiker oder Arzt. Ich sehe meine Aufgabe darin, Hinweise zu geben, um die Kinder in ihrer Gesamtheit zu erkennen und das geschwächte, körpereigene Abwehrsystem mit biochemischen Mitteln entsprechend zu kräftigen und zu stärken. Gesunde Ernährung, Wasser, Licht, Luft, Bewegung, Freude, Ruhe, Schlaf und die Förderung der Talente gehören ebenso dazu und sollten auf keinen Fall unberücksichtigt bleiben, damit das Kind sich gut entwickelt.

Die beiden Hände

Es sagte einmal die kleine Hand zur großen Hand:
Du große Hand, ich brauche dich, weil ich bei dir geborgen bin.
Ich spüre deine Hand, wenn ich wach werde und du bei mir bist,
wenn ich Hunger habe und du mich fütterst, wenn du mir hilfst,
etwas zu greifen und aufzubauen, wenn ich mit dir meine ersten
Schritte versuche, wenn ich zu dir kommen kann, weil ich Angst habe.
Ich bitte dich, bleibe in meiner Nähe und halte mich.

Es sagte die große Hand zur kleinen Hand:
Du kleine Hand, ich brauche dich, weil ich von dir ergriffen bin,
das spüre ich, weil ich viele Handgriffe für dich tun darf, weil ich
mit dir spielen, lachen und herumtollen kann, weil ich mit dir kleine
wundersame Dinge entdecke, weil ich deine Wärme spüre und
dich lieb habe, weil ich mit dir zusammen wieder bitten und danken kann.
Ich bitte dich, bleibe in meiner Nähe und halte mich.

Gerhard Kiefel

Symptome von A–Z

Unter den folgenden Stichpunkten finden Sie wichtige Symptome und Kinderkrankheiten sowie die jeweils angezeigte Behandlung mit Schüßler-Mineralsalztabletten. Natürlich können auch alle biochemischen Salben über die Haut unterstützend mit eingesetzt werden.

Absonderungen

Absonderungen geben uns wichtige Hinweise auf das zu wählende Mineralsalz. Wir betrachten dabei immer die Zunge, den Auswurf, die Haut, die Schleimhäute, die Kopfhaut, die Augen, die Nase, das Gesicht, die Ausdünstungen, den Urin und den Stuhl. Die Wahl der Mineralsalze richtet sich nach Konsistenz und Farbe der Absonderungen.

Erscheinungsbild der Absonderungen	Schüßler-Salze
weiße oder weißgraue Absonderungen, gewölbte Bläschen; eingetrocknete, mehlartige Absonderungen; weißgraue, kleienartige Schuppen	Nr. 4 Kalium chlor. D 6 zum Aufsaugen alter Exsudate (z. B. Ohrerguss, Nebenhöhlen, Tennisarm)
weiß, wie rohes Eiweiß; eingetrocknet: weißgelbe Krusten	Nr. 2 Calcium phos. D 6 zum Aufsaugen weiß-gelber alter Krusten wichtig (z. B. nach Kinderkrankheiten zur Erholung)
hellwässrig, hellschleimig, blasig, oft scharf- und wundmachend, übelriechend; eingetrocknete, weiße Schuppen (z. B. auf der Kopfhaut)	Nr. 8 Natrium chlor. D 6
gelbschleimig und mild; reichliche Oberhautabschuppung auf klebrigem Grund	Nr. 6 Kalium sulf. D 6
eitrig; eingetrocknete Eiterkrusten	Nr. 11 Silicea D 12 (zur Beförderung einer nicht mehr zu verhindernden Eiterung recht häufig geben)
eitrig, blutig-eitrig, dick, gelb bis grün	Nr. 12 Calcium sulf. D 6 (nach Öffnung eines Eiterherdes ist es – mit Silicea (Nr. 11) im Wechsel – unersetzlich, ganz besonders nach Eiterfisteln)
schmierig, stinkend, jauchig-blutig, scharf ätzend; eingetrocknete, stinkende schmierige Schuppen oder Krusten	Nr. 5 Kalium phos. D 6

Appetitlosigkeit

Mangelnde Esslust der Kinder ist keine Seltenheit. Sehr häufig kommt Sauerstoffmangel als alleinige Ursache in Frage. Geben Sie daher stdl. 1 Tab. des Salzes Ferrum phos. (Nr. 3). Gelegentlich werden auch Madenwürmer festgestellt (siehe „Würmer"). Bitte beobachten Sie genau den Stuhlgang und wählen Sie dann nach den Absonderungen das jeweilige Mittel.

Appetitlosigkeit entsteht auch dann, wenn die Säuren, die von den Magendrüsen erzeugt werden, nicht richtig zusammengesetzt sind oder ein Mangel an Säuren besteht. Hier würden wir das zu den Drüsen in Beziehung stehende Mittel Natrium phos. (Nr. 9) benötigen: 3 x tgl. 1 – 2 Tab. lutschen lassen.

Eventuell kann es nötig werden, beide Mittel zu verwenden. Dann geben Sie Ferrum phos. (Nr. 3) vor jedem Essen und Natrium phos. (Nr. 9) nach jedem Essen.

Führt dies nicht zum Ergebnis, sollten Sie Ihren Kinderarzt oder Heilpraktiker aufsuchen und sich beraten lassen.

Bettnässen der Kinder

Bettnässen bei Kindern ist zurückzuführen auf ein Versagen der Empfindung in der Harnblasenschleimhaut (Unterkühlung). Auf keinen Fall darf das Kind bestraft werden. Das Kind liebevoll annehmen und vor dem Zubettgehen nochmals zum Urinlassen bewegen; nach ein paar Stunden wieder zum Urinlassen wecken. Ratsam sind auch warme Fußbäder vor dem Schlafengehen.

Als Hauptmittel ist entweder 4 – 5 x tgl. 1 Tab. Natrium sulf. (Nr. 10) oder – wenn Nervosität im Vordergrund steht – 4 – 5 x tgl. 1 Tab. Kalium phos. (Nr. 5) einzunehmen.

Tritt das Bettnässen infolge von Erkältung auf, sind Ferrum phos. (Nr. 3) und Natrium sulf. (Nr. 10) zu empfehlen (jew. 4 – 5 x tgl. 1 Tab.; Salze Nr. 3 und Nr. 10 im Wechsel; die Hauptmittel sind dann nicht im Einsatz).

Bettnässen als Folge von Würmern: siehe „Würmer“.

Beulen

Bei Beulen durch Stoß, Schlag o. Ä. sollte sofort Ferrum phos. (Nr. 3) eingenommen werden (häufige Gabe!). Es ist das Unfallmittel der Biochemie. Als Folgemittel Kalium chlor. (Nr. 4) 4 x tgl. 1 – 2 Tab. einsetzen. In schweren Fällen ärztliche Hilfe einholen.

Bei Entstehung eines Blutergusses ist das Hauptmittel Silicea (Nr. 11); im Genesungsstadium sind monatelang Calcium fluor. (Nr. 1) und Calcium phos. (Nr. 2) im täglichen Wechsel zu geben.

Blähungen

Ungenügende und schlechte Verdauung bewirkt eine starke Gasentwicklung. Diese Gase suchen einen Ausweg. Blähungen werden auch durch schwer verdauliche Speisen und Süßigkeiten erzeugt. Besonders leicht neigen nervöse Kinder dazu, über den Darm (wird auch als „Bauchhirn“ bezeichnet) zu reagieren.

Hauptmittel ist hier Magnesium phos. (Nr. 7) – in häufigen Gaben als „Heiße 7“ in heißem Wasser aufgelöst (5–10 Tab.). Evtl. ¼-stdl. wiederholen, bis sich die Kolik aufgelöst hat.

Bei Darmgeräuschen und versetzten Blähungen gibt man Natrium sulf. (Nr. 10) (in der heißen Variante, wie die „Heiße 7"), bei gleichzeitigem saurem Aufstoßen Natrium phos. (Nr. 9) (ebenfalls in der heißen Variante). Eventuell die Mittel im Wechsel geben. Falls es das Kind zulässt, mit Salbe Nr. 7 eine leichte Bauchmassage durchführen.

Wärmeanwendungen mit Kirschkernkissen (nicht in der Mikrowelle erhitzen!) oder feuchtwarmen Tüchern werden oft gut von den Kindern angenommen.

Blasenkatarrh (Cystitis)

Urin spärlich, schleimig, rot, zuweilen blutig und selbst eitrig. Unerträglicher Harndrang. Schmerzen und Brennen beim Wasserlassen. Schmerz in der Blasengegend.

Harn kommt oft nur tropfenweise. Der Blasenkatarrh kann akut und chronisch auftreten. Bei der akuten Form ist Fieber möglich.

Ursache: Erkältung, eventuell Medikamente. Eine Entzündung benachbarter Organe kann auf die Blase übertreten.

Erscheinungsbild des Urins	Schüßler-Salze
Urin braun bis rotbraun; Fieber; stetiger Urindrang, dabei Schmerzen und Brennen	Nr. 3 Ferrum phos. D 12
Urin dunkelrotbraun, evtl. auch gelblich trübe, eitrig	Nr. 9 Natrium phos. D 6 als Hauptmittel, besonders bei Harnsäurenaturen, verhindert die Bildung von Blasensteinen
weißer Schleim geht mit dem Urin ab	Nr. 4 Kalium chlor. D 6 bei chronischem Blasenkatarrh
dicker weißer Schleim mit Brennen	Nr. 8 Natrium chlor. D 6, gut bewährt im ¼-stdl. Wechsel mit Nr. 3 Ferrum phos. D 12
krampfhaftes Harnverhalten	Nr. 7 Magnesium phos. D 6
unfreiwilliges Harnen wegen Blasenlähmung, allgemeine Nervosität	Nr. 5 Kalium phos. D 6

Wichtig: Meiden Sie für die Kinder alle scharfen Speisen und jeglichen Fleischgenuss. Bettruhe ist zu verordnen. Die Stuhlentleerung muss regelmäßig erfolgen.

Brechdurchfall

Erbrechen und trüber, wässriger Durchfall bringen das Kind bald in einen sehr geschwächten Zustand. Der Leib ist aufgetrieben. Die kühle Haut wirkt welk und schlaff. Ärztliche Hilfe einholen!

- Natrium chlor. D 6 (Nr. 8): bei wässrig-schleimigem Stuhl, wundmachend. Häufige Gabe – unter Umständen alle 10 Min. 1 Tab.
- Natrium sulf. D 6 (Nr. 10): Hauptmittel bei grünlich-wässrigem Stuhl. S.o.

- Kalium sulf. D 6 (Nr. 6): wenn die Stühle faulig stinken. Häufige Gabe alle ½ Std. 1 Tab.
- Natrium phos. D 6 (Nr. 9): bei vorherrschender Säure. Mehrmals 1 Tab.
- Magnesium phos. D 6 (Nr. 7): mit dem sonst passenden Mittel im Wechsel, wenn gleichzeitig Blähungskolik besteht mit Anziehen der Beine an den Leib. Häufige Gabe oder als „Heiße 7" reichen.
- Ferrum phos. D 12 (Nr. 3) sollte stets sofort gegeben werden, wenn Milch erbrochen wird oder wenn unverdaute Entleerungen mit Fieber auftreten. Häufige Gabe oder als „Heiße 3" reichen.

Bronchialkatarrh, Luftröhrenkatarrh

Geben Sie Ferrum phos. D 12 (Nr. 3) am Anfang eines Katarrhs oder bei chronischem Katarrh, bei erneutem heftigem Auftreten, wenn der Husten trocken, krampfartig und schmerzhaft ist. Der Katarrh ist verbunden mit Hitze, Fieber und Kurzatmigkeit.

Das Salz sollte stets im Wechsel mit einem der folgenden Mittel genommen werden:

- Kalium chlor. D 6 (Nr. 4): bei schwer löslichem, weißgrauem, weißem oder weißschleimigem Auswurf, krampfartigen Anfällen.
- Calcium phos. D 6 (Nr. 2): bei eiweißartigem Auswurf, Blutarmut bei dem Kranken.
- Natrium chlor. D 6 (Nr. 8): bei glasigem, wässrigem, blasigem Auswurf, der sich oft schwer löst und salzig schmeckt; bei Husten, der den ganzen Winter anhält; bei Stichen in der Lebergegend während des Hustens.
- Silicea D 12 (Nr. 11): bei eitrigem Auswurf. Kaltes Trinken verschlimmert den Husten. Morgens erst zäher Auswurf. Beklemmung.
- Kalium sulf. D 6 (Nr. 6): bei rauem Husten, gelbschleimigem Auswurf. Verschlimmerung in geschlossenen Räumen, Besserung an frischer Luft.
- Natrium sulf. D 6 (Nr. 10): bei gelblich-grünem Auswurf, Verschlimmerung bei nasskaltem Wetter.

Bei Kindern wird man, wenn der Husten „lose" wird, mit Ferrum phos. (Nr. 3) und Kalium chlor. (Nr. 4) oft alleine die Genesung herbeiführen können.

Wichtig ist die Unterstützung durch die Ernährung: Alle Schleimbildner wie tierisches Eiweiß und Mehlprodukte sollten gemieden werden. Ausnahme: Das fiebrige Kind darf, solange Fieber besteht, eine Hühnerbrühe zu sich nehmen und bei Wunsch auch Milchreis essen (Milch in Demeter-Qualität und selbst gekocht). Wärmende Gewürze wie Zimt, Kardamon und Nelken sind erlaubt. Sie verhindern die Schleimbildung der Milch. Meiden Sie Rohkost und rohes Obst wegen der Gärungsgefahr, trinken Sie viel Warmes (keinen Apfelsaft oder Orangensaft).

Betreiben Sie gute Nieren- und Darmpflege, sorgen Sie stets für warme Füße. Falls Sie die Möglichkeit haben, Gänsefett (naturbelassen) zu bekommen: Machen Sie damit am Abend einen Brustwickel oder reiben Sie dem Kind auch tagsüber das handwarme Fett ein. Ein ganz besonders hervorragender Schleimlöser! Verwenden Sie auch die entsprechende Salbenanwendung.

Erbrechen

- Ferrum phos. D 12 (Nr. 3) ist das Hauptmittel bei Erbrechen. Häufige Gabe!
- Natrium phos. D 6 (Nr. 9): im Wechsel mit Ferrum phos. D 12 (Nr. 3) bei saurem Erbrechen, auch bei Erbrechen nach dem Stillen und in der Schwangerschaft.
- Natrium chlor. D 6 (Nr. 8): bei wässriger Flüssigkeit; durchsichtigem, langziehendem Schleim; Schaum (wässrig).
- Natrium phos. D 6 (Nr. 9): bei saurer Flüssigkeit, käsigen Massen, geronnener Milch bei Kindern, saurem Schaum; bei Seekrankheit.
- Natrium sulf. D 6 (Nr. 10): bei bitterem Erbrechen oder Erbrechen mit bitterem Nachgeschmack, Galle-Erbrechen; grünlich-salzigem Erbrechen; Erbrechen mit Kolik; bei saurem Erbrechen, wenn Natrium chlor. D 6 (Nr. 8) bzw. Natrium phos. D 6 (Nr. 9) nicht greift.
- Kalium chlor. D 6 (Nr. 4): bei Auswürgen weißen Schleimes, dick und undurchsichtig, fadenziehend.
- Calcium phos. D 6 (Nr. 2): bei Erbrechen nach kalten Getränken oder Eis; bei beständigem Erbrechen der Kinder, vor allem auch während des Zahnens; bei Schwangerschaftserbrechen (Hauptmittel).

Erkältung

Wer an immer wiederkehrenden Erkältungen leidet, gehört ganz bestimmt zu den Harnsäurenaturen. Um die Anlage dazu zu beseitigen, wird in erster Linie Natrium phos. D 6 (Nr. 9) und Silicea D 12 (Nr. 11) zu berücksichtigen sein.

Bei einer ausgebrochenen Erkältung kann man nichts Besseres tun, als alle 10 Min. 1 Tab. Ferrum phos. D 12 (Nr. 3) zu lutschen. Je nach Konstitution können auch Natrium phos. D 6 (Nr. 9) und Silicea D 12 (Nr. 11), jeweils im Wechsel gegeben, in Frage kommen.

Bei manchen „ewig“ Erkälteten ist Kalium phos. D 6 (Nr. 5) dem Ferrum phos. D 12 (Nr. 3) vorzuziehen.

Fieber

Fieber ist ein Zustand, der zur Heilung dient und notwendig („um die Not zu wenden“) ist. Wir dürfen nicht blindlings jedes Fieber unterdrücken. Unser Bestreben sollte sein, es in richtigen Grenzen zu halten:

- bei Fieber unter 38,5 °C: Ferrum phos. D 12 (Nr. 3) alle 10 Min. 1 Tab.
- bei Fieber über 38,5 °C: Kalium phos. D 6 (Nr. 5) alle 10 Min. 1 Tab.

Wenn das Fieber sinkt, gehen Sie nicht auf Ferrum phos. D 12 (Nr. 3) zurück, sondern bleiben bei Kalium phos. D 6 (Nr. 5). Verlängern Sie die Abstände und geben Sie es noch tagelang weiter. (Salz Nr. 5 wirkt fäulnisverhütend, es ist das Antibiotikum der Biochemie.)

- Bei Fieber mit grau-weißem Belag der Zunge ist Kalium chlor. D 6 (Nr. 4) alle 10 Min. wechselnd mit Ferrum phos. D 12 (Nr. 3) zu geben. Anschließend Natrium chlor. D 6 (Nr. 8) 6 x tgl. 1 Tab. im Wechsel mit Calcium phos. D 6 (Nr. 2) 3 x 1 Tab. tgl. (Aufbau, Rekonvaleszenz, Bluterneuerung).
- Bei Zahnungsfieber ist stdl. 1 Tab. Ferrum phos. D 12 (Nr. 3) im Wechsel mit Silicea D 12 (Nr. 11) angezeigt.

Fingernägelkauen

Fingernägelkauer nehmen 3 x tgl. 2 Tab. Calcium phos. (Nr. 2) über einen längeren Zeitraum. **Anregung:** Überlegen Sie auch einmal, ob das Kind eine unterschwellige Aggression haben könnte? Gehen Sie mit diesem Erkennen achtsam um.

Fußschweiß

Ursache ist oft eine Überladung des Blutes mit Harnsäure. Fußschweiß darf unter keinen Umständen gewaltsam (durch kalte Bäder, Salben, Puder, Sprays usw.) unterdrückt werden. Die Erfahrung zeigt, dass üble Nachwirkungen folgen können.

- Silicea D 12 (Nr. 11) kann unterdrückten Fußschweiß wieder hervorrufen und auch übermäßigen Fußschweiß in geordneten Grenzen halten.
- Natrium phos. D 6 (Nr. 9): bei ausgesprochenen Harnsäurenaturen, um die Harnsäure in Lösung zu halten und auf natürlichem Wege auszuscheiden.
- Kalium phos. D 6 (Nr. 5): wenn der Fußschweiß sehr unangenehm riecht; bei wundmachendem Fußschweiß, wenn Silicea nicht greifen sollte.

Die Mineralsalze sollten über einen längeren Zeitraum mit täglich höchstens 2 x 2 Tab. genommen werden. Sie vermindern auch übermäßige Schweißabsonderungen an anderen Körperstellen. Ferner sei tägliches Baden der Füße in körperwarmem Wasser vor dem Schlafengehen empfohlen. Wechseln Sie täglich die Strümpfe aus reiner Baumwolle oder Seide; Schuhe mit Gummisohlen sollten nicht angezogen werden. Am besten sind Lederschuhe zum Wechseln.

Halsentzündung

Halsschmerzen, Fieber, trockenes Gefühl im Hals, Rötung, Schwellung des Rachens. Erschwertes Schlucken. In vielen Fällen werden Kinder, die zur Übersäuerung neigen, davon befallen.

- Ferrum phos. D 12 (Nr. 3) sollte sofort am Anfang alle 15 Min. gegeben werden und führt häufig allein zum Erfolg. Die Mandeln sind rot und entzündet, beim Schlucken entstehen Schmerzen. Besonders bei weißem, schleimigem Auswurf empfiehlt es sich im Wechsel mit Kalium chlor. D 6 (Nr. 4).
- Kalium chlor. D 6 (Nr. 4): wenn sich weißgrauer Belag auf den Mandeln bildet; auch bei chronischem Rachenkatarrh mit weißem, zähem Schleim in den hinteren Nasenöffnungen.
- Natrium phos. D 6 (Nr. 9): wenn die Mandeln von Anfang an geschwollen und entzündet sind; mit Ferrum phos. D 12 (Nr. 3) im Wechsel.
- Kalium phos. D 6 (Nr. 5): bei stark vergrößerten und schmerzhaften Mandeln, bei brandiger Mandelentzündung.
- Silicea D 12 (Nr. 11): sobald sich ein Abszess auf den Mandeln bildet; nach erfolgtem Durchbruch Calcium sulf. D 6 (Nr. 12) geben.
- Natrium phos. D 6 (Nr. 9) und Silicea D 12 (Nr. 11): für Kinder, die immer wieder zu Halsentzündungen neigen.

Wichtiger Hinweis bei Halsentzündungen: Bitte lassen Sie keine heiße Zitrone trinken, denn diese zieht die Schleimhäute zusammen; die Erkältung rutscht dann tiefer, unter Umständen bis in die Lunge. Vitamin C aus Sanddorn oder Acerolakirsche kann jederzeit gegeben werden. Ein Halswickel mit leichtem warmem Obstessigwasser, warmem Quark, warmen Kartoffeln ist jederzeit machbar (Alter des Kindes beachten). Halstücher sollten aus reiner Wolle, Baumwolle oder Seide sein, die Farben Grün oder Blau sind zu bevorzugen. Bitte keine Tücher aus Synthetik verwenden; diese laden sich elektrostatisch auf und ziehen damit die Bakterien an.

Husten

Husten kann bei verschiedensten Schleimhauterkrankungen auftreten. Deshalb ist die Ursache herauszufinden. Ist das betroffene Organ geheilt, wird auch der Husten verschwinden.

- Ferrum phos. D 12 (Nr. 3): wenn Husten schmerzhaft und trocken, kurz und scharf; Husten mit Speiseerbrechen. Es ist das Mittel am Anfang der katarrhalischen Erscheinungen, solange noch kein Auswurf vorhanden ist.
- Salz Nr. 3 wirkt oft sehr gut mit Natrium chlor. (Nr. 8) im Wechsel bei trockenem Husten, vor allem dann, wenn der Hustenreiz sich nach dem Hinlegen am Abend steigert. Häufige Ursache dafür: Das Zäpfchen ist verlängert und übt einen Kitzelreiz beim Hinlegen auf die Rachenschleimhaut aus.
- Wenn beim Husten (schlimmer in der Ruhelage nachts) durch Ferrum phos. (Nr. 3) und Natrium chlor. (Nr. 8) keine Linderung eintritt, ist Magnesium phos. (Nr. 7) einzusetzen; auch wenn zäher Schleim aus dem Magen hochgewürgt wird. Hervorragend geeignet bei Krampfhusten (als „Heiße 7“).

- ▲ Kalium chlor. D 6 (Nr. 4): wenn Auswurf weiß oder weißgrau und undurchsichtig; zäh und fadenziehend.
- ▲ Kalium sulf. D 6 (Nr. 6): bei gelb-schleimigem Auswurf, wenn Kalium chlor. (Nr. 4) nicht genügt. Bei Besserung des Hustens in freier Luft und bei Verschlechterung in Räumen und am Abend. Starkes Rasseln auf der Brust, ohne Husten.
- ▲ Calcium phos. D 6 (Nr. 2): wenn der Auswurf wie ungekochtes Eiweiß aussieht. Setzen wir es als Zwischenmittel ein, ist es oft sehr wertvoll.

Hyperaktivität

Hauptmittel bei Hyperaktivität ist Kalium phos. D 6 (Nr. 5) – vormittags bis mittags (nicht nach 15:00 Uhr, da es munter machen kann) 2 – 3 x 2 Tab. lutschen lassen. Eine heiße Darreichungsform ist jederzeit möglich („Heiße 5"!). Die Anzahl der Mineraltabletten kann dann je nach Alter auf bis zu 5 Tab. erhöht werden.

Im Wechsel mit Salz Nr. 5 sollte Magnesium phos. D 6 (Nr. 7) nachmittags gegen 17:00 Uhr und ca. ½ Std. vor dem Schlafengehen als „Heiße 7" gegeben werden. Über mehrere Monate konsequent anwenden.

Bitte beachten Sie auch die ADHS-Kur in Kap. VII.

Wichtige Hinweise: Vor dem Schlafengehen hilft ein Salzfußbad oder 2 x pro Woche ein Basenbad (s. Anhang A). Nehmen Sie jeden Abend – als Einschlafritual – eine Bauchmassage mit Salbe Nr. 7 vor. Reiben Sie jeden Morgen das Brustbein, den Nacken, die Schultern und die Knieinnenseiten mit Salbe Nr. 5 ein.

Vermeiden Sie so weit als möglich tierisches Eiweiß sowie Rohkost, rohes Obst und Salate nach 14:00 Uhr – zudem Getränke, die phosphathaltig sind, Säfte, Süßigkeiten, alles was mit Konservierungsstoffen oder Farbstoffen versehen ist.

Sorgen Sie für genügend Bewegung – z. B. Trampolinhüpfen, Sport usw. Beobachten Sie den Computer- und Fernsehkonsum.

Geben Sie den Kindern genügend Achtsamkeit, fördern Sie Talente, übertragen Sie Aufgaben!

Impfung

Zur Verhütung von Impffolgen gebe man 3 Wochen vor der Impfung Silicea D 12 (Nr. 11) und Kalium chlor. D 6 (Nr. 4): Silicea nüchtern und vor dem Schlafengehen, Kalium chlor. 4 x tgl. je 1 Tab.

Nach erfolgter Impfung werden Kalium phos. D 6 (Nr. 5) und Kalium chlor. D 6 (Nr. 4) im 2-std. Wechsel verabreicht. Danach sollten 2 x 2 Tab. tgl. im Wechsel noch 6 Wochen lang weitergegeben werden.

Insektenstiche

Feuchten Sie die Stichstelle sofort an und geben Sie 1 Tab. von Natrium chlor. (Nr. 8) als Brei darauf. Das Salz ist gleichzeitig in häufigen Gaben zu lutschen.

Ebenfalls zu empfehlen sind Salz Nr. 4 Kalium chlor. und die Salben Nr. 4 oder Nr. 8.

Gehen Sie im Sommer niemals ohne Mineralsalz Nr. 8 aus dem Haus. Die sofortige Gabe dieses Salzes nach einem Stich wirkt ganz hervorragend.

Kolik

- Magnesium phos. D6 (Nr. 7) ist das Hauptmittel bei allen Koliken krampfartiger Natur. Empfehlenswert als „Heiße 7" bei Blähungskoliken kleiner Kinder mit Anziehen der Beinchen an den Leib.
- Natrium sulf. D6 (Nr. 10): bei Blähungskolik mit Verstopfung.
- Kalium phos. D6 (Nr. 5): bei Kolik der Kleinen nach jedem Milchtrinken, bei Kolik mit nachfolgendem Durchfall.

Wichtige Hinweise bei Koliken bzw. Bauchschmerzen: Legen Sie Ihrem Kind ein Kirschkernkissen auf (bitte nicht in der Mikrowelle aufwärmen!). Massieren Sie leicht den Bauch mit Salbe Nr. 7. Die stillende Mutter achtet auf ihr Essen und vermeidet alles, was beim Säugling Koliken verursachen könnte. Hier ist besonders an die Vermeidung von Rohkost, rohem Obst, Salaten, blähendem Gemüse, tierischem Eiweiß, Apfelsaft, Orangensaft, Kaffee, schwarzem Tee, frischem Brot, Gebäck, Zucker und Süßigkeiten zu denken. Falls die stillende Mutter die Salze einnehmen möchte, so darf sie auf keinen Fall Natrium sulf. (Nr. 10) lutschen, denn dieses würde die Milch zum Versiegen bringen – es sei denn, sie wünscht abzustillen.

Kopfschmerzen

Die allgemein bekannten Schmerzen können in ihren Ursachen sehr verschieden sein. Um nur einige zu nennen: Blutandrang zum Kopf und Blutleere im Gehirn, Infektionskrankheiten, Magenkatarrh, Verstopfung usw.

Falls die Ursache bekannt ist, hat eine Behandlung des Grundleidens zu erfolgen.

- Ferrum phos. D12 (Nr. 3): bei Kopfschmerzen mit Blutandrang, rotem Gesicht (Kinderkopfschmerz), Kopfschmerz über den Augen, vom Vorderkopf nach hinten ziehend; bei Kopfschmerz mit Verstopfung.
- Kalium phos. D6 (Nr. 5): bei Kopfschmerz aufgrund von Blutarmut im Gehirn, also bei blassem Gesicht, besonders bei empfindlichen, reizbaren, schwächlichen Kindern; bei Kopfschmerz von geistiger oder körperlicher Anstrengung und Übermüdung, nach Ärger und Aufregung; bei rein nervösem Kopfschmerz oft mit Ferrum phos. (Nr. 3) im Wechsel nehmen!

- Magnesium phos. D 6 (Nr. 7): bei schießenden, bohrenden, stechenden, pausierenden Schmerzen, oft ganz plötzlich einsetzend; bei Kopfschmerz mit Funken- oder Doppelsehen (Kopfschmerz von Augenleiden), Hinterhauptskopfschmerz bei geistiger Arbeit und vom Schulbesuch; Druck und Wärme bessern diesen Schmerz.
- Calcium phos. D 6 (Nr. 2): an erster Stelle bei Kopfschmerz blutarmer, überanstrengter Schulkinder.
- Kalium sulf. D 6 (Nr. 6): bei Kopfschmerzen, die sich in freier, frischer Luft bessern und gegen Abend und im geschlossenen Zimmer verschlimmern.

Kopfschmerzen lassen sich nur erfolgreich behandeln, wenn die Ursache hierfür sorgfältig herausgefunden wird. Es bedarf außerdem einer sehr gründlichen Beobachtung. Der Kopfschmerz sollte fortwährend behandelt werden mit etwa 2 Tab. tgl. Bei starken Schmerzen können alle 10 Min. bis zu 2 Tab. gegeben werden – anzuraten ist auch die „heiße Version“ mit dem erwählten Mineralsalz. Bewusste Ruhe und Entspannung sind besonders wichtig für das von Kopfschmerz geplagte Kind.

Wichtiger Hinweis bei Kopfschmerzen: Wassermangel führt zu Kopfschmerzen, deshalb ist unbedingt auf eine ausreichende Trinkmenge zu achten. Bewegungsmangel kann ebenfalls Kopfschmerzen auslösen.

Beachten Sie auch die Ernährung: Besonders Phosphate, Konservierungsstoffe und dergleichen können Kopfschmerzen bis hin zur Migräne auslösen.

Krämpfe

Darunter verstehen wir ein unwillkürliches Zusammenziehen der Muskeln. Als Ursachen kommen in Frage: Überanstrengung einzelner Muskelpartien, Würmer, nervöse Zustände; auch Gehirn- und Rückenmarksleiden können Krämpfe auslösen.

Alle Krämpfe wie Zuckungen, Augenlid-, Kinnbacken-, Magen-, Waden-, Zwerchfell- und Schließmuskelkrämpfe, um nur einige zu nennen, verlangen:

- Magnesium phos. D 6 (Nr. 7) als Hauptmittel: mehrmals tgl. als „Heiße 7“ geben; bei gleichzeitigem Fieber (z. B. bei Zahnkrämpfen) zusätzlich Ferrum phos. D 12 (Nr. 3).
- Calcium phos. D 6 (Nr. 2): bei Kindern, die blutarm sind – mit Kribbeln und Taubheitsgefühl; auch bei Zahnkrämpfen der Kinder im Wechsel mit Magnesium phos. (Nr. 7).
- Kalium phos. D 6 (Nr. 5): wenn das Gesicht blass ist, Körper und Glieder kalt sind und Herzklopfen nach den Krämpfen auftreten. Die Kinder sind dann ängstlich, zaghaft und weinerlich. Bei lange bestehender Neigung zu Krämpfen steht dieses Mittel an erster Stelle. Oft ist die wechselweise Anwendung von Salz Nr. 5 und Nr. 7 empfehlenswert.
- Silicea D 12 (Nr. 11): bei Krämpfen, die ganz besonders nachts auftreten. Geben Sie es Ihrem Kind alle 2 Std. am Tag.

Lungenverschleimung der Säuglinge

Eine Lungenverschleimung bei Säuglingen hat ihre Ursache in der Ausdehnung eines Katarrhs der oberen Luftwege auf die Lungen.

- Ferrum phos. D 12 (Nr. 3) und Kalium chlor. D 6 (Nr. 4) im Wechsel verabreichen.
- Magnesium phos. D 6 (Nr. 7) bei krampfartigen Hustenanfällen.

Wichtiger Hinweis: Der kleine Patient sollte stets gut warmgehalten werden. Zugluft ist zu vermeiden. Bei Unsicherheiten sollte ein Arzt aufgesucht werden.

Masern

- Geben Sie Ferrum phos. D 12 (Nr. 3) und Kalium chlor. D 6 (Nr. 4) im stdl. Wechsel. Bei höherem Fieber alle 15 Min. 1 Tab.
- Kalium phos. D 6 (Nr. 5) alle 15 Min. im Wechsel mit Natrium chlor. D 6 (Nr. 8) in stdl. Gaben, wenn das Fieber über 38,5 °C steigt, je 1 Tab.
- Kalium sulf. D 6 (Nr. 6): im Abschuppungsstadium der Haut alle 2 Std. 1 Tab.
- Zur Nachbehandlung 2 x tgl. Calcium phos. D 6 (Nr. 2). Geben Sie es Ihrem Kind auch zu Beginn, wenn der Hautausschlag nicht herauskommen will. 2 x 1 – 2 Tab. tägl.
- Ferrum phos. D 12 (Nr. 3): für die gesunden Kinder zur Vorbeugung tgl. 6 Tab.

Wichtiger Hinweis: Bettruhe ist einzuhalten, bis die Abschuppung bzw. die katarrhalischen Erscheinungen weitgehend behoben sind. Frische Luft ist wichtig; jedoch keine Zugluft! Verdunkeln Sie die Fenster, wenn die Kinder lichtscheu sind. Im Fieberstadium sollte viel getrunken werden; bieten Sie zur Durststillung verdünnte dunkle Säfte oder Kräutertees an. Bis zur Gesundung bekommen die Kinder kein Fleisch und keine Fleischbrühe. Ansonsten sollten Sie die Kinder nach ihren Essenswünschen fragen.

Mittelohrentzündung

Bei den ersten Entzündungszeichen (ohne Absonderung) sind Ferrum phos. D 12 (Nr. 3) und Kalium chlor. D 6 (Nr. 4) zu geben – beide Mittel im Wechsel alle 15 Min. Mit dieser Behandlung, setzt sie früh genug ein, wird der Verlauf günstig beeinflusst. Jeweils 1 Tab. alle ¼ bis ½ Std.

Sobald das Ohr läuft, sind folgende Mittel zu wählen:

- Kalium sulf. D 6 (Nr. 6) bei gelbschleimigem Ausfluss.
- Natrium phos. D 6 (Nr. 9) bei honiggelbem, dünneitrigem Ausfluss.
- Silicea D 12 (Nr. 11) bei dickeitrigen und gelben Absonderungen.
- Kalium phos. D 6 (Nr. 5) bei übelriechendem, wundmachendem Ausfluss.

Mumps

Mumps ist eine Entzündung der Ohrspeicheldrüse. Zu den möglichen Komplikationen gehören eine Hodenentzündung oder eine Entzündung der großen Schamlippen. Mögliche Ursachen von Mumps sind eine Erkältung oder Infektionskrankheiten wie z. B. Masern.

- Kalium chlor. D 6 (Nr. 4) bei Schwellung ohne Fieber; alle 15 Min. 1 Tab.
- Ferrum phos. D 12 (Nr. 3) bei Fieber im Wechsel mit Kalium chlor. D 6 (Nr. 4) alle 15 Min. 1 Tab.; ebenfalls bei Schwellung der Hoden.
- Natrium phos. D 6 (Nr. 9) und Silicea D 12 (Nr. 11), falls es zu einer Eiterung kommt.
- Kalium phos. D 6 (Nr. 5) bei Mundgeruch, Speichelfluss; wenn Natrium chlor. D 6 (Nr. 8) nicht genügt und bei stinkendem schmutzigem Eiter; bei Eintritt des Ziegenpeters nach schweren Infektionskrankheiten von Anfang an bei hohem Fieber.
- Calcium fluor. D 12 (Nr. 1) sollte gegen etwaige Verhärtungen verabreicht werden.

Wichtiger Hinweis: Machen Sie keine feuchten Umschläge, sondern sorgen Sie für trockene Wärme durch Einpacken der Geschwulst in wollene Tücher. Spülen Sie den Mund mit Kamillentee aus. Eine gründliche Darmentleerung ist wichtig. Empfehlenswert sind flüssige, weiche Nahrung, Obstmus, rote verdünnte Fruchtsäfte, Kräutertees; tierisches Eiweiß während der Krankheit ist zu meiden.

Im akuten Zustand sollte man das Mineralsalz alle 10 – 15 Min. – evtl. im Wechsel mit anderen Salzen – unter der Zunge zergehen lassen.

Nasenpolypen

- Calcium phos. D 6 (Nr. 2) ist bei Wucherungen der Polypen das Hauptmittel.
- Kalium sulf. D 6 (Nr. 6) kann oft von sehr guter Wirkung sein, wenn die Wucherungen sich aufgrund eines chronischen Rachenkatarrhs entwickelt haben.
- Natrium phos. D 6 (Nr. 9) und Silicea D 12 (Nr. 11) sind bei Säurenaturen zu geben.

Röteln

Eine Kinderkrankheit, deren Hautausschlag ähnlich dem der Masern ist. Fieber und Rachenentzündung können vorhanden sein. Der Verlauf ist mild. Ferrum phos. D 12 (Nr. 3) genügt meist alleine. Wenn nicht, so sehen Sie unter „Masern“ nach.

Schnupfen

Kinder, besonders Säuglinge und Kleinkinder, sind schlimm geplagt, wenn sie einen Schnupfen erleiden. Denn Kinder können bis zu einem gewissen Alter noch nicht schnäuzen. Das Hauptproblem dabei ist, dass das 1. Stadium der Entzündung der Nasenschleimhäute meist übergangen wird oder so kurz ist, dass es quasi nicht in Erscheinung tritt. Damit kommt

Ferrum phos. D 12 (Nr. 3) nicht zum Einsatz. Die Rhinitis geht gleich in das 2. Stadium über. Das bedeutet, dass das Sekret zäh und dickflüssig wird. Die Folge: verstopfte Nase, Luftmangel, Austrocknen der Mund- und Rachenschleimhäute aufgrund der Atmung durch den Mund; Schlaflosigkeit – auch der Eltern, da das Kind oft nachts schreit.

Hauptmittel für dieses Stadium ist Kalium chlor. D 6 (Nr. 4). Folgende Dosierung hat sich bewährt: bei Säuglingen und Kleinkindern 10 Tab. in 100 ml Tee auflösen, sodass mit jedem Schluck Tee auch das Heilmittel zugeführt wird; außerdem 10 Tab. in das Milchfläschchen geben. Können Kinder bereits Tabletten lutschen, gibt man ca. stdl. 1 – 3 Tab. je nach Alter des Kindes.

In den Räumen, in denen sich das Kind aufhält, vor allem abends im Kinderzimmer, stelle man kochendes Salzwasser auf (außer Reichweite der Kinder wegen Verbrühungsgefahr). Die mit Salzmolekülen angereicherte Luft befeuchtet von außen her die Schleimhäute, sodass die Schleimproduktion reduziert wird.

In der Regel ist der Schnupfen nach etwa 2–3 Tagen vorbei.

- Ferrum phos. D 12 (Nr. 3) ist bei den ersten Anzeichen von Schnupfen sofort häufig zu geben.
- Natrium chlor. D 6 (Nr. 8): bei ausgesprochenem Fließschnupfen. Dieser macht leicht wund. Er beginnt mit häufigem Niesen, das beim Auskleiden und Aufstehen schlimmer wird. Geruchs- und Geschmacksverlust werden beklagt; Frostgefühl läuft auf dem Rücken auf und ab.
- Kalium phos. D 6 (Nr. 5): bei Niesen und Schnupfen, sobald man an die frische Luft kommt.
- Kalium chlor. D 6 (Nr. 4): wenn die Absonderungen weiß bis weißgrau und oft so zäh sind, dass sie sich schwer entfernen lassen. Weiterhin sind zu beobachten: trockene Nase; Krusten an der Nase; der Schnupfen steigt in Rachen, Hals und Luftröhre hinab.
- Kalium sulf. D 6 (Nr. 6): bei gelb-schleimiger Absonderung, besonders am Schluss des akuten Schnupfens; verstopfter Nase und zugleich gelblichen Absonderungen; Geruchs- und Geschmacksverlust. Zusammen mit Ferrum phos. (Nr. 3) erleichtern wir die Atmung; dadurch fühlt sie sich freier an.
- Calcium phos. D 6 (Nr. 2): bei eiweißartigem, mildem Ausfluss; kalter Nasenspitze; geschwollener Nase und geschwürigen Nasenlöchern.
- Magnesium phos. D 6 (Nr. 7): bei Nieskrampf, Geschmacksverlust.

Schwäche

Bei allgemeinen Schwächezuständen empfehle ich Calcium phos. D 6 (Nr. 2) im Wechsel mit Natrium chlor. D 6 (Nr. 8) (nicht nach 16 Uhr – macht sonst ihr Kind munter) – mehrmals tgl. 1 Gabe.

Tritt nervliche Schwäche auf, sollte mehrmals tgl. 1 Gabe Kalium phos. (Nr. 5) verabreicht werden – allerdings nicht nach 15:00 Uhr, da es munter macht!

Sonnenstich

Hauptmittel bei Sonnenstichen ist Kalium phos. D 6 (Nr. 5). Bei Benommenheit ist es im Wechsel mit Natrium chlor. D 6 (Nr. 8) zu geben.

Soor

Hauptmittel in den meisten Fällen sind Kalium chlor. D 6 (Nr. 4) und Kalium phos. D 6 (Nr. 5).

Stirnhöhlenkatarrh

Kalium chlor. D 6 (Nr. 4) wird das erste Mittel der Wahl sein. Im Übrigen sollte man sich nach den Absonderungen richten.

Warzen

- Kalium chlor. D 6 (Nr. 4) und Natrium sulf. D 6 (Nr. 10) sind die wichtigen Mittel bei Warzen. Bitte beide auch äußerlich als Breiauflage anwenden!
- Natrium chlor. D 6 (Nr. 8): besonders bei Warzen in den Handinnenflächen; auch äußerliche Anwendung als Breiauflage.
- Calcium fluor. D 12 (Nr. 1): wenn die vorstehenden Mittel nicht genügend Erfolg bringen. Auch äußerlich als Breiauflage anwenden.

Windpocken

- Gleich zu Beginn der Erkrankung ist Ferrum phos. D 12 (Nr. 3) im Wechsel mit Kalium chlor. D 6 (Nr. 4) zu verabreichen.
- Kalium phos. D 6 (Nr. 5): In allen etwas schwereren Fällen ist es das Hauptmittel. Salz Nr. 5 ist sofort zu geben, wenn das Fieber über 38,5 °C steigt. Bei Erschöpfungszuständen, Betäubung, fauligem Geruch. Während der gesamten Dauer der Krankheit durchgehend geben!
- Natrium phos. D 6 (Nr. 9): im Eiterstadium der Pusteln. Bei langwieriger Eiterung kann auch Silicea D 12 (Nr. 11) zum Einsatz kommen.
- Kalium sulf. D 6 (Nr. 6): im Abschuppungsstadium.

Wichtiger Hinweis bei Windpocken: Vermeiden Sie Fleisch und Obstsäfte. Die Salze werden im akuten Zustand alle 10–15 Min., jew. 1 Tab. – evtl. auch im Wechsel mit anderen Mitteln – gelutscht.

Würmer

- Spulwurm: Er ist den Regenwürmern ähnlich und ruft bei Kindern oft Krämpfe hervor. Ein möglicher Hinweis hierauf: nächtliches Zähneknirschen. Die Behandlung erfolgt mit Natrium phos. D 6 (Nr. 9) – mehrmals tgl. je 1 – 2 Tab.
- Spring- oder Madenwürmer: Diese sehr kleinen fadenförmigen Würmer können starkes Jucken am After und an den Geschlechtsteilen hervorrufen. Hier ist Natrium chlor. D 6 (Nr. 8) als Tab. zu verabreichen; es sollte auch äußerlich als Salbe in den After eingeführt werden.
- Calium phos. D 6 (Nr. 2) und Silicea D 12 (Nr. 11) können von Erfolg begleitet sein, wenn sie konstitutionell angezeigt sind.

Mineralsalze sind keine Mittel, welche die Würmer plötzlich abtreiben können. Sie wirken über die Umwandlung des Nährbodens der Schmarotzer im Darm, damit diese ihren „Wirt“ verlassen.

Zahn-Erhaltung

Die vier wichtigsten Zahnerhaltungsmittel sind die Salze Nr. 1, Nr. 2, Nr. 7 und Nr. 11. Sie sind während der gesamten Zahnungsphase bis zum Abschluss der Zahnbildung einzunehmen.

- Calcium fluor. D 12 (Nr. 1), 2 x tgl. am Vormittag 1 Tab. lutschen lassen.
- Calcium phos. D 6 (Nr. 2) und Silicea D 12 (Nr. 11) im tgl. Wechsel mit Calcium phos. D 6 (Nr. 2) und Magnesium phos. D 6 (Nr. 7) je 3 x 1 Tab. tgl.

Reichen Sie dem Kind zwischendurch auch einige Male Natrium phos. D 6 (Nr. 9), um schädlicher Säurebildung schon im Munde entgegenzuwirken. Alle 3 Tage 2 x 1 Tab.

Zahnschmerzen

- Calcium phos. D 6 (Nr. 2): wenn die Schmerzen als reißend und bohrend zu bezeichnen sind; Verschlimmerung nachts und durch warme oder kalte Getränke oder Speisen; auch bei Zahnschmerzen während der Schwangerschaft, bei brüchigen hohlen Zähnen.
- Magnesium phos. D 6 (Nr. 7): bei blitzartig schießenden, pausierenden, die Stelle wechselnden Schmerzen; Besserung des Schmerzes durch festen Druck und warme Speisen und Getränke, Verschlimmerung durch leise Berührung und Kälte; bei nervösem Zahnschmerz.
- Ferrum phos. D 12 (Nr. 3): bei Schmerzen mit Backenhitze und heißem geschwollenem Zahnfleisch; Kaltes bessert, Warmes verschlimmert; Erkältungszahnschmerz.

Flüssigkeitsbedarf und Teemischungen

Flüssigkeitsbedarf von Kindern

Bei Kindern darf die ausreichende Flüssigkeitszufuhr nicht unterschätzt werden. Der Flüssigkeitsbedarf ist wesentlich höher als bei Erwachsenen.

Folglich besteht die Gefahr, dass durch zu viel Limonade, Cola, Milch- und Mixgetränke eine Menge Energie geliefert wird und damit Störungen in den Essensgewohnheiten auftreten. Als Durstlöscher sind am besten abgekochtes Quellwasser, dünne Obstsäfte oder Kräutertees geeignet.

Alter in Jahren	Flüssigkeitsmenge pro Tag in ml
1	400–600
2–3	500–750
4–5	550–850
6–7	600–900
8–9	650–1000
10–11	700–1100
12–14	850–1300

Angaben nach Droese, Stolley, Kersting / Forschungsinstitut für Kinderernährung

Teemischungen

Für Kinder empfehle ich die nachfolgend dargestellten Teemischungen. Dabei benötigen Sie pro Becher (ca. 250 ml) 1 – 2 Teelöffel der jeweiligen Mischung.

Die getrockneten Kräuter werden lose in eine Kanne oder ein Teesieb gegeben und mit kochend heißem Wasser übergossen. Danach lässt man die Kräuter fünf bis maximal zehn Minuten ziehen und gießt danach ab. Je länger der Tee gezogen hat, desto konzentrierter und ungeeigneter wird er für Kinder. Die Farbe des Tees sollte hell und ansprechend sein. Er ist dann auch mild und wird gut vertragen. Generell lassen sich die Teemischungen mit Ahornsirup, braunem Rohrzucker, Ursüße oder Fruchtsäften süßen.

Frühstückstees

Für einen guten Start in den Tag:

Zitronenmelissenblätter	25 g	Johanniskraut	20 g
Hagebutten	25 g	Brennnesselkraut	15 g
Ringelblumenblüten	20 g	Himbeerblätter	15 g

oder

Rotbuschblätter	25 g	Johanniskraut	20 g
Zitronenmelissenblätter	20 g	Pfefferminzblätter	15 g

Gute-Nacht-Tee

Sorgt für einen guten, erholsamen Schlaf:

Zitronenmelissenblätter	40 g	Anisfrüchte	35 g
Apfelschalen	40 g	Brombeerblätter	30 g
Kamillenblüten	35 g	Pfefferminzblätter	20 g

Vier-Jahreszeiten-Tee

Die einzelnen Heilpflanzen symbolisieren Frühling, Sommer, Herbst und Winter. Der Tee reinigt den Körper, stärkt die Abwehrkräfte und gleicht emotionale Spannungen aus.

Brennnesselkraut	25 g	Johanniskraut	25 g
Zitronenmelissenblätter	25 g	Hagebutten	25 g

Säuglingstees

Für Säuglinge empfehle ich milde und gut verträgliche Teemischungen, die die Organfunktionen stärken (bitte keine Obstsäfte zusetzen!).

Mischung 1:

Melissenblätter	30 g	Kamillenblüten	25 g
Fenchelfrüchte	25 g	Anisfrüchte	20 g

Mischung 2:

Fenchelfrüchte	30 g
Anisfrüchte	30 g
Kümmelfrüchte	20 g

Mischung 3:

Rotbuschblätter	30 g
Orangenblüten	20 g

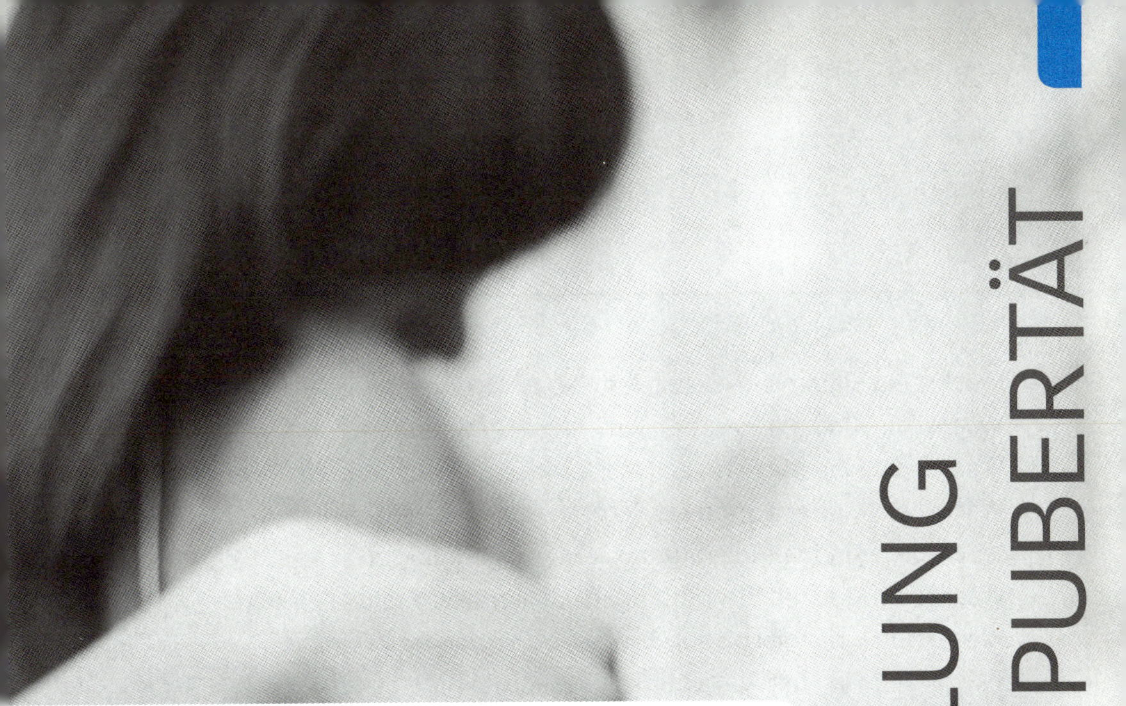

IV. ENTWICKLUNG UND PUBERTÄT

Krisenhafte Zeit des Wandels

Sowohl das Leben als auch die Natur unterliegen einem ständigem Wandel – man denke etwa an den Wechsel der Jahreszeiten, an Ebbe und Flut, Tag und Nacht, heiß und kalt, hell und dunkel.

Der Mensch unterliegt vom Augenblick der Zeugung an bis zu seinem Tod einem andauernden Wandel. Es gibt Zeiten und Phasen, wo dieser extrem beschleunigt abläuft und der Mensch die Anpassungsfähigkeit seines Organismus bis an die Grenzen beansprucht:

- die Geburt,
- der Eintritt in den Kindergarten mit 3 Jahren,
- der Eintritt in die Schule mit 6 Jahren,
- die Pubertät mit dem Übergang zum Erwachsenwerden,
- krisenhaftes Geschehen in der Lebensmitte („Midlife-Crisis"),
- das Ende der Berufstätigkeit,
- der Tod.

Wächst ein Kind mit Kritik auf, lernt es zu verurteilen.
Wächst ein Kind mit Hass auf, lernt es zu kämpfen.
Wächst ein Kind mit Schmach auf, lernt es, sich schuldig zu fühlen.
Wächst ein Kind mit Spott auf, lernt es, scheu zu sein.
Wächst ein Kind mit Toleranz auf, lernt es, geduldig zu sein.
Wächst ein Kind mit Ermutigungen auf, lernt es, dankbar zu sein.
Wächst ein Kind mit Lob auf, lernt es, selbstsicher zu sein.
Wächst ein Kind mit Aufrichtigkeit auf, lernt es, gerecht zu sein.
Wächst ein Kind mit Sicherheit auf, lernt es, zuversichtlich zu sein.
Wächst ein Kind mit Anerkennung auf, lernt es, sich selbst zu schätzen.
Wächst ein Kind mit Güte und Freundlichkeit auf, lernt es, die Welt zu lieben.

Ruth Baer

Diese Lebensabschnitte konfrontieren den Menschen oft mit erheblichen Schwierigkeiten und Hindernissen. Ein Entwicklungsschritt wird dadurch dringend notwendig. Verweigern wir diesen Schritt auf unserem Lebensweg, so ist eine innere Disharmonie bis hin zur Erkrankung eine mögliche Folge. Gelingt es uns, diesen Schritt zu gehen, so haben wir eine große Chance für unser äußeres und inneres Wachstum in der eigenen Menschwerdung. Dadurch wird eine Wandlung möglich. Es ist, als ob eine alte, zu klein gewordene Kleidung abgelegt wird. Eine Vorliebe für neue Farben oder ein anderer Geschmack werden entwickelt, plötzlich wird eine andere Stilrichtung bevorzugt. Während dieser „Häutung“ wird man jedoch extrem verletzlich und schutzlos.

Grundprinzipien im Kindes- und Jugendalter

Alle Erscheinungen des Kosmos und alle Lebensäußerungen laufen in einer wechselseitigen Spannung ab. Sie bedingen sich gegenseitig, verwandeln sich ineinander, begrenzen sich aber auch gegenseitig und sind so in dauernder Bewegung. Dieses Lebensprinzip wird auch als „Yin“ und „Yang“ bezeichnet. Alle Dinge und Erscheinungen verfügen über diese beiden Aspekte, die sich in der Polarität äußern (s. Schaubild).

Yang

ursprünglich:
„die Sonnenseite des Berges“
d. h. hell, trocken, warm
Wachstum, Tag, Sonne, männlich

auf den Menschen bezogen:
außen, hinten, oben
die Körperfunktionen
Einatmung
Aktivität
aggressiv
das Bewusste
hart
Wachstum, Jugend

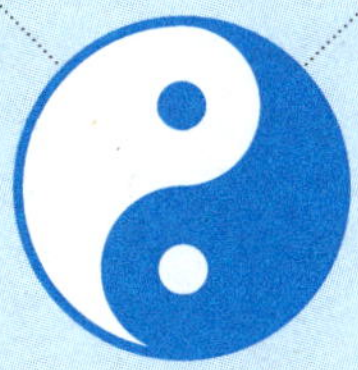

Yin

ursprünglich:
„die Schattenseite des Berges“
d. h. dunkel, feucht, kalt
Stillstand, Rückzug,
Nacht, Mond, weiblich

auf den Menschen bezogen:
innen, vorn, unten
die Körpersubstanz
Ausatmung
Ruhe, Regeneration
nachgiebig
das Unbewusste
weich
Rückzug, Alter

Die Polarität von Yin und Yang

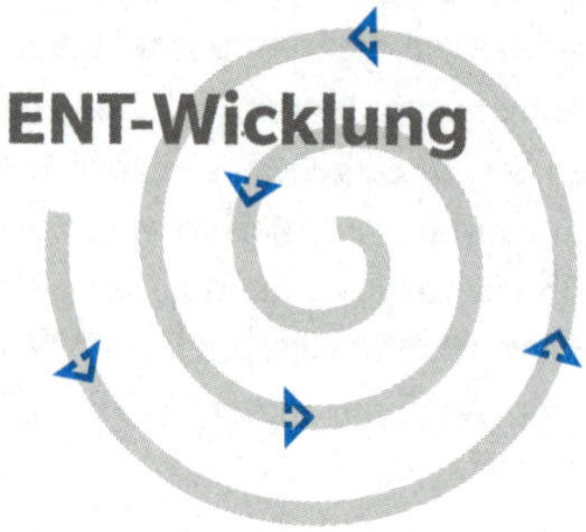

Es wird angestrebt, dieses dynamische Gleichgewicht zu erhalten. Die Zeit der Pubertät bedeutet: Die Geschlechtlichkeit wird bewusst, und die Auseinandersetzung mit dem eigenen und dem anderen Geschlecht beginnt. Jetzt ziehen sich Eltern oft aus Unsicherheit zurück. Sie wissen nicht, wie sie mit Kindern/Jugendlichen umgehen sollen. Diese Unbeholfenheit und ihre Ängste um die Zukunft der Jugendlichen führen oft zu Streitigkeiten. Heranwachsende können nicht verstehen, warum Eltern plötzlich so streng sind oder gar kein Verständnis mehr haben. Aus der Sicht der Jugendlichen wirkt dies wie Gleichgültigkeit. Es wäre dann wichtig, im Gespräch das gegenseitige Verhalten zu erklären.

Entwicklung meint nicht nur, dass sich Geschlechtsmerkmale ausbilden, sondern ist vielmehr auch eine Phase sozialer und seelischer Unausgeglichenheit. Sie zeigt sich oftmals durch Aggression, Gefühlszerrissenheit und Unausgeglichenheit (Yang).

Es gibt aber auch Zeiten des totalen inneren und äußeren Rückzugs, Lustlosigkeit, Null-Bock-Phasen, Antriebslosigkeit, des Lange-schlafen-Wollens (Yin).

Die Pubertät ist gekennzeichnet durch eine mehr oder weniger große Protesthaltung gegen die Erwachsenenwelt und Schwierigkeiten im Umgang mit Freunden, Lehrern und Geschwistern. Wichtig ist, dass man Heranwachsende bei der Durchwanderung dieser stürmischen Lebenszeit achtsam begleitet, damit ein guter Zugang zu sich selbst und zum anderen Geschlecht gefunden werden kann.

Die körperliche Entwicklung in der Pubertät führt zusammen mit einer guten „seelischen" Förderung zu einer sozial eigenständigen Persönlichkeit.

Kreis der Wandlungsphasen

Hatte der Jugendliche im bisherigen Leben nicht die Chance, die „Mitte", innere Stabilität und Erdung zu entwickeln, droht in dieser Zeit ein Verlust der inneren Sicherheit. Physikalisch gesprochen, droht die Fliehkraft größer als die Anziehungskraft der Mitte-Erde zu werden, und der Jugendliche fliegt aus der Kurve seiner Lebensbahn.

Pubertätsrituale

Früher existierte auch bei uns eine Reihe von Ritualen für die Übergangszeit der Pubertät. Die Handwerksburschen mussten, ob sie wollten oder nicht, nach Abschluss ihrer Lehre in die Fremde ziehen. Auch wenn sie in diesen Wanderjahren häufig Not litten, wurden sie doch in gewisser Hinsicht unabhängig und welterfahren.

Als Au-pair-Mädchen ins Ausland zu gehen erfüllte lange Zeit ein ähnliches Bedürfnis nach Erfahrung und Weltoffenheit. Plötzlich in fremder Umgebung, auf sich alleine gestellt, mussten die jungen Mädchen erst einmal die neue Sprache lernen.

Auch das Militär in früheren Zeiten gab den jungen Burschen die Chance nachzureifen. Aus Prinzip wurde man in weit entfernte Kasernen verfrachtet und musste sich in der wenig zimperlichen Männerwelt ohne elterlichen Beistand zurechtfinden.

Im Prinzip stellen heute die Erstkommunion, die Firmung und die Konfirmation die typischen Einweihungsrituale in die Erwachsenenwelt der christlichen Gesellschaft dar. Ab dieser Einweihung ist der Jugendliche ein vollwertiges Mitglied der Kirchengemeinde.

Nachdem Eltern alte Rituale nicht mehr pflegen bzw. sie ganz aus dem heutigen Wissen verschwunden sind, holen sich viele Jugendliche den „Kick“ von außen. Schließlich wollen sie ihrer Umwelt und vor allem sich selbst beweisen, dass sie nicht mehr das kleine Kind sind, dass sie sich etwas „trauen“, mutig, „cool“ sind.

So testet der Jugendliche seine Grenzen aus – in kleinen wie in großen Dingen, was völlig normal ist! Dazu gehören der Sprung vom 10-Meter-Brett im Schwimmbad oder das Bungee-Springen. Auch die Mädchen wollen nicht hintanstehen und probieren schon mal den Lippenstift ihrer Schwester aus; sie sehen so, wie „Frau“ sich anfühlt.

Rituale zum Eintritt ins Erwachsenenalter

Großes Fest

Anlässlich der ersten Monatsblutung könnten die Eltern ein großes Fest für die Tochter geben, zu dem alle wichtigen Freunde und Bekannten eingeladen werden. Durch die Monatsblutung wird das Mädchen der Mutter gleichwertig und kann bei verschiedenen Gelegenheiten die Mutter vertreten. Eltern können ab diesem Zeitpunkt von der Elternrolle mehr zurücktreten. Dafür wird die Tochter erwachsener. Auch für die Jungen könnte man ein gleichwertiges Fest abhalten. Wie wäre es mit der „ersten Rasur“?

Baumritual

Zur Feier der Pubertät wird ein junger Baum gepflanzt, der mit dem Jugendlichen wächst und in seinen Lebensphasen zum Spiegel für ihn wird. Besonders geeignet ist die Walnuss, die lange braucht, bis sie Früchte trägt.

Luftballonritual

Auf einen Gasluftballon schreibt der Jugendliche seine Wünsche für den neuen Lebensabschnitt, und die Eltern schenken dem Luftballon symbolisch die Freiheit.

Doch leider besteht die Gefahr, von dem „Kick“ noch mehr zu wollen. So rutschen viele Jugendliche in die Sucht ab. Seien es Alkohol oder Drogen, Zigaretten oder Essen (Magersucht!), Fernsehen oder Computer. Der Jugendliche fühlt sich nur noch lebendig, wenn er sich dem Risiko und den Gefahren aussetzt.

Die erste Periode birgt noch eine Reihe von Geheimnissen. Neben ihrer eigentlichen gynäkologischen Bedeutung ist sie sicher eine Zeit der Reinigung für den Organismus und fördert somit Regeneration und Erholung.

Da in dieser Zeit oft auch Beschwerden auftreten, werden die Mädchen in die Ruhe und Erholung gezwungen. (Würde das Mädchen sich freiwillig Ruhe und Erholung geben, müsste der Körper sich diese nicht erzwingen.)

Der Stimmbruch gehört zu den harmlosen „Brüchen“ und verrät, dass mit Stimmung und Stimme etwas nicht mehr stimmt, die Stimmbänder müssen neu gestimmt und einige Lagen tiefer gelegt werden. Als Spiegel der Stimmungslage schwankt die Stimmlage hin und her zwischen dem gewohnten und dem neuen Niveau. So stimmt die alte Höhe nicht mehr, und die neue krächzende Tiefe ist es auch noch nicht ganz. Die tiefe Stimme verrät bereits die Erdung, die nun fällig ist; die peinlichen „Kiekser“ verraten dazwischen immer wieder Rückfälle in den Kinderhimmel, der nun verlassen werden muss. Zu lernen haben alle, dass mit der neuen Stimme eine neue Stimmung ins Leben gehört.

Pubertätsakne

Die Pickel auf Gesicht, Dekolleté und Rücken vollbringen, was eigentlich Aufgabe der Jugendlichen wäre: Sie überwinden die eigenen Grenzen, öffnen sich und drücken damit Offenheit aus, die noch fehlt. Man drückt die Pickel aus und wird dadurch gezwungen, die (Haut-)Grenze zu öffnen. Anschließend, mit der Pflege der Haut, erhält der Jugendliche die Zuwendung, die er braucht.

Pubertätsmagersucht

Der Name verrät, dass sich diese Krankheit in der Pubertät abspielt, eher bei Mädchen als bei Jungen. Die Werbung vermittelt uns ein vom Schlankheitswahn bestimmtes Idealbild der Frau. Magersüchtige eifern diesem Ideal am konsequentesten nach und verhindern ihr Frau-Werden nicht nur seelisch, sondern auch körperlich. Bilden sich weibliche Formen aus, hungern sie dagegen an. Die auftretende Periode wird konsequent und meist mit Erfolg weggehungert. Mädchen wollen unbewusst nicht Frau werden, sondern vielmehr Mädchen bleiben. Sie wollen sich nicht auf diesen Entwicklungsschritt einlassen.

Es bleibt nur die Aussöhnung mit der weiblichen Bestimmung und damit der Weg zurück ins Leben.

Bulimie (Fress-Brech-Sucht)

Dieses Krankheitsbild ist der Gegenpol zur Magersucht und aufs Engste mit ihr verbunden. Beide Krankheiten werden als Suchtkrankheiten bezeichnet. Das Verschlingen großer Mengen Nahrung erfolgt wie im Rausch und verschafft weder Genuss noch Befriedigung. Je intensiver die Fressorgie, desto schlimmer die anschließenden Schuldgefühle und desto heftiger das als Reinigung erlebte Erbrechen.

Auch Fresssüchtige müssen sich mit all dem aussöhnen, was sie so „zum Kotzen" finden.

Biochemie nach Dr. Schüßler

Mit der Pubertät beginnt eine neue körperliche und seelisch-geistige Entwicklung, die tief in organische Prozesse eingreift. So ist ganz natürlich, dass es zu einer Beeinträchtigung des Wohlbefindens kommen kann, bevor Körper und Seele ein neues Gleichgewicht gefunden haben. Viele Jugendliche leiden in dieser Zeit erheblich an den körperlichen und seelischen Umbrüchen.

Der Tabelle kann entnommen werden, wie Jugendliche sich in der Zeit der Pubertät mit einfachen Mitteln Linderung verschaffen können (s. auch Kap. VIII. Krankheiten von A–Z).

Symptome	Schüßler-Salze	Anwendung
Ausfluss Fluor genitalis (Weißfluss) (v. a. zur Zeit des Eisprungs)	Nr. 4 Kalium chlor.	stdl. 1 Tab. lutschen – bei starker Absonderung alle 10 Min.
Ausfluss Farbe gelblich	Nr. 6 Kalium sulf.	stdl. 1 Tab. lutschen – bei starkem Ausfluss alle 10 Min. 1 Tab.
Bulimie und Magersucht	Beide Krankheiten müssen von Therapeuten behandelt werden. Biochemische Funktionsmittel können als zusätzliche Hilfe unterstützend eingesetzt werden (s. Kap. VI. – Erkrankungen des Nervensystems).	
Denk- und Lernfähigkeit eingeschränkt	Nr. 1 Calcium fluor.	morgens und vormittags je 2 Tab. lutschen – über einen längeren Zeitraum

Energiemangel (Salze werden zur Steigerung der Leistungsfähigkeit eingenommen)	Nr. 3 Ferrum phos.	vor- und nachmittags je 2–4 Tab. lutschen
	Nr. 5 Kalium phos.	morgens und mittags je 2 Tab. lutschen
	Nr. 8 Natrium chlor.	bis 16:00 Uhr 2 x 2 Tab. lutschen
Hautgrieß	Nr. 4 Kalium chlor.	über Monate mehrmals tgl. 2 Tab. lutschen
	Äußerliche Salbenanwendung mit Salbe Nr. 4	
Immunsystem geschwächt (Salze stärken das Immunsystem)	Nr. 2 Calcium phos.	morgens als „Heiße 2" mit 5 Tab.
	Nr. 3 Ferrum phos.	vor- und nachmittags je 2 Tab. lutschen
	Nr. 6 Kalium sulf.	abends als „Heiße 6" mit 5 Tab.
	Nr. 7 Magnesium phos.	vor dem Schlafengehen als „Heiße 7" mit 5–10 Tab.
	Nr. 9 Natrium phos.	vor- oder nachmittags je 2 Tab. lutschen
Kopfschmerz durch Überanstrengung (Schulkopfschmerz)	Nr. 2 Calcium phos.	als „Heiße 2" mit 5–10 Tab.; sooft wiederholen, bis Kopfschmerzen vorbei sind
Lernschwierigkeiten	Nr. 3 Ferrum phos.	vor- und nachmittags je 2–4 Tab. lutschen
	Nr. 5 Kalium phos.	morgens und mittags je 2 Tab. lutschen
	Nr. 6 Kalium sulf.	abends als „Heiße 6" mit 5–10 Tab.
	Nr. 8 Natrium chlor.	bis 16:00 Uhr 2 x 2 Tab. lutschen
	Salbe Nr. 7	abends zur Bauchmassage
Mundgeruch (weist auf Schwächeperioden hin)	Nr. 5 Kalium phos.	mehrmals tgl. 1 Tab.
Prämenstruelles Syndrom (PMS)	Nr. 7 Magnesium phos.	als „Heiße 7" bei Schokoladenheißhunger und zur Reduzierung der Spannung
Pubertätsakne	Nr. 3 Ferrum phos.	bei Entzündungsherd um den Pickel mehrmals tgl. 2 Tab.
	Nr. 4 Kalium chlor.	zur Einwirkung auf die Drüsen mehrmals tgl. 2 Tab.
	Nr. 9 Natrium phos.	zur Neutralisation der Säuren mehrmals tgl. 2 Tab.
	Nr. 11 Silicea	für Bindegewebe und Haut; zur Bindung der Säuren abends als „Heiße 11" mit 5 Tab. (geht mit Nr. 9 Hand in Hand)
	Salbenanwendung je nach Erscheinungsbild	
Regelschmerzen	Nr. 7 Magnesium phos.	als „Heiße 7" sooft wie notwendig; am besten 3 Tage vor der Periode damit beginnen: 3 x tgl. als „Heiße 7"

Schamröte	Nr. 7 Magnesium phos.	als „Heiße 7" oder immer wieder lutschen
Seitenstechen (weist auf eine Überforderung des Energiehaushaltes, speziell der Milz hin)	Nr. 5 Kalium phos.	alle ½ bis volle Std. 1 Tab. lutschen. Bitte auch Tage danach immer wieder 1 Tab. lutschen, damit sich die Speicher wieder auffüllen können.
Suchtmitteleinnahme (z. B. Rauchen, Süßigkeiten usw.; Salze zur Entwöhnung)	Nr. 7 Magnesium phos.	als „Heiße 7" mit 5–10 Tab. mehrmals tgl. oder bei Verlangen nach dem Suchtmittel 2 Tab. lutschen
Überanstrengung durch geistige Arbeit	Nr. 11 Silicea	mehrmals tgl. 2 Tab. lutschen
Übererregung – Hysterie	Nr. 3 Ferrum phos.	vor- und nachmittags je 2–4 Tab. lutschen
	Nr. 5 Kalium phos.	morgens und mittags je 2 Tab. lutschen
	Nr. 7 Magnesium phos.	spätnachmittags und abends als „Heiße 7" mit 5–10 Tab.

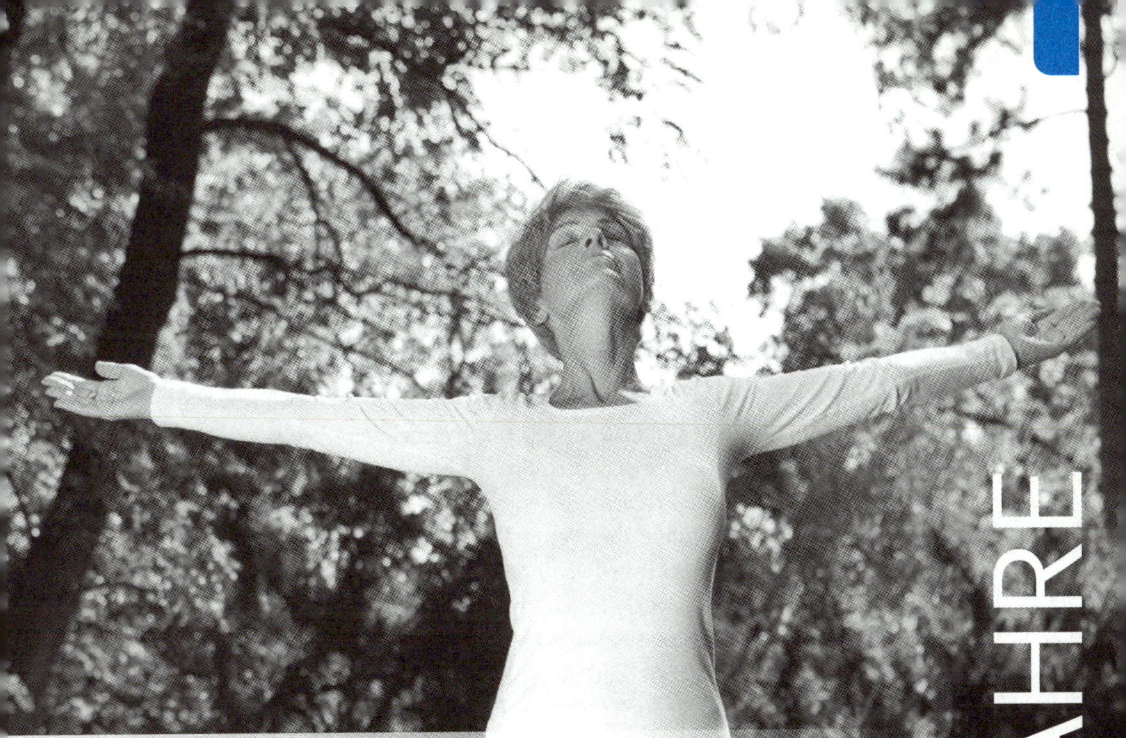

V. WECHSELJAHRE

Einführung

Ein biografischer Wendepunkt – nicht nur für die Frau

Probleme, die in den Wechseljahren auftauchen, sind durch unsere Gesellschaft sowie unsere Lebens- und Denkweise geprägt und kulturell bedingt durch die enorme Abwertung des Alters, bei besonderer Minderbewertung der Frau.

Die Wechseljahre markieren einen deutlichen Einschnitt im Lebenslauf einer jeden Frau. Der durch körperliche und seelische Veränderungen erzwungene Schritt in eine neue Lebensphase stellt uns – meist unvorbereitet – vor eine völlig neue Situation.

Wir müssen lernen, damit zurechtzukommen. Jugend, Gesundheit, Vitalität – bisher als etwas Selbstverständliches erlebt – beginnen zu schwinden, und damit oft auch ein Teil der Lebensfreude. Jede Entwicklung bedeutet aber nicht nur Verlust, sie bringt auch Positives und Neues. Doch das tritt nicht von alleine in Erscheinung. Es begegnet uns zunächst in Form einer Möglichkeit, die wahrgenommen und verwirklicht werden will. Aus dieser Sicht können Wechseljahre wie eine zweite Geburt erscheinen, als eine Aufforderung, neue Erfahrungen zu machen, neue Fähigkeiten zu entwickeln und neue Chancen zu ergreifen.

Am Alten festhalten – oder die neue Chance ergreifen?

Viele Lebenskrisen entstehen durch das Festhalten an einer alten, gewohnten und liebgewonnenen Situation, aus dem Widerstand gegen unvermeidbare Veränderungen. Gerade in solchen Situationen, in denen man durch äußere Einflüsse familiärer oder beruflicher Art oder durch gesundheitliche Probleme scheinbar aus der Bahn geworfen wird, kann ein Bewusstsein für die eigene Biografie, ihre Besonderheiten und Gesetzmäßigkeiten reifen.

Haben Krisen einen Sinn? Gerade in den mittleren Jahren kann man schon auf eine ganze Reihe persönlicher Erlebnisse zurückblicken. Man hat einiges erreicht, aber nicht immer verlief alles reibungslos. Krisen und Fehlschläge mussten überstanden und bewältigt werden. Im Rückblick fügt sich die Vielzahl dieser Erfahrungen zu einem Ganzen, und man kann eine Art „roten Faden“ oder auch mehrere „Fäden“ im eigenen Lebensweg entdecken. Hinter den äußeren Ereignissen erscheinen immer deutlicher die inneren Zusammenhänge, die dem eigenen Dasein eine besondere, unverwechselbare Prägung geben. Mancher wird sich vielleicht fragen, ob nicht ein ganz anderer Mensch aus ihm geworden wäre, wenn nicht dieses oder jenes vielleicht unwillkommene Ereignis eingetreten wäre, von dem ein entscheidender Einfluss auf die Entwicklung und Reifung der eigenen Persönlichkeit ausgegangen ist.

Gesetzmäßigkeiten in der eigenen Biografie

Gerade im Zusammenhang mit Lebenskrisen oder auch Krankheiten kann es aufschlussreich sein, wenn man den Zeitpunkt ihres Auftretens in einen übergeordneten Zusammenhang zu stellen versucht. Das Leben verläuft nämlich in Rhythmen, deren Wechsel oft mit einer Krisensituation einhergeht. Wer die Wirksamkeit solcher Gesetzmäßigkeiten in seinem Leben erkannt hat, kann bewusst an seiner Biografie arbeiten, indem er von außen gegebene Veränderungen als Herausforderung begreift, neue Wege zu beschreiten. Dadurch kann der oft schmerzhafte Prozess der innerlichen Loslösung in eine positive Kraft verwandelt werden.

Rhythmen in der Biografie: Das Leben verläuft nicht kontinuierlich

Körperliche Veränderungen, wie Zahnwechsel, Pubertät, aber auch die Wechseljahre, die in einem ganz bestimmten Alter einsetzen, lassen solche Einschnitte im Leben erkennen, die den Beginn und das Ende bestimmter Rhythmen und Entwicklungsschritte markieren.

Diese Übergänge in eine neue Lebensphase gehen durchaus nicht immer glatt und unbemerkt vonstatten, sondern sind oft von körperlichen Veränderungen und starken seelischen Turbulenzen begleitet.

Sieben Jahre – ein markanter Rhythmus im menschlichen Leben: Für uns ist der 7-Jahres-Rhythmus von besonderer Bedeutung, weil darin der Zusammenhang zwischen biologischen Veränderungen und der Entwicklung seelisch-geistiger Kräfte am deutlichsten hervortritt:

- Zahnwechsel bei eintretender Schulreife,
- Pubertät beim Eintritt ins Jugendlichenalter und
- Abschluss des Knochenwachstums im Erwachsenenalter.

Körperliche und seelisch-geistige Entwicklungen gehen Hand in Hand. Bei einigen dieser Entwicklungsschritte treten mehr die körperlichen Veränderungen, bei anderen eher die seelisch-geistigen in den Vordergrund. Immer treten sie aber gemeinsam auf, sind miteinander verflochten oder sogar voneinander abhängig. So erklärt es sich, dass eine gestörte, gehemmte körperliche Entwicklung unter Umständen eine altersgerechte seelisch-geistige Entwicklung behindern kann.

Entwicklungsbedingte körperliche Beschwerden und Veränderungen sind somit normal und sogar notwendig, um den nächsten Entwicklungsschritt zu ermöglichen und einzuleiten. Schon Kinder wissen dies instinktiv: Sind sie nicht stolz auf ihre Zahnlücken, weil daran für jeden sichtbar wird, dass sie schon in die Schule gehen? Und in der Pubertät kämpfen die Jugendlichen mit Rundungen, Pickeln, Stimmbruch und müssen seelische Stürme überstehen – aber alles in dem Bewusstsein, dass dies notwendige Prozesse sind und dass die Freiheiten des Erwachsenendaseins errungen werden müssen.

Sei allem Abschied voran, als wäre er hinter dir, wie der Winter, der eben geht.

Rainer Maria Rilke

Wechseljahre als „Häutungsprozess"

Auch die Wechseljahre sind ein solcher Vorgang, bei dem sich durch körperliche Veränderungen der nächste Entwicklungsschritt ankündigt und vollzogen werden will.

Das bedeutet keineswegs, dass es sich um einen leichten und schnellen Prozess handelt. Immerhin erstreckt er sich über ungefähr zwei mal sieben Jahre und ist damit der längste aller Entwicklungsschritte – und häufig auch der mühevollste und schwierigste. Etwa zwischen 42 und 49 Jahren finden die Loslösung und der Abschied von der vorangegangenen Phase der biologischen Fruchtbarkeit statt. Darauf folgt bis etwa Mitte fünfzig die Erringung eines neuen Gleichgewichts innerhalb des Organismus. Was von vielen Frauen als unwiederbringlicher Verlust empfunden wird, beinhaltet eigentlich eine neue Art von Freiheit: die Unabhängigkeit vom Fruchtbarkeitszyklus mit all seinen Beeinträchtigungen und Schwankungen im körperlichen und seelischen Wohlbefinden.

Die neu gewonnene Freiheit nutzen

Die Wechseljahre stellen eine Aufbruchsituation dar, eine Chance für die Entwicklung der eigenen Individualität und Persönlichkeit. Nimmt man ihren Beginn mit etwa 42 Jahren an, so ist damit eine Entwicklungsstufe erreicht, auf der die körperliche und seelische Entwicklung abgeschlossen ist oder in den Hintergrund tritt. Ein Neubeginn darf gewagt werden. Nur wenn es nicht gelingt, die persönliche Entwicklung auf geistigem Gebiet fortzusetzen, werden ausschließlich die negativen Seiten der Wechseljahre wahrgenommen: Die langsam beginnenden körperlichen Abbauprozesse treten in den Vordergrund, und das Gefühl seelischer Verarmung kann aufkommen.

Geistig jung bleiben ist keine Frage des Alters

Die Wechseljahre sind ein natürlicher biologischer Vorgang und eine notwendige Voraussetzung für weitere Lebensstufen. Es ist wichtig, dies auch bei der Beschäftigung mit den unangenehmen Seiten der Wechseljahre im Bewusstsein zu haben. Im Unterschied zur Pubertät, bei der man sich in der aufsteigenden Kräftephase befindet, beginnen die Wechseljahre in der abnehmenden Kräftephase des zweiten Lebensabschnitts. Deshalb werden natürlich beide Wechsel als grundverschieden empfunden und sind von einem völlig anderen Lebensgefühl begleitet. Wir gehen also als reife, selbstbewusste und selbstbestimmte Frauen in die Wechseljahre.

Wechseljahre bedeuten Abschied nehmen: Abschied von der Fruchtbarkeit und der Möglichkeit, Kinder zu gebären, vom jugendlichen Aussehen und von den heranwachsenden Kindern. „Abschied“ kommt von „Abscheiden“, der Trennung gemischter Substanzen in ihre unterschiedlichen Bestandteile, die nun alle einen höheren Reinheitsgrad aufweisen. So gesehen muss Abschied nicht unbedingt nur mit einem Verlust verbunden sein, sondern kann auch als Durchbruch zu größerer Klarheit verstanden werden – als eine Möglichkeit, mit sich selbst „ins Reine“ zu kommen. Doch welche „Abscheide“-Prozesse finden statt, die diese Veränderungen hervorrufen? Was geschieht in den Wechseljahren mit dem eigenen Körper?

In Kulturen, in denen dem Alter höchste Achtung seitens der Gesellschaft entgegengebracht wird und in denen die Frauen durch zunehmende Jahre an Einfluss gewinnen, gibt es so etwas wie Wechseljahresbeschwerden nicht.

Hormone ermöglichen die innere Wahrnehmung

Hormone sind körpereigene Substanzen, die auf das Engste mit der inneren Wahrnehmung, der Selbstwahrnehmung des Organismus verknüpft sind.

Bei Schreck oder Freude, wenn Gefühle entstehen, bei Aufregung oder Anspannung, bei der Nahrungsaufnahme, die ja auch einen Kontakt mit der Außenwelt bedeutet, bei Sinneseindrücken und ihrer Verarbeitung – überall werden Hormone als Ausdruck der Selbstwahrnehmung und Selbstabgrenzung gebildet. Sie sind lebensnotwendig.

Durch sie wird eine Verbindung zwischen „Wahrnehmungsprozessen" und Körperreaktionen hergestellt. Die körperliche Entwicklung, die seelische Reife und die Fähigkeit des selbstbewussten Denkens sind immer auch mit Hormonausschüttungen verbunden. Hormone sind Stoffe, die vom Körper in bestimmten Drüsen produziert werden und alle lebenswichtigen Tätigkeiten des Organismus beeinflussen und regulieren, den Stoffwechsel, das Wachstum und die Fortpflanzung. Es gibt eine Fülle verschiedener Hormone, die sich gegenseitig regulieren und steuern, jedoch an ganz verschiedenen Stellen innerhalb des Organismus gebildet werden, z. B. im Gehirn, in der Schilddrüse oder Nebenschilddrüse, der Nebenniere, in der Bauchspeicheldrüse, in den Eierstöcken der Frau und den Hoden des Mannes. Aber auch andere Organe wie Nervenzellen, Nierengewebe, Muskelgewebe und embryonales Gewebe sind zur Hormonbildung fähig. Viele Drüsen sondern die von ihnen produzierten Hormone ins Blut ab, mit dem sie an die Zielorgane innerhalb des Körpers gebracht werden. Andere Hormone wirken direkt am Ort ihrer Entstehung oder werden über die Nervenbahnen transportiert. Durch den Verlust einiger Drüsenorgane durch Operation – wie z. B. der Nebenniere oder Hypophyse – träte der Tod ein, würden die von ihnen produzierten Hormone nicht ersetzt werden. Andere Verluste kann der Organismus selbstständig ausgleichen, z. B. die der Eierstöcke oder der Hoden.

> Nicht fürchte ich, dass man mich niederträte. Gras, tritt man es nieder, wird ein Weg.
>
> Blaga Dimitrowa

Veränderung des Zyklus während der Wechseljahre

Etwa mit Beginn der 40er Jahre beginnt sich der relativ konstante Rhythmus des weiblichen Zyklus zu lockern. Das Wesen der Wechseljahre besteht in dieser Lockerung und Auflösung des Menstruationsrhythmus, gefolgt von einer Zeit des Chaos und der hormonellen Schwankungen, bevor sich ein neuer Rhythmus einstellt. Dieser äußert sich nicht mehr in zyklischen Menstruationen und verläuft nach außen hin unmerklich. Häufig verkürzt sich zunächst die erste Zyklusphase sowie die Ei-Reifung. Der Eisprung erfolgt früher oder fällt ganz aus. Dadurch tritt auch die Regelblutung eher auf; sie ist oft auch stärker und dauert länger. Es gibt keine einheitliche Form der Veränderung. Bei jeder Frau macht sich der Beginn der Wechseljahre auf individuelle Weise bemerkbar, und auch ihr weiterer Verlauf kann sich ganz unterschiedlich gestalten. Auch der Zeitpunkt ihres Eintretens schwankt zwischen Mitte dreißig und Ende vierzig. Es können deshalb nur grundsätzliche Vorgänge aufgezeigt werden, die bei jeder Frau auf andere Weise und in unterschiedlicher Intensität auftreten.

Während dieser Phase der unregelmäßigen Eisprünge bilden die Eierstöcke ganz unterschiedliche Hormonmengen, teils zu wenig oder gar kein Progesteron (Gelbkörperhormon), teils zu viel, normal viel oder zu wenig Östrogen.

In der folgenden Zeit des „Chaos" ist alles möglich: Dauerblutungen, zu seltene Blutungen, unterschiedlich starke Blutungen, lange Pausen zwischen den Blutungen und auch Phasen mit völlig normalen Menstruationszyklen. Irgendwann gegen Ende der 40er Jahre hören die Eisprünge ganz auf. Ein bis zwei Jahre später findet dann die letzte Menstruationsblutung statt. Erst wenn die Regel ein Jahr lang ausgeblieben ist, kann man davon ausgehen, dass die Menstruation beendet ist und keine Regelblutung mehr stattfindet. Der Zeitpunkt der letzten Blutung heißt Menopause. In den darauffolgenden Jahren gewinnt der Organismus ein neues hormonelles Gleichgewicht, das durch eine geringe Östrogenbildung bei mehr oder weniger gleich bleibender männlicher Hormonbildung gekennzeichnet ist.

Wenn bei einer Frau zu viel männliche Hormone in den Eierstöcken produziert werden, behindert das eine reguläre Ei-Reifung. Der Eisprung bleibt eventuell aus. Auch eine Über- oder Unterfunktion der Schilddrüse kann den Periodenzyklus stören.

Im Zusammenhang mit den Wechseljahren verändert sich das Verhältnis der Hormone zueinander. Die im Gehirn freigesetzte Menge an Regelungshormonen steigt an, weil die Eierstöcke auf den Regelungsreiz weniger reagieren und stärker stimuliert werden müssen. Häufig wird auch mehr von dem Stresshormon Prolaktin produziert, das die Hormonbildung in den Eierstöcken drosselt. Die männlichen Hormone (Androgene) nehmen dagegen geringfügig ab, aber nicht direkt durch das Einsetzen der Wechseljahre, sondern als allgemeine Folge des Älterwerdens.

Veränderungen im Hormonhaushalt

Wie schon erwähnt, beeinflussen die Hormone alle wesentlichen Körperfunktionen, und zwar nicht isoliert, sondern in ihrem Zusammenspiel. Man weiß heute, dass z. B. Östrogene im Zusammenhang mit dem Knochenabbau eine entscheidende Rolle spielen. Mit abnehmender Östrogenmenge im Blut kann eine Verstärkung der knochenabbauenden Vorgänge einhergehen. Die Östrogenabnahme stellt aber nur einen von vielen Risikofaktoren dar, die zu einem Knochenschwund, der so genannten Osteoporose (s. Kap. VI. – Osteoporose), führen können. Herz-Kreislauf-Erkrankungen und eine Erhöhung des Cholesterinspiegels können hormonbedingt sein. Östrogene sind bei allen „aufbauenden" Tätigkeiten des Organismus beteiligt. Darin liegt ihre Aufgabe im weiblichen Organismus. Daraus abzuleiten, dass ihr Rückgang nach den Wechseljahren die alleinige Ursache verschiedenster Erkrankungen wie Osteoporose, Herzinfarkt usw. sei, erscheint allerdings sehr fragwürdig.

Biochemie nach Dr. Schüßler

Mit den Wechseljahren beginnt eine neue körperliche und seelisch-geistige Entwicklung, die tief in organische Prozesse eingreift. So ist ganz natürlich, dass es zu einer Beeinträchtigung des Wohlbefindens kommen kann, bevor Körper und Seele ein neues Gleichgewicht gefunden haben. Viele Frauen fühlen sich durch diese Veränderung kaum beeinträchtigt, während andere erheblich darunter leiden. Im Folgenden lesen Sie, wie Sie den Wechseljahren mit einfachen Mitteln vorbeugen und sich selbst Linderung verschaffen können.

Die häufigsten Beschwerden

Verstärkte Regelblutung

Bei verstärkten Regelblutungen empfehlen sich die Salze Calcium fluor. (Nr. 1), Calcium phos. (Nr. 2) und Natrium sulf. (Nr. 10).

Förderung bzw. Regulierung des Hormonhaushaltes

Die folgenden Salze unterstützen die Regulierung des Hormonhaushaltes: Calcium fluor. (Nr. 1), Calcium phos. (Nr. 2), Kalium chlor. (Nr. 4), Kalium phos. (Nr. 5), Magnesium phos. (Nr. 7), Natrium chlor. (Nr. 8), Silicea (Nr. 11).

Depressive Stimmungen

Bei Angstzuständen, Unruhe, Spannungen und Depressionen empfehle ich folgende Salze:

- Nr. 2 Calcium phos.: zur Reduzierung der existentiellen Angst;
- Nr. 5 Kalium phos.: zum Aufbau von Energie;
- Nr. 7 Magnesium phos.: zur Verminderung der unterschwelligen Spannung;
- Nr. 8 Natrium chlor.: zum Ausgleich im emotionalen Haushalt;
- Nr. 11 Silicea: zur Stärkung der Nerven;
- Nr. 15 Kalium jod.: zur Unterstützung der Schilddrüse, Entlastung des Gemüts;
- Nr. 22 Calcium carb.: zur Stärkung ganz von innen.

Trockene Schleimhäute

Bei trockenen Schleimhäuten ist Natrium chlor. (Nr. 8) viertel- bis halbstdl. zu lutschen. Getränke, die der Körper verdünnen muss, wie Kaffee, Cola, Tee, Bier, Wein, Säfte usw., sind zu meiden.

Hitzewallungen

Bei Hitzewallungen helfen:

- Nr. 2 Calcium phos.: bei Angst, Spannung, Energieverlust;
- Nr. 3 Ferrum phos.: zum Abbau der inneren Spannung;
- Nr. 7 Magnesium phos.: zum Abbau der inneren Anspannung;
- Nr. 8 Natrium chlor.: zur Regulierung des Wärmehaushalts;
- Nr. 15 Kalium jod.: zum Abbau der inneren Unruhe.

Osteoporose

Umfangreiche Hintergrundinformationen und Behandlungshinweise zur Osteoporose finden sich in Kapitel VI. Nachfolgend die wichtigsten Salze mit Blick auf Wechseljahresbeschwerden:

- Nr. 1 Calcium fluor.: stärkt Oberfläche und Härte der Knochen;
- Nr. 2 Calcium phos.: zum Aufbau der inneren Struktur der Knochen;
- Nr. 3 Ferrum phos.: zur Durchblutung der Knochen;
- Nr. 5 Kalium phos.: zum Aufbau von Gewebe;
- Nr. 7 Magnesium phos.: zur Entspannung;
- Nr. 9 Natrium phos.: zum Abbau von Säure;
- Nr. 11 Silicea: dient dem Knochenaufbau;
- Nr. 15 Kalium jod.: verringert die innere Unruhe;
- Nr. 22 Calcium carb.: stärkt die härteste Schicht der Knochen.

Bei Knorpelproblemen wäre noch zusätzlich Natrium chlor. (Nr. 8) einzunehmen.

Einsatzgebiete der 12 Salze

Nachfolgend wird beschrieben, in welchen Fällen der Einsatz der jeweiligen Salze angezeigt ist.

Nr. 1 Calcium fluoratum D 12

Einzunehmen bei folgenden Anzeichen: innere Unruhe, Angst, depressive Verstimmung; Furcht, das Tagespensum nicht zu schaffen; Blasenschwäche: Harnträufeln tagsüber; häufiger oder plötzlicher Harndrang, Bettnässen wegen Erschlaffung des Blasenschließmuskels, Menstruation verstärkt; milchiger Ausfluss, gelegentlich stärkerer Ausfluss von gelbmilchiger Beschaffenheit; Knoten in den Brustdrüsen – steinhart.

Bei Männern: Libido erloschen.

Nr. 2 Calcium phosphoricum D 6

Einzunehmen bei folgenden Anzeichen: ängstlich, furchtsam, schreckhaft, vergesslich, Nachlassen der gedanklichen Schärfe, mürrisch, häufiger Drang zum Urinieren; der Harn enthält Eiweiß (Albuminurie); Dysmenorrhoe, Amenorrhoe bei Anämie; eiweißartiger Fluor (besonders morgens); Gebärmutterverlagerung oder -vorfall.

Bei Frauen und Männern: Libido oft anomal vermehrt oder vermindert.

Nr. 3 Ferrum phosphoricum D 12

Einzunehmen bei folgenden Anzeichen: nervös, überempfindlich; unfähig, Gedanken zu sammeln; ängstlich; Gedächtnisschwäche für Namen und Tatsachen usw.; unwillkürlicher Harnabgang bei geschwächten Menschen – evtl. schon beim Gehen; Reizung der Harnröhre, Menstruation schmerzhaft; Neuralgie der Brustdrüsen, schlimmer bei Berührung; Hitzewallungen der Frauen in den Wechseljahren.

Nr. 4 Kalium chloratum D 6

Einzunehmen bei folgenden Anzeichen: träge, antriebslos, entschlussunfähig, bequem, stupid; Neigung zu chronischen Nieren- und Blasenentzündungen, Menstruation zu spät, Absonderung von milchig-weißem Schleim, nicht reizend; chronische und subchronische Entzündung der Brustdrüsen, Anschwellung der Achsellymphknoten.

Schüßler-Salze im Überblick

Mineralsalztabletten	Einsatz
Nr. 1 Calcium fluor.	Erhaltung der Elastizität
Nr. 2 Calcium phos.	Entspannung der Muskeln, Knochenaufbau
Nr. 3 Ferrum phos.	Durchblutungsförderung
Nr. 4 Kalium chlor.	Drüsenhaushalt
Nr. 5 Kalium phos.	Energie
Nr. 6 Kalium sulf.	Sauerstoffversorgung der Zelle
Nr. 7 Magnesium phos.	Herz, Nerven, Drüsen, Verdauungsapparat, vegetatives Nervensystem
Nr. 8 Natrium chlor.	Flüssigkeitshaushalt, Schleimhäute
Nr. 9 Natrium phos.	Abbau der anfallenden Säuren, Fettstoffhaushalt
Nr. 10 Natrium sulf.	Entschlackung
Nr. 11 Silicea	Nerven
Nr. 12 Calcium sulf.	Eiweißabbau

Nr. 5 Kalium phosphoricum D 6

Einzunehmen bei folgenden Anzeichen: Nervenschwäche, geistige Abgespanntheit, Mutlosigkeit, ängstlich, furchtsam ohne Grund, melancholisch oder hypochondrisch, Gedächtnisschwäche; Harnverhalten oder willkürliches Harnverhalten als Symptom einer örtlichen nervlichen Schwäche; Lähmung des Blasenschließmuskels, nervöse Reizblase, starke Regelkrämpfe, Regel zu spät oder zu früh, Zwischenblutungen, chronische und subchronische Entzündungen der Brustdrüsen, Anschwellung der Achsellymphknoten.

Bei Männern: große Erschöpfung nach Samenverlust (Geschlechtsverkehr), nächtlicher Samenverlust; Geschlechtsnervenschwäche infolge übermäßiger geschlechtlicher Aufregung.

Nr. 6 Kalium sulfuricum D 6

Einzunehmen bei folgenden Anzeichen: überempfindlich gegen Geräusche, Gerüche, Licht usw.; weinerlich, ängstlich, traurig, depressiv, Schwarzseher, lufthungrig („Katzenjammer-Mittel"); Weißfluss der Frauen; zu späte, spärliche Menstruation.

Nr. 7 Magnesium phosphoricum D 6

Einzunehmen bei folgenden Anzeichen: ängstlich, depressiv, missmutig, ungeduldig, hastig, Geist ermüdet leicht; Knoten in der Brust (s. auch Salze Nr. 1 und Nr. 4; Arzt aufsuchen!); Harnstau infolge von Verkrampfungen des Blasenschließmuskels, schmerzhafter Harndrang, unaufhörlicher Harndrang, Krampfschmerzen in Verbindung mit der Menstruation; Regel verfrüht, oft um 1 Woche; kolikartige Schmerzen vor der Menstruation, Besserung bei Einsetzen der Menstruation, Schwellungen und Schmerzen der äußeren Genitalien, Scheidenkrampf; harte Knoten in der Brust (s. auch Salze Nr. 1 und Nr. 4; Arzt aufsuchen!).

Bei Männern: starke Steigerung des sexuellen Verlangens.

Nr. 8 Natrium chloratum D 6

Einzunehmen bei folgenden Anzeichen: vegetativ labil, Lebensüberdruss, Angst vor der Zukunft, Stimmungslabilität, Depression gegen Ende der Regelblutung; unfreiwilliger Harnabgang beim Husten, Gehen, Lachen oder bei Schmerzen; Brennen in der Harnröhre; Regel zu spät und zu spärlich, Trockenheit der Scheide, Abneigung gegen Geschlechtsverkehr.

Bei Männern: Libido vermindert (gelegentlich auch gesteigert), unfreiwilliger Samenabgang, nachhaltige Verstimmung nach Geschlechtsverkehr.

Nr. 9 Natrium phosphoricum D 6

Einzunehmen bei folgenden Anzeichen: ungeduldig, nervös, gereizt, streitsüchtig, missmutig, gedrückt, ängstlich, leicht aufbrausend, hart und grob gegen Personen (auch in der

Familie), entzündliche Blasen und Nierenleiden; Harn scharf, dunkel, wundmachend – Geruch sauer; gelbrahmiger Ausfluss, Brustdrüsenentzündung.

Bei Männern: sexuelle Erregung bei gleichzeitiger Erektionsschwäche.

Nr. 10 Natrium sulfuricum D 6

Einzunehmen bei folgenden Anzeichen: Lebensüberdruss, Neigung zu Selbstmord; reizbar, niedergeschlagen, trübsinnig, schweigsam, misslaunig, verstimmt; Bettnässen, Blasenentzündung, Menstruation scharf und reichlich.

Nr. 11 Silicea D 12

Einzunehmen bei folgenden Anzeichen: Lebenskraft geschwächt, mangelndes Selbstvertrauen; ängstlich, schreckhaft, nachgiebig, unentschlossen, weinerlich, unzufrieden, kann sich zum Lebensüberdruss steigern; Neigung zu Anschwellung und Verhärtungen von Drüsen; empfindlich gegen Berührung an den Drüsen, brennende Schmerzen in der Harnröhre beim Wasserlassen, Zerschlagenheit nach Geschlechtsverkehr; wässriger, wundmachender, übelriechender Ausfluss; schmerzhafte Brustwarzen.

Bei Männern: schmerzhafte Erektion morgens vor dem Aufstehen; Zerschlagenheit am ganzen Körper nach Geschlechtsverkehr.

Nr. 12 Calcium sulfuricum D 6

Einzunehmen bei folgenden Anzeichen: Menstruation spät, lang anhaltend, verbunden mit Kopfschmerzen und großer Schwäche.

Empfehlungen zur Einnahme

Die Mineralsalztabletten sind ganz regelmäßig und mindestens 3 – 4 Monate lang einzusetzen. Dann kann die Einnahme versuchsweise unterbrochen werden, sollte aber sofort wieder aufgenommen werden, sobald sich erneut Beschwerden zeigen.

Bei akuten Beschwerden nehmen Sie – bei Wahl mehrerer Mittel: abwechselnd – jede ¼ Std. eine Dosis des jeweiligen Mittels: 2 Tab. oder einige Schlucke in gelöster Form des jeweiligen Minerals („Heiße 7“, s. Kap. I. – Empfehlungen zur Einnahme).

Tabletten werden immer gelutscht (geschluckt sind sie wertlos). Bei länger anhaltenden Beschwerden bitte Ihren Arzt aufsuchen!

Heilkräuter und Tees

Selbstverständlich sollte auch die Kräuterkur über mehrere Monate angewendet werden. Hierzu eignen sich besonders Heilkräuter mit östrogenartiger Wirkung.

Kräuter und Tees

Baldrian (Valeriana officinalis)

Wirkt beruhigend und ausgleichend. Bei Schlaflosigkeit, innerer Unruhe und nervösem Herzklopfen.

Wichtiger Hinweis: Baldriantee darf nicht zu spät getrunken werden, wenn er einen Einfluss auf den Schlaf haben soll. Spätestens abends gegen 19 Uhr. (Langsame Wirkung, sonst schläft man erst gegen Morgen ein.)

- Zubereitung des Tees: 2 Teelöffel Baldrianwurzel mit ¼ l kaltem Wasser übergießen, 10–12 Std. ziehen lassen, umrühren und abseihen, zum Trinken kurz erwärmen (nicht in der Mikrowelle!); bei Bedarf oder kurmäßig über 6 – 8 Wochen tgl. 2 – 3 Tassen trinken. Bei Bedarf süßen (nicht bei Diabetes).

Frauenmantel (Alchemilla vulgaris)

Krampflösend, gebärmutterstärkend, bei Antriebsmangel, Reizbarkeit und depressiven Verstimmungen, verminderter sexueller Lust, Trockenheit der Scheide, Harninkontinenz, Stuhlverstopfung.

- Zubereitung des Tees: 2 Teelöffel Frauenmantelblätter mit ¼ l kaltem Wasser kurz aufkochen, 10–15 Min. ziehen lassen, abseihen, bei Bedarf tgl. 1–3 Tassen Tee, ungesüßt.

Herzgespann (Leonurus Cardiaca)

Bei Hitzewallungen, Herzklopfen, nervöser Unruhe, depressiver Verstimmung, Schlaflosigkeit.

- Zubereitung des Tees: 2 Teelöffel Herzgespannkraut mit ¼ l kochendem Wasser übergießen, 10 Min. ziehen lassen, abseihen, bei Bedarf oder kurmäßig 2 – 4 Wochen tgl. 2–3 Tassen ungesüßt.

Hopfen (Humulus lupulus)

Hopfenzapfen und -blüten sind als sanft wirkendes Beruhigungsmittel bekannt. Baldrian und Hopfen werden oft in Teezubereitungen kombiniert. Östrogenähnliche Wirkung, wirkt deshalb ausgleichend auf Wechseljahresbeschwerden.

Harmonisierende Wirkung, gegen Nervosität, gegen depressive Verstimmungen und angezeigt bei Schlafstörungen.

- Zubereitung des Tees: 2 Teelöffel Hopfenblüten mit ¼ l kochendem Wasser übergießen, 15 Min. ziehen lassen, abseihen, bei Bedarf tgl. 2 Tassen ungesüßt trinken. Als Schlaftrunk: ½ Std. vor dem Schlafengehen 1 Tasse Tee mit 1 Teelöffel Honig (nicht bei Diabetes).

Johanniskraut (Hypericum perforatum)

Gegen Unruhe und depressive Verstimmung. Bitte beachten: Johanniskraut erhöht die Lichtempfindlichkeit der Haut. Deshalb während der Anwendung die pralle Sonne, Höhensonne oder Solarium meiden.

- Zubereitung des Tees: 1–2 Teelöffel mit ¼ l kaltem Wasser übergießen, kurz aufkochen, 3 Min. ziehen lassen, abseihen und kurmäßig über 4–6 Wochen tgl. 2–3 Tassen Tee, ungesüßt.

Melisse (Melissa officinalis)

Aus den Blättern wird ein Tee zubereitet, der allgemein stärkend, beruhigend und krampflösend wirkt. Er befeuchtet die Schleimhäute. Hilft bei Schlafstörungen, Gereiztheit und Nervosität.

- Zubereitung des Tees: 3 Teelöffel Melissenblätter mit ¼ l kochendem Wasser übergießen, abseihen, kurmäßig über 6–8 Wochen 3 Tassen tgl. trinken. Bei Bedarf mit Honig süßen (nicht bei Diabetes).

Mönchspfeffer (Agnus Castus)

Hilft bei Menstruationsstörungen in der Prämenopause. Mönchspfeffer ist nicht als einzelner Tee erhältlich, ist jedoch in Teemischungen enthalten (z.B. Zyklus-Tee von H&S). Außerdem kann man ihn in Form homöopathischer Globuli (Agnus Castus) einnehmen.

Rosmarin (Rosmarinus officinalis)

Wirkt als anregendes Tonikum vor allem auf Kreislauf, Nerven und Galle. Östrogenähnliche Wirkung. Bei Menstruationsstörungen in der Prämenopause, Nervosität, niedrigem Blutdruck, allgemeiner Abgeschlagenheit.

- Zubereitung des Tees: 1 Teelöffel Rosmarinblätter mit ¼ l kaltem Wasser kurz aufkochen, abseihen, bei Bedarf morgens und mittags je 1 Tasse Tee ungesüßt trinken.

Salbei (Salvia officinalis)

Bei Hitzewallungen mit nächtlichen Schweißausbrüchen.

- Zubereitung des Tees: 3 (bei empfindlichem Magen 2) gehäufte Teelöffel Salbeiblätter mit ¼ l kochendem Wasser übergießen, 15 Min. ziehen lassen, abseihen, kurmäßig über 3–4 Wochen tgl. 2 Tassen Tee ungesüßt und sehr warm trinken.

Steinklee (Melilotus officinalis)

Bei Gefäßschwäche sowie bei arteriellen und venösen Durchblutungsstörungen. Wirkt krampflösend und beruhigend, bei Nervosität, bei Harnwegsinfekten.

- Zubereitung des Tees: 1 – 2 Teelöffel Steinkleekraut mit ¼ l kochendem Wasser übergießen, 10 Min. ziehen lassen, abseihen, bei Bedarf 2 – 3 Tassen Tee, ungesüßt.

Weißdorn (Crataegus monogyna)

Hilft bei Herzklopfen, zur Regulierung von hohem Blutdruck, als mildes Beruhigungsmittel. Auch bei Schlafstörungen, Herzjagen, Schwindelgefühl und Hitzewallungen.

- Zubereitung des Tees: 2 Teelöffel Weißdornblüten mit ¼ l kochendem Wasser übergießen, 10 Min. ziehen lassen, abseihen, kurmäßig über 6 – 8 Wochen tgl. 2 Tassen trinken. Eventuell gesüßt mit Honig (nicht bei Diabetes).

Bewährte Teemischungen

Je nach Beschwerden haben sich die folgenden Teerezepturen bewährt.

Teerezeptur 1

Hilft bei Nervosität, Gereiztheit, beruhigt und fördert den Schlaf.

- Zutaten: 20 g Hopfenzapfen, 20 g Melisse, 10 g Baldrian.
- Zubereitung: 2 gehäufte Teelöffel der Mischung mit ¼ l lauwarmem Wasser übergießen, 5 Std. zugedeckt ziehen lassen, abseihen, auf Trinktemperatur erwärmen, bei Bedarf tgl. 2 Tassen, ungesüßt. Als Schlaftrunk: ½ Std. vor dem Schlafengehen 1 Tasse mit 1 Teelöffel Honig. Diabetiker ungesüßt.

Teerezeptur 2

Hilft gegen depressive Verstimmungen.

- Zutaten: 20 g Johanniskraut, 20 g Melisse, 20 g Hopfenzapfen.
- Zubereitung: 2 gehäufte Teelöffel der Mischung mit ¼ l kochendem Wasser übergießen, 10 Min. ziehen lassen, abseihen, kurmäßig über 6 Wochen tgl. morgens und mittags je 1 Tasse, ungesüßt.

Teerezeptur 3

Hilft gegen Hitzewallungen mit starkem Herzklopfen.

- Zutaten: 20 g Herzgespann, 15 g Johanniskraut, 10 g Weißdorn, 10 g Melisse, 5 g Baldrian.
- Zubereitung: 2 Teelöffel der Mischung mit ¼ l kochendem Wasser übergießen, 5 Min. ziehen lassen, abseihen, bei Bedarf tgl. 2–3 Tassen Tee, ungesüßt.

Weitere Maßnahmen

Allgemeine Empfehlungen

In keiner anderen Lebensphase ist regelmäßige körperliche Bewegung so wichtig wie in den Wechseljahren. Denn die meisten der typischen Beschwerden wie Gewichtszunahme, Durchblutungsstörungen, Kurzatmigkeit, steife Glieder und schmerzende Gelenke, schnelle Ermüdbarkeit, Harninkontinenz, aber auch ernsthafte Krankheiten wie Herz-Kreislauf-Erkrankungen und Osteoporose beruhen zu einem Teil auf Bewegungsmangel. Auch das seelische Gleichgewicht gerät häufig durch körperliche Unbeweglichkeit aus der Balance.

Wenn keine Bedenken bestehen, sollten Sie regelmäßig drei- bis viermal wöchentlich für 20 – 40 Min. Sport treiben: z. B. zügiges Gehen (Walking), Wandern, Schwimmen, Radfahren, Tanzen (auch Bauchtanz) oder Gymnastik. Gymnastik ist gut für Wirbelsäule, Beckenboden, Muskulatur und Venen. Atemübungen verbessern die Sauerstoffversorgung, helfen aber auch, zu innerer Ruhe zu finden.

Zu äußerer und innerer Harmonie gelangen: Yoga

Yoga ist eine jahrtausendealte Methode, die aus Indien stammt. In seinem ursprünglichen Sinn ist Yoga ein Weg, der alle Bereiche des Lebens umfasst. Es enthält viele verschiedene Elemente, von ethischen bis hin zu gesundheitsfördernden Prinzipien, Bewegung, gesunder Ernährung, innerer und äußerer Harmonie mit sich und der Welt. Die Körperübungen (Asanas) basieren auf einem Wechsel von Anspannung und Entspannung und wirken damit harmonisierend und ausgleichend auf den ganzen Körper. Sie kräftigen die Muskeln, lockern Verspannungen und lassen Wirbelsäule und Gelenke beweglicher werden. Die Atemübungen dienen dazu, gleichmäßig und entspannt atmen zu lernen, denn mit dem Atem nehmen wir nach dem Yoga-Prinzip Lebensenergie (Prana) auf. Ein regelmäßiger Atemfluss versorgt alle Bereiche des Körpers mit dieser Lebensenergie. Meditations- und Konzentrationsübungen schließlich helfen, die Gedanken zur Ruhe zu bringen, sich von den Reizen der Außenwelt zu lösen und auf diese Weise mehr innere Gelassenheit zu entwickeln.

Die Widerstandskräfte stärken: Kneippen

Das Wissen um die heilsame Wirkung des Wassers und seine Anwendung zur Vorbeugung und Linderung von Krankheiten und Beschwerden – die Hydrotherapie – sind schon lange bekannt. Bei diesen Beschwerden können Wasseranwendungen helfen:

- Schlafstörungen,
- Nervosität,

- Kopfschmerzen,
- Infektanfälligkeiten,
- zur Anregung von Kreislauf und Stoffwechsel,
- Hitzewallungen.

Vorausgesetzt, Sie leiden nicht an behandlungsbedürftigen Krankheiten, kann Ihnen die Heilkraft des Wassers auch zu Hause auf ideale Weise helfen. Wasseranwendungen gibt es als Voll- und Halbbäder, als Teilbäder wie Fuß- und Armbäder, als Körpergüsse oder warme und kalte Wickel, auch Wassertreten gehört dazu. Sie sollten dabei unbedingt beachten:

- Niemals kaltes Wasser auf oder an kalte Haut! Wärmen Sie sich, wenn nötig, mit Hilfe von Bewegung vor.
- Nehmen Sie sich genügend Zeit – auch zum Nachruhen hinterher!
- Sorgen Sie für eine angenehme Raumtemperatur (etwa 19–21 °C) – Sie dürfen dabei nicht frieren.
- Verzichten Sie auf schwarzen Tee, Kaffee und Nikotin unmittelbar vor und nach einer Anwendung.
- Führen Sie größere Anwendungen wie ein Vollbad nicht auf leeren Magen und frühestens eine Stunde nach dem Essen durch. Bei „kleinen Anwendungen" wie dem Wechselfußbad und dem kalten Armbad genügen 30 Min.
- Verspüren Sie während der Anwendung plötzlich Schwindelgefühl, Schwarzwerden vor den Augen, Kältezittern oder übermäßiges Herzklopfen, brechen Sie bitte die Anwendung sofort ab. Legen Sie sich hin und atmen Sie tief durch, bis die Beschwerden wieder abgeklungen sind.

Wechselfußbad

Gegen Schlafstörungen, Nervosität und Kopfschmerzen empfehlen sich Wechselfußbäder.

- 2 Fußbadewannen oder Eimer vor einen Stuhl stellen; in das eine Gefäß 36–38 °C warmes Wasser füllen, ins andere 18 °C kaltes Wasser. Bequem hinsetzen und beide Beine bis zu den Waden (bei Krampfadern nur bis zu den Knöcheln) so lange ins warme Wasser stellen, bis sie angenehm warm sind (etwa 5 Min.). Anschließend beide Beine für 10–15 Sekunden ins kalte Wasser tauchen. Den Vorgang einmal wiederholen; anschließend das Wasser abstreifen, nur die Fußsohlen abtrocknen, warme Strümpfe (aus Wolle oder Baumwolle) anziehen und einige Minuten nachruhen (bei Schlafstörungen nach dem Fußbad ins Bett legen).

Kaltes Armbad

Ein kaltes Armbad kann bei Hitzewallungen, Müdigkeit, körperlicher und geistiger Erschöpfung und zur Beruhigung des vegetativen Nervensystems helfen.

- Waschbecken mit 18 °C kaltem Wasser füllen. Einen Stuhl so vor das Becken stellen, dass Sie bequem sitzen. Beide Arme entspannt bis zur Oberarmhöhe für 10 Sekunden (oder bis Sie ein Kältegefühl verspüren) ins Wasser legen, die Hände dabei leicht bewegen. Abtropfen lassen und abtrocknen. Gerade bei Hitzewallungen kann Ihnen das kalte Armbad schnell helfen. Gelegenheiten dazu gibt es fast überall – sogar bei Reisen, am Flughafen, im Zug, in Raststätten.

Vollbad

Bei innerlicher und äußerlicher Anspannung, Einschlafstörungen (dann vor dem Schlafengehen durchführen!) und Erschöpfungen sowie zur Anregung des vegetativen Nervensystems und des Stoffwechsels kann ein Vollbad gute Dienste leisten.

- Badewanne mit so viel warmem Wasser (37 °C) füllen, dass es den ausgestreckten Körper bis zum Hals bedeckt. Wenn Sie möchten, einen Badezusatz, etwa einen Pflanzenextrakt, hinzugeben. 10 – 15 Min. darin baden, danach gut abtrocknen, etwas Warmes anziehen und mindestens 20 Min. nachruhen (bei Einschlafstörungen nach dem Bad ins Bett legen).

Wechseljahre als Aufbruch

Bisher haben wir uns vor allem mit der Situation des Abschieds beschäftigt – des Abschieds von der körperlichen Fruchtbarkeit, von dem rhythmischen Schwingen des Organismus in einem Monatszyklus, vom jugendlichen Aussehen.

Doch ist nicht die Trauer um das Vergangene, das Festhalten am Bestehenden eine Selbsttäuschung, die uns daran hindert, nach vorn zu schauen, und uns deshalb immer weiter von uns selbst entfernt? Hindert sie uns nicht an einer wirklichen Selbstbegegnung?

Die Trennung von einem Menschen durch Tod oder durch Scheidung, der Verlust materieller Güter oder des Arbeitsplatzes beschwören immer eine innere Krise herauf, ein Sich-selbst-in-Frage-Stellen. Insbesondere gilt dies, wenn es sich um Abschiede und Trennungen handelt, die wir nicht selbst herbeigeführt haben, sondern die uns schicksalsmäßig widerfahren sind. Ebenso ist es mit biologischen Veränderungen, von denen zwar jeder weiß, dass sie ständig stattfinden, die aber im spontanen Erleben nicht spürbar sind und nur über die Jahre hinweg eine sichtbare Veränderung zeigen. Wie jede Trennung, jeder Abschied und jede Veränderung, löst auch das Herannahen der Wechseljahre als spürbare Wandlung, als Metamorphose, immer unangenehme Empfindungen, Sorgen und Ängste aus. Die Veränderungen und die damit verbundene Ungewissheit verunsichern uns in einer Situation, in der wir glauben, unseren Platz im Leben gefunden zu haben. Am besten, alles bliebe immer so, wie es ist – sowohl äußerlich als auch innerlich.

Die Wechseljahre konfrontieren die Frauen in einer deutlicheren Weise mit dem Alter, als dies bei Männern der Fall ist. In unserer Gesellschaft erfordert es viel Mut, sich dem Älterwerden zu stellen. Erinnert es uns doch immer auch an Krankheit, Verfall, Pflegebedürftigkeit und Tod – keine beliebten Themen, obwohl oder gerade weil der Anteil älterer Menschen in unserer Gesellschaft ständig ansteigt. Erst ganz allmählich taucht auch die älter werdende Frau in der Werbung, im Fernsehen, in der Modeszene bildlich auf. Aber wir sind von einer Kultur des Älterwerdens oder einer Ästhetik des alternden Körpers noch immer weit entfernt. Schließlich ist auch das heutige Therapieangebot an Frauen, mit einer jahrelangen Hormonsubstitution Beschwerden und Wirkungen der Wechseljahre zu mildern oder aufzuheben, nichts anderes als der Versuch, biologische Veränderungen künstlich zu verlangsamen bzw. zu verhindern. Warum ist das Thema Hormontherapie so wichtig und warum wird es zugleich so kontrovers betrachtet? „Wenn ich doch mit Hormonen besser aussehe und mich besser fühle und obendrein noch Alterskrankheiten vorbeuge, warum soll ich sie dann nicht nehmen?“, fragt sich manche.

Eine berechtigte Frage, die zugleich aber nur die eine Seite des Älterwerdens anspricht. Wir leben in einer Zeit, in der in menschliche und auch in andere Lebensvorgänge massiv eingegriffen wird. Gentechnologie und Fruchtbarkeitstechnologien sind nur ein Beispiel unter vielen. Die so genannte Medikalisierung von ganzen Lebensabschnitten spielt dabei ebenfalls eine bedeutende Rolle und betrifft in erster Linie die Frauen. Gegenwärtig werden für die Zeit von der Pubertät bis zum Lebensende Hormone empfohlen: angefangen mit der Pille als Empfängnisschutz, aber auch als Schutz vor später auftretenden Krebskrankheiten, als Aknetherapie, als Schmerztherapie bei schmerzhafter Periodenblutung bis hin zu den fast schon selbstverständlichen Präparaten für die Zeit der Prä- und Postmenopause. Damit lassen Frauen über Jahre und Jahrzehnte hinweg ihren Organismus manipulieren und durch künstliche Hormonzufuhr regulieren.

Frauen müssen sich dieser Entwicklung, diesem Trend viel bewusster stellen. Sie müssen in der Lage sein, viel stärker mitzuentscheiden, was für sie das Richtige ist. Es geht nicht darum, Hormonsubstitution abzulehnen, sondern individuelle Entscheidungskriterien zu entwickeln und sich über äußere Zwänge hinwegzusetzen. Ein Medikament kann verordnet werden, eine Entscheidung nicht.

Die Kontroverse um das Für und Wider von Hormonsubstitutionen ergibt sich aus einem weiteren, grundsätzlichen und schon angesprochenen Aspekt: Sollen biologisch-körperliche Veränderungen und Beschwerden grundsätzlich als Störungen aufgefasst und beseitigt werden oder können sie auch als notwendige Wahrnehmung, als Hilfe zur Veränderung gesehen werden? Können körperliche Veränderungen notwendige Voraussetzungen für die seelische und geistige Entwicklung sein? Wann sind sie behandlungsbedürftig und wann ist es nötig, sie zu akzeptieren? Diese grundsätzlichen Fragen beschäftigen die Medizin von alters her und stellen aber auch das Konfliktpotenzial der verschiedenen Richtungen und Denkansätze dar. Ich möchte jede Frau darin unterstützen, sich mit diesen Fragen zu beschäftigen und zu individuellen Entscheidungen zu gelangen. Dann können Wechseljahre ein Aufbruch sein.

> Oh, wer nur ernst und fest die Stunde greift,
> Den Kranz ihr auch von den bleichen Locken streift,
> Dem spendet willig sie die reichste Beute;
> Doch wir, wir Toren, drängen sie zurück,
> Vor uns die Hoffnung, hinter uns das Glück,
> Und unsre Morgen morden unsere Heute.
>
> Annette von Droste-Hülshoff

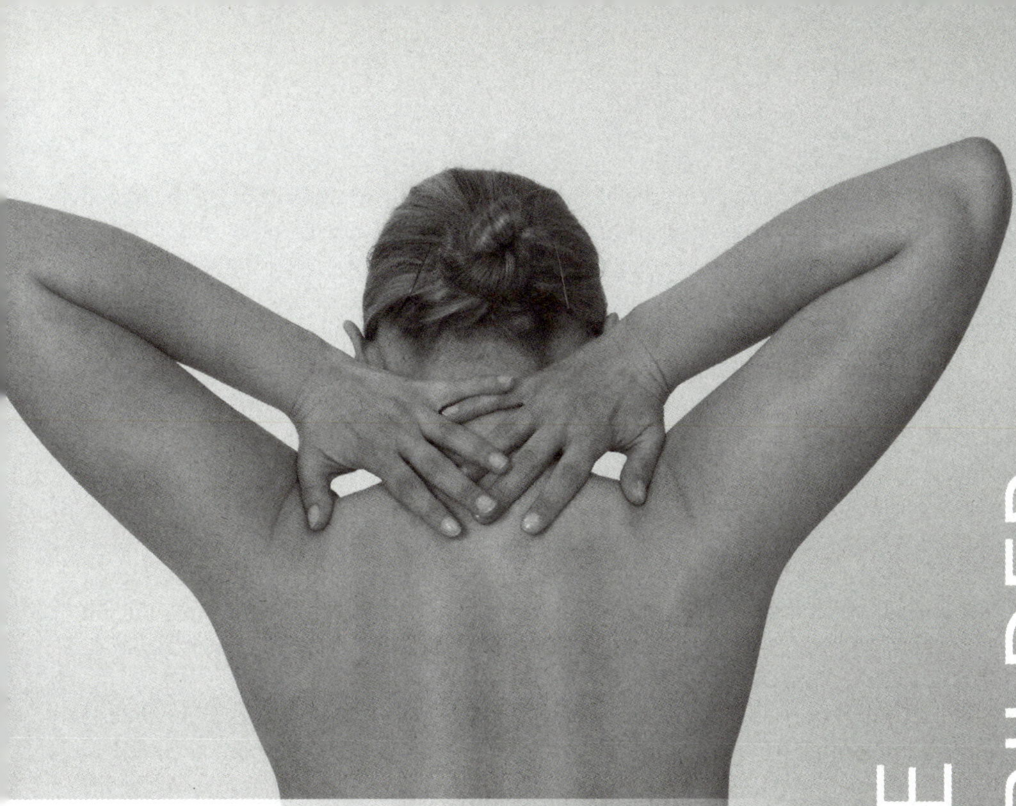

Entzündungen

Nach Schüßler gibt es drei Entzündungsstadien und entsprechend passende Mineralsalze: Im ersten Entzündungsstadium ist Ferrum phosphoricum D 12 (Nr. 3) einzunehmen, im zweiten Stadium empfiehlt Schüßler Kalium chloratum D 6 (Nr. 4). Wer sich schon im dritten Entzündungsstadium befindet, sollte idealerweise mit Kalium sulfuricum D 6 (Nr. 6) arbeiten.

Die fieberhaften Krankheiten haben meistens eine Entwicklungszeit. Aus der Vorbereitungszeit (Inkubation) entwickelt sich die Fieberzeit, von deren Beginn an man gemeinhin erst von Krankheit spricht. Die weitere Gestaltung hängt mit Entgiftung und schließlich der Wiederherstellung (Genesung) zusammen.

Fast alle Befindlichkeitsstörungen bzw. Krankheiten gehen phasenweise mit Entzündungen einher, der physiologischen Antwort des Körpers auf eine Störung. Als wesentliche Auslöser von Befindlichkeitsstörungen gelten: seelische und körperliche Leiden, Bakterien, Viren und Umweltgifte.

Für den Einsatz der biochemischen Funktionsmittel nach Schüßler ist es gleich, an welchem Ort sich die Entzündung abspielt: ob Haut, Bronchien, Galle, Gelenke usw.

Die fünf Kardinalsymptome einer Entzündung sind Hitze, Rötung, Schwellung, Schmerz oder Störung der Funktionsfähigkeit (Bewegungsschmerz bzw. -einschränkung). Nicht immer müssen alle fünf Kardinalsymptome gleichzeitig auftreten.

Bei Beginn einer Entzündung sind die biochemischen Funktionsmittel sofort einzunehmen: alle 10 Min. 1 – 2 Tab. lutschen, bzw. als Initialzündung 5 – 10 Tab. in heißem Wasser auflösen, mit einem Plastiklöffel umrühren und – abgekühlt auf Mundtemperatur – kauend trinken; danach wiederholen bzw. zum Lutschen der Mineraltabletten übergehen. Kommen mehrere Salze zur Anwendung, sollte genauso verfahren werden, nur im Wechsel.

Die drei Entzündungsstadien müssen nicht alle voll zum Ausbruch kommen, wenn sofort angemessen reagiert wird. Bei Fieber bis 38,5 °C sollte Ferrum phos. D 12 (Nr. 3) gelutscht werden, bei Schleimbildung Kalium chloratum D 6 (Nr. 4) und bei Abschuppung Kalium sulfuricum D 6 (Nr. 6). Als Herzstütze hat sich bei lang anhaltendem Fieber bzw. Fieber ab 38,5° C Kalium phos. D 6 (Nr. 5) bewährt.

Bei eitrigen Prozessen sollte eventuell noch Silicea D 12 (Nr. 11) (bei Eiter ohne Abfluss) oder Calcium sulf. D 6 (Nr. 12) (bei Eiter mit Öffnung nach außen) eingenommen werden. Wenn Koliken zu beobachten sind, ist die „Heiße 7“ anzuwenden (s. Kap. I. – Akute Erkrankungen).

Im Zusammenhang mit einer akuten Entzündung (enden allesamt mit „-itis“ – wie Bronchitis, Tonsillitis, Neurodermitis, Rhinitis usw.) ist es ratsam, Bettruhe zu halten, die Diät zu beachten, sich Ruhe zu gönnen, viel zu trinken und Geduld zu haben.

Für die Ernährung während des Entzündungsstadiums ist es wichtig, den Säure-Basen-Haushalt zu beachten. Nach Möglichkeit nehmen Sie kein tierisches Eiweiß und wenige bis keine Mehlprodukte zu sich, auch keine Kartoffeln (Schleimbildung!). Kaffee, Schwarztee und Kakao verbrauchen viel Eisen im Körper und sind daher unbedingt zu meiden. Dafür empfiehlt sich der Verzehr von Gemüse, Kräutertees, gedünstetem Obst und leicht verdaulichen Speisen. Gemüsesäfte sollten unbedingt mit warmem Wasser verdünnt und kauend bis spätestens 15:00 Uhr getrunken werden.

Darüber hinaus bieten sich zur Therapie ein Erkältungsbad oder ein Natronbad an.

Bei chronischen Entzündungen (enden alle mit „-ose“ – wie Arthrose, Dermatose usw.) spielt die ausdauernde Mitteleinnahme eine große Rolle. Auch hier sind Ernährung und

Guter Rat …

Überlegen Sie: Welchen „Gewinn“ habe ich von meiner Befindlichkeitsstörung? Komme ich dadurch einmal zu meinem Rückzug und finde die nötige Zeit für mich? Habe ich die Legitimation, allen zu zeigen, dass ich die „Nase voll habe“, dass es mir „zum Hals heraushängt“ und es einfach „nicht mehr geht!“?

Lebensweise zu beachten. Weitere Mittel werden vonnöten sein, um den abbauenden (destruktiven) Prozessen begegnen zu können.

Der begleitende Einsatz der jeweiligen Salben ist sehr sinnvoll, ersetzt aber die Einnahme der Tabletten nicht.

Nr. 3 Ferrum phosphoricum D 12 – 1. Entzündungsstadium

Allgemeines

Das so genannte erste (hitzige) Entzündungsstadium ist das Stadium des offenen Kampfes zwischen „Erregern" und Organismus. Das Blut ist mobil gemacht, schneller bewegt und von höherer Temperatur. Diese Mobilmachung, die den Zweck hat, die nötigen Stoffe beschleunigt und in größeren Mengen an den Krankheitsherd zu bringen, nennen wir Fieber. Das Fieber ist also keine Krankheit, sondern ein Heilfaktor. Fieber sollte nicht unterdrückt werden. Ferrum phosphoricum (Nr. 3) fällt die Aufgabe zu, Sauerstoff anzuziehen. Zu einem erhöhten Stoffwechsel, wie er beim Fieber vorliegt, gehört eine erhöhte Verbrennung, die durch die Sauerstoffaufnahme erfolgt und Oxidation genannt wird. Es werden also während des Fiebers an das in den Blutzellen vorhandene phosphorsaure Eisen erhöhte Anforderungen gestellt, sodass ein größerer Bedarf an diesem Blutsalz eintritt. Auch in den Muskelzellen ist phosphorsaures Eisen enthalten.

Liegt der Fieberkranke im Bett, so kann ein Teil der Muskelzellen abgebaut werden, da die Muskelkraft der Arme und Beine zeitweise nicht benötigt wird und somit verringert werden kann. Das hierdurch frei werdende phosphorsaure Eisen wird von den Blutkörperchen beansprucht, um den großen Bedarf an diesem Salz ganz oder teilweise zu decken. Die Muskelzellen der Blutgefäße (Ringfaserzellen) haben während des Fiebers durch den erhöhten Blutdruck großen Anforderungen gerecht zu werden. Solange unverbrauchtes phosphorsaures Eisen in den einzelnen Zellen vorhanden ist, sind sie auch dazu imstande, andernfalls erschlaffen sie. Die Blutgefäße müssen dann dem Blutdruck nachgeben und werden überfüllt. Das nennen wir Blutandrang bzw. Hyperämie. Geben wir nun in häufigen Gaben Salz Nr. 3, können alle genannten Schäden auf natürlichem Weg schnell und sicher beseitigt werden. Je früher die Gabe beginnt, desto weniger Gaben sind erforderlich, und umso sicherer kann das zweite Entzündungsstadium erspart bleiben. (Bei hoher Temperatur (über 39 °C) liegt immer ein brandiger Zustand (Zerfall der Gewebe) vor, weshalb dann phophorsaures Kali (Nr. 5) alleine zu verwenden ist.)

Auch die örtliche Entzündung im ersten Stadium, wie z. B. Verletzung der Gewebe durch Quetschung und Schnitt, ist durch Ferrum phosphoricum zu heilen. Tritt die Behandlung sofort ein, ist der Erfolg bereits in einer Stunde zu erwarten. Schon aus diesem Grunde sollte man Salz Nr. 3 stets bei sich führen. Ebenso wird bei Erkältungen die sofortige Anwendung durch raschen Erfolg belohnt.

Genügt das im Blut verfügbare phosphorsaure Eisen nicht, den Krankheitsherd zu beseitigen, weil es nicht zur rechten Zeit gereicht wurde, bildet der Körper Antikörper, die den Giften entgegengesetzt sind (auch Gegengifte genannt). Nun gehen die Krankheitsherde entweder zugleich oder nacheinander in das zweite Entzündungsstadium über.

Ferrum phosphoricum hat die Aufgabe des Sauerstoff-Überträgers in den Muskelzellen, im Blut, im Gehirn, in der Leber, in der Darmwand und den Darmzotten, in vielen endokrinen Drüsen, in der Schilddrüse und Bauchspeicheldrüse. Es sorgt dafür, dass 12-Finger-Darm und Dünndarm wieder Eisen aufnehmen können.

Eisen wird nicht durch Ferrum phosphoricum gebildet, sondern durch Calcium phosphoricum (Nr. 2). Salz Nr. 3 ist ein Tonisierungsmittel, d. h. es stärkt die Muskulatur und die Gewebe. Erhöht man den Tonus (die Spannung) z. B. von Arterien und Venen, bessern sich Füllung und Entleerung, es gibt eine gesunde Blutzirkulation. Blutarmut macht antriebslos. Den Antrieb schaffen wir mit Ferrum phosphoricum, die Zellerneuerung aber mit Calcium phosphoricum. Eisen ist Bestandteil des Hämoglobins und nimmt außerdem an vielen enzymatischen Reaktionen teil. So braucht der Körper Vitamin C, um Eisen überhaupt aufnehmen zu können. Salz Nr. 3 hat einen großen Bezug zum arteriellen System.

Anzeichen für das 1. Entzündungsstadium

Das erste Entzündungsstadium lässt sich an verschiedenen Merkmalen erkennen. So ist das Gesicht gerötet und fühlt sich heiß an. Die Hitze tritt vor allem an Stirn und Wangen auf, oft begleitet von einem Gefühl des Brennens. Weiteres mögliches Anzeichen sind bläulich-schwärzliche Schatten unter den Augen.

Auch die Zunge zeigt Anzeichen für das erste Stadium. Die Zungenoberfläche ist rein, und die Zungenränder sind gerötet. Bei Fieber ist die Zunge trocken und hinten weiß belegt. Geschmack nach faulen Eiern dominiert.

Mit den genannten Symptomen gehen pulsierende und klopfende Schmerzen einher, pochend im Gleichklang mit dem Herzpuls. Sie nehmen bei Bewegung und Wärme zu. Die Beschwerden sind mit Hitze verbunden. Es kann auch ein Druckschmerz vorliegen.

Die Schmerzen verringern sich durch Kälte allgemein, Ruhigstellung und frische Luft. Beschwerden verschlimmern sich dagegen durch Wärme, Bewegung, durch gewürzte, fette oder reichliche Speisen. Eine allgemeine Verschlimmerung tritt nachts zwischen 4:00 und 6:00 Uhr auf, darüber hinaus morgens und in warmen Räumen. Im ersten Stadium verträgt man keine Sonne, die Schmerzen gehen von oben nach unten. Vorwiegend ist die rechte Körperseite betroffen.

Im ersten Entzündungsstadium hat man großen Durst auf Wasser; gleichzeitig ist eine Abneigung gegen Milch und Fleisch festzustellen.

Was Geist und Gemüt betrifft, so wechselt die Stimmung des Kranken rasch von einem Extrem ins andere – bald heiter und unbesorgt, bald missmutig und ängstlich, geistig gedrückt, dann wieder geschwätzig und ungewöhnlich schnell aufgeregt. Der Kranke ist meist nervös, überempfindlich, ängstlich, unruhig und unfähig, seine Gedanken zu sammeln. Weiteres Anzeichen ist eine Gedächtnisschwäche für Namen, Tatsachen usw.

Absonderungen und Ausscheidungen des Körpers geben keinen Hinweis auf das erste Entzündungsstadium.

Mangel an Salz Nr. 3 – Symptome von A – Z	
Appetit	lässt zu wünschen übrig – auch während der Rekonvaleszenz
Atemtrakt	trockener Schwellungskatarrh ohne Sekretion (Salz Nr. 3 sofort am Beginn einer Erkältung einnehmen); akute Bronchitis; Kitzelhusten, Husten schlimmer nach Essen und in frischer Luft; Neigung zu Lungenentzündung/Rippenfellentzündung; Heiserkeit und Halsentzündung nach vielem Reden oder Singen; heftige Reizerscheinungen der Schleimhäute, Kehlkopf- und Luftröhrenkatarrh, Mandelentzündung; Kreislaufschwäche; Salz Nr. 3 ist gut anzuwenden bei körperlichen Belastungen wie schweren Arbeiten, aber auch bei Wanderungen, insbesondere Bergwandern (spez. Höhenwandern)
Augen	akute Augenentzündungen, Lichtscheu; weißliche Absonderungen; Netzhautentzündung
Blut	bei Blutungen ist das Blut hellrot, frischrot, gerinnt leicht zu einer gallertartigen Masse; Hyperämie; Puls voll und weich, beschleunigt; Durchblutungsstörungen; Herzklopfen nach körperlicher Anstrengung; Neigung der Kinder zu Nasenbluten; Hitzewallungen während der Wechseljahre; Krampfader- und Venenentzündungen; Bluterguss, blaue Flecken (hier im Wechsel mit Silicea (Nr. 11) einnehmen!)
Brust und Rücken	trockener, hackender Husten, der sich nachts bessert; Neuralgie der Brustdrüsen, schlimmer bei Berührung
Drüsen	Kropf bei jungen Leuten
Hals	Mandelentzündung; Heiserkeit; schmerzhafter, trockener Husten (hier im Wechsel mit Magnesium phosphoricum (Nr. 7) einnehmen!)
Harn- und Geschlechtsorgane	unwillkürlicher Harnabgang/Blasenschwäche (hier immer 10 Tab. von Salz Nr. 3 auflösen!); Blasenlähmung; Reizung der Harnröhre (besonders starke Reizung hervorgerufen durch Kathedereinsatz); Harnverhalten verbunden mit Hitze, bei kleinen Kindern; Blasenentzündung, nächtliches Bettnässen, Reizblase; Nierenbeckenentzündung; Menstruation schmerzhaft (hier im Wechsel mit Magnesium phosphoricum (Nr. 7) einnehmen!)
Haut	Sonnenbrand (Salz Nr. 3 zur Vorbeugung); Verbrennungen mit leichten/ohne Blasen; Masern, Rose, Scharlach, Erysipel (Wundrose); Muttermal; Blutschwamm; Feuermal

Herz und Kreislauf	Hyperämie; Entzündungsfieber in den Gefäßen; Blutandrang zu irgendwelchen Körperteilen; Herzklopfen; Nasenbluten; Blutspeien (Arzt aufsuchen!); Krampfadern
Knochen und Gelenke	rheumatische Schmerzen, die sich nachts, durch Kühle und Bewegung verschlimmern; Rachitis; Rheumatismus des (rechten) Schultergelenks, von da über die Brust ausstrahlend; Oberkopfarmgegend gegen Druck sehr empfindlich; manchmal Hände geschwollen und schmerzhaft; Gelenkrheumatismus; Gicht; Entzündungen, die von einem Gelenk zum anderen ziehen, sehr empfindlich gegen Bewegung, akute und subakute Fälle; Fingergelenke geschwollen; entzündliche Hüftgelenkschmerzen; Ischialgie; Hexenschuss
Kopf	Gehirnerschütterung (hier im Wechsel mit Kalium phosphoricum (Nr. 5) einnehmen; Salz Nr. 3 ist das Unfallmittel der Biochemie; unbedingt Arzt rufen!); Gesicht verfärbt sich rot oder wird rot gefleckt bei Anstrengung; Kopfschmerzen mit Blutandrang zum Kopf; Konzentrationsschwäche; Schlafstörungen; Unverträglichkeit von Sonne; bleich, blass mit Ringen unter den Augen; Wallungen zum Kopf, die blühendes Aussehen vortäuschen; hektische Flecken; Schwindel beim Aufstehen; Kopfschmerzen, stechend, drückend oder klopfend, schlimmer durch Bewegung; Kopfschütteln, Bücken; Kopfschmerzen der Kinder; Nasenbluten lindert Empfindlichkeit der behaarten Kopfhaut; Migräne, schlimmer nach geistiger Anstrengung; Schwindel infolge von Blutandrang zum Kopf
Muskeln	Muskelkater (Salz Nr. 3 vorbeugend lutschen); Muskelschwund
Ohren	Schmerzen, Ohrgeräusche oder Schwerhörigkeit infolge von Blutandrang; Entzündungen des Ohres, der Eustachischen Röhre; Mittelohrentzündung akut – bevor Eiterung eintritt, verbunden mit heftigen Schmerzen, schlimmer nachts, pulsierend, schießend
Schlaf	keine Ruhe findend; nachts nervös (Blutüberfülle im Gehirn); sich im Bett unruhig hin und her werfend, auch im Schlaf; trotz Ermüdung stellt sich Schlaf erst spät ein; häufiges Erwachen mit schwierigem Wiedereinschlafen; Träume von Zank und Streit
Schmerzen	heftig, stechend, drückend (s. auch Abschnitt „Anzeichen für das 1. Entzündungsstadium")
Stuhl	Im Stuhl finden sich sowohl bei Verstopfung als auch beim Durchfall unverdaute Speisen; Verstopfung wechselt mit Durchfall, Schleim und Blut enthaltend; Drängen zum Stuhl, aber kein Stuhlzwang; bei Durchfall sind die Stühle wässrig, werden mit Schmerzen und Hitze entleert; Stuhlträgheit – verlangsamte Peristaltik wegen Eisenarmut der Muskelzellen im Darm
Verdauungsorgane	Appetitlosigkeit, Übelkeit, Magenschmerzen durch Essen; Durst nach kaltem Wasser, Widerwillen gegen warme Getränke; katarrhalische Entzündungen der Schleimhäute der Mundhöhle, wenn Röte und heftiger Schmerz bestehen; Zahnungsbeschwerden der Kinder mit Fieber, oder Krämpfe mit Fieber, mit Augenentzündung (während der Zahnungsphase tgl. 3 Tab. Calcium phos. (Nr. 2) dazugeben!); geschwollene Zunge; Schluckbeschwerden;

	Mandelentzündung; Zahnschmerzen mit Backenhitze; Zahn erscheint verlängert; Zahnfleisch heiß und geschwollen; Magenentzündung akut mit starken Schmerzen, Fieber und Erbrechen von Speisen oder von saurer Flüssigkeit, Erbrechen von Blut, Magengegend aufgetrieben; Mangel an Magensäure (Abneigung gegen Fleisch und Milch); Sommerdurchfall; Hämorrhoiden mit hellroter Blutung beim Stuhlgang; Darmentzündung; Blinddarmentzündung; Ruhr; Aftervorfall; Kindercholera (Sommerdurchfälle) (Kindercholera = entzündlicher Zustand mit Fieber und häufigen Darmentleerungen: Gesicht rot, Pupillen erweitert, Augen halboffen, Rollen des Kopfes, weicher, voll schlagender Puls, rasche und große Entkräftung – Arzt befragen!)
Verletzungen	Salz Nr. 3 sofort am Anfang anwenden, evtl. auch äußerlich (z. B. als Wundauflage); alle Quetschungen, Prellungen, Schnitt- und andere frische Wunden (als Salbe oder mit zerdrückten Tabletten!); bei Folgen von körperlicher Überanstrengung wie z. B. Muskelkater (Salz Nr. 3 auch vorbeugend anwenden!); Verstauchungen, Verrenkungen, Verheben, Knochenbrüche (Salz Nr. 3 gegen Verletzung der umgebenden Weichteile!); knisternder Sehnenschmerz
Wärmeregulation	lang andauernde subfebrile und febrile Temperaturen; Hitzewallungen über den ganzen Körper; Schweißausbrüche; kalte Hände/Füße (Empfehlung: Fußbäder mit Salz Nr. 3 D 3, 10 Tab. auflösen für 1 Fußbad); von einem Vollbad mit Salz Nr. 3 wird abgeraten!

Salbe und Arzneikräuter

Salbe Nr. 3 ist unterstützend einsetzbar zur Regulierung der Muskelspannung, bei Prellungen, Quetschungen, Schürfungen, bei durch Überanstrengung geröteten Augenlidern, bei wundem Popo von Kleinkindern.

Arzneikräuter: Zur Unterstützung der biochemischen Anwendungen eignen sich Aloe, Eibisch-Wurzel, Anis, Birkenblätter, Fenchel, Fliederblüten, Huflattich, Leinsamen, Lindenblüten, Pimpinell-Wurzel, Salbei, Schafgarbe, Spitzwegerich und Weißklee.

Nr. 4 Kalium chloratum D 6 – 2. Entzündungsstadium

Allgemeines

Im zweiten (Ausscheidungs-) Entzündungsstadium besteht die Wirkung der Antikörper darin, dass sie sich mit dem positiven Gift verbinden. Durch diese Vermählung wird das Giftmolekül mit Wasserstoffatomen angereichert und so in einen unschädlichen Stoff umgewandelt. Der Organismus verbraucht dadurch im zweiten Entzündungsstadium Chlorkalium – nicht das giftige chlorsaure Kali. Kaliumchlorid hat im Organismus nur Bezug zu einem ganz bestimmten Eiweiß, dem Fibrin (Faserstoff), bzw. zu seiner Vorstufe, dem Fibrinogen.

Schüßler erkannte, dass nach dem ersten hitzigen Stadium einer Entzündung (Ferrum phos. (Nr. 3)!) das Stadium der Verklebungen folgt. Diese Verklebungen sind gekennzeichnet durch die Bildung von Fibrin aus Fibrinogen durch einen Aggregationsvorgang (Verklumpung, Verklebung). Je nachdem, wo sich diese Aggregation abspielt, kommt es zu unterschiedlicher Symptomatik. Kaliumchlorid steht in spezifischer Beziehung zum Fasersto ff. Das heißt: Dieser wird durch Chlorkali gebunden und würde ohne Kali und Chlorid den Halt verlieren. Es löst weiße oder weißgraue Sekrete der Schleimhäute. Die Schleimhautschicht wird zum Zwecke der Auflösung zerlegt in Kalium chloratum und Fasersto ff. Jeder Stoff hat noch beim Ausscheiden eine letzte Arbeit zu leisten. Im Vordergrund steht die Ausschwitzung von „faserstoffhaltigen" Sekreten im Bereich der Schleimhäute, wenn bei einem Schnupfen das Sekret zäh und fadenziehend wirkt. Die Farbe bleibt dabei weiß bis grau. Diese zähe Masse überzieht die Schleimhäute mit einer dicken Schicht, sodass die Schleimhauttätigkeit zunächst stark reduziert wird. Außerdem ist die Funktion von in der Schleimhaut liegenden Sinneszellen (Geruch, Geschmack) reduziert. Erst später beginnt eine verstärkte Aktivität der Epithelzellen, um Giftstoffe von Erregern auszuscheiden. An dieser Stelle beginnt das dritte Stadium der Entzündung, für das das biochemische Salz Kalium sulfuricum (Nr. 6) steht. Chlorkali wird benötigt, um die Entzündungsgifte durch Auffüllen mit Wasserstoffatomen in unschädliche Stoffe umzuwandeln. Der Faserstoff, der durch das Herausziehen von Chlorkali gelöst und somit zur Ausscheidung gezwungen wird, hat noch die letzte Aufgabe, die groben Schlacken der Gifte einzuhüllen und mitzunehmen.

Wenn Faserstoff ausgeworfen wird, ist dies das sichere Zeichen dafür, dass ein Mangel an Kalium chloratum eingetreten ist, weil dieses Salz also zur Vernichtung irgendeines „Eindringlings" im Übermaß verbraucht wurde. Da es unsere Aufgabe ist, jeden unnützen Substanzverlust zu vermeiden, führen wir sofort Kalium chloratum D 6 zu, und zwar in derartigen Ausscheidungsfällen nicht nur täglich dreimal, sondern immer alle halbe Stunde – wenn nötig, in noch kürzeren Abständen. Wenn Faserstoff austritt, ist der Zustand immer als schnell verlaufend (akut) zu bezeichnen, auch falls er schon jahrelang oder gar jahrzehntelang bestand. Reichen wir rechtzeitig das Lebenssalz Nr. 4, braucht der Organismus Reserven und Substanzen nicht anzugreifen. In dem Maße, wie wir Kalium chloratum geben, vermeiden wir eine Zerlegung der Schleimhäute zum Zweck der Gewinnung des fehlenden Salzes. Die Krankheit wird schnell und sicher überwunden, während der Organismus sonst die so genannten Krankheitserreger nicht vollkommen beseitigen könnte, weil er auf den Vorrat von Kalium chloratum in den Schleimhäuten angewiesen ist. Um sich zu schützen, wird unser Körper immer nur eine beschränkte Anzahl von Kaliumchlorid-Molekülen freimachen und verwenden.

Salz Nr. 4 entfaltet seine aufsaugende Wirkung auf der Haut, auf den Schleimhäuten und den serösen Häuten. Tritt Fibrin im Bereich der Gelenkhäute aus, kommt es im Gelenkspalt zu Verklebungen und damit zur teilweisen oder vollständigen Blockierung eines Gelenkes. Besonders im Bereich der kleinen Wirbelgelenke führt dies zu einer Blockierung. Dadurch kann es zum Verkippen des Wirbels kommen, wodurch kurzzeitig die Nervenwurzel komprimiert wird. Im Volksmund bezeichnen wir dies als „Hexenschuss". Tritt Fibrin im Bereich der Muskeln auf, kommt es zu Verklebungen der Muskelfaszien und damit zur Verspannung und Verhärtung des betroffenen Muskels.

Alle Impfungen hinterlassen Schäden in der hier beschriebenen Art, weshalb es zweckmäßig ist, vor und nach Impfungen Kalium chloratum anzuwenden.

Kalium kommt zu 98 % innerhalb der Zelle vor. Kalium ist beteiligt an der Reizweiterleitung von Muskeln und Nerven. Es hilft, den osmotischen Druck in der Zelle aufrechtzuerhalten. Kalium wirkt beim Eiweißaufbau und bei der Kohlenhydratverwertung mit. Erythrozyten (rote Blutkörperchen) sind reich an Kalium. Es ist ein Drüsen- und Blutmittel und für die Regulierung des Säure-Basen-Haushaltes zuständig. Kalium ist ein Bindemittel für den organischen Aufbau des Faserstoffs (Fibrin). Es wirkt auf alles, was mit Hin- und Rücktransport zusammenhängt (in Lymphbahnen, Arterien, Venen) und wird als „Transportarbeiter" der Biochemie bezeichnet.

Anzeichen für das 2. Entzündungsstadium

Die Gesichtsfarbe sieht aus wie Magermilch, mit milchig-bläulicher Farbe rund um die Augen herum, vergleichbar mit einer Alabasterstatue.

Die Zunge hat einen weißen Belag, auch grauweiß, nicht schleimig. Ein metallener Geschmack auf der Zunge dominiert.

Schmerzen und Beschwerden werden oft nur bei Bewegung empfunden. Alle Schleimhäute des Körpers neigen zu Überempfindlichkeit. Blutungen sind dick, schwarz und zäh.

Erleichterung gibt es bei Wärme. Schlimmer werden die Schmerzen nach Genuss von Gebackenem, fetten oder stark gewürzten Speisen und bei kalten Getränken.

Hinsichtlich Geist und Gemüt fühlt sich der Kranke träge, antriebslos, bequem, brav, apathisch, stupid, entschlussunfähig; er weiß nicht, was er will.

Absonderungen sind mehlartig und weißgrau. Kleienartige Schuppen treten auf, darüber hinaus weiß oder weißgrau fadenziehende gewölbte Bläschen. Salz Nr. 4 dient der Aufsaugung alter Höhlenergüsse.

Besonderheiten

Kalium chloratum minimiert die Strombelastung durch Fernseher und Computer. Bei bevorstehenden Impfungen sollte das Salz vor und nach der Impfung gegeben werden, um die Schleimhäute zu schützen.

Mangel an Salz Nr. 4 – Symptome von A – Z	
Appetit	lässt zu wünschen übrig; Kranke verweigern mitunter die Nahrungsaufnahme und bilden sich ein, verhungern zu müssen.
Atemtrakt	Entzündungen der Bronchien mit dickem, weißem, schleimigem Auswurf/Stockschnupfen; Kitzelhusten, schlimmer nach dem Essen und in frischer Luft; Lungenentzündung; Rippenfell-, Brustentzündung; Nasen-Rachen-Katarrh mit Anschwellung der Eustachischen Trompete; Hals-, Mandelentzündung; Diphtherie; Keuchhusten; Pseudokrupp
Augen	weißliche Absonderungen an den Augen, verklebte Augenlider der Kinder; Glaskörpertrübung; Bindehautentzündung mit weißem Sekret; Augenlidentzündung, Gerstenkorn
Blut	Zusammenziehen der Blutgefäße; Herzklopfen; Blutungen allgemein; Hämorrhoidalblutungen, Venenentzündung; Blut schwarz, dick, zäh, klumpig; erhöhte Blutsenkung
Brust und Rücken	chronische und subchronische Entzündungen der Brustdrüsen; Anschwellung der Achsellymphknoten; Asthma mit Magenbeschwerden
Drüsen	Entzündungen der Brustdrüsen; Anschwellung der Achsellymphknoten; Schwellung der Rachendrüsen, Speicheldrüsen (Mumps); Salz Nr. 4 ist eines der wichtigsten Lymphmittel (vgl. Wob-Enzym – Nr. 4 ist das Wob-Enzym der Biochemie); Hauptmittel gegen Lymphgifte (nach Impfungen, die letztlich eine Vergiftung nach sich ziehen), damit die Nebenwirkungen möglichst gering gehalten werden (Toxine werden ausgeschieden; Impfinformation bleibt, nicht das Gift); Salz Nr. 4 zur Entgiftung von Narkosegiften und Medikamenten (Zu den Impfungen: siehe Kap. III. Kinderheilkunde)
Hals	Hals-, Mandelentzündungen; Diphtherie; Keuchhusten; Rachenkatarrh
Harn- und Geschlechtsorgane	Neigung zu chronischen Nieren- und Blasenentzündungen; Menstruation zu spät, Absonderung von milchig-weißem Schleim, nicht reizend; Weißfluss der Frau; Zystitis; dunkelbrauner Urin; Zysten (Einnahme neben Silicea (Nr. 11)); Myome (Versuch: hochdosiert 30 – 40 Tab. tgl. Salz Nr. 4 D 3, jew. 10 Tab. auf einmal, aufgelöst, wie „Heiße 7" kauend trinken!)
Haut	Verbrennungen/Verbrühungen zweiten Grades; nässende Ekzeme – chronisch; Bläschenausschlag wie bei Masern und Windpocken; Blasen, die dickliche weiße Flüssigkeit enthalten; Infektionen der Haut: Windpocken, Scharlach, Masern; Impfausschlag; Frostbeulen; Warzen an den Händen

Salbe und Arzneikräuter

Salbe Nr. 4 ist lindernd einsetzbar bei Mumps, Sehnenscheidenentzündungen, Wangenschwellungen durch Zahnschmerzen, Warzen; bei Husten mit zähem Auswurf (auf Brust und Rücken auftragen!); bei Schwellungen nach Insektenstichen (hier bei Juckreiz auch Natrium chlor. (Nr. 8) einnehmen!).

Arzneikräuter: Weißdorn, Spitzwegerich, Anis, Fenchel, Salbei und Süßholz können die Wirkung der biochemischen Mittel unterstützen.

Herz und Kreislauf	siehe „Blut" und „Drüsen"
Knochen / Gelenke	rheumatische Schmerzen in Muskeln und Gelenken mit Schwellungen und Entzündungen; Gelenkrheumatismus mit entzündlichen Schwellungen; Schleimbeutelentzündung am Knie; Ganglion am Handgelenk; Sehnenscheidenentzündung – Tennisarm/Ellenbogen; ödematöse Schwellungen der Gelenke nach Stauchungen oder Quetschungen; Gicht
Kopf	siehe „Atemtrakt", „Augen", „Hals", „Ohren"; Mundfäule/Soor/Aphten; Kopfschmerzen im Nacken beginnend; Genickstarre (epidemische)
Muskeln	Muskelrheuma
Nervliche Verfassung	siehe auch Abschnitt „Anzeichen für das 2. Entzündungsstadium" und „Kopf"; frostig, schlaff, keine kalten Getränke vertragend; Kopfschmerzen mit Erbrechen; Epilepsie – nach Unterdrückung eines Hautausschlages – nach Scharlach
Ohren	Schwerhörigkeit oder Taubheit durch Verschwellung (Verstopfung); Taubheit infolge von Ohrenfluss; chronische Mittelohrentzündung; chronische Eiterung des Mittelohrs
Schlaf	unruhiger Schlaf mit beängstigenden Träumen gegen Morgen; Schläfrigkeit am Tage; Schnarchen und Atembeschwerden beim Schlafen
Schmerzen	siehe Abschnitt „Anzeichen für das 2. Entzündungsstadium"
Stuhl	weiß-schleimig, auch blutgestreift oder hellgefärbt, wässrig, faulig, stinkend; träger Stuhlgang
Verdauungsorgane	Lippen gesprungen; Mundwinkeleinrisse; Speichelfluss; krankhafter Hunger (Heißhunger, gemildert durch Wassertrinken – Übelkeit); Magenkatarrh mit Auswürgen von weißem, fadenziehendem, zähem Schleim; Gelbsucht; Leberschwellung/Leberbeschwerden; Durchfall blutig-schleimig; Blinddarmentzündung; Salz Nr. 4 ist ein Gallemittel: Es unterstützt den Gallefluss, hierüber wirkt es auch als Entwässerungsmittel – Fettverdauung und Fettverbrennung wird angeregt; Dickdarmentzündung; chronische Entzündung des Verdauungstraktes
Zähne	Zahnfleisch und Wange geschwollen
Zunge	siehe Abschnitt „Anzeichen für das 2. Entzündungsstadium"

Nr. 6 Kalium sulfuricum D 6 – 3. Entzündungsstadium

Allgemeines

Beim regelrechten Verlauf der hitzigen Krankheit stellt sich schließlich, wenn die biochemische Hilfe in den vorhergegangenen Stadien nicht rechtzeitig kam, das dritte (Wiederherstellungs-) Stadium ein. Schwefelsaures Kali (Kalium sulfuricum), das ebenso wie das Mittel des ersten Entzündungsstadiums (Ferrum phosphoricum!) ein Sauerstoffüberträger ist, wird nun aktiv und veranstaltet ein „Großreinemachen". Die Leber, als Organ des Kohlenhydrat-Stoffwechsels, dient außerdem als großes Entgiftungsorgan unseres Körpers. Unter Zuhilfenahme von schwefelsaurem Kali leistet sie hier die Hauptarbeit. Wird das Lebenssalz Nr. 6 nicht rechtzeitig gegeben, löst es sich der Organismus aus den Oberhautzellen. Das hat zur Folge, dass sich die Oberhaut nach hitzigen Krankheiten abschält. In der Zeit der Genesung holt sich der Organismus die fehlenden Kalium-sulfuricum-Moleküle durch die tägliche Nahrung oder durch das biochemische Funktionsmittel Nr. 6, sodass sich eine neue Oberhaut bilden kann. Der Abschuppungsvorgang zeigt uns deutlich, dass schwefelsaures Kali erforderlich ist. Es fehlt schon mehrere Tage und wird zum Teil schon wieder ergänzt. Es ist also höchste Zeit, Salz Nr. 6 einzunehmen, wenn man dem Organismus zu einer schnelleren Regeneration verhelfen will.

Es wirkt wie ein Katalysator, als „Auflöser", weil es Krankheitsstoffe aus den Schleimhäuten herauslöst. Es entlastet das Mesenchymgewebe, eine besonders aktive Form des Bindegewebes. Der positive Effekt sind beschleunigte Entgiftungs- und Schleimhautprozesse. Salz Nr. 6 ist dadurch ein ausgesprochenes Zellmittel, mit besonderem Zielorgan Leber, und dient dem Schutz des Leberparenchyms.

Das dritte Entzündungsstadium ist gekennzeichnet durch die Ausscheidung von während dem Entzündungsablauf entstandenen Überresten, z. B. abgestorbenen Leukozyten und Erregerresten aus einem erhöhten Zellstoffwechsel. Daraus erklärt sich auch die Beschaffenheit und Farbe des Sekretes, nämlich gelb-schleimig. Durch ein erhöhtes Sauerstoffangebot sind die Epithelzellen in der Lage, vermehrt Schleim zu produzieren, dessen Ausscheidung durch die zentrifugale Wirkung der Sulfatkomponente im Kalium sulfuricum gefördert wird. Damit ist die Regeneration der Epithelzellen nach einer katarrhalischen Entzündung eingeleitet. Therapeutisch wird es als Folge der Abschuppungsprozesse bei allen Kinderkrankheiten wie Masern, Scharlach usw. eingesetzt. Die Leber ist das Organ mit dem größten Sauerstoffbedarf. In der Leberzelle spielen sich mehr als in jeder anderen Körperzelle abbauende Prozesse ab. Durch die Kaliumkomponente wird die Arbeitsphase gefördert. Der in dieser Phase ablaufende Abbau (Katabolismus) besteht zum großen Teil aus dem oxidativen Abbau organischer Verbindungen mit Hilfe von Enzymsystemen, was schließlich zur Bildung energiereicher Phosphate führt. Der Energiegewinn für die Leber ist damit sichergestellt. Dies ist u. a. auch der Grund, warum Müdigkeit das Kardinalsymptom von Lebererkrankungen ist.

Kalium sulfuricum sorgt für den osmotischen Druck in der Zelle. Die Nerven- und Muskelfunktion wird unterstützt. Das Salz ist an der Spannung des Gewebes beteiligt. Für die Deckschichten der Haut und der Hautanhangsgebilde wie Haare und Nägel wird Salz Nr. 6 benötigt (hier im Besonderen der Sulfuranteil des Minerals). Die Schwefelkomponente reinigt die zellulären Ausscheidungs- und Entgiftungsvorgänge. Schwefel kommt in der Oberhaut, in den oberen Schichten der Schleimhäute und in allen Zellen vor, in denen Eisen vorhanden ist. Es befindet sich mit Eisen zusammen in den Muskeln und in der Haut. Kalium sulfuricum ist ein Sauerstoffüberträger mit Bezug zum venösen System. Durch die Reinigung von Kalium sulfuricum wird die Zelle wieder aufnahmebereit. Das Salz wird überall benötigt, wo der Stoffwechsel träge oder behindert ist. Es aktiviert den Stoffwechsel und wirkt als Katalysator. Es wirkt zentrifugal (von innen nach außen).

Anzeichen für das 3. Entzündungsstadium

Im Gesicht zeigt sich eine braungelbe Färbung. Oft bilden Nase und Kinn ein Dreieck. Um die Nase und um die Wangen herum treten bräunlich-gelbliche Flecke auf oder aber auch Sommersprossen und Leberflecken. Der Kranke hat einen Ausschlag mit Schuppenbildung. Ein bräunliches Gelb dominiert die Gesichtsfarbe, auch über die ganze Haut verteilt.

Die Zunge ist ockerfarben, der Belag gelb-schleimig. Ein pappiger Geschmack liegt auf der Zunge.

Beschwerden und Schmerzen treten insbesondere in geschlossenen, warmen Räumen auf, bei Wärme allgemein und speziell gegen Abend. Sie bessern sich in kühler, frischer Luft, im Freien und bei trockenem Wetter. Linderung schaffen zudem kühlende Auflagen (Wickel) und mäßige Bewegung.

Weitere Anzeichen sind nächtliches Herzklopfen mit einem Beklemmungsgefühl nach dem Erwachen.

Das dritte Stadium liegt bei allen Krankheiten vor, die nicht richtig herauskommen wollen oder die nach innen geschlagen sind.

Anzeichen sind auch wandernde Gelenkschmerzen, oft nach Durchnässung und Anstrengung.

Das Gemüt ist geprägt von depressiven Verstimmungen (ähnlich wie bei einem Mangel an Kalium phosphoricum (Nr. 5)). Der Kranke reagiert überempfindlich auf Geräusche, Gerüche, Licht usw. Er ist weinerlich, ängstlich, traurig, furchtsam, überempfindlich, reizbar, ungeduldig, depressiv, missmutig, melancholisch, hysterisch und lufthungrig. Kalium sulfuricum ist das „Katzenjammer"-Mittel und eignet sich besonders für „Schwarzseher".

Auch die Absonderungen und Ausscheidungen des Körpers geben Hinweise auf das dritte Stadium. Sie sind mild, dick, gelbschleimig oder gelbwässerig, eventuell auch grünlich, nicht ätzend, zu gelben Krusten eintrocknend. Der Eiter ist überwiegend gelb.

Salbe und Arzneikräuter

Salbe Nr. 6 empfiehlt sich bei Neurodermitis, Schuppenflechte und anderen Oberhautveränderungen, bei hartnäckigem Husten mit ockergelbem Auswurf (Salbe auf Brust und Rücken auftragen!). Bei entsprechendem Auswurf in die Nase einreiben.

Arzneikräuter: Eukalyptus, Schafgarbe und Tausendgüldenkraut können die Wirkung der biochemischen Mittel unterstützen.

Mangel an Salz Nr. 6 – Symptome von A – Z	
Atemtrakt	eitriger Schnupfen mit hartnäckigen Nasen- und Nebenhöhlenentzündungen; starkes Schleimrasseln in der Brust – auch ohne Husten; Atemnot, Kurzatmigkeit; Kitzelhusten; ständiger Räusperzwang, besser in kühler Luft; ständige Verschleimung der Luftwege; Kehlkopfkatarrh mit Auswurf (Heiserkeit, raue Kehle); Stinknase (stinkender Schnupfen); Polypen; Asthma; Brustbeklemmung; gelbschleimiger bis gelbwässeriger Auswurf – blutig, schwierig (muss verschluckt werden oder schlüpft sonst zurück); eitriger, grünlich-weißer, zäher Schleim
Augen	Bindehautentzündung mit gelbschleimiger Absonderung; verklebte Augenlider; Sehschwäche von nervöser Erschöpfung/Belastung; Augenentzündung der Neugeborenen
Besondere Auffälligkeiten	Neigung zu Gallensteinen; Gallenentzündung; Gelbsucht; Heißhunger bald nach dem Essen
Gliedmaßen	wandernde Schmerzen bei Rheumatismus und Gicht, Verschlimmerung durch Wärme
Harn- und Geschlechtsorgane	Nierenentzündung mit gelbschleimiger Absonderung; Eiweißharn (nach Scharlach); Blasenentzündung im 3. Grad – mit gelbem, schleimigem Eiter aus der Harnröhre; Weißfluss der Frauen; zu späte, spärliche Menstruation
Haut	alle Hauterscheinungen der Kinderkrankheiten – Masern, Scharlach, Windpocken zur Hauterneuerung; Neurodermitis – nervliche Seite beachten (siehe Salz Nr. 5!); besonders trockene Haut – rot, brennend, besonders nachts; nächtliches Hautjucken; Gürtelrose, Gesichtsrose und Herpesbläschen im Stadium der Abschuppung; gelbliche Gesichtsfarbe; schuppige Haut – Schuppenflechte; kein Schweiß
Herz und Kreislauf	nächtliches Herzklopfen mit Beklemmungsgefühl nach Erwachen; Herzmuskelbeschwerden (nervöses Herz, siehe auch Salz Nr. 5!); Herzbeutelentzündung; Schwindel; schneller Puls; Wassersucht (Ödeme) infolge von Herzkrankheiten

Bäder

Salz Nr. 6 eignet sich auch gut für Bäder. Neben der Leber ist der Hauptansatzpunkt die Haut. Setzen Sie Ihre Kinder einfach mal in die Badewanne – Pusteln kommen schnell und sind am anderen Tag wieder weg.

Knochen und Gelenke	schweres, mattes Gefühl in allen Gliedern und Gelenken; umherziehende rheumatische Schmerzen – v. a. nach Durchnässung, durch Wärme stärker werdend; Krämpfe in den Unterschenkeln durch Sauerstoffmangel in den Zellen
Muskeln und Gelenke	schweres, mattes Gefühl in den Gliedern; wandernde rheumatische Schmerzen – besonders nach Durchnässung –, Verschlimmerung durch Wärme, Besserung durch Kühle; Muskelschwäche mit Lähmungsgefühl; Schmerzen mit Lähmungsgefühl gepaart, Verschlimmerung am Anfang der Bewegung und bei starker Anstrengung, Besserung bei mäßiger Bewegung; schwammige Entzündung der Gelenke; Gicht; Muskelkater (vorbeugend Ferrum phos. (Nr. 3) einnehmen!); besonderer Hinweis: allgemeine Muskelschwäche und Kreuzschmerzen
Nervliche Verfassung	stechende Schmerzen – oftmals die Stelle wechselnd; Zwischenrippenneuralgie; Trigeminusneuralgie; Nervenschmerzen in Zähnen, Gesicht und Schädel; Träume vom Fallen und von Geistern; Durchfall bei seelischer Erregung – wässrig, stinkend, danach große Schwäche und Heißhunger
Ohren	Mittelohrkatarrh mit Ausfluss von gelber dünner Flüssigkeit
Verdauungsorgane	Durchfall bei seelischer Erregung – siehe „Nervliche Verfassung"; Zahn- und Kieferschmerzen; Magenschmerzen mit Völlegefühl; Hämorrhoidalbeschwerden; Leberentzündung (Salz Nr. 6 ist das wichtigste Lebermittel!); Magen- und Darmentzündungen mit gelbem Belag auf der Zunge
Zähne	Zahn- und Kieferschmerzen
Zunge	gelb-schleimig belegt; pappiger Geschmack auf der Zunge

Fibromyalgie-Syndrom (FMS)

Einführung

Fibromyalgie gilt als das Chamäleon unter den Krankheiten. Das Syndrom kursiert auch unter den Begriffen Fibrositis, generalisierte Tendo(Sehne)myo-(Muskel)pathie, Muskelrheumatismus, Neurasthenie, psychogener Rheumatismus, Weichteilrheumatismus u. v. m. Fibromyalgie leitet sich ab aus „Fibro“ (griech. fibra), das für „Faser“ steht. Dies gibt den Hinweis auf die Faserstrukturen in Sehnen, Bändern und Muskelhüllen. „my“ steht für das „Muskelgewebe (griech. myo), und „algie“ – ebenso aus dem Griechischen – steht für „Schmerzhaftigkeit“.

Betrachten wir die verschiedenen Namen der Fibromyalgie, so zeigt sich eine deutliche Unsicherheit über das Wesen dieser Erkrankung. Fibromyalgie kann als Entzündung des Muskelgewebes (Fibrositis), als allgemeine Muskel-Sehnen-Erkrankung (Tendomyopathie) oder rheumatische Erkrankung (Muskelrheumatismus) definiert werden. Weiterhin zeichnet sich die Erkrankung durch eine abnorme Spannung der Muskulatur oder durch eine psychische Störung (psychogener Rheumatismus) aus.

Das FMS ist ein Krankheitszustand, der sich durch chronische Schmerzen in der Muskulatur und benachbarten Strukturen zeigt. Die zugehörigen Muskelhüllen und Sehnen sind ungewöhnlich schmerzempfindlich, wenn man mit dem Finger daraufdrückt.

Weitere Symptome können sein: Morgensteifigkeit, subjektives Gefühl von Schwellungen der Hände (jedoch ohne Befund), chronische Müdigkeit, Erschöpfung, Schlafstörungen, Kopfschmerz, Empfindungsstörungen, Reizdarm- und Reizblasenprobleme, Depression, Restless legs (ruhelose Beine), Herzrasen, Trockenheit der Mund- und Schleimhäute, Schwitzen bei kalten Händen und Füßen, erhöhte Kälteempfindlichkeit u. v. m.

Länger anhaltende chronische Schmerzen können von Phasen allmählicher Besserung der Beschwerden oder sogar völliger Schmerzfreiheit unterbrochen werden.

Normalerweise verschlechtern sich die Beschwerden einige Monate lang und bleiben dann innerhalb eines gewissen Grades stabil. Betroffene leiden immer mehr an Einschränkungen ihrer körperlichen Funktionen. Es ist die zweithäufigste Erkrankung von Patienten, die einen Rheumatologen aufsuchen. In der Öffentlichkeit wird dieser Erkrankung wenig Aufmerksamkeit gewidmet, obwohl sie häufiger vorkommt als Gelenkrheumatismus, Epilepsie oder Multiple Sklerose (MS). Überall finden wir auf der Welt das FMS, es betrifft alle Nationalitäten – gleich, welchem Status der Patient angehört. 80 – 90 % der Fälle sind Frauen zwischen dem 35. und 60. Lebensjahr. Kinder und Jugendliche beiderlei Geschlechts können betroffen sein. In gewissem Umfang kann eine erbliche Veranlagung das FMS begünstigen. 40 % der Patienten geben an, dass Verwandte (Blutsverwandte) an ähnlichen Symptomen leiden oder litten.

Etwa 2 % der Weltbevölkerung leiden an FMS. Frauen trifft es etwa sieben- bis achtmal häufiger als Männer. Betroffen sind etwa 7 % aller Frauen zwischen dem 60. und 80. Lebensjahr, zunehmend auch Kinder und Jugendliche. 1,6 Millionen Menschen in Deutschland und etwa 5 Millionen Menschen in den USA leiden an Fibromyalgie.

Kriterien für das FMS

Es gibt eine Reihe von Kriterien nach der American College of Rheumatology von 1990, die Hinweise auf eine mögliche Erkrankung geben:

1. Generalisierter Schmerz

Folgende Bedingungen müssen gleichzeitig erfüllt sein:

- Schmerzen an beiden Körperhälften;
- Schmerzen oberhalb und unterhalb der Hüfte;
- Schmerzen am Achsenskelett (HWS, vorderer Brustbereich, BWS und LWS);
- tief sitzender Rückenschmerz.

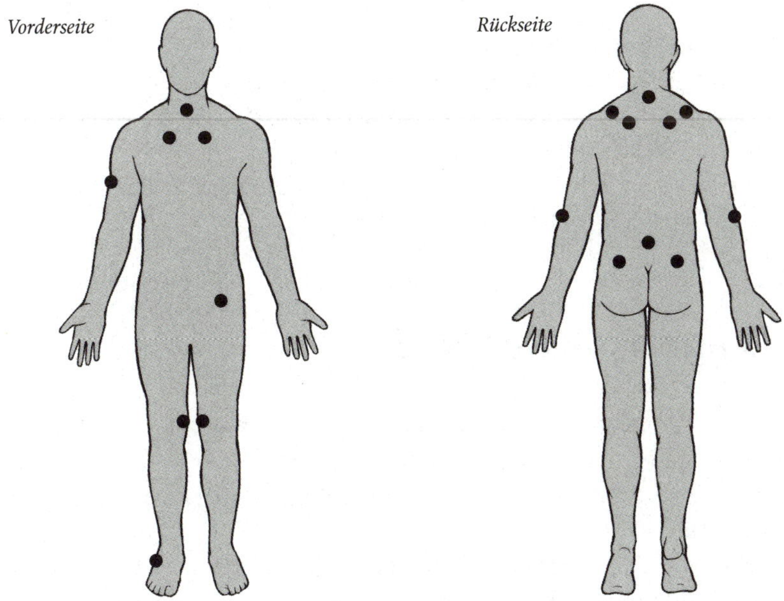

11 der 18 Tenderpoints müssen zur Diagnose des FMS druckschmerzhaft sein.

2. Schmerzen an 11 von 18 Stellen (Punkten) bei Palpation

- Hinterkopf: beidseitig an den subokzipetalen Muskelansätzen;
- unterer Nackenbereich: beidseitig am vorderen Teil des zwischen C 5 und C 7 liegenden Abschnitts;
- Trapezius: beidseitig in der Mitte des oberen Trapeziusrandes (Hinterhauptschwarte bis zum Schulterdach);
- Supraspinatus: beidseitig an den Ansätzen oberhalb der Spina scapulae (Schulterblattgräte) im mittleren Grenzbereich (von der oberen Schulterblattgräte bis zum Oberarm);
- zweite Rippe: beidseitig oben seitlich am zweiten Rippenknorpelgelenk;
- lateraler Epicondylus (äußerer Ellenbogenknochen): beidseitig zwei Zentimeter distal (vom Körper weg) des Epicondylus;
- Glutäalbereich: beidseitig im oberen äußeren Quadranten des Gesäßes in der anterioren Muskelfalte;
- Trochanter major (großer Rollhügel am oberen Drittel des Oberschenkelknochens): beidseits hinter dem Trochantervorsprung;
- Knie: beidseitig im mittleren Bereich des Fettpolsters proximal der Gelenkfalte.

Zur Diagnose müssen 11 von 18 der beschriebenen Punkte (Tenderpoints) bei Palpation (Untersuchung durch Abtasten und Befühlen) schmerzhaft sein (nicht nur empfindlich!).

Tenderpoints sind fest definierte Punkte auf beiden Körperhälften über Muskel- und Sehnenansätzen sowie an Gelenken. Die Mehrzahl der 18 definierten Tenderpoints ist in der Regel bei FMS druckschmerzhaft.

Triggerpoints sind gut tastbare Muskelverhärtungen (Myogelosen), die für das so bezeichnete myofasziale Schmerzsyndrom kennzeichnend sind. Werden diese Punkte stimuliert, kommt es zu ausstrahlenden Schmerzen.

Placebopunkte sind nicht druckschmerzhafte Kontrollpunkte an der Stirn, am distalen Unterarm und am seitlichen Fibulaköpfchen.

Zur Diagnostik des FMS

Für die Diagnose Fibromyalgie bedarf es einer längeren Krankengeschichte: chronische Schmerzen im Muskel- und Skelettsystem, chronische Müdigkeit und Erschöpfung, geringe Belastbarkeit, Schlafstörungen, Kopfschmerzen, Menstruationsbeschwerden oder psychische Dysbalancen.

- Tenderpoints: Mindestens 11 der 18 definierten Tenderpoints müssen druckschmerzhaft sein, und zwar seit mindestens drei Monaten.

- Placebopunkte: Bei den Placebopunkten sollten höchstens drei Kontrollpunkte druckschmerzhaft sein.
- Erkrankungen von Organen sollten nicht vorliegen. Röntgenbefunde sind normal, ebenso Laborwerte (normale Entzündungsparameter, unauffälliges Differenzialblutbild, Rheumaserologie ohne Befund, Immunglobuline unauffällig, erniedrigter Serotonin-Wert).
- Zudem müssen andere Erkrankungen durch das Labor ausgeschlossen werden, wie z. B.: Entzündung – Blutsenkung – C-reaktives-Protein (erhöhte CRP-Konzentrationen sind immer ein Zeichen für Krankheit; die Menge der CRP-Konzentration reflektiert das Ausmaß und die Masse des entzündlichen Gewebes); Organerkrankungen von Leber und Nieren, hormonelle Störungen, Infektionen durch Viren, Borrelien, Chlamydien, Yersinien u. a. oder Erkrankungen des Immunsystems (Autoantikörper, Schilddrüsenantikörper u. a.).
- Differenzialdiagnose: Diese dient zur Unterscheidung und Abgrenzung ähnlicher Krankheitsbilder, ausgerichtet auf die Abgrenzung und Identifizierung einer bestimmten Krankheit innerhalb einer Gruppe symptomatisch ähnlicher Krankheiten. Nachfolgende Aufzählung deckt einen Teil der Möglichkeiten ab: Arthralgie, Arthrose, chronisches Müdigkeitssyndrom, Depression, Hypothyreose, Karpaltunnelsyndrom, Kiefergelenkbeschwerden, Migräne, Morbus Bechterew, Multiple Sklerose (MS), Osteoporose Weichteilrheuma u.v.m.

Fibromyalgie kann die Symptome und Warnzeichen von mindestens 30 anderen Krankheiten „nachahmen“. Die Beschwerden betreffen den ganzen Körper und können fast allen Organsystemen zugeordnet werden. Hinzu kommen noch unterschiedliche psychische Symptome. Nach dem aktuellen Stand der Wissenschaft ist Fibromyalgie keine tödliche Krankheit, aber eine schwere bis unheilbare Erkrankung; noch immer sind die genauen Ursachen unklar. Die Diagnose der Fibromyalgie ist nicht einfach, die Behandlung orientiert sich an den Schmerzen. Jeder neuer Therapieansatz, der den Betroffenen hilft, ist zu begrüßen!

Behandlung des FMS

Die aktuellen Behandlungsmöglichkeiten beruhen im Wesentlichen darauf, auf schwer zu beeinflussende Symptome wie den Schmerz (Muskelschmerz durch Muskelverhärtung), Müdigkeit oder Schlafstörungen einzuwirken. Auch das soziale Umfeld der Patienten sollte über die Erkrankung und die Therapie aufgeklärt werden. Darüber hinaus sollte über eine sinnvolle Änderung des Lebensstils, wie Ernährung, Umgang mit Stress usw., nachgedacht werden.

Die konventionelle Therapie arbeitet mit synthetischen Arzneimitteln, Physiotherapie, Psychotherapie und lokaler Schmerztherapie. Die Naturheilkunde verfügt über folgende Therapiemöglichkeiten: Psychotherapie aus ganzheitlicher Ansicht (z. B. hinsichtlich der Depression), Phytotherapie, Orthomolekulare Therapie, Homöopathie, Ausleitungsverfahren, Chiropraktik, Osteopathie, Craniosakrale Therapie, strukturelle Körpertherapien, Wärmetherapien zur Entspannung (Heublumensack, durchblutungsfördernde Salben, Moorbad usw.), Schröpfen, Baunscheidtieren, Ernährungstherapie (TCM, Ayurveda, wärmende Lebensmittel bevorzugen, Regulation des Säure-Basen-Haushalts durch Ernährung), Neuraltherapie, Akupunktur, Enzymtherapie, Massagen (zur Lockerung der verspannten tonischen Muskeln), spagyrische Heilmittel und Biochemie nach Dr. Schüßler (siehe unten), um die Daueranspannung an der motorischen Endplatte (Gebiet der quer gestreiften Muskelfasern, wo die Endverzweigungen der motorischen Nervenfasern enden) herabzusetzen.

Weitere Möglichkeiten sind: Bewegungstraining (bitte langsam beginnen und in kleinen Schritten erhöhen – Schmerzgrenze beachten!), Bewegungsbad, Wassershiatsu, Bindegewebsmassage, lokale Schmerztherapie (Injektionen von Cortison oder eines Lokalanästhetikums), Zahnsanierung, Vermeidung von Elektrosmog, Untersuchung des Schlafplatzes auf Störfelder (Rutengänger!), Yoga, Zilgrei und eventuell Systemische Familientherapie nach Bert Hellinger. Jegliche Form von kalter Luft (Klimaanlagen und dergleichen) und Zugluft sollte gemieden, der Körper (vor allem Füße und Nieren) warmgehalten werden.

Manche Untersuchungen konnten Veränderungen im Stoffwechsel der Überträgerstoffe von Serotonin und Tryptophan im Gehirn feststellen. Andere wiederum entdeckten eine erhöhte Hyaluronsäure – ein zentraler Bestandteil des Bindegewebes, der bei Fibromyalgie-Patienten um das Zehnfache erhöht sein kann, womit sich womöglich auch die Schmerzsymptomatik erklären ließe. Eine weitere These lautet, dass sich die Patienten in einer verminderten körperlichen Aktivität befinden, da bei Verbesserung der Fitness durch Ausdauersport eine deutliche Abnahme der Schmerzen zu verzeichnen ist.

Die vorgenannten Ausführungen stellen verschiedene Möglichkeiten vor mit dem Ziel, Menschen von einem massiven Schmerzsyndrom zu befreien. Ganz sicher gibt es weitere Wege und Denkansätze, die hier nicht erwähnt wurden.

Biochemie nach Dr. Schüßler

Fibromyalgie-Therapie

Zur Therapie der FMS wird die Einnahme folgender Salze empfohlen: Magnesium phos. D 6 (Nr. 7), Kalium phos. D 6 (Nr. 5) und Ferrum phos. D 12 (Nr. 3).

Wir setzen die biochemischen Funktionssalben unterstützend ein, mittels einer leichten Massage (an den betroffenen Stellen) oder als Salbenumschlag über Nacht. Bewährt hat sich hier vor allem die Salbe Nr. 7 in Kombination mit der „Heißen 7“ (Magnesium phos. D 6), um eine gute Nachtruhe zu erfahren.

Sechs bis acht Wochen vor dem eigentlichen Behandlungsbeginn empfehle ich folgende Schüßler-Salze:

- Wir nehmen vor- und nachmittags jeweils 3 – 5 Tab. Natrium phos. D 6 (Nr. 9) in der gelösten Form, um den Stoffwechsel anzuregen.
- Gegen 14:00 Uhr und am Abend nehmen wir Natrium sulf. D 6 (Nr. 10), um die gelösten Schlackenstoffe zur Ausleitung zu bringen. Hier bewährt sich, jeweils 5 – 10 Tab. in der heißen Version kauend zu trinken.
- Unterstützen Sie dies auch mit der Salbe Nr. 10 am Abend auf den rechten Oberbauch und 1 – 2 x pro Woche als Leberwickel (siehe Kap. VII. 1. Frühjahrskur).

Um auf alle Fälle die Schmerzen zu lindern, sollten Sie auch schon während der Vorbehandlung mehrmals tgl. Magnesium phos. D 6 (Nr. 7) mit 10 Tab. als „Heiße 7“ kauend trinken.

Hauptbehandlung von Fibromyalgie mit Schüßler-Salzen:

- 2 x 2 Tab. Calcium fluor. D 12 (Nr. 1) morgens nach dem Aufstehen lutschen;
- ca. 1 Std. nach dem Frühstück nehmen wir die „Heiße 7“;
- ca. 1 Std. vor dem Mittagessen und gegen 16:00 Uhr lutschen wir 2 x 2 Tab. Kalium brom. D 6 (Nr. 14);
- ca. 1 Std. vor dem Abendessen lutschen wir im tgl. Wechsel 2 x 2 Tab. Ferrum phos. D 12 (Nr. 3) und Kalium sulf. D 6 (Nr. 6);
- vor der Nachtruhe reichen wir im tgl. Wechsel Magnesium phos. D 6 (Nr. 7) als „Heiße 7“ und Calcium phos. D 6 (Nr. 2) (als „Heiße 2“) mit jeweils 10 Tab.

Fibromyositis-Therapie

Eine Fibromyositis (meist degenerative, entzündlich-rheumatische Erkrankung des Binde-, Fett-, Muskel- und Nervengewebes (Weichteilrheumatismus)) ist wie folgt zu behandeln:

- Wir nehmen morgens ca. 1 Std. nach dem Frühstück Ferrum phos. D 12 (Nr. 3) als „Heiße 3“ mit 5 –10 Tab. im tgl. Wechsel mit Kalium chlor. D 6 (Nr. 4) als „Heiße 4“ mit 5 –10 Tab.
- Um die Mittagszeit kommt Kalium sulf. D 6 (Nr. 6) als „Heiße 6“ mit 5 –10 Tab. zum Einsatz.
- Für die entspannte Nachruhe sorgt neben der Salbeneinreibung (Nr. 7) die „Heiße 7“ mit 10 Tab. Magnesium phos. D 6 (Nr. 7).

Erkrankungen des Nervensystems

Einführung

Wilhelm Heinrich Schüßler erkannte, dass Mineralssalze wesentlichen Einfluss auf Nerven, Gehirn und Rückenmark ausüben. In diesem Zusammenhang maß er den folgenden biochemischen Salzen besondere Bedeutung bei:

- Nr. 5 Kalium phosphoricum D 6: bei Nervenschwäche bzw. Abstumpfung;
- Nr. 8 Natrium chloratum D 6: ebenfalls bei Nervenschwäche bzw. Abstumpfung;
- Nr. 9 Natrium phosphoricum D 6: bei gereizten Nerven (Überempfindlichkeit);
- Nr. 11 Silicea D 12: ebenfalls bei gereizten Nerven (Überempfindlichkeit);
- Nr. 7 Magnesium phosphoricum D 6: bei innerer Unruhe.

Das Nervensystem im Kurzüberblick

Gehirn und Rückenmark

Für das Gehirn ist eine ausreichende Lecithinbildung notwendig. Lecithin ist ein phosphorhaltiges Lipoid. Es ist ein essenzieller Fettstoff (Lipid), der zum Aufbau aller Zellmembranen im menschlichen Körper gebraucht wird, und dient unter anderem der Aufnahme und Abgabe von Nährstoffen durch Körperzellen. Die Schutzhülle des Gehirns und Nervenzellen enthalten ebenfalls Lecithin (siehe auch die nachfolgende Beschreibung der Salze Nr. 5 und Nr. 8).

- Kalium phosphoricum D 6 (Nr. 5) reguliert die Verteilung der Kalium-Ionen und verhindert den Zerfall von Nervengewebe, tilgt Ermüdungs- und Fäulnisgifte im Nervengewebe.
- Natrium chloratum D 6 (Nr. 8) ist erforderlich für den Neubau aller Zellen.

Nervenfäden

Das Nervensystem ist komplex wie ein Telefonnetz und abhängig von Fremdstoffen und Schlacken.

- Fremdstoffe werden angelagert bei Mangel an Natrium phosphoricum (Nr. 9) und
- ausgeleitet durch Silicea (Nr. 11).

Tätigkeit der Muskeln

Für die zusammenziehende Muskeltätigkeit ist Magnesium phosphoricum (Nr. 7) erforderlich. Ein Mangel führt zu großer Unregelmäßigkeit und krampfartigem Schmerz.

Schüßler nahm mit Blick auf den Aufbau des Nervensystems die folgende Unterteilung vor:

- für Gehirn und Rückenmark: Salze Nr. 5 und Nr. 8;
- für die Nervenfäden: Salze Nr. 11 und 9;
- für die nicht willensgesteuerte Tätigkeit: Salz Nr. 7.

Nr. 5 und Nr. 8: Salze für Gehirn und Rückenmark

Einführung

Phosphorsaures Kali (Nr. 5) verbindet sich mit Fettsäure. Beide bilden unter Hinzutritt von Eiweiß die Gehirnsubstanz – das so genannte Lecithin. Gehirnzellen müssen ständig – ohne geteilt zu werden – arbeitsfähig bleiben.

Die Grundlage zur Säfte-Erneuerung geschieht durch das Kochsalzmolekül Natrium chloratum (Nr. 8). Es hat die Fähigkeit, Wasser in die Zelle zu ziehen. Dadurch ist dieses Mineral für die Aufrechterhaltung des osmotischen Druckes und die Flüssigkeitsverteilung in der Zelle verantwortlich.

Kalium phosphoricum tilgt die Ermüdungs- und Fäulnisgifte und hält dadurch den Zerfall der Gewebe auf. Natrium chloratum verwendet das gelieferte Baumaterial stets zum Neubau. Beide Salze sind aufeinander angewiesen. Sie arbeiten Hand in Hand. Deshalb ist es ratsam, beide Mittel zur gleichen Zeit, am besten wechselweise, zu geben.

Salz Nr. 5 ist für die Verhütung von Fäulnis verantwortlich und für alle Zustände, bei denen ein Zerfall von Gewebe vorliegt. (Ich erinnere an schmierige, graufarbige, schmutzige, aashaft stinkende Ausscheidungen.)

Dieses Lebenssalz Nr. 5 ist das eigentliche Antisepticum und verhütet den Gewebezerfall von Natur aus. Gewisse luftförmige Gifte, so genannte Miasmen, wie auch einige flüssige oder dampfförmige Gifte gelangen in der Regel durch die Atmung ins Blut. Es sind dies ungesättigte Verbindungen, die das heftige Bestreben haben, sich zu sättigen. Zu ihrer Sättigung ist Kalium phosphoricum notwendig. Dadurch werden die Gifte zu unschädlichen und ausscheidbaren Stoffen verwandelt.

Kalium phosphoricum aber wird den Zellen in dem Maße entzogen, wie diese zerfallen müssen. Reichen wir dieses Salz rechtzeitig, werden diese freien Moleküle zur Vereinigung verwendet und die bereits organisch gebundenen bleiben ihrer Aufgabe erhalten. Betont sei auch, dass bei hohem Fieber (über 38,5 °C bei rektaler Messung) immer ein Zerfall der Gewebe vorliegt und darum stets Salz Nr. 5 und nicht Salz Nr. 3 zu reichen ist.

Ist die größte Gefahr beseitigt, reichen wir die Salze Nr. 5 und Nr. 8 weiter, um auch gleichzeitig den Aufbau zu ermöglichen.

Nach meiner Erfahrung kann schon nach 6–8 Gaben des Salzes Nr. 5 innerhalb von 20 Minuten die Körpertemperatur von 41 °C auf 38 °C gesenkt werden – und das alles, ohne das Fieber zu unterdrücken.

Die Erklärung liegt darin begründet, dass wir mittels Kalium posphoricum die Fäulnisgefahr durch Erhöhung der Lebenskraft beseitigen. Dabei ist es wichtig, die Einnahme ohne Unterbrechung fortzuführen – sonst würde die lebenserhaltende Fähigkeit der Gewebe schnell wieder erschlaffen, ehe die Arbeit vollendet und die große Gefahr beseitigt ist. Die Temperatur würde erneut ansteigen.

Wenn der Zerfall der Gewebe so weit fortgeschritten ist, dass die Lebenskraft zerfällt (Temperaturen unter 36,8 °C), kann auch hier mit Gaben der Salze Nr. 5 und Nr. 8 die schwindende Lebenskraft zurückgeholt werden.

Nicht nur bei Fieber merken wir den Gewebezerfall und damit den Mangel an Salz Nr. 5, sondern auch bei schleichenden, über Jahre hinweg dauernden Anzeichen: etwa bei Gedächtnisschwäche und Schreckhaftigkeit, Weinerlichkeit, übertriebenem Argwohn, Ängstlichkeit, Zaghaftigkeit, Platzangst und ähnlichen Verstimmungen der Willenskraft, Traurigkeit, Missmutigkeit, nervösem Kopfschmerz, besonders nach geistiger Überanstrengung, nervöser Herzschwäche, nervöser Magenschwäche, Herzklopfen mit Angstgefühlen, nervöser Schlaflosigkeit, nervösem Asthma, nervöser Sehstörung usw.

Bei Mangel an Salz Nr. 8 spüren wir z. B. Kribbeln und Taubheitsgefühle an Händen und Füßen.

Wenn das Ernährungsmaterial in den Geweben,
in den erforderlichen Quantitäten und an den richtigen
Stellen vorhanden ist und keine Störung in der Bewegung
der Moleküle eintritt, so gehen der Anbau neuer und die
Zerstörung alter Zellen, sowie die Abfuhr unbrauchbarer Stoffe, normal vonstatten und das betreffende Individuum
befindet sich im Zustand der Gesundheit.

Dr. Wilhelm Heinrich Schüßler

Nr. 5 Kalium phosphoricum:
Menschentyp – Geist, Gemüt und Nerven

Der meist schlanke Kalium-phosphoricum-Typ ist ein mehr oder weniger niedergeschlagener Mensch, der bei jeder Gelegenheit gleich weinen kann, auch bei erhebenden Augenblicken. Der typische Nervenschwächling reagiert auf alle Gefühle – auf die körperlichen ebenso intensiv wie auf die psychischen. Er hat diverse Störungen ohne Organbefund. Jede Anstrengung verursacht unverhältnismäßige Erschöpfung und Krämpfe aller Art. Er hat Neigungen zu stinkenden Absonderungen. Überempfindlichkeit, Ängste, labile Stimmungen mit Weinerlichkeit beherrschen ihn.

Dr. Schüßler: „Wenn man durch irgendeine Krankheit einmal in einen Kalium-phosphoricum-Zustand geraten ist, wird man sein Leben lang immer wieder Kalium phosphoricum brauchen." Betreiben Sie also immer wieder Regeneration!

Den Kalium-phosphoricum-Typ kennzeichnen bezüglich Geist und Gemüt Merkmale wie z.B. geistige Abgespanntheit, Niedergedrücktheit, Schwäche oder Mutlosigkeit. Er ist überdies eher ängstlich, furchtsam – ohne Grund. Die geringste Arbeit erscheint wie eine schwere Arbeit. Melancholische und hypochondrische Stimmung herrscht vor. Die Kranken sind leicht reizbar, aufgeregt und ärgern sich über jede Kleinigkeit; oder sie sind traurig, weinen gern, haben Abneigung gegen Unterhaltung und Gesellschaft. Mögliches Kennzeichen ist auch Schwäche oder Verlust des Gedächtnisses. Der Kalium-phosphoricum-Typ ist gleichgültig gegen eigene Angelegenheiten, eher mürrisch, reizbar und verdrießlich um Kleinigkeiten. Er liebt nicht, dass man mit ihm spricht. Das Delirium eines Alkoholikers mit Sinnestäuschung kann auf das Schüßler-Salz Nr. 5 hinweisen, falls Natrium chloratum (Nr. 8) nicht hilft.

Von der Psyche her betrachtet, gibt es ebenfalls eine Reihe von Merkmalen, die den Kalium-phosphoricum-Typ gut erkennen lassen. Es handelt sich dabei meist um Menschen, die durch Übereifer leicht ermüden und durch Kraft ans Ziel kommen möchten. Sie packen sich gerne die Probleme anderer Leute auf die Schultern. Es sind Perfektionisten, die extrem hohe Anforderungen an sich selbst stellen. Weitere Kennzeichen sind extreme Nervosität, Angst, Versagensangst oder kreisende Gedanken.

Salbe und Arzneikräuter

Salbe Nr. 5 kann zur Linderung mit eingesetzt werden. Zur Entspannung auf den Solarplexus; als Herz- und Nervensalbe. Bei durch Überanstrengung entstandenen Einschränkungen (Tennisarm, Nervenentzündung) und bei fauligen, eitrigen Wunden (hier evtl. auch als Puder).

Arzneikräuter: Die gemeinsame Anwendung von Biochemie und Arzneikräutern erhöht die Bioverfügbarkeit: Johanniskraut, Baldrianwurzel, Birkenblätter, Fenchel, Hopfen, Schafgarbe.

Mangel an Salz Nr. 5 – Symptome von A – Z	
Appetit	entweder groß, oder Abneigung gegen alle Speisen und Getränke; oft Hungergefühl nach dem Essen, aufgrund nervöser Schwäche
Atemtrakt	schleichende Lähmung der Stimmbänder, Stimmlosigkeit; Heiserkeit nach Überanstrengung
Augen	Sehschwäche von nervöser Erschöpfung; Lähmung der Augenlider; Zucken der Augen; Schmerzen der Augen, die gegen Druck empfindlich sind; Lichtscheu infolge von Überreizung ohne sonstige Erscheinungen
Brust und Rücken	nervöses Gefühl in der Magengrube; Rückenschwäche, Rückenschmerzen, Rücken wie gelähmt
Harn- und Geschlechtsorgane	Lähmung des Blasenschließmuskels; Bettnässen größerer Kinder; Reizblase durch Nervosität; starke Regelkrämpfe; Wehenschmerzen, Wehenschwäche; Geschlechtsnervenschwäche infolge übermäßiger geschlechtlicher Aufregung; große Erschöpfung nach Samenverlust (Geschlechtsverkehr, Ejakulat)
Haut	kreisrunder Haarausfall
Herz/Kreislauf/ Gefäße	nervöse Herzbeschwerden; Herz schlägt bis zum Halse heraus oder scheint still zu stehen oder auszusetzen; Herzklopfen mit Angstgefühl; Puls anfangs beschleunigt und klein, später verlangsamt (vasomotorische Nerven); hohes Fieber (über 39° C)
Knochen und Gelenke	Muskelkrämpfe durch Überanstrengung; Schmerzen mit Lähmungserscheinungen, schlimmer am Beginn der Bewegung, besser bei mäßiger Bewegung; Rückenschwäche; Arme und Beine wie gelähmt; Gefühl der Steifigkeit der Glieder oder Gelenke mit Schmerzen, schlimmer morgens, besser durch langsame, fortgesetzte Bewegung
Kopf	Apathie und Kopfmüdigkeit, Unfähigkeit zu geistiger Arbeit; nervöse Schlaflosigkeit mit Grübeln; Kopfschmerzen nach geistiger Überanstrengung; nervöses Zucken im Gesicht (Ticks); Hinterkopfschmerz, besser durch Aufstehen; Schwindel im Liegen; rechtsseitige Neuralgie, besser durch kalte Anwendungen
Muskeln	Muskelkrämpfe nach Überanstrengung; Muskelschmerzen mit Lähmungserscheinungen; Rückenschwäche; Rückenschmerzen; Muskelmüdigkeit am ganzen Körper; Gesichtsmuskellähmung; Muskelkrämpfe verschiedener Art: Schreibkrampf, Wadenkrampf, Wehenschwäche, Schließmuskelschwäche, Muskelschwund
Nervliche Verfassung	Nervenschwäche **Gefühlsnerven:** Schmerzen mit Lähmungsgefühl, taub und empfindungslos machend; Besserung durch leichtes Anwehen von Luft **Bewegungsnerven:** Muskel- und Nervenschwäche, gesteigert bis zur Lähmung; schleichende Lähmung mit Atrophie; fortschreitender Muskelschwund; halbseitige Lähmung, Gesichtslähmung; Kinderlähmung **Sympathisches Nervensystem:** verlangsamte Ernährung eines beschränkten Zellgebietes bis zu völligem Stillstand, sodass die betreffenden Zellen erweichen und zerfallen (z. B. rundes Magengeschwür)
Schmerzen	Schmerzen mit nachfolgender großer Schwäche; Schmerzen nagend, schlimmer in Ruhe und durch äußere Wärme; lähmende Schmerzen im Rücken oder in den Gliedern, besser bei mäßiger Bewegung, schlimmer durch Anstrengung (z. B. durch zu langes fortgesetztes Gehen, am heftigsten

	bei beginnender Bewegung – etwa nach dem Aufstehen vom Sitzen); Rückensteifigkeit wie gelähmt, schlimmer nach Ruhe; Rückenmarksleiden – Blutarmut des Rückenmarks infolge erschöpfender Krankheiten; Krämpfe, bedingt durch irritierende Schwäche; Krämpfe, die durch Überanstrengung der betreffenden Teile entstanden sind: Stimmritzenkrampf, Kinnbackenkrampf, Wadenkrampf usw.; Epilepsie; Schwindel, nervöser, schlimmer durch Bücken; Gehirnerschütterung; beginnende Gehirnerweichung; Kopfschmerzen blasser, empfindlicher und reizbarer Personen, mit Überempfindlichkeit; Schmerzen im Nacken, Hinterkopf mit allgemeiner Reizbarkeit, Verzweiflung, Unruhe; Stirnkopfschmerz, besser durch langsame Bewegung in frischer Luft (unterstützend hilft auch Magnesium phosphoricum (Nr. 7)); nervöse Schlaflosigkeit nach geistiger Überanstrengung; nervöse Störungen nach Alkohol- und Nikotingenuss; Zittern der Hände; Schulangst bei Kindern bei gleichzeitigem Kopfweh und nervöser Schlaflosigkeit (unterstützend hilft auch Magnesium phosphoricum (Nr. 7)); Heimweh; Kinderlähmung. Die Schmerzen sitzen gerne halbseitig im Kopf oder ziehen vom Vorderkopf zum Hinterkopf.
Ohren	nervöse Ohrenschmerzen
Schlaf	nervöse Schlaflosigkeit nach geistiger Überanstrengung; schläfrig und dennoch nervös und ruhelos; nächtliches Aufschrecken; Schlaflosigkeit zw. 2:00 – 5:00 Uhr; zeitiges Aufwachen mit Schweiß und Unruhe; Kinder wachen mit einem Schrei vor Furcht und Unruhe auf; Murmeln und Sprechen im Schlaf; Schläfrigkeit nach dem Mittagessen (eventuell Hinweis auf verborgene Herzschwäche)
Verdauungsorgane	nervöse Gastritis; Aphten und Soor; Völlegefühl; Blähungen, übelriechende Winde
Stuhl	bei Durchfällen ist der Stuhl wässrig, faulig und sehr stinkend, er kann aber auch blutig-eitrig und stinkend sein

Nr. 8 Natrium chloratum:
Menschentyp – Geist, Gemüt und Nerven

Der Natrium-chloratum-Typ ist ein blutarmer, nervöser, reizbarer Mensch mit gestörtem Wasserhaushalt und geringer Lebensenergie, sehr empfindlich gegen Gemütsbewegungen, auf die er mit Muskelzittern und kaltem Schweiß reagiert; ein bleichsüchtiger, blutarmer Rheumatiker.

Geist und Gemüt sind gekennzeichnet durch unwillkürliches Weinen, schlechte Laune, Ärger, Missstimmung bei der geringsten Kleinigkeit. Weitere Merkmale sind: mangelnde Entschlusskraft („Soll ich oder soll ich nicht?"), pessimistische Lebensanschauung, zaghaft, wortkarg, verdrossen, große Gereiztheit, Stimmungslabilität, Gedächtnisschwäche, Zerstreutheit, vegetativ labil, Melancholie, Lebensüberdruss, Angst vor der Zukunft, rachsüchtig, trägt lange nach. Ebenso kennzeichnend sind hartnäckige Gedanken. Die Beschwerden verschlechtern sich bei Trost und beim Sprechen über die Beschwerden. Bei Frauen Depression gegen Ende der Regelblutung.

Mangel an Salz Nr. 8 – Symptome von A – Z	
Atemtrakt	Fließschnupfen
Augen	Gefühl wie Sand in den Augen, meistens morgens; Tränenfluss bei seelischer Beeinflussung; Buchstaben fließen ineinander
Blut	Blutarmut (zusammen mit Calcium phosphoricum (Nr. 2) und Ferrum phosphoricum (Nr. 3) behandeln); bei Blutungen ist das Blut hell oder schwärzlich rot, wässrig, dünn, nicht gerinnend.
Brust und Rücken	Herzstiche, Verschlimmerung durch Liegen auf der linken Seite; Stiche im ganzen Brustraum; Sodbrennen
Harn- und Geschlechtsorgane	Wassersucht; Brennen in der Harnröhre Bei der Frau: Abneigung gegen Geschlechtsverkehr; Trockenheit der Scheide; Regel zu spät und zu spärlich; Muttermilch bläulich-wässrig Beim Mann: Libido vermindert (gelegentlich auch gesteigert); unfreiwilliger Samenabgang; nachhaltige Verstimmung nach Geschlechtsverkehr
Haut	Akne, besonders an der Stirnhaargrenze; Neigung zu Rissen an After, Nase, Mund; Nesselausschläge chronisch; Wundsein kleiner Kinder mit Brennen; Haarausfall mit Kopfschuppen
Herz und Kreislauf	Herzklopfen, das den ganzen Körper erschüttert; Flattern am Herzen; Herzstechen, das sich durch Linksliegen verschlimmert; Handschweiß; Gesichtsschweiß während des Essens; ständig leichtes bis erhebliches Schwitzen
Knochen und Gelenke	Rückenschmerzen, besonders beim Bücken (Besserung durch starken Gegendruck, durch Liegen auf fester Unterlage)
Nervliche Verfassung	vegetative Labilität (Hypochonder, Hysteriker); höchst empfindliche Reaktion auf Gemütsbewegungen; rasende Stirnkopfschmerzen mit Sehstörungen und Flimmern vor den Augen, verbunden mit Übelkeit; Verschlimmerung durch jede Bewegung, auch der Augen; Kopfschmerz vor Augenanstrengung (Besserung beim Niederlegen);
	Migräne; Gedächtnisschwäche; sehr empfindliches Rückgrat (s. „Knochen und Gelenke")
Ohren	Jucken hinter den Ohren
Schlaf	Schlaf tritt spät ein, ist unruhig oder verliert sich vollständig, sodass es zu Schlaflosigkeit mit allgemeiner Munterkeit mit klarem, munterem Denken kommt; Gedankenbild ist dann klarer und lebhafter als sonst am Tage; Schlaflosigkeit wegen unangenehmer Gedanken; Einschlafstörungen mit häufigem Erwachen; unruhiger Schlaf mit beunruhigenden Träumen und Umherwerfen im Bett, Aufschrecken aus dem Schlaf, Albträume; Wallungen mit Schweiß; große Tagesschläfrigkeit besonders nach dem Essen
Schmerzen	Schmerzen sind ruckend, zuckend, brennend – bei allgemeinem Wärmemangel; Schmerzen steigen mit der Sonne
Stuhl	chronischer Durchfall, wässrig, evtl. mit ätzender Schärfe
Verdauungsorgane	Magengeschwür; Zwölffingerdarmgeschwür
Zähne	Zahnschmerzen über eine ganze Gesichtshälfte ausstrahlend

Von der Psyche her betrachtet ist Salz Nr. 8 besonders geeignet für Menschen, die angstbesetzt sind. Es hilft, alte Schockerlebnisse zu verarbeiten und wieder weinen zu können. Der richtige Lebensfluss ist unterbrochen aus Angst vor neuerlichen Verletzungen, deshalb wirken deren Gefühlsäußerungen wie geplant. Ihr Denken wirkt schwerfällig. Die Gedächtnisleistung lässt nach. Albträume werden beklagt.

Salbe und Arzneikräuter

Salbe Nr. 8 kann unterstützend eingesetzt werden bei Insektenstichen, Verbrennungen, trockenen Ausschlägen mit weißen Schuppen, Hautpilzerkrankungen, Afterfissuren.

Arzneikräuter: Die gemeinsame An-wendung von Biochemie und Arzneikräutern erhöht die Bioverfügbarkeit: Geeignet sind Salbei, Schachtelhalm, Schafgarbe, Hopfen.

Nr. 11 und Nr. 9: Salze für die Funktion der Nervenfäden

Einführung

Silicea, die Kieselsäure, kümmert sich um die Funktion der Nervenfäden. Stellen wir uns das Nervensystem am besten als Telegrafen- und Telefonnetz vor. Mittels einer Energie, die von galvanischen Elementen ausgeht, erfolgt beim Fernsprechen und Fernschreiben die Verständigung durch den Draht. Wir haben nun in unserem Körper die verschiedenartigsten Telefon-, Telegrafen- und Signalanlagen. Unser Ohr ist der beste Fernsprechapparat. Unsere Sprechwerkzeuge wiederum sind mit dem Hörer (Telefon) zu vergleichen. Unser Auge ist der beste Fernzeichner. Blockiereinrichtungen, wie sie z. B. die Bahn verwendet, hat auch der menschliche Organismus. Laufen wir in eine gefährliche Situation, wird unser Schritt schneller gehemmt, als uns dies bewusst wird. Zur Aufrechterhaltung des Stoffwechsels und zur Sicherung der nötigen Reserven sind alle diese Funktionen mit den Nervenleitungen verbunden. Zusätzlich senden wir auch Energie nach außen. Das können wir in Form einer Art von Gedankenübertragung erleben.

Die zu allem erforderliche Energie erhalten wir in der Hauptsache durch das Blut, dessen Hauptbestandteil (außer den Blutkörperchen) eine Salzlösung darstellt. Die durch den Blutdruck hervorgerufene Blutbewegung und vor allem die durch die Osmose (Säftedurchtritt durch die porösen Scheidewände) erzielte Reibung bringen es zuwege, dass die Salzlösung – ähnlich einem Dynamo – Energie erzeugt. Silicea sorgt für die Leitfähigkeit der Nerven.

Ein hoher Mangel an Silicea ist im Regelfall auf einen vorausgegangenen Mangel an Natrium phosphoricum (Nr. 9), der die Blutübersäuerung zur Folge hat, zurückzuführen. Die mangels Natrium phosphoricum hervorgerufene Übersäuerung des Blutes beschmutzt und belastet mit Fremdstoffen die Nervenfäden, die so in ihrer Leitfähigkeit beeinträchtigt werden. Der Bestand der Nervenzellen an Natrium phosphoricum ist durch den allgemeinen Mangel stark verringert. Zu den erforderlichen Reinigungsarbeiten müssen dauernd Silicea-Moleküle geopfert werden. Wird Silicea nicht ergänzt, leiden entweder die Nerven oder das Bindegewebe. Auch hier wird deutlich, dass Natrium phosphoricum (Nr. 9) und Silicea (Nr. 11) miteinander arbeiten und im Wechsel gegeben werden müssen. (Salz Nr. 9 hält die Harnsäure in Lösung, Nr. 10 scheidet sie aus, Nr. 11 bewirkt die Auflösung von Harnsäurekristallen und Ablagerungen derselben.)

Bei einem Mangel an Salz Nr. 11 sind die Lebensfunktionen gestört, wodurch die Lebenskraft geschwächt wird; dadurch entsteht unter anderem fehlendes Selbstvertrauen. Der Mensch ist verzagt, produziert sich oder zieht sich zurück, ist schreckhaft, ängstlich, sanft, nachgiebig bis unentschlossen. Bei Mangel an Salz Nr. 9 sind die Menschen ungeduldig, nervös, gereizt, streitsüchtig, missmutig und gedrückt. Der Volksmund sagt: „Der Mensch ist sauer."

Nr. 11 Silicea:
Menschentyp – Geist, Gemüt und Nerven

Salz Nr. 11 eignet sich für Menschen, die nicht durch Nahrungsmangel, sondern durch Anlage und/oder Konstitution unterernährt und schwächlich sind; für Kinder, die nicht gedeihen wollen; für „Gewebsschwächlinge", mit Abwehrschwäche allen äußeren Schäden gegenüber, vor allem Eitererregern.

Hinsichtlich Geist und Gemüt sind bei einem Mangel an Salz Nr. 11 die Lebensfunktionen gestört, wodurch die Lebenskraft geschwächt ist. Dadurch mangelt es an Selbstvertrauen. Die Folge ist: Der Mensch produziert sich oder zieht sich zurück. Er ist verzagt, ängstlich, schreckhaft, sanft, nachgiebig, unentschlossen, nicht gerade arbeitsscheu, verliert aber bald die Lust an sonst lieber Beschäftigung. Er unterschätzt seine Fähigkeiten oder ist sich nur ganz sicher, wenn er sich auf seine Umgebung verlassen kann. Er hat Angst vor Misserfolg oder ist niedergeschlagen, traurig, steht beim geringsten Versehen die größte Gewissensangst aus, scheint aber nach außen ruhig. Vorhandene Unzufriedenheit kann sich bis zum Lebensüberdruss steigern. Mit weinerlicher Stimmung, Schreckhaftigkeit und Empfindlichkeit gegen Geräusche. Der Silicea-Typ verträgt keinen Widerspruch, ist verwirrt, zerstreut, zornig, gereizt, verzagt, schwermütig und unstet. Ihn plagen Gewissensbisse, Resignation hat sich ausgebreitet. Besonders morgens ist das Denken verlangsamt. Jede geistige Arbeit strengt an und verschlimmert die Gemütssymptome.

Bei Kindern zeigt sich ein Silicea-Mangel an folgenden Merkmalen: Sie verkriechen sich hinter der Mutter, sind muskelschwach, bleich, eigensinnig oder sanft, altklug, sehen „vergreist" aus; werden halsstarrig, eigensinnig, schreien, wenn man ganz freundlich mit ihnen spricht.

Mit Blick auf die Psyche kennzeichnen den Silicea-Typen Licht- und Geräuschempfindlichkeit, Schreckhaftigkeit, Zerstreutheit, Übermpfindlichkeit gegen äußere Eindrücke, Mondphasenabhängigkeit, Gedächtnisschwäche, Konfliktvermeidung und Mangel an Lebenswärme.

Salbe und Arzneikräuter

Salbe Nr. 11 kann unterstützend eingesetzt werden bei der Schönheitspflege, Knirschen in der Halswirbelsäule, eitrigen Prozessen, Fußschweiß und Zwischenzehenpilz.

Arzneikräuter: Die gemeinsame Anwendung von Biochemie und Arzneikräutern erhöht die Bioverfügbarkeit: Brennnessel, Klettenwurzel, Leinsamen, Salbei, Schachtelhalm, Schafgarbe, Weißklee.

Mangel an Salz Nr. 11 – Symptome von A–Z	
Augen	lichtscheu; krampfhaftes Zucken der Augenlider; Schwachsichtigkeit nervöser Ursache oder nach unterdrücktem Fußschweiß (damit ist gemeint, dass mit Salben und dergleichen Fußschweiß unterdrückt wurde; dies kann zur Folge haben, dass die Augen schwachsichtig werden und der Betroffene nervös ist; die Gifte, die aus dem Körper wollten, werden wieder nach innen gedrückt und wirken somit organschädigend)
Blut	Blutandrang zum Kopf, vom Genick hoch
Brust und Rücken	schmerzhafte Brustwarzen
Drüsen	Empfindlichkeit gegen Berührung
Harn- und Geschlechtsorgane	brennende Schmerzen in der Harnröhre beim Wasserlassen; Zerschlagenheit nach Geschlechtsverkehr; Bettnässen der Kinder, die an Würmern leiden
	Bei der Frau: wässriger, wundmachender, übelriechender Ausfluss; schmerzhafte Brustwarzen; Säuglinge verschmähen die Mutterbrust und erbrechen sich nach dem Saugen
	Beim Mann: schmerzhafte Erektion morgens nach dem Aufstehen; Zerschlagenheit am ganzen Körper nach dem Geschlechtsverkehr
Haut	Hautjucken ohne äußere Erscheinungen; Jucken unter den Fußsohlen
Herz und Kreislauf	hämmerndes Herzklopfen nach jeder Bewegung; organische Herzkrankheiten bei Kindern: Geräusche am Herzen; Neigung zu Schweißen, Nachtschweiß, Schweiß riecht übel oder sauer; stinkender Fußschweiß, macht die Zehen wund
Kopf	Kopfschmerz vom Hinterkopf über die Augen ziehend; Migräne bei Neumond; Migräne, klopfender Schmerz über dem rechten Auge; Schwindel vom Nacken ausgehend; blitzartige Schmerzen vom Nacken zum Scheitel; Empfindlichkeit gegen Druck des Hutes
Knochen und Gelenke, Sehnen, Bänder	Glieder zittern oder schlafen ein beim Draufliegen; beginnende Rückgratverkrümmung mit heftigen Brustschmerzen

Nervliche Verfassung	Erschöpfung mit erhöhter Nervenerregbarkeit; Migräne mit klopfenden Kopfschmerzen, Übelkeit, Ohnmachtsgefühl, Gesichtsverdunkelung, Besserung bei Entleerung reichlichen, hellen Urins; Nackenkopfschmerz; nächtliche Krampfanfälle; Epilepsie, schlimmer bei Neumond und während des Vollmondes; „Einschlafen der Glieder"; Schmerzen in den Lenden, die Beine hinunterschießend; Schwindel, vom Rückgrat in den Nacken und Scheitel steigend, mit der Neigung, nach vorn oder nach links zu fallen; unentschlossen; nervös, gereizt; geistige Arbeit strengt an und verschlimmert die Beschwerden; Rückenmarksreizung mit Lähmungserscheinungen; Lähmungen nach unterdrücktem Fußschweiß; Lähmungen von beginnenden Gehirnleiden; Lähmungen von beginnenden Rückenmarksleiden; vom Rückenmark ausgehender, fortschreitender Muskelschwund; Kopfschmerz mit Frösteln; Verschlimmerung der Kopfschmerzen durch Anstrengung, Bewegung, Geräusch, Berührung, kalte Luft; Besserung durch warmes Einhüllen des Kopfes
Ohren	verschiedenartige Ohrgeräusche; Schwerhörigkeit infolge verhärteter Ausschwitzungen im inneren Ohr; Ohrensausen; Ohren wie zugefallen
Schlaf	Auffahren im Schlaf mit Gliederzucken; Albträume, angstvolle, schreckliche Träume; Aufstehen und Umherwandeln nachts; Schlafsucht bei Tage, besonders nachmittags, darauffolgende große Mattigkeit; frühzeitige Abendschläfrigkeit; vollständige Schlaflosigkeit nachts, die nach etwa 1 Woche durch mehr oder weniger ruhigen Schlaf abgelöst wird; lautes Sprechen im Schlaf; Schlaf unruhig, zerhackt; Munterkeit des Nachts bei reger Fantasie
Verdauungsorgane	Zahn erscheint zu „lang"; Zahnfleisch empfindlich gegen Kälte; Essen kommt leicht in die falsche Kehle; Verlust des Appetits oder geringer Hunger; heftiger Durst; starke Gasansammlungen im Leib, mit lauten Blähungen; Colitis/ Colitis ulcerosa (Darmentzündung); Oberbauch druckempfindlich; Durchfall nach Milchgenuss; Durchfall riecht wie verfault; Neigung zu Verstopfung

Nr. 9 Natrium phosphoricum

Menschentyp – Geist, Gemüt und Nerven

Der Natrium-phosphoricum-Typ ist ein übernervöser Mensch, der auf alles „sauer" reagiert. Alle seine Absonderungen und Ausscheidungen riechen sauer und scharf. Auch sein Gemüt ist „sauer", er reagiert missmutig und fühlt sich bedrückt, ist wenig gesellig und schüchtern, fühlt sich sogar minderwertig. Er neigt zu Übersäuerung.

Geist und Gemüt stellen sich wie folgt dar: ungeduldig, nervös, gereizt, streitsüchtig, missmutig, gedrückt, leicht aufbrausend, ängstlich; hart und grob gegen Personen, die ihm nahestehen, besonders dann, wenn der Natrium-phosphoricum-Typ heftige Schmerzen empfindet. Gegen fremde Personen ist er sehr nachsichtig, reißt sich in ihrer Gegenwart zusammen, ist trotzdem unberechenbar.

Betrachtet man die Psyche, fällt Folgendes auf: Menschen dieses Typs reagieren schnell und leicht sauer, sind rasch übermüdet durch Übersäuerung (vergleiche auch Salz Nr. 5!). Sie reden sehr laut und eindringlich, fast etwas gewalttätig, sind häufig sehr angepasst und brav und meinen schließlich, sich ab und zu gewaltsam Gehör verschaffen zu müssen. Stimmungsschwankungen bis hin zur Aggressivität.

Salbe und Arzneikräuter

Salbe Nr. 9 wirkt unterstützend zur Gesichtspflege bei Mitessern und fettiger Haut, bei der Schwellung der Lymphdrüsen, bei Brustdrüsenentzündung und zur Unterstützung bei rheumatischen Erkrankungen der Gelenke.

Arzneikräuter: Die gemeinsame Anwendung von Biochemie und Arzneikräutern erhöht die Bioverfügbarkeit: Birkenblätter, Brennnessel, Fliederblüten, Klettenwurzel, Lindenblüten, Pfefferminze, Schafgarbe, Walnussblätter, Weißklee.

Mangel an Salz Nr. 9 – Symptome von A – Z	
Atemtrakt	Asthma
Augen	Funkensehen (hier empfiehlt sich die Einnahme zusammen mit Magnesium phosphoricum (Nr. 7)); heftig bohrende Schmerzen im Auge – rheumatischer Natur
Brust und Rücken	Atembeschwerden nach dem Essen
Harn- und Geschlechtsorgane	Bettnässen der Kinder bei Wurmbefall (in diesem Fall wird auch Silicea (Nr. 11) empfohlen); sexuelle Erregung bei gleichzeitiger Erektionsschwäche; Brustdrüsenentzündung
Herz und Kreislauf	Füße tags eiskalt, Brennen in der Nacht; saurer Körpergeruch; starke Schweißbildung, insbesondere Achselschweiß bei Erregungen
Knochen und Gelenke	Schmerzen und Knoten in den kleinen Gelenken; Hüftschmerzen; Hexenschuss
Kopf	dumpfer Kopfschmerz mit Schwindel; Stirnkopfschmerz
Nervliche Verfassung	Gefühl von einem Klumpen im Hals; Zucken der Gesichtsmuskeln (Tick); Epilepsie
Ohren	Jucken der Ohren; Ohren schmerzen äußerlich; das eine Ohr ist rot, heiß
Schlaf	Absonderungen von saurem Schweiß
Stuhl	riecht sauer, wundmachend; den einen Tag Verstopfung, den anderen Tag Durchfall; After wund und rissig
Verdauungsorgane	Aphten und Soor; Gastritis mit Sodbrennen; Übersäuerung des Magens – schlimmer durch seelische Einflüsse; saures Aufstoßen; Blähbauch – Milch bessert die Magenbeschwerden; saures Erbrechen nach Fettgenuss; Diabetes; Gallensteine; Neigung zu See- und Reisekrankheit

Nr. 7: Salz für die nicht willensgesteuerte Tätigkeit

Einführung

Tätigkeiten des Menschen können wir in vier Arten aufschlüsseln:

1. Die gewollte Tätigkeit: Sie erfordert von uns die volle Aufmerksamkeit.

2. Die gewollte, aber gewohnheitsmäßige Tätigkeit (jeden Morgen wiederholt sich z. B. die Tätigkeit des Zähneputzens, des Ankleidens, des Frühstücks, des Zeitunglesens usw.): Wir haben darin bereits eine solche Übung, dass wir während der Ausübung der Tätigkeit durchaus an anderes denken können, z. B.: Wie gestaltet sich mein Tagesablauf? Was möchte ich heute wann und wie erledigen? – Wir verrichten unsere Arbeit schon halb mechanisch.

3. Die nicht willensgesteuerte Tätigkeit: Diese finden wir bei den selbstständig arbeitenden Organen. Betrachten wir unsere Verdauungsorgane etwas genauer, können wir feststellen, dass sich durch den Darm ständig eine wurmartige Bewegung (Peristaltik) fortsetzt, eine Tätigkeit, auf die uns so gut wie kein Einfluss bleibt. Genauso ist es bei unseren gesamten Drüsen und bei unserem Kreislauf.

4. Die unbewusste Tätigkeit: Sie erfolgt im Traum oder bei Schlafwandelnden.

Wir legen nun Wert auf die ungewollte Tätigkeit. Sie kann nur störungslos vollzogen werden, wenn genügend Magnesium-Phosphat-Moleküle (Nr. 7) in ausreichender Anzahl zur Verfügung stehen.

Die Magnesium-Phosphat-Moleküle sind für die zusammenziehende Muskeltätigkeit, sofern es sich um selbsttätige Bewegungen handelt, verantwortlich. Entsteht nun durch irgendeinen Einfluss ein Mangel an diesen kleinsten Salzteilchen, sind die inneren Organe nicht in der Lage, ihren Aufgaben voll gerecht zu werden. Es tritt eine Verlangsamung der Tätigkeit ein. Nach außen hin macht sich diese große Unregelmäßigkeit gern als krampfartiger Schmerz bemerkbar. Ist z. B. die Arbeitsfähigkeit der Milz schwach, zeigt sich ein dumpfer Schmerz in der linken Bauchgegend. Er wird auch als „nagendes Gefühl" bezeichnet und hindert oft am Einschlafen. Ist das Einschlafen dadurch verzögert, geben wir Salz Nr. 7.

Betrachten wir beispielhaft eine Gallensteinkolik: Bei Koliken sollte permanent die „Heiße 7" so heiß wie möglich kauend getrunken werden – und zwar so lange und so häufig, bis sich die Kolik gelöst hat. Wir wissen, dass die heiße Aufbereitung rascher wirkt. In allen Situationen sollte der Arzt konsultiert werden.

Die kranke Stelle übt eine förmliche Anziehungskraft auf Magnesium phosophoricum aus. Die Auffüllung der Muskelzellen, soweit sie für die Arbeitsleistung in Frage kommen, geht schnell vonstatten und die Muskeln werden befähigt, sich wieder in die frühere Lage zusammenzuziehen und damit den Stein weiterzuschieben.

Danach geben wir weiterhin Magnesium phosophoricum, um den weiteren Anforderungen gerecht werden zu können. Soll der Stein weiter fortgeschoben werden, ist es nötig, dass sich die feinen Muskeln des Gallengangs unmittelbar hinter dem Stein kraftvoll zusammenziehen. Dazu bedürfen sie des Salzes Nr. 7. Es werden aus allen Körperteilen, nicht zuletzt auch aus den Zähnen, die sofort verfügbaren Moleküle herangeschafft. Deshalb benötigen wir das Salz längerfristig, damit es nicht zu Spätfolgen kommt.

Immer wieder ist Magnesium phosphoricum erforderlich, bis schließlich der Stein auf natürlichem Wege abgeht. Wir sollten verhindern, dass sich neue Steine bilden, bzw. darauf achten, dass sich die in der Galle vorhandenen Steine oder Grieß erst gar nicht in die Gallengänge schieben können. Dazu benötigen wir Natrium phosphoricum (Nr. 9). Es hilft der Galle, die Fette zu verseifen, überschüssige Milchsäure aufzulösen und Säure zu tilgen.

Im Leben gibt es einen ganz natürlichen Vorgang: die Geburt. Bei Wehen können wir mit Salz Nr. 7 unterstützend helfen.

Die wurmartige Bewegung des Darmes ist ein sich nach dem Darmende hin fortpflanzendes, leichtes Zusammenziehen der Darmmuskeln. Durch diese Bewegung wird der Speisebrei immer weiter zum Mastdarm geführt. Geht diese Bewegung zu langsam vor sich, wird der Kot durch die feuchtigkeitsanziehende Eigenschaft der Darmzotten zu trocken. Dann leiden wir unter Verstopfung. Bei vielen Menschen tritt dies regelmäßig auf. Wir benötigen dann neben Salz Nr. 7 auch Natrium chloratum (Nr. 8). (Andere Ursachen bitte ebenfalls bedenken: z. B. Trinkmenge, Ernährungsgewohnheit, Schlafplatz, Zeitmangel für das morgendliche Geschäft usw.!)

Das beste Mittel, jeden Tag gut zu beginnen, ist: beim Erwachen daran zu denken, ob man nicht wenigstens einem Menschen an diesem Tag eine Freude machen kann!

Friedrich Nietzsche

Alle Drüsen, z. B. Bauchspeicheldrüse bei Diabetes mellitus, benötigen dringend Magnesium phosphoricum. Das Mineral senkt den Cholesterinspiegel, stärkt das Immunsystem bei der Phagozytose (Auflösen von Fremdstoffen), hat Einfluss auf den Hormonstoffwechsel, bindet Neurotransmitter. Das sind neurogen gebildete Substanzen, die bei der Erregungsübertragung in den Synapsen der Neuronen (Schaltstellen an den Nerven) freigesetzt werden. Dazu zählen Acetylcholin, Adrenalin, Noradrenalin. Das Mineral ist an über 400 Enzymreaktionen beteiligt. Zirka ein Dutzend Funktionen im Stoffwechsel werden erst durch Magnesium möglich, so z. B. der Transport von Hormonen, Nerven-Peptiden, Calcium und anderem. Ohne Magnesium drosseln hormonelle Regelkreise ihre Leistungen. Ohne Magnesium kann kein Calcium verwertet werden. Im Kohlenhydrat- und Eiweißstoffwechsel wird es benötigt. Magnesium phosphoricum stimuliert verschiedene fettspaltende Enzyme. Es ermöglicht überhaupt erst das Funktionieren der Muskeln. Im Nervensystem dämpft es die Erregbarkeit zwischen dem Nerv und den Muskeln, dadurch wirkt es krampflösend (spasmolytisch) auf die Muskulatur. Die Informationsübertragung vom Nerv zum Muskel erfolgt andererseits jedoch nur mittels Magnesium (neuromuskuläre Erregbarkeit).

Das Mineral bietet Schutz vor Herzinfarkt. In England wurde festgestellt, dass Herzinfarktpatienten nur geringe Konzentrationen von Magnesium im Serum aufwiesen. Das Salz hat Einfluss auf die Blutgerinnung, indem es die Blutgerinnungszeit verlängert. Mit seiner Hilfe schützt sich der Körper vor Thrombosen durch Hemmung der Thrombozyten-Agglunitation (Verklumpung der Blutblättchen). Das Mineral hat Einfluss auf die Adrenalin-Ausschüttung. Adrenalin sorgt in Stresssituationen für erhöhten Stoffwechselumsatz und so für mehr Energie. Es steuert die Zelldurchlässigkeit, beschleunigt die Aktivität der Phosphatasen (Enzyme, die z. B. bei Tumoren im Blut erhöht sind) um das 3.000-fache, bremst im Darm die Entwicklung des Kolibakteriums. In Regionen, die wenig Magnesium im Boden aufweisen, besteht die Gefahr von Tumorerkrankungen häufiger. Für die Sauerstoffausnutzung im Gewebe ist es unerlässlich. Magnesium verringert die Reizbarkeit am Herzmuskel, verstärkt und verlängert den Effekt von Schmerzmitteln. Es steht zur Diskussion, ob Menschen, die Schmerzmittel einnehmen, durch regelmäßige Zufuhr von Magnesium diese Gaben nicht senken könnten.

Menschen, denen Salz Nr. 7 fehlt, sind ängstlich, depressiv, missmutig, klagen über unerträgliche Schmerzen, nervöse Ungeduld, sind leicht erregbar, hastig, haben Abneigungen gegen geistige Arbeit.

Menschentyp – Geist, Gemüt und Nerven

Beim Magnesium-phosphoricum-Typ treffen wir auf verdrießliche, leicht erregbare Menschen. Sie sind unruhig, eigensinnig, fast hysterisch.

Von Geist und Gemüt her sind sie ängstlich, depressiv, missmutig, hastig, verdrießlich, klagen über unerträgliche Schmerzen. Hinzu kommen nervöse Ungeduld, leichte Erregbarkeit, Abneigung gegen geistige Arbeit. Schmerzen machen wütend. Ihr Gedankengang ist eher langsam, der Geist ermüdet leicht. Darüber hinaus sind Kennzeichen: Zittern bei Erregung, Anwandlung von Wehmut und Heimweh. In vielen Fällen sind auch keine charakteristischen Eigenschaften auszumachen.

Aus Sicht der Psyche zeigen sich Merkmale wie Hysterie, mangelndes Selbstbewusstsein, Ängste mit Fluchtverhalten, Aggressionen, häufige Isolation. Der Magnesium-phosphoricum-Typ kann schlecht auf andere Menschen eingehen, errötet sehr schnell; er hat ein Kontrollbedürfnis gegenüber seinen Mitmenschen und verbirgt sein eigenes Innenleben. Er steht unter starker Spannung und überfordert sich gerne.

Salbe und Arzneikräuter

Salbe Nr. 7 wird angewandt bei nervösem Hautjucken, Nervenschmerzen, Krämpfen oder kolikartigen Bauchschmerzen (kreisförmig im Bauchbereich einreiben); bei Einschlafstörungen und innerer Unruhe auf den Solarplexus einreiben.

Arzneikräuter: Die gemeinsame Anwendung von Biochemie und Arzneikräutern erhöht die Bioverfügbarkeit: Baldrianwurzel, Kamille, Pfefferminze, Johanniskraut, Rhabarber oder Schafgarbe.

„Heiße 7"

Salz Nr. 7 wirkt besonders gut als „Heiße 7" (s. Kap. I. – Akute Erkrankungen) – kauend, schlürfend, so heiß wie möglich genommen. Im Akutfall mehrmals wiederholen. Magnesium wird vom Speichel schwer aufgeschlossen; deshalb ist die gelöste Form vorzuziehen.

Hinweis zur Einnahme

Magnesium kann man zwar gut speichern, wird aber auch schnell ausgeschieden. Alles, was zu viel ist, geht weg. Deshalb besteht keine Gefahr der Überdosierung. Es sei denn bei Nierenproblemen. In diesem Fall etwas achtsamer und weniger oft einnehmen!

Mangel an Salz Nr. 7 – Symptome von A – Z	
Atemtrakt	Krampf-Asthma; Gefühl des Zusammenschnürens von Brust und Hals – schlimmer im Liegen und nachts; nervöser Kitzelhusten, besonders abends im Bett, hindert am Einschlafen
Augen	stechende Augenschmerzen, nervöser Natur; Neigung zum Funkensehen und krampfhaftes Funkensehen; Sehstörung nach Gehirnerschütterung; Kopfschmerz und Schwindel von Sehfehlern
Blut und Blutgefäße	Blutandrang zum Gehirn
Bewegungsapparat	Schmerzen in den Nerven, Muskeln und Gelenken, die sich durch Bewegung verschlechtern; Ischias (Besserung durch Wärme, Verschlimmerung durch Bewegung); Schmerz- und Berührungsempfindlichkeit der Wirbelsäule; Hexenschuss
Harn- und Geschlechtsorgane	Nierenkolik; Harnstau infolge von Verkrampfung des Blasenschließmuskels; nächtliches Bettnässen; hysterische Krämpfe
	Bei der Frau: Krampfschmerzen in Verbindung mit der Menstruation; Regel verfrüht, oft um 1 Woche; kolikartige Schmerzen vor der Menstruation; Besserung bei Einsetzen der Menstruation; Schwellungen und Schmerzen der äußeren Genitalien; Scheidenkrampf; Krampfwehen (dienen zur Geburtserleichterung); harte Knoten in der Brust; Wechseljahrbeschwerden
	Bei Männern: starke Steigerung des sexuellen Verlangens
Haut	nächtliches Hautjucken; Jucken der Haut; Verschlimmerung durch Wärme, nachts
Herz und Kreislauf	Herzkrämpfe; Gefäßkrämpfe; Angina pectoris; Empfindungen wie Zusammenschnüren ums Herz, Schmerzen strahlen vom Herz in alle Richtungen; nervöses Herzklopfen, ausstrahlende Brustschmerzen (Achtung – Arzt aufsuchen!); Blutdruck zu hoch oder zu niedrig
Nervliche Verfassung	Schwächung und Reizung des Nerven- und Muskelgewebes durch Überanstrengung; Krämpfe aller Art: Gähnkrampf, Kinnbackenkrampf, Schreibkrampf, Wadenkrampf – nur wenn er nervlich bedingt ist!, Stimmritzenkrampf, Krampf der Klavierspieler usw.; Migräne; spastische Kopfschmerzen; Neuralgien, nächtliche Verschlimmerung; nervöse Schlaflosigkeit; Erschöpfungszustände; Erregungszustände; Rheuma; vegetative Dystonie (Störungen im unbewussten Nervensystem); Verschlimmerung aller

	Beschwerden durch Kälte und leise Berührung (hingegen bei Ferrum-phosphoricum-Mangel Besserung durch Kälte!); nervöse Hüftschmerzen; Schüttellähmung; halbseitige Lähmungen; Rückenmarksreizung; Epilepsie; Zuckungen der Gesichtsmuskeln und Augenlider; Kopfschmerzen, die besser werden durch festes Umbinden von Tüchern, durch Wärme und im Dunkeln; halbseitiger Kopfschmerz mit blassem Gesicht
Ohren	neuralgische Schmerzen in den Ohren; Jucken der Ohren
Schlaf	Albträume; Schlaf ist nicht erquickend, unruhig; Schlaf mit innerer Unruhe und beängstigenden Träumen und Aufschrecken; nervöse Schlaflosigkeit; spätes Erwachen mit großer Müdigkeit am Vormittag
Stuhl	nervöse Obstipation; wässerige Durchfälle mit heftigen Leibschmerzen vor jeder Entleerung
Verdauungsorgane	saures Aufstoßen; Sodbrennen; saures Erbrechen; Nabelkolik bei Kindern; Blähbauch – Milch bessert Magenbeschwerden; Durchfall unmittelbar nach dem Frühstück; Zahnschmerzen wechseln die Lokalisation; Magen-Darm-Krämpfe; schmerzhafte Hämorrhoiden; Afterjucken; Gallensteinkolik; Nierensteinkolik

Verschiedene Nervenprobleme und ihre Behandlung

In der folgenden Tabelle finden Sie verschiedene Nervenprobleme samt Vorschlägen für eine biochemische Behandlung. Sofern nicht anders angegeben, sollten 3 – 5 x tgl. 2 Mineralsalz-Tabletten eingenommen werden.

Allgemeine Empfehlungen

Beachten Sie unter allen Umständen die Ernährung: Verwenden Sie wenig Kochsalz und nehmen Sie nur wenig tierisches Eiweiß zu sich; Alkohol, Kaffee und schwarzer Tee sollten ganz vermieden werden. Geben Sie das Rauchen auf.

Weitere unterstützende Maßnahmen: Darmeinlauf, Entspannungsbad, Leberwickel. Bewegen Sie sich an frischer Luft – finden Sie Ihre Lebensfreude wieder. Entspannen Sie sich mit Yoga und vielem mehr.

Symptome/Behandlung	Schüßler-Salze	Anwendung
Beruhigung der Nerven	Nr. 2 Calcium phos. D 6	morgens und vormittags
	Nr. 7 Magnesium phos. D 6	spätnachmittags und abends
Gedächtnisschwäche und Vergesslichkeit	Nr. 5 Kalium phos. D 6 + Nr. 2 Calcium phos. D 6	jew. 6 x 2 Tab. im tgl. Wechsel
Hyperaktivität	Nr. 5 Kalium phos. D 6	morgens und vormittags
	Nr. 7 Magnesium phos. D 6	spätnachmittag und abends
Innere Unruhe	Nr. 7 Magnesium phos. D 6	
Klimakterische Beschwerden und Hitzewallungen	Nr. 5 Kalium phos. D 6	3 x tgl. 3 Tab.
	Nr. 3 Ferrum phos. D 12 + Nr. 7 Magnesium phos. D 6	im stdl. Wechsel jew. 3 Tab.
Konzentrationsmangel, Gedächnisschwäche	Nr. 5 Kalium phos. D 6	2-stdl. 2 Tab. lutschen (nicht nach 16:00 Uhr)
	Nr. 7 Magnesium phos. D 6	abends vor dem Schlafengehen 10 Tab. als „Heiße 7"
	Nr. 21 Zincum chloratum D 6	bei motorischer Unruhe, begleitet von Schwindel und Neuralgien, 3 x tgl. 2 Tab. lutschen
	Nr. 14 Kalium bromatum D 6	bei Umkehr des Schlaf-Wach-Rhythmus 3 – 5 x tgl. 5 Tab. lutschen

Melancholie	Nr. 5 Kalium phos. D 6 + Nr. 16 Lithium chlor. D 6	Hauptmittel; je nach Schwere der Erkrankung 3 – 6 x tgl. je 3 Tab. im Munde zergehen lassen
	Nr. 9 Natrium phos. D 6	in Phasen mit erhöhter Unruhe, Erregung und Aggressivität; wie oben anstatt Kalium phos. (Nr. 5) zusammen mit Lithium chlor. (Nr. 16)
	Nr. 10 Natrium sulf. D 6	bei erhöhter Suizidgefahr als „Heiße 10"; sofort zum Arzt!
Müdigkeit, Antriebsarmut	Nr. 2 Calc. phos. D 6	morgens als „Heiße 2" mit 10 Tab.
	Nr. 5 Kalium phos. D 6	gegen Mittag als „Heiße 5" mit 10 Tab.
	Nr. 7 Magnesium phos. D 6	als „Heiße 7" (s. auch „Energieschaukel" in Kap. VII. – Frühjahrskur) kurmäßig über mehrere Wochen einnehmen
Neigung zu Hyperventilation	Nr. 5 Kalium phos. D 6	mehrmals tgl. 2 Tab. lutschen
Nervenentzündung grundsätzlich	Nr. 3 Ferrum phos. D 12 + Nr. 5 Kalium phos. D 6	häufige Gaben im Wechsel, Salben mit einsetzen
Nervenentzündung mit Lähmung	Nr. 5 Kalium phos. D 6 + Nr. 7 Magnesium phos. D 6	häufige Gaben im Wechsel, Salben mit einsetzen
Nervenentzündung durch Übersäuerung	Nr. 5 Kalium phos. D 6 + Nr. 9 Natrium phos. D 6 + Nr. 11 Silicea D 12	häufige Gaben im Wechsel; Salben Nr. 5, Nr. 9 und Nr. 11 im Wechsel einsetzen
Nerven gereizt, überempfindlich	Nr. 11 Silicea D 12 + Nr. 9 Natrium phos. D 6	häufige Gaben im Wechsel
Nervenschmerzen / Neuralgie	Nr. 9 Natrium phos. D 6 + Nr. 11 Silicea D 12 + eventuell weitere Mittel je nach Symptom	häufige Gaben im Wechsel; Salben mit einsetzen, hier bevorzugt Salbe Nr. 7
Nervenschwäche	Nr. 5 Kalium phos. D 6 + Nr. 8 Natrium chlor. D	häufige Gaben im Wechsel, Salben im Wechsel mit einsetzen
Nervosität – neurasthenisches Syndrom	Nr. 5 Kalium phos. D 3/ D 6/ D 12	mit D 12 beginnen; 5 x tgl. 5 Tab. in heißem Wasser auflösen und kauend trinken (nicht nach 16:00 Uhr)
	Nr. 7 Magnesium phos. D 3	abends als „Heiße 7"
	Nr. 21 Zinc. chlor. D 6	3 x tgl. 2 Tab. lutschen
Parästhesien – „es kribbelt"	Nr. 2 Calcium phos. D 3	3 x tgl. 5 Tab. im Munde zergehen lassen
Prüfungsangst	Nr. 7 Magnesium phos. D 6	am Vorabend der Prüfung als „Heiße 7"

	Nr. 5 Kalium phos. D 6	am Morgen vor der Prüfung möglichst nüchtern: 10 Tab. aufgelöst in heißem Wasser
Schwindel, wenn orthostatisch (durch Lagewechsel) bedingt	Nr. 5 Kalium phos. D 6 + Nr. 3 Ferrum phos. D 12	im stdl. Wechsel jew. 3 Tab.
Stärkung der Nerven	Nr. 2 Calc. phos. D 6	morgens als „Heiße 2"
	Nr. 5 Kalium phos. D 6	mittags als „Heiße 5"
	Nr. 7 Magnesium phos. D 6	abends als „Heiße 7"
	Nr. 8 Natrium chlor. D 6	vor- und nachittags 2 x 2 Tab. lutschen
Stress/ Burnout – für die „Alarmstufe"	Nr. 5 Kalium phos. D 3	5 x tgl. 3 Tab. im Munde zergehen lassen. Hier besitzt Salz Nr. 5 eine ausgleichende Wirkung auf das vegetative Nervensystem. In der Potenz D 3 wirkt es anregend auf den Parasympathikus, wodurch die Erholungsphase im Stress-Mechanismus gefördert wird
	Nr. 14 Kalium brom. D 6	3 x tgl. 2 Tab. vor dem Essen oder abends vor dem Schlafen 3 Tab. im Munde zergehen lassen. Salz Nr. 14 dämpft die durch Stress ausgelöste erhöhte Sensibilität. Dadurch wird auch die begleitende Überaffektivität herabgesetzt. Es wird der bei Stress pathologisch (krankmachende) erhöhte Tonus (Anspannung) der Herz- und Skelettmuskulatur herabgesetzt

Osteoporose

Einführung

Calcium und Phosphat sind für den Knochenaufbau von großer Bedeutung. Milch- und Milchprodukte stellen den Hauptanteil der Calciumversorgung dar. Verminderte Calciumzufuhr in der Kindheit und der Jugend (bis zum 24. Lebensjahr) führt zu verminderter Knochendichte.

Phosphat ist in fast allen Nahrungsmitteln, besonders in Fleischprodukten, enthalten. Übermäßige Phosphatzufuhr begünstigt im Alter die Entstehung einer Osteoporose. Parathormon (ein Hormon aus der Nebenschilddrüse) und Vitamin D erhöhen den Calciumspiegel im Blutplasma. Calcitonin (aus der Schilddrüse) senkt den Blutcalciumspiegel.

Unter Osteoporose versteht man einen pathologischen (krankhaften), mit Frakturen (Knochenbrüchen) einhergehenden Knochenschwund, wobei der Knochenabbau gegenüber dem Knochenaufbau überwiegt. Zum Krankheitsbild gehört bereits eine Spontanfraktur. Osteoporose ist die häufigste Erkrankung im höheren Lebensalter, vor allem Frauen sind betroffen.

Formen von Osteoporose

1. Die überwiegende Mehrheit der Patienten leidet an primärer Osteoporose, die ohne erkennbare Ursachen entsteht:

- Die Typ-I-Osteoporose (postmenopausale Osteoporose) ist gekennzeichnet durch Östrogenmangel und betrifft hauptsächlich Personen im Alter zwischen 50 – 60 Jahren. Frauen sind 6-mal häufiger betroffen als Männer. Frakturen treten hauptsächlich an der Spongiosa (schwammartige, zarte Schicht aus Knochenbälkchen im Inneren der Knochen) der Wirbelkörper auf.
- Die Altersosteoporose (Typ-II-Osteoporose) ist eine Folge des Alterungsprozesses oder eine Folge von zu wenig Bewegung. Eine weitere Ursache ist Mangel an Calcium und/ oder Vitamin D. Sie betrifft Menschen ab 70 Jahren, Frauen doppelt so häufig wie Männer. Frakturen sind hauptsächlich Oberschenkelhalsbrüche.
- Nur selten tritt Osteoporose bei jungen Menschen auf (juvenile Osteoporose).

2. Zum anderen kennen wir die sekundäre Osteoporose, die durch ein ursächliches Grundleiden verursacht wird. Sie ist u. a. auf hormonelle Störungen, wie z. B. Kortisolüberproduktion, Unterfunktion der Geschlechtsdrüsen, Schilddrüsenüberfunktion, Diabetes mellitus, Malabsorptionssyndrom oder Calciummangel, Nierenfunktionsstörungen, Bettlägerigkeit (Immobilisation), Medikamente wie Kortison, familiäre Disposition oder Erkrankungen wie rheumatoide Arthritis, die mit Osteoporose einhergeht, zurückzuführen.

Entstehung

Osteoporose entsteht durch einen Verlust an Knochenmasse. Es besteht ein Ungleichgewicht zwischen dem Knochenaufbau und dem Knochenabbau. Wir kennen verschiedene Arten der Entstehung von Osteoporose. Die häufigste Form ist diejenige, bei der der Knochenabbau durch die Osteoklasten (Knochenabbauzellen) normal, die Knochenneubildung durch die Osteoblasten (Knochenaufbauzellen) jedoch vermindert ist. Durch den Schwund der Skelettsubstanz ist die Bruchgrenze bereits bei geringer Belastung erreicht. Durch die Knochenbrüchigkeit kommt es zu Frakturen ohne entsprechende Verletzungen.

Symptome

An folgenden Symptomen kann man Osteoporose erkennen: Rückenschmerzen, Knochenschmerzen durch Einblutungen unter die Knochenhaut, chronische Veränderungen der Wirbelsäulenstatik durch Fehlstellungen der Wirbelgelenke; dadurch entstehen Schmerzen, Wirbelsäulenverkrümmungen, gesteigerte Bereitschaft zu Knochenbrüchen oder Spontanfrakturen.

- Bei postmenopausaler Osteoporose (Typ I) gibt es folgende Anzeichen: Wirbelkörperdeformierungen und Wirbelkörpereinbrüche, Abnahme der Körpergröße, Kleinerwerden durch die Wirbelfrakturen, Rundrücken und Vorwölbung des Bauchs, Ausbildung eines Buckels, tannenbaumartige (= schräg abwärts ziehende) Hautfalten am Rücken, Keilwirbelbildung, kleinschrittiger und vorsichtiger Gang oder schnelles Ermüden bei längerem Stehen und Gehen durch die gestörte Wirbelsäulenstatik.
- Bei seniler Osteoporose (Typ II) treten gehäuft Frakturen, besonders bei Oberschenkelhals- und Unterarmknochen, auf.

Komplikationen können ebenfalls auftreten, insbesondere in Form von Thrombosen, Embolien oder Lungenentzündung bei frakturbedingter, länger andauernder Immobilisation und durch Operationen.

Um festzustellen, dass die Diagnose Osteoporose wirklich zutreffend ist, muss ausgeschlossen werden, dass weder ein Tumor (Knochenmetastasen usw.) vorliegt noch eine Osteomalazie (Knochenerweichung), Krankheiten des rheumatischen Formenkreises oder Erkrankungen der Nebenschilddrüse.

Osteoporose kann frühzeitig entdeckt werden durch Knochendichtemessung (Osteodensitometrie), Messung mit Ultraschall, z. B. am Fersenbein. Ab einer Standardabweichung < - 2,5 von einem vergleichbaren, gesunden Kollektiv wird Osteoporose diagnostiziert.

Therapiemöglichkeiten

Bei sekundärer Osteoporose wird das Grundleiden therapiert. Allgemein gelten folgende unterstützende Maßnahmen für alle Formen:

- Die Betroffenen müssen Hilfestellung zum Erlernen einer positiven Bewältigungsstrategie erhalten;
- psychotherapeutische Betreuung,
- mäßiger Sport,
- Spaziergänge von über 1 Stunde Dauer,
- physikalische Therapien zur Schmerzbehandlung mit lokaler Kälteanwendung bei akuten Schmerzen und Wärmeanwendungen (Heublumensack) bei chronischen Schmerzen,
- Krankengymnastik,
- Atem- und Wassergymnastik,
- Elektrotherapie,
- Massagen,
- Ab- und Ausleitungsverfahren,
- trockenes Schröpfen (steigert die Hautdurchblutung; der Stoffwechsel wird angeregt; Schmerzen werden gelindert),
- Enzymtherapie: Eiweißstoffe (Proteine) können als Katalysatoren biochemische Stoffwechselvorgänge und Reaktionen im Körper erleichtern und beschleunigen. Pflanzliche und tierische Enzyme (Hydrolasen) werden seit etwa 25 Jahren zur medizinischen Behandlung eingesetzt. In der Regel sind dies Enzymgemische von pflanzlichen und tierischen Enzymen, wodurch sich die gewünschte Heilwirkung verstärkt.
- Zudem sollten Bitterstoffe (wie z. B. Chinakohl, Chicoree, Rosenkohl und Kastanienmehl) über die Nahrung aufgenommen werden. Sie fördern die Verdauung.

Ernährung

Auch über die Ernährung kann man bei der Diagnose Osteoporose unterstützend Einfluss nehmen: Wichtig ist vor allem die Einnahme möglichst naturbelassener Kost.

Vorsicht ist geboten vor unbegrenztem Konsum von Milch- und Milchprodukten, wegen des dann ungünstigen Calcium / Phosphor-Verhältnisses. Milch, wenn sie vertragen und gemocht wird, sollte regelmäßig, aber nur in Maßen eingenommen werden. (Möglicherweise ist die Aufnahme von Calcium aus diesen Quellen aufgrund des hohen Anteils an tierischen Fetten und an Phosphor sogar geringer als bei anderen Nahrungsmitteln. Um Calcium in der für den Körper verwertbaren Form zuzuführen, sind andere calciumreiche Nahrungsmittel wie grüne Gemüse, Sprossen, Fisch, Getreide und Soja zu empfehlen.)

Empfehlenswert sind generell Obst, Gemüse, Sojaprodukte (Bio), kieselsäurehaltige Nahrungsmittel (Vollkornprodukte wie Hafer, Gerste), grünes Gemüse mit hohem Fasergehalt (Lauch, grüne Bohnen usw.), Kräuter (Petersilie), Obst (schwarze und rote Johannisbeeren), da kieselsäurehaltig. Die zur Bildung der Knochensubstanz und zur Einlagerung von Calcium in die Knochen notwendige Kieselsäure beeinflusst den Calciumstoffwechsel günstig.

Wichtig sind zudem eine Vitamin-K-reiche Ernährung (grüne Gemüse, Salate) und ausreichend Mineralien.

Fleisch, Wurst, raffinierter Zucker, Salz und aus Weißmehl hergestellte Lebensmittel sind zu meiden. Sie übersäuern den Organismus. Außerdem schränken sie die Fähigkeit des Organismus ein, Calcium zurückzuhalten. Phosphatreiche Lebensmittel wie Coca-Cola, Wurst, Schmelzkäse und Fertiggerichte sind strikt zu meiden. Phosphate hemmen im Darm die stattfindende Resorption von Calcium sowie die Knochenmineralisation.

Nahrungsergänzungsmittel

Nahrungsergänzungsmittel können die gesunde Ernährung unterstützen:

- Calcium, falls eine ungenügende Zufuhr über die Nahrung bekannt ist;
- Vitamin D (wird den Hormonen zugeordnet) erhöht die Calciumresorption. Es erhält die Knochendichte und ist unverzichtbar für den Calcium- und Phosphatstoffwechsel;
- Vitamin-C-Mangel trägt zu Knochenverlust bei;
- Magnesium, da bei Osteoporose erfahrungsgemäß ein Mangel an Magnesium vorliegt;
- darüber hinaus ist auf eine ausreichende Versorgung mit Spurenelementen, wie z. B. Bor, zu achten (Soja, Früchte, Gemüse). Es hält Calcium im Knochen zurück.

In der Wissenschaft wird kontrovers diskutiert, ob die Vorteile dieser Nahrungsergänzungsmittel eventuelle Nachteile überwiegen.

Allgemeine Ordnungstherapie

Viel Bewegung (bereits in jungen Jahren) fördert den Knochenaufbau, da Bewegungsreize gesetzt werden. Osteoporose-Patienten sollten schweres Heben und Tragen meiden. Günstig für jedes Alter sind Schwimmen, Qi Gong und reichlich Aufenthalt in frischer Luft. Sonne fördert die Produktion von Vitamin D. Rauchen, Alkohol und starker Kaffeekonsum (Calciumräuber) sollten möglichst vermieden werden.

Auch die Phytotherapie ist eine Möglichkeit, Osteoporose zu begegnen. Heilpflanzen mit östrogenartiger Wirkung – Traubensilberkerze (Cimicifuga r.), Mönchspfeffer (Agnus castus), Hopfen (Humulus lupulus) – können die hormonelle Situation in den Wechseljahren günstig beeinflussen.

Mineralsalze als spezielle Osteoporose-Therapie

Die folgenden Mineralsalze werden nach Schüßler zur Therapie von Osteoporose eingesetzt.

- **Calcium fluoratum (Nr. 1):** Fluorcalcium ist in den äußeren Schichten der Knochen, in den elastischen Fasern und in den Epidermiszellen enthalten. Es gibt den Knochen

Festigkeit. Außerdem befördert es die Resorption von Hämatomen. Salz Nr. 1 findet sich nur in den Hartsubstanzen des Körpers. Seine Beziehung zum Stoffwechsel der Skleroproteine, der Gerüstsubstanz Keratin, Kollagen und Elastin, ist sehr ausgeprägt. Salz Nr. 1 ist das wichtigste Mittel für alle Stützgewebe.

Osteoporose-Salze im Überblick

Salze der Knochen

- Nr. 1. Calcium fluoratum D 12: Festigkeit der äußeren Knochenhülle, Bildung des Zahnschmelzes;
- Nr. 2 Calcium phosphoricum D 6: wichtigstes Knochensalz, Bildung von Knochenzellen;
- Nr. 7 Magnesium phosphoricum D 6: Härte der äußeren Knochenhülle, Härte des Zahnschmelzes;
- Nr. 8 Natrium chloratum D 6: Bestandteil des Zahnkörpers, Gewebe-regeneration;
- Nr. 11 Silicea D 12: Bestandteil der Zähne, zentraler Bestandteil der Zellen des Bindegewebes.

Salze der Muskeln

- Nr. 1 Calcium fluoratum D 12: Elastizität und Dehnbarkeit der Muskelfasern;
- Nr. 2 Calcium phosphoricum D 12: bildet Muskelzellen, wirkt beruhigend auf die Muskeltätigkeit;
- Nr. 3 Ferrum phosphoricum D 12: versorgt die Muskelzellen mit Sauerstoff;
- Nr. 4 Kalium chloratum D 6: bildet Muskelzellen;
- Nr. 5 Kalium phosphoricum D 6: Anregung der Muskeltätigkeit;
- Nr. 6 Kalium sulfuricum D 6: bildet Muskelzellen; bewirkt die „innere Atmung" der Muskelzellen und unterstützt somit die Energieumwandlung von Glukose (Blutzucker) in Muskelarbeit;
- Nr. 7 Magnesium phosphoricum D 6: steuert die autonome Muskeltätigkeit.

Salze der Sehnen und Bänder

- Nr. 1 Calcium fluoratum D 12: Dehnbarkeit und Elastizität der Sehnen und Bänder;
- Nr. 11 Silicea D 12: Grundbaustoff des festen Bindegewebes; Festigkeit, Widerstandsfähigkeit und Lebensfähigkeit der Sehnen und Bänder.

- **Calcium phosphoricum (Nr. 2)** ist ein formatives Funktionsmittel für das Knochengewebe. Es beschleunigt die Kallusbildung (Knochenkeimgewebe, das Bruchstellen bei Knochenbrüchen verbindet) bei Knochenbrüchen. Wichtiges Restaurationsmittel bei Knochenbrüchen, Rachitis, mangelhafter Verknöcherung des Schädelknochens, bei zu langem Offenbleiben der Fontanellen, Schwierigkeiten bei der Zahnung. Das Aufbaumittel für Knochenbildung und Knochenregeneration.

- **Magnesium phosphoricum (Nr. 7)** ist in vielen Geweben, vor allem aber in Knochen und Zähnen enthalten. Wichtiges Mineral zum Aufbau von Knochensubstanz. Das Salz hat heilenden Einfluss auf neuralgische Schmerzen.

- **Natrium chloratum (Nr. 8)**: Für Zellteilung und Zellvermehrung ist es notwendig, dass sich intrazellulär (in der Zelle) ausreichend Chlornatrium befindet, welches Wasser anzieht, das für die Vergrößerung und Teilung der Zelle notwendig ist. Bildet sich in den Zellen zu wenig Natriumchlorid, bleibt das für sie bestimmte Wasser in den Interzellularflüssigkeiten hängen. Somit ist eine physiologische Kochsalzkonzentration für die Geweberegeneration und die gesunde Funktion eine unabdingbare Voraussetzung.

- **Silicea (Nr. 11)** ist ein wichtiges Funktionsmittel für den Bindegewebe- und Skelett-Stoffwechsel. Es wird für Knochen, Knorpel, Haut- und Bindegewebe benötigt. Silicea spielt bei der Knochenkalzifikation eine frühe, physiologische Rolle, es beschleunigt den Mineralisierungsprozess und sorgt für die normal gestreiften trabekulären Muster der Knochenmatrix. Das Mineral ist Hauptelement der Osteoblasten, also der knochenbildenden Zellen. Mangel an Silicea führt zu geringer Knochenflexibilität und zur Veränderung im Knochengewebe.

Einnahme-Empfehlungen nach Schüßler

- Nr. 1 Calcium fluoratum D 3 oder D 6 (Wechsel der Potenzierungen ist anzuraten): morgens 2 – 4 Tab. lutschen (hilft, ca. 1 g Calcium am Tag in den Knochenstoffwechsel einzuarbeiten); im täglichen Wechsel mit
- Nr. 2 Calcium phosphoricum D 6: morgens 2 – 4 Tab. lutschen (stellt die Verbindung zum Knochen her);
- zusätzlich: Nr. 11 Silicea D 6: abends 3 – 4 Tab. lutschen (reinigt das Gewebe).

Weitere Therapiemöglichkeiten:

- morgens vor dem Frühstück: Nr. 1 Calcium fluoratum D 12;
- vormittags: Nr. 17 Manganum sulf. D 6;
- nach dem Mittagessen: Nr. 2 Calcium phos. D 3;

- vor dem Abendessen: Nr. 8 Natrium chlor. D 6;
- vor dem Schlafengehen: Nr. 11 Silicea D 12.

Jeweils von jedem Mineralsalz 2 – 4 Tab. täglich lutschen.

Zur Verbesserung der Einlagerung von Calciumsalzen helfen die folgenden Salze:

- Nr. 2 Calcium phos. D 6 oder Nr. 22 Calcium carbonicum D 6;
- Nr. 11 Silicea D 6;
- Nr. 7 Magnesium phos. D 6.

Vom jeweiligen Mineralsalz zwischen 2 – 4 Tab. täglich lutschen.

Eisenmangelanämie

Einführung

Die Eisenmangelanämie gilt mit 80 % als die häufigste Form der Blutarmut (Anämie). Wir beobachten in den letzten Jahren, dass immer mehr Menschen mit einer Eisenmangelanämie bzw. mit Bluterkrankungen in die Praxis von Heilpraktikern kommen. Eisenmangel bleibt oft unerkannt, weil die Schulmedizin das Problem nicht ernst genug nimmt und entsprechende Anzeichen deshalb häufig übersehen werden.

Bei der Eisenmangelanämie ist ein zu geringes Eisenangebot für die Bildung des roten Blutfarbstoffs (Hämoglobin) zu beobachten. Erschwerend kommt hinzu, dass nicht nur das Hämoglobin vermindert ist, sondern auch die Zahl der roten Blutkörperchen (Erythrozyten) verringert sein kann. Die Erythrozyten tragen das Hämoglobin in sich und transportieren mit ihm den Sauerstoff aus der Lunge in die Organe und Gewebe. So führt eine ausgeprägte Eisenmangelanämie häufig zu einer Sauerstoffunterversorgung der Organe und Gewebe.

Ursachen

Ein natürlicher Mangel an Eisen im Blut wird durch den erhöhten Eisenbedarf während der Monatsblutung, der Schwangerschaft und der Stillzeit verursacht, sodass 80 % der von Eisenmangel betroffenen Frauen im gebärfähigen Alter sind. Auch bei strengen Vegetariern, bei Frühgeborenen und bei Kindern in der Wachstumsphase ist ein natürlicher Eisenmangel zu beobachten.

Dagegen ist die Eisenmangelanämie, die aus einem fortdauernden Eisenmangel resultiert, stets das Symptom einer anderen Grunderkrankung. Die häufigste Ursache sind andauernde Eisenverluste durch chronische Blutungen:

- Eine starke Menstruationsblutung gehört zu den häufigsten Ursachen.
- Besonders gefährlich können chronische Blutungen aus dem Verdauungstrakt sein, wie beispielsweise bei einem Magengeschwür, bei Gastritis, bei Ösophagusvarizenblutungen, bei Darmkrebs oder bei Hämorrhoiden. Sie treten häufig unbemerkt als Sickerblutungen auf. Aber auch aus dem Urogenitaltrakt, aus Nase, Mund- und Rachenraum (beispielsweise Zahnfleischbluten) oder aus der Lunge kann es zu chronischen Blutungen kommen. Chronisch, entzündliche Darmerkrankungen wie Morbus Crohn oder Colitis ulcerosa dürfen nicht unterschätzt werden. Bis zu einem Drittel der Betroffenen leiden an einer Anämie, die durch einen Eisenmangel oder durch Eisenverwertungsstörungen hervorgerufen wird. Auch eine chronische Helicobacter-pylori-Infektion, auch ohne Ulcus- oder Gastritisbefund, kann einen resistenten Eisenmangel begünstigen.

Akute Blutverluste durch eine Operation oder aufgrund von schweren Verletzungen sind häufig Ursache für eine kurzzeitige Eisenmangelanämie. In der Regel können die Mangelerscheinungen in der Zeit der Rekonvaleszenz gezielt behoben werden.

Seltener tritt ein Eisenmangel durch Blutverluste bei der Dialyse sowie durch häufige Blutabnahmen und Blutspenden auf. Auch eine verminderte Eisenresorption, die bei einer Glutenunverträglichkeit, aber auch bei Sprue (Zöliakie) oder bei einer Teilentfernung des Magens auftritt, kann zu einer Eisenmangelanämie führen.

Symptome

Die Eisenmangelanämie weist ein Bündel von häufig unspezifischen Symptomen auf, die für sich allein gesehen zwar harmlos wirken, aber insgesamt betrachtet auch auf einen Eisenmangel hinweisen können: rasche Ermüdbarkeit, eingeschränkte Leistungsfähigkeit, Abgeschlagenheit, Konzentrationsschwäche, Kopfschmerzen und leichte Erregbarkeit.

Eine erste Abgrenzung zu anderen Erkrankungen kann beim zusätzlichen Auftreten von Atemnot und Herzrasen bei geringster körperlicher Anstrengung, Infektanfälligkeit, Haut- und Schleimhautblässe, erhöhte Kälteempfindlichkeit, Zungenbrennen, Schluckbeschwerden, erhöhter Brüchigkeit und Rillenbildung der Nägel, diffusem Haarausfall, trockener Haut und Juckreiz erfolgen. Weitere Symptome einer Eisenmangelanämie sind schlecht heilende Aphthen der Mundschleimhaut und eingerissene Mundwinkel.

Auch Verstopfung und Durchfall kann ein Symptom für eine Eisenmangelanämie darstellen, indem eine Eisenverteilungsstörung vorliegt. Denn bei Durchfall fehlt das Eisenphosphatmolekül den Darmzotten und bei der Verstopfung fehlt es der Darmmuskulatur.

Diagnostik

Auch wenn die Symptome auf eine Eisenmangelanämie hinweisen, sollte eine sichere Diagnose angestrebt werden. Denn folgende Erkrankungen sollten ausgeschlossen werden:

- Malabsorptionssyndrom
- Entzündungen (verbrauchen Eisen)
- Chronische Infekte
- Rheumatoide Arthritis
- Tumore
- Schilddrüsenunterfunktion
- Mangel oder Verteilungsstörungen von Kupfer bei Störungen im Stoffwechsel

Die Diagnostik stützt sich vor allem auf eine Blutuntersuchung. Es wird ein sog. Kleines Blutbild erstellt, aus dem die Menge und das Erscheinungsbild der roten Blutkörperchen beurteilt werden. Denn bei Eisenmangelanämie sind die roten Blutkörperchen meist zu klein, häufig auch unregelmäßig geformt und sie enthalten pro Zelle zu wenig Hämoglobin. Zudem liegt bei starkem Eisenmangel die Zahl der roten Blutkörperchen oft unter dem Normbereich. Weiter wird der Eisen- und Ferritinspiegel (Eisenspeicherprotein) im Blut bestimmt, denn zumindest die Ferritinwerte sind bei Eisenmangelanämie immer erniedrigt und das Transferrin ist erhöht.

Erst alle diese Werte zusammengenommen geben genaue Auskunft.

Gibt die Blutuntersuchung deutliche Hinweise auf eine Eisenmangelanämie, sollten weiterführende Untersuchungen zur Abklärung der Ursache bzw. der (verborgenen) Blutungsquelle erfolgen. Beispiele dafür sind die Untersuchung des Stuhls auf Blut sowie ergänzend eine Darm- und Magenspiegelung (Koloskopie und Gastroskopie). Auch eine urologische bzw. gynäkologische Untersuchung sollte vorgenommen werden.

Therapiemöglichkeiten

Wird eine Grunderkrankung diagnostiziert, so steht selbstverständlich deren Behandlung im Vordergrund. Ist es jedoch nicht möglich, eine innere Blutung aufzuspüren, sollte der Erhöhung des Eisengehalts im Blut alle Aufmerksamkeit gelten. Dies geschieht durch die Gabe von Eisentabletten oder Eisensaft. Eine orale Behandlung hat jedoch verschiedene Nachteile. Dazu gehören die schlechte Absorption einhergehend mit einer unzureichenden Aufnahme von Eisen, die lange Therapiedauer, die Notwendigkeit zur täglichen Einnahme, die Arzneimittel-Wechselwirkungen und die möglichen unerwünschten Wirkungen im Verdauungstrakt. Deshalb kann auch eine Eiseninfusion in Erwägung gezogen werden. Aber auch die Infusion kann in Form von Brustschmerz, Kurzatmigkeit, Blutdruckabfall oder anderen systemischen Problemen Komplikationen mit sich bringen.

Es ist mit der Gabe von Eisen, ob in oraler Form oder mit einer Infusion, aber meistens keine grundlegende Verbesserung zu erzielen. Die Erfolge sind nur kurzfristig zu beobachten, weil die Eisenspeicher sich trotz stofflicher Gabe nicht auffüllen. Gerade in diesem Falle sind die Schüßler-Salze wahre Gesundheitserreger und setzen bei der Ursache an.

Auch über eine bewusste Ernährung mit eisenhaltigen Lebensmitteln (z. B. Getreideprodukte, Blattgemüse, Fleisch) kann alternativ oder flankierend zur medikamentösen Gabe von Eisen ein positiver Effekt hervorgerufen werden. Auch der Verzicht auf den Genuss von Kaffee und schwarzem Tee kann hilfreich sein.

Blut-Salze im Überblick

- Nr. 2 Calcium phosphoricum D 6: fördert die Kraft des Blutes und die Neubildung gegen Anämie und Anämiesyndrome.
- Nr. 3 Ferrum phosphoricum D 12 bzw. D 6 (wechseln): unterstützt die Funktion der Blutbereitung und- Blutbildung.
- Nr. 4 Kalium chloratum D 6: entschleimt das Blut; das Blut wird dünnflüssiger; bei einem Mangel an KaCl (4) macht ungebundener Faserstoff das Blut dick und schwarz.

- Nr. 5 Kalium phosphoricum D6: erhält die Lebenskraft; wirkt auf die Blutbestandteile: Lebenskraft wird über Blut verteilt.
- Nr. 8 Natrium chloratum D6: Nährstrom – wirkt der Anämie entgegen; fördert die Blutneubildung, indem Wasser in die alten Blutzellen einströmt und diese zum Platzen bringt; wirkt gegen Blutverwässerung; kräftigt das Blut; reguliert den Säure-Basen-Haushalt.
- Nr. 9 Natrium phosphoricum D 9: neutralisiert Säuren im Blut.
- Nr. 10 Natrium sulfuricum D6: Klärstrom – regt die Drüsensekretion an; fördert den Gallefluss (ohne Gallenfluss keine Eisenverwertung); entzieht den altersschwachen Blutkörperchen das Wasser und bringt sie zum Zerfall.
- Nr. 11 Silicea D12: steigert die Abwehrkraft; verbessert die kolloidale Beschaffenheit des Blutes; verbessert die Fließeigenschaften des Blutes.

Einnahme-Empfehlungen nach Schüßler

1. Mögliche Unterstützung während einer Eisensubstitution

Diese flankierende Maßnahme zu einer Eisensubstitution sollte in Form einer Kur über eine längere Zeit angewendet werden: mehrere Monate – Pause – in der intervallfreien Zeit erneute Kontrolle der Blutwerte.

Über ca. 3 Monate:

- Nr. 2 Calcium phosphoricum D6: morgens 3 Tab. auflösen („Heiße 2");
- Nr. 3 Ferrum phosphoricum D6 (Ausnahme, sonst D12!): vormittags „Heiße 3" mit 3 Tab.;
- Nr. 5 Kalium phosphoricum D6: mittags „Heiße 5" mit 3 Tab.;
- Nr. 8 Natrium chloratum D6: bis 16:00 Uhr 2 x 2 Tab. lutschen;
- Nr. 11 Silicea D12: abends „Heiße 11" mit 5 Tab.

Intervallfreie Zeit

Erneute Blutkontrolle vornehmen lassen; falls sich die Werte nicht wesentlich stabilisiert haben:

Über mehrere Monate:

- Nr. 2, 3, 8 beibehalten und täglich im Wechsel (die folgenden Ergänzungssalze aus der Biochemie nach Dr. Schüßler durchwechseln):
- Nr. 13 Kalium arsenicosum D6, im täglichen Wechsel mit
- Nr. 17 Manganum sulfuricum D6 im täglichen Wechsel mit
- Nr. 19 Cuprum arsenicosum D6, im täglichen Wechsel mit

- Nr. 21 Zincum chloratum D 6

– je Ergänzungssalz abends 2 x 2 Tab. lutschen.

Pause / Intervallfreie Zeit
Erneute Blutkontrolle vornehmen lassen.

2. Die Blutbildung

Die Blutbildung wird insgesamt durch die unten folgende Kur unterstützt. Deshalb kann folgende Empfehlung auch bei Anämie bzw. Eisenmangelanämie angewendet werden:

- Nr. 2 Calcium phosphoricum D 6: Eiweißsynthese und Zellbildung; bildet Blutzellen und Bluteiweiße und gibt diesen Halt.
  – morgens „Heiße 2" mit 5 Tab.
- Nr. 5 Kalium phosphoricum D 6: zur Entstehung von roten Blutkörperchen ist Lecithin erforderlich, welches mit Hilfe von KaPh (5) gebildet wird.
  – mittags „Heiße 5" mit 3 – 5 Tab.
- Nr. 8 Natrium chloratum D 6: Grundlage der Zellteilung, da NaCl durch die Anziehung von Wasser die Zellen zum Quellen bringt und somit die Zellteilung wesentlich unterstützt.
  – „Heiße 8" bis 16:00 Uhr mit 4 Tab.
- Leberwickel mit Salbe Nr. 6 und 10 – 1 x wöchentlich;
- Salbeneinreibungen zur Nacht mit Salbe 6 und 10 im Wechsel am gesamten Oberbauch.

3. Blutfunktionen fördern, wie z. B. bei Kurzatmigkeit

- Nr. 3 Ferrum phosphoricum D 12: als Bestandteil der roten Blutkörperchen dient FePh (3) dem Sauerstofftransport.
  – 3 x täglich 2 Tab.
- Nr. 4 Kalium chloratum D 6: Bildung von Antikörpern des Immunsystems.
  – 3 x täglich 2 Tab.
- Nr. 6 Kalium sulfuricum D 6: bringt Sauerstoff ins venöse Blut und damit in die Leber und den Darm; bei Lufthunger (erschwerte Atmung).
  – abends „Heiße 6" mit 5 Tab.
  – Salbeneinreibung zur Nacht auf den Oberbauch mit Salbe Nr. 6
- Nr. 8 Natrium chloratum D 6: NaCl (8) hält den ph-Wert und die Konsistenz des Blutes konstant.
  – 2 x 2 Tab. bis 16:00 Uhr

4. Bluterhaltung

- Nr. 4 Kalium chloratum D 6: Entgiftung des Blutes (Arzneigifte, Narkotika, Genussgifte), Bindung von Faserstoff im Gewebe; bei einem Mangel an KaCl (4) macht ungebundener Faserstoff das Blut dick und schwarz.
  – vormittags „Heiße 4" mit 5 Tab.
- Nr. 5 Kalium phosphoricum D 6 : verhindert Fäulnisbildung und Zellzerfall, es gilt als das Antisepticum.
  – mittags „Heiße 5" mit 3 – 5 Tab.
- Nr. 8 Natrium chloratum D 6: Bindung von metallischen Giften.
  – bis 16:00 Uhr 2 x 2 Tabletten
- Nr. 9 Natrium phosphoricum D 6: Entsäuerung des Blutes.
  – morgens „Heiße 9" mit 5 – 7 Tab.
- Nr. 10 Natrium sulfuricum D 6: entzieht den altersschwachen Blutkörperchen das Wasser und bringt sie zum Zerfall.
  – gegen 14:00 Uhr „Heiße 10" mit 5 – 7 Tab.

Therapieunterstützungen aus der Naturheilkunde zu Ihrer Auswahl

- Phönix Ferrum spag., Fa. Phönix
- Solunat Nr. 3 Azinat, Fa. Laboratorium Soluna
- Roseneisen-Graphit Glob., Fa. Wala (besonders gut für Kinder geeignet)
- Meteoreisen Glob., Fa. Wala (besonders gut für Kinder geeignet)
- Floradix Kräuterblut
- Neukönigsförder Mineraltabletten (sie enthalten unter anderem auch Kupfer)
- Grüne Mineralerde, in Wasser eingenommen

Lebensmittel-Tipps

- Kräuter: Brennnessel, Löwenzahn, Himbeerblätter, Petersilie, Sauerampfer, Spitzwegerich, Zitronenmelisse und Weintraubenblätter, als kleine Auswahl
- Gemüse: Rote Bete, grünes Blattgemüse, Aprikosen, Vogelmiere
- getrocknete Aprikosen: sind sehr eisenhaltig
- Äpfel (alle Äpfel, die schnell oxidieren, d. h. braun werden): Sie enthalten viel Eisen – nicht nach 14:00 Uhr als Rohkost verzehren, sondern nach 14:00 Uhr als Kompott
- Paranüsse: sind sehr eisenhaltig
- Berberitzentonikum, Brennnesselsaft, Petersilien- und Ampferwurzel
- ohne Vitamin C ist keine Eisenverwertung möglich: Vitamin C aus der Acerolakirsche, frische Biozitronen, durch Gemüse, Sauerkraut, Kartoffeln, Sanddornelixier, vergorene Rote-Beete-Säfte

- auf Schwarztee verzichten, phosphorhaltige Lebensmittel vermeiden
- Holundersaft, Himbeersaft: sind eisenhaltig (mit Wasser verdünnen und kauend trinken; nicht nach 15:00 Uhr)

Metabolisches Syndrom

Einführung

Bis Anfang der 1960er Jahre war das Metabolische Syndrom weitgehend unbekannt – heute gehört es zu den wichtigsten Risikofaktoren für Diabetes, Arteriosklerose, eine Herz-Kreislauf-Erkrankung bis hin zum Herzinfarkt oder einem Schlaganfall.

Wichtigste Ursache ist unser Lebensstil und hierbei vor allem Überernährung in Verbindung mit Bewegungsmangel.

Als „Metabolisches Syndrom“ (MSY), „metabolischer Symptomenkomplex“, „Wohlstandssyndrom“ oder auch „tödliches Quartett“ wird eine vielschichtig veränderte Stoffwechsellage bezeichnet, an deren Entstehung mehrere Faktoren beteiligt sind. Dabei ist das Metabolische Syndrom keine Krankheit im eigentlichen Sinn; vielmehr handelt es sich um eine Kombination verschiedener Risikofaktoren, die sich gegenseitig in ihrer schädlichen Wirkung verstärken, aber jedes Symptom für sich allein eine unterschiedliche Entstehungsgeschichte hat.

Definition der WHO

Wenn mindestens drei der folgenden Kriterien vorliegen, besteht nach Definition der Weltgesundheitsorganisation (WHO) ein Metabolisches Syndrom:

- Bauchbetontes Übergewicht („Apfelform“); bestimmt durch einen Bauchumfang von > 102 cm bei Männern bzw. bei Frauen > 88 cm
- Erhöhte Blutzuckerwerte (Nüchternblutzucker > 100 mg/dl)
- Erhöhte Triglyzeridwerte (> 150 mg/dl)
- Erniedrigte „gute“ HDL-Cholesterinwerte (< 40 mg/dl bei Frauen, < 50 mg/dl bei Männern)
- Bluthochdruck (> 130/85 mmHg)

Gleichzeitig liegen häufig noch folgende erschwerende Störungen vor:

- erhöhte Harnsäure
- niedriggradige Entzündung
- verstärkte Blutgerinnung
- endotheliale Dysfunktion

Labor-Diagnostik

Das Minimalprogramm der Labor-Diagnostik umfasst folgende Werte:

Cardiovaskuläres Risiko:
- Homocystein
- CRP
- Fibrinogen

Leber:
- Gamma-GT
- GPT

Stoffwechsel:
- Cholesterin, HDL, LDL
- Triglyceride
- Blutzucker
- HbA1C
- Leptin

Niere:
- Harnsäure
- Kreatinin

Ursachen

Hierbei kommt Übergewicht – und zwar vor allem dem bauchbetonten Übergewicht – eine Schlüsselrolle zu. Die Fettpolster im Bauchbereich werden auch als viszerales Fett bezeichnet, das im Gegensatz zum Fettgewebe, das direkt unter der Haut liegt, vor allem die inneren Organe im Bauchraum wie Leber oder Bauchspeicheldrüse umhüllt. Hierbei handelt es sich um ein dynamisches Gewebe mit einer ausgeprägten Stoffwechselaktivität. So setzt das viszerale Fett nicht nur Fettsäuren, sondern auch bestimmte Hormone und Botenstoffe frei, die einen entzündungsfördernden Effekt haben und auf diese Weise vielfältige Immunreaktionen hervorrufen.

Mögliche Folgen: Der Blutdruck erhöht sich, die Blutfettwerte werden ungünstig beeinflusst, und der Blutzuckerspiegel steigt. Wichtigstes Alarmzeichen ist, wenn der Taillenumfang bei Frauen 88 cm und mehr und bei Männern 102 cm und mehr beträgt.

„Wohlstandsbauch" begünstigt Typ-2-Diabetes

Zwar sind die genauen Zusammenhänge noch nicht endgültig geklärt, doch weiß man inzwischen, dass das Bauchfettgewebe besonders stoffwechselaktiv ist und u. a. direkt auf den Kohlenhydratstoffwechsel Einfluss nimmt. So produziert zu viel Fettgewebe im Bauch vermehrt bestimmte (entzündungsfördernde) Botenstoffe, die u. a. dazu führen, dass die Leber- und Muskelzellen gegenüber Insulin unempfindlich werden (Insulinresistenz). Dadurch nehmen mit der Zeit auch die insulinproduzierenden Betazellen der Bauchspeicheldrüse Schaden, sodass zusätzlich die Insulinsekretion beeinträchtigt wird. Als Folge können die Körperzellen nicht mehr ausreichend Zucker aus dem Blut aufnehmen: Die Glukosekonzentration im Blut steigt an, ein Diabetes vom Typ 2 entsteht.

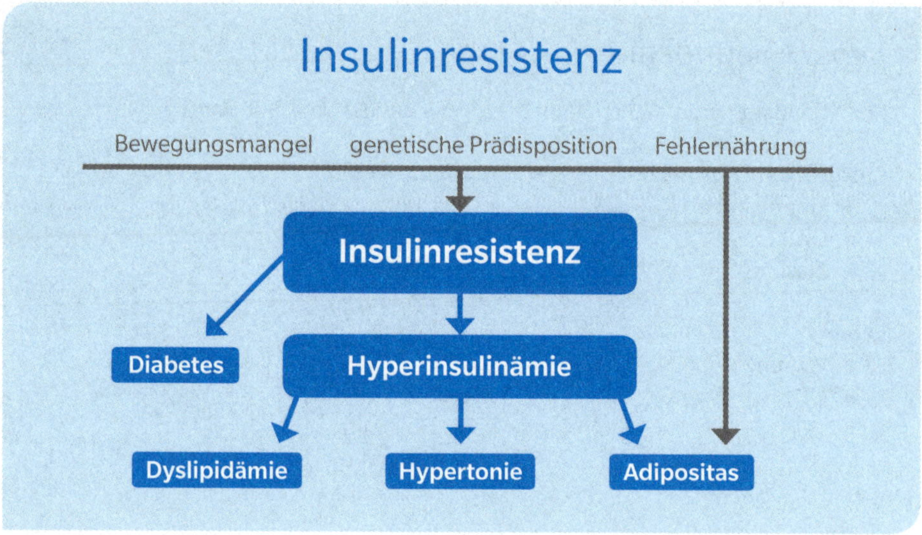

... und Arteriosklerose

Die Kombination aus hohen Blutzuckerwerten und der vermehrten Freisetzung der entzündungsfördernden Botenstoffe schädigt die Blutgefäße und fördert damit die Entstehung einer Arteriosklerose. Arteriosklerose ist wiederum wichtigster Risikofaktor für eine Herz-Kreislauf-Erkrankung. Begünstigt wird dieser Prozess durch eine zusätzlich auftretende krankhafte Veränderung des Gerinnungssystems: Das Blut gerinnt schneller und kann die Gefäße nun leichter verschließen. Sind die Herzkranzgefäße betroffen, kommt es zu einem Herzinfarkt; bei einem Verschluss der gehirnversorgenden Gefäße droht ein Schlaganfall. Darüber hinaus besteht ein stark erhöhtes Risiko für eine Störung des Cholesterin- und/oder Triglyzeridstoffwechsels, sowie für die proteingebundenen Fette, die so genannten Lipoproteine, weil die Fettzellen vermehrt Fettsäuren freisetzen.

Bei den Fettstoffwechselstörungen unterscheiden wir zwischen

- Hypercholesterinämie: die Werte für das LDL-Cholesterin sind erhöht,
- Hypertriglyizeridämie: die Konzentrationen der Neutralfette sind erhöht,
- Hyperlipidämie: die LDL-Cholesterin und Triglyzerid-Werte sind erhöht,
- Dyslipoproteinämie: das HDL-Cholesterin ist vermindert, die Triglyzeride und das LDL-Cholesterin sind erhöht.

Erhöhte Homocysteinwerte

Erhöhte Homocysteinwerte begünstigen Arteriosklerose, Schlaganfall, koronare Herzerkrankung und Herzinfarkt, weil sie eine Schädigung der Blutgefäße zur Folge haben können. Die normalen Werte im Blut sollten zwischen 5 und 10 µmol/l liegen. Übermäßiger

Alkoholkonsum, eine protein- und methioninreiche Ernährung sowie bestimmte Medikamente (wie z. B. einige Epilepsiemittel) führen zu einer erhöhten Homocysteinkonzentration. Generell weisen ältere Menschen einen höheren Homocysteinwert auf.

Homocystein-Grenzwerte

< 8 µmol/l	kein erhöhtes Homocystein-abhängiges Risiko
8 – 10 µmol/l	grenzwertiger Befund, Behandlung empfohlen
10 – 15 µmol/l	erhöhter Homocysteinspiegel mit gefäßaggresivem Wirkungen **Behandlung erforderlich**
> 15 µmol/l	deutlich erhöhte Homocysteinkonzentration mit deutlich gesteigertem Arteriosklerose-Risiko **ärztliche Behandlung unbedingt erforderlich**

All diese Veränderungen werden unter dem Begriff „Metabolisches Syndrom" zusammengefasst. Jeder dieser Faktoren allein begünstigt die Entstehung eines Metabolischen Syndroms. Meist treten sie jedoch gemeinsam auf und verstärken ihre Wirkung untereinander. Fatal ist, dass alle genannten Störungen sich über Monate und Jahre schleichend entwickeln, ohne Beschwerden zu verursachen. Unbestritten bleibt jedoch: Im Vergleich zu Gesunden haben Menschen mit einem Metabolischem Syndrom eine bis um das Vierfache gesteigerte Sterblichkeitsrate.

Dies fördert die negative Entwicklung zusätzlich:

- Bewegungsmangel
- zu fett- und cholesterinhaltige Nahrungsmittel
- erhöhter Alkoholkonsum
- erhöhter Kochsalzkonsum
- Rohkost nach 14:00 Uhr
- spätes Essen nach 18:00 Uhr
- Rauchen
- Stress über längere Zeit
- Erkrankungen in der Biografie wie z. B. Gallenstauungen, Nieren- oder Lebererkrankungen, lange und schwerverlaufende Schilddrüsenunterfunktion, Diabetes mellitus
- Behandlung von bestimmten Medikamenten oder Hormonen wie z. B. Kortikosteroide, Diuretika, Betablocker, Antidepressiva oder Neuroleptika

Das können Sie tun, um einem Metabolischen Syndrom vorzubeugen:

- Sorgen Sie für eine Normalisierung Ihres Gewichts, indem Sie Ihre Ernährung ändern. Im Vordergrund stehen kalorienbewusste und abwechslungsreiche Speisen, die viel Gemüse, Obst, Vollkornprodukte, fettarme Milchprodukte und Seefisch enthalten. Demgegenüber sollten Sie nicht mehr als dreimal pro Woche – fettarme – Wurstarten und Fleisch verzehren.
- Mit kalorienfreien Getränken wie Mineralwasser, ungesüßter Kräuter- oder Früchtetee sparen Sie viele (überflüssige) Kalorien ein. Verzichten Sie deshalb möglichst auf den Genuss von Limonaden, Softdrinks oder dem Löffel Zucker in Kaffee oder Tee.
- Trinken Sie alkoholische Getränke nur in Maßen.
- Verzichten Sie auf das Rauchen. Wenn es Ihnen schwerfällt, aus eigener Kraft mit dem Rauchen aufzuhören, bietet es sich gegebenenfalls an, an einem Raucherentwöhnungsprogramm teilzunehmen.
- Sorgen Sie für regelmäßige Bewegung! Wenn Sie täglich spazieren gehen, Treppen steigen statt den Fahrstuhl zu benutzen und/oder mit dem Rad zur Arbeit oder zum Einkaufen fahren, tragen Sie bereits erheblich zu einer Steigerung der körperlichen Aktivität bei! Zusätzlich empfiehlt es sich, regelmäßig eine sanfte Ausdauersportart (z.B. Nordic Walking, Schwimmen, Ergometertraining) zu betreiben. Ideal ist es, dreimal pro Woche für jeweils (mindestens) 30 Minuten zu trainieren. Achten Sie aber darauf, dass Sie sich nicht überanstrengen!

Therapie der einzelnen Symptome

Die Neigung zu einem Metabolischen Syndrom ist zwar erblich bedingt, doch ob es im Einzelfall in Erscheinung tritt, ist primär eine Frage der individuellen Lebensweise. Besonders ungünstig hat sich hierbei die Kombination von Überernährung und Bewegungsmangel erwiesen, da sie Übergewicht – und den damit verbundenen Folgeerscheinungen – in besonderem Maße Vorschub leistet. Wer außerdem raucht, erhöht die Wahrscheinlichkeit für die Entwicklung eines Metabolischen Syndroms noch einmal um ein Vielfaches.

Zur Vorbeugung wie auch zur Behandlung eines Metabolischen Syndroms selbst gibt es keine spezielle Behandlung. Doch können Sie durch eine gezielte Ausschaltung der Risikofaktoren entscheidend zur Vermeidung bzw. zur Verhinderung von Langzeitschäden eines beginnenden Wohlstandssyndroms beitragen. Besteht bereits ein manifester Diabetes, ist es wichtig, die Blutzuckerwerte durch eine angemessene, gegebenenfalls medikamentöse Behandlung möglichst konsequent im Normbereich zu halten. Gleiches gilt, wenn (zusätzlich) ein Bluthochdruck und/oder eine Fettstoffwechselstörung besteht: In diesen Fällen kann es ebenfalls notwendig sein, zusätzlich zur Änderung der Lebensweise Medikamente einzunehmen, um Blutdruck bzw. Fettwerte langfristig zu normalisieren.

Therapieübersicht

- **Ernährung:** zuckerarm, fettarm; ballaststoffreich; mediterran
- **Bewegung:** 150 Minuten / Woche mit Pulskontrolle
- **Gewichtsreduktion:** langsam, aber stetig (bis 500 g / Woche); Kontrolle mit Fettwaage
- **Blutdrucksenkung:** durch Gewichtsreduktion; Bewegung; Stressabbau
- **Insulinresistenz:** Ernährungsberatung *; Ausleitung; Entgiftung
- **Gefäßschutz:** Omega3-loges; Vaso-loges
- **Aderlass nach Hildegard von Bingen:** 1 – 6 Tage nach Vollmond; absolute Nüchternheit; Menge ca. 50 – 150 ml; Umschlagzonenbeurteilung; Venentastbefund, richtige Stichtechnik; achtsames Verhalten nach dem Aderlass

Therapieziel ist die Rhythmisierung durch:

- Ausleitung / Entgiftung
- Aderlass
- Dinner-Canceling
- Fastentag / Fastenkur
- Anspannung / Entspannung
- Schröpfkopfmassage

Rhythmisierung bedeutet, dass der Mensch sich einem Rhythmus unterzieht, z. B. jeden Donnerstag fastet durch Dinner-Canceling. Sie trägt zur eigenen Konstanz im Leben bei, was unerlässlich für die Gesundheit ist. Mit Ausleitung und Entgiftung werden die eigenen Rhythmen des Organismus unterstützt und gestärkt. Im Körper steigen die Kräfte zum Vollmond, dagegen sinken diese zum Abnehmmond – deshalb ist eine Ausleitung und auch das Fasten im Abnehmmond leichter und effektiver.

* *Hierzu empfehle ich auch mein Buch „Deine Nahrung sei dein Heilmittel" (Mankau Verlag).*

Therapie mit Schüßler-Salzen

Mit den Schüßler-Salzen können Sie die einzelnen Beschwerden gezielt behandeln, die bei Ihnen persönlich zu einem Metabolischen Syndrom führen. Dazu zählen spezielle Kuren für die Gefäßwände, gegen erhöhte Homocysteinwerte, gegen Diabetes mellitus, gegen Durchblutungsstörungen, gegen Übergewicht (Adipositas), gegen Fettstoffwechselstörungen und gegen Bluthochdruck (Hypertonie).

Schüßler-Salze für die Gefäßwände

- Nr. 1 Calcium fluor. D 6: fördert die Gefäßelastizität; erhöht die mechanische Kraft der Faser.
  – morgens nüchtern 3 – 5 Tab. auflösen und kauend trinken oder 3 x täglich 3 Tab. vor dem Essen lutschen
- Nr. 11 Silicea D 6: Stabilisierung der mesenchymalen Aktivität, insbesondere Verbesserung der Kolloidalstrukturen.
  – abends 3 – 5 Tab. auflösen und kauend trinken oder 3 x täglich 2 – 3 Tab. lutschen
- Nr. 10 Natrium sulfuricum D 6: beseitigt Flüssigkeitsstauungen und erhält so die Gefäßelastizität.
  – morgens 10 Tab. auflösen und kauend trinken oder 3 x täglich 3 – 5 Tab. vor dem Essen lutschen

Gefäßkur

Anwendung mindestens 3 Monate lang:

- Nr. 3 Ferrum phosphoricum D 12: gegen die Entzündungen in den Gefäßen.
  – 3 x 2 Tab. über den Tag lutschen
- Nr. 8 Natrium chloratum D 6: erhöht die Viskosität des Blutes.
  – morgens 1 Tab., und evtl. bis 16:00 Uhr eine weitere Tab. lutschen
- Nr. 9 Natrium phosphoricum D 6: neutralisiert Säuren.
  – 3 – 4 Tabletten über den Vormittag verteilt lutschen
- Nr. 11 Silicea D 12: verbessert die Kolloidalstrukturen des Bindegewebes.
  – abends 3 – 5 Tab. lutschen

Schüßler-Salze bei Diabetes mellitus

Unterstützende Behandlung:

- Nr. 7 Magnesium phosphoricum D 6
  – abends als „Heiße 7“ 10 Tab. auflösen
- Nr. 10 Natrium sulfuricum D 6
  – mittags 3 – 5 Tab. auflösen
- Nr. 17 Manganum sulfuricum D 6
  – 3 x 2 Tab. lutschen

Bei mageren Personen:

- Nr. 9 Natrium phosphoricum D 6
  – morgens 3 – 5 Tab. auflösen

Gesunde Ernährung, gesunder Lebensstil

- Sorgen Sie für regelmäßige Bewegung durch Spazierengehen, Wandern, Radfahren oder Schwimmen.
- Schlafen Sie nicht auf Störzonen (z. B. Wasseradern).
- Sorgen Sie für einen ausgewogenen Säure-Basen-Haushalt.
- Ernähren Sie sich vollwertig – mit reichlicher Zufuhr von Kohlenhydraten mit einem hohen Anteil an Ballaststoffen (z.B. Gemüse, Kartoffeln, Obst und geschrotete Vollkornprodukte). Essen Sie nur wenig Rohkost.
- Nehmen Sie eine eventuelle Gewichtsreduktion schonend vor. 0,5 kg Gewichtsverlust pro Woche wirken sich günstig auf den Blutzuckerspiegel aus.
- Wer kann und möchte, sollte zu Beginn der Therapie unter Anleitung moderat fasten.
- Vermeiden Sie Stress. Dieser führt zu erheblichen Blutzuckerschwankungen.
- Meiden Sie Produkte aus Weißmehl oder geschältem Reis, ebenso Fertigprodukte.
- Vermeiden Sie Alkohol.
- Bevorzugen Sie 3 Mahlzeiten; man geht weg von der Vorgabe, bis zu 5 Mahlzeiten einzunehmen.
- Zucker und zuckerhaltige Lebensmittel sind absolut tabu. Verwenden Sie Stevia-Ursüße als Süßungsmittel. Süßstoff steigert das Verlangen nach Süßspeisen.
- Pflanzliche Ballaststoffe wie Haferkleie verzögern die Zuckeraufnahme und verhindern einen schnellen Blutzuckeranstieg während der Mahlzeiten.
- Fleisch und Wurstwaren grundsätzlich reduzieren.
- Bevorzugen Sie hochwertige pflanzliche Öle.
- Essen Sie unbedingt langsam und kauen Sie gut, damit Blutzuckerspitzen vermieden werden.
- Viele Diabetiker reagieren auf Weizen mit versteckter Nahrungsmittelunverträglichkeit. Dann ist Weizen zu reduzieren oder sogar zu meiden.
- Trinken Sie zur Anregung des Stoffwechsels kurmäßig sulfat- oder magnesiumhaltige Heilwässer.
- Sorgen Sie für eine ausgewogene Ernährung, in der Sie besonderen Wert auf die Zuführung von Vitaminen, Mineralien und Spurenelementen legen.
- Insgesamt fördern Zink, Chrom und Selen die Bildung, Speicherung und Wirkung von Insulin.
- Die Antioxidantien Alpha-Liponsäure, Lutein, Vitamin A, C und E beugen Schädigungen an Nerven, Augen und Herz vor.
- Sorgen Sie auf alle Fälle für eine ausreichende Zufuhr an Mineralien.
- Achten Sie auf eine Ernährung, die Ihnen viel an B-Vitaminen bringt.
- Geben Sie über jedes Essen etwas Zimt beziehungsweise Zimtöl.

Bei Eiweiß, Phosphat im Urin:

- Nr. 2 Calcium phosphoricum D 6
  – morgens 5 – 10 Tab. auflösen

Bei Durst, Juckreiz, Erschöpfung:

- Nr. 8 Natrium chloratum D 6 und Nr. 5 Kalium phosphoricum D 6
  – je 2 x 2 Tab. lutschen bis 15:00 Uhr

Bei Müdigkeit:

- Nr. 10 Natrium sulfuricum D 6
  – mittags 5 Tab. auflösen

Bei Abwehrschwäche:

- Nr. 2 Calcium phosphoricum D 6
  – morgens 5 Tab. auflösen
- Nr. 5 Kalium phosphoricum. D 6
  – mittags 3 Tab. auflösen
- Nr. 8 Natrium chloratum D 6
  – 2 x 2 Tabletten bis 16:00 Uhr lutschen
- Nr. 21 Zincum chloratum D 6
  – abends 5 Tab. auflösen

Bei Durchblutungsstörungen (z. B. am Auge):

- Nr. 7 Magnesium phosphoricum D 3 (Potenzwechsel)
  – je 3 x 5 Tab. auflösen
- Nr.21 Zincum chloratum D 6
  – je 2 x 2 Tab. lutschen

Chronischer Diabetes

und dessen Folgen, wie z.B. Polyneuropathie, sind eine Herausforderung für Schüßler-Salze.

Grundsätzlich empfehle ich die folgenden Salze:

- Nr. 2 Calcium phosphoricum D 6
- Nr. 4 Kalium chloratum D 6
- Nr. 6 Kalium sulfuricum D 6
- Nr. 7 Magnesium phosphoricum D 6
- Nr. 10 Natrium sulfuricum D 6
- Nr. 11 Silicea D 6 + D 12 (Potenzwechsel vornehmen, z. B. alle 4 Wochen)
- Nr. 17 Manganum sulfuricum D 6
- Nr. 21 Zincum chloratum D 6

– davon im täglichen Wechsel 3 x 2 Tab. ½ Stunde vor dem Essen lutschen

Teemischungen

Basentee

- Flores Verbasci 50 g
- Fructus Foeniculi 50 g

Zubereitung: 1 Teelöffel der Mischung mit 1 l kochendem Wasser übergießen, 8 Minuten ziehen lassen, abseihen, über den Tag verteilt trinken.

Pankreastee

- Gänsefingerkraut 50 g
- Odermenning 50 g
- Ringelblume 20 g
- Sanikel 10 g
- Ruprechtskraut 40 g
- Schafgarbenblüten 50 g
- Walnussblätter 20 g
- Tausendgüldenkraut 10 g

Zubereitung wie oben, ½ Std. vor dem Essen eine Tasse trinken!

Bohnenschalentee

- Bohnenschalen 50 oder 100 g

Zubereitung wie oben.

Schüßler-Salze bei Fettstoffwechselstörungen

Cholesterinspiegel ausgleichend:

- Nr. 7 Magnesium phosphoricum D 6
  – 2 – 3 x täglich als „Heiße 7" mit 5 Tabletten (1 Gabe bevorzugt zur Nacht)
- Salbe Nr. 7
  – abends Oberbaucheinreibungen
- Salbe Nr. 6 im Wechsel mit Nr. 10
  – 1 – 2 x pro Woche einen Leberwickel
- Nr. 4 Kalium chloratum D 6
  – 3 x 3 Tab. lutschen

Zum Entwässern:

- Nr. 10 Natrium sulfuricum D 6
  – bis zu 3 x 5 Tab. als „Heiße 10" über den Tag, nicht zur Nacht (kann die Nachtruhe durch Wasserlassen stören)

Zur Stuhlregulierung vor dem Schlafengehen:

- Nr. 10 Natrium sulfuricum D 6
  – als „Heiße 10" mit 10 Tab.

Zum Entspannen:

- Nr. 7 Magnesium phosphoricum D 6
  – als „Heiße 7" mit 5 – 10 Tab. über den Tag verteilt

Für den Zellstoffwechsel und als Rhythmusgeber:

- Nr. 7 Magnesium phosphoricum D 6
  – als „Heiße 7" mit 10 Tab. vor dem Schlafengehen

Fettleibigkeit (Adipositas)

Arzt konsultieren!

Schwammig:

- Nr. 2 Calcium phosphoricum D 6 – morgens
- Nr. 8 Natrium chloratum D 6 – nachmittags bis 16:00 Uhr
- Nr. 10 Natrium sulfuricum D 6 – vormittags, abends

Bei Leberleiden:

- Nr. 10 Natrium sulfuricum D 6 – zusätzlich auf Ernährung achten und Bewegung

Bei Nierenleiden:

- Nr. 10 Natrium sulfuricum D 6

Bitterer Mundgeschmack:

- Nr. 10 Natrium sulfuricum D 6

Übersäuerung:

- Nr. 9 Natrium phosphoricum D 6 – morgens
- Nr. 10 Natrium sulfuricum D 6 – mittags
- Nr. 11 Silicea D 6 – abends; Potenz D 6!

Stoffwechselstörung:

Je nach Mittelwahl als alleiniges Mittel oder im täglichen bzw. wöchentlichen Wechsel:

- Nr. 3 Ferrum phosphoricum D 12

- Nr. 6 Kalium sulfuricum D 6
- Nr. 10 Natrium sulfuricum D 6
- Nr. 12 Calcium sulfuricum D 6

Drüsensalze

Die Drüse (glandula) kann als Organ beschrieben werden, das die Fähigkeit besitzt, ein Sekret zu bilden. Das Sekret wird von der Drüse nach außen oder als Hormon direkt in die Blutbahn abgegeben. Um gegen die Symptome des Metabolischen Syndroms vorgehen zu können, ist der Organismus auf effektiv arbeitende Drüsen angewiesen. Deshalb sollten wir sie mit einer Schüßler-Salze-Kur unterstützen, damit sie sich regenerieren und ihre wertvolle Arbeit als produzierende Drüse wieder ausüben können.

Übersicht über die Drüsensalze

Nr. 1 Calcium fluoratum D 12

Weicht verhärtete Drüsen auf und unterstützt so deren Funktion, befeuchtet und erweicht trockene und verhärtete Lymphdrüsen.
- morgens „Heiße 1“ mit 5 Tab.
- Salbe Nr. 1 (sanft einklopfen)

Nr. 2 Calcium phosphoricum D 6

Wucherungen an den Drüsen, unterschiedliche Größe und auch Beschaffenheit (Konsistenz) der Drüsen.
- 3 x 2 Tab. täglich
- Salbe Nr. 2 (sanft einklopfen)

Nr. 4 Kalium chloratum D 6

Bildet Drüsenepithel, entgiftet das Blut und unterstützt somit die Wirkung der Drüsensekrete.
- vormittags und nachmittags je 2 x 2 Tab.
- Salbe Nr. 4 (sanft einklopfen)

Nr. 5 Kalium phosphoricum D 6

Drüsenschwellungen verbunden mit Nervosität und Schlafstörungen.
- 3 x 1 bis 3 x 2 Tab. bis 15:00 Uhr
- Salbe Nr. 5 (sanft einklopfen)

Nr. 7 Magnesium phosphoricum D 6

Steuert die autonome Drüsentätigkeit: Hormone, Körpersäfte, Speichel, Verdauungssäfte, Schweiß; entgiftet das Blut und unterstützt somit die Wirkung der Drüsensekrete.
– abends „Heiße 7“ mit 5 – 10 Tab.

Nr. 8 Natrium chloratum D 6

Fördert den Nährstrom; bei Schwellungen (dient zur Befeuchtung); reguliert den Säure-Basen-Haushalt; Aufbaumittel – wirkt wie ein Anabolikum.
– 3 x 1 bis 3 x 2 Tab. bis 16:00 Uhr

Nr. 9 Natrium phosphoricum D 6

Entsäuert das Blut und unterstützt somit die Wirkung der Drüsensekrete; verhindert Entzündungen durch Säureablagerungen; Fettstoffwechselstörung bei Verfettung der Drüsen.
– abends „Heiße 9“ mit 5 Tab.

Nr. 11 Silicea D 12

Wirkt auf den Kolloidalzustand der Drüsen und des Gewebes. Wirkt bei Drüseninsuffizienz und der dadurch möglichen Schwächung der Infektabwehr; unterstützt die Leukozyten- und Lymphozytenbildung; reinigt das Lymphgewebe.
– 3 x 2 Tab. oder abends als „Heiße 11“ mit 5 Tab.

Salbe 6 und 10

– im Wechsel auf den Oberbauch zur Nacht (kann auch für einen Leberwickel verwendet werden)

Bluthochdruck (Hypertonie)

- Nr. 1 Calcium fluoratum D 12
  – morgens 6 Tab. auflösen und kauend trinken
- Nr. 3 Ferrum phosphoricum D 12
  – vor- und nachmittags je 5 Tab. auflösen und kauend trinken
- Nr. 7 Magnesium phosphoricum D 6
  – als „Heiße 7“ mehrmals täglich, falls erforderlich 10 Tab. auflösen
- Salbe Nr. 6 und Nr. 10
  – im Wechsel auf den Oberbauch zur Nacht (kann auch für einen Leberwickel verwendet werden)
- ärztliche Untersuchung
- bei Herzdruck: Salbe Nr. 5 – mehrmals täglich einklopfen

- zur Entsäuerung des Herzmuskels: Nr. 16 Lithium chloratum D 6 (nicht Nr. 9) – 3 x 2 Tab. täglich lutschen über 6 Wochen

Erhöhte Homocysteinwerte

Meine Empfehlung:

- Nr. 2 Calcium phosphoricum D 6 – morgens „Heiße 2“ mit 5 Tab.
- Nr. 5 Kalium phosphoricum D 6 – mittags „Heiße 5“ mit 3 Tab.
- Nr. 7 Magnesium phosphoricum D 6 – abends „Heiße 7“ mit 5 Tab.
- Nr. 8 Natrium chloratum D 6 – nachmittags bis 16:00 Uhr 2 x 2 Tab. lutschen
- Nr. 11 Silicea D 12 – als „Heiße 7“ mit 5 Tab.

Schutz der Blutgefäße mit Schüßler-Salzen

Als Kur über 6 – 8 Wochen:

- Nr. 1 Calcium fluoratum D 12: Bau- und Betriebsstoff der elastischen Fasern der Blutgefäße.
  – morgens als „Heiße 1“ mit 5 Tab.
- Nr. 3 Ferrum phosphoricum D 12: Sauerstoffträger für die Arbeit der Ringmuskulatur.
  – vormittags als „Heiße 3“ mit 5 Tabletten
- Nr. 7 Magnesium phosphoricum D 6: Steuerung der autonomen Tätigkeiten der Blutgefäße.
  – abends als „Heiße 7“ mit 5 – 10 Tabletten
- Nr. 11 Silicea D 12: Bau- und Betriebsstoff der Bindegewebsschicht der Blutgefäße.
  – vor dem Schlafengehen „Heiße 11“ mit 5 Tabletten

VII. KUREN MIT BIOCHEMIE

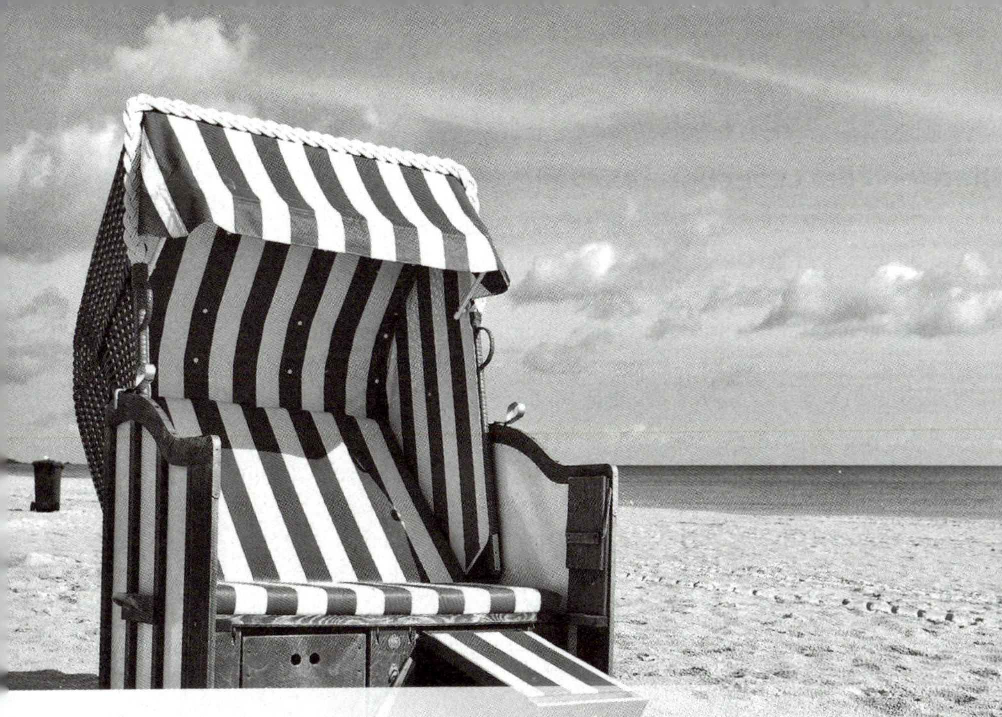

Frühjahrskur

Während des Winters ist der Körper vorwiegend auf Speicherung ausgerichtet, um – besonders auch die Nieren – vor Auskühlung zu schützen. Durch den entstandenen Winterspeck und die angesammelten Schlacken in den Zellen und Geweben kommt es zur Verminderung der Körperkräfte. Die Speicherung neuer Energien wird erschwert.

Dies hat zur Folge:

- Müdigkeit und Schweregefühl,
- Schlafstörungen,
- Kreislaufstörungen,
- Empfindlichkeit auf warme Winde (Föhn),
- Haarausfall,
- Hautreaktionen.

Wir nennen diese Symptome „Frühjahrsmüdigkeit".

Das Frühjahr und der Herbst sind so genannte Umstimmungsjahreszeiten – und damit sinnvolle Zeiten für die Entschlackung. Religiöse Fastenkuren und naturheilkundliche Denkmodelle berücksichtigen dies. Die klassische Frühjahrskur zur Reinigung des Blutes und zum Blutaufbau nach dem Winter zählt dazu. Früher waren zu dieser Zeit Aderlässe zur Blutreinigung üblich.

Die Arbeit der Leber unterstützen

Holen wir uns Rat bei der Traditionellen Chinesischen Medizin (TCM): Das Frühjahr unterliegt dem Element Holz. Die zugehörigen Organe sind Leber und Gallenblase. Jetzt sorgt die Leber mit ihrer funktionssteigernden Kraft dafür, dass alle nicht restlos abgebauten Schlacken des langen Winters schnellstens beseitigt und entgiftet werden.

Wenn die Leber geschwächt ist, kann sie diese Maximalforderung im Frühling nicht erfüllen. Dadurch werden andere Organe in Mitleidenschaft gezogen. Leberkuren und Leberregenerationen sind daher vor allem im Frühjahr besonders sinnvoll.

Bei vielen Menschen treten besonders im Frühjahr z. B. Magengeschwüre auf. Diese sind ohne gleichzeitige Unterstützung der Leber kaum heilbar.

Zur Leberanregung empfiehlt Dr. Schüßler das Salz Natrium sulf. D 6 (Nr. 10) nachmittags als „Heiße 10“ und Kalium sulf. D 6 (Nr. 6) abends als „Heiße 6“ – jeweils mit 5 – 10 Tab. Dazu abends eine Einreibung in der Lebergegend, unterhalb des rechten Rippenbogens, mit Salbe Nr. 6 und Nr. 10 im tgl. Wechsel. Oder es wird ein heißer Leberwickel mit Salbe Nr. 10, gegen 14:00 Uhr, verabreicht.

Ernährung beachten

Auch die Ernährung spielt eine entscheidende Rolle:

- Meiden Sie Über- und Fehlernährung.
- Verwenden Sie möglichst viele frische Kräuter.
- Essen Sie frisches Obst und Salate (nicht nach 15:00 Uhr).
- Genießen Sie frisches Gemüse gedünstet mit leicht verdaulichen Beilagen.
- Nehmen Sie tierisches Eiweiß möglichst nicht nach 15:00 Uhr zu sich.
- Bevorzugen Sie naturbelassene Lebensmittel.

Wichtig zur Entschlackung ist auch das Trinken. Ideal sind ca. 2 – 3 l gutes Quellwasser (30 ml pro kg Körpergewicht). Dabei ist auf Einschränkungen zu achten, die vom Arzt vorgegeben sind, wie z. B. bei Wassereinlagerungen.

Während der Kur können (im Rahmen der o. a. Trinkmenge) folgende Tees getrunken werden: 3 Wochen lang im März Brennnesseltee 0,5 – 1 l pro Tag, dann weitere 3 Wochen lang Löwenzahntee (Blätter/Wurzeln) 1 l pro Tag.

Nehmen Sie weiterhin mindestens 1 l warmes abgekochtes Wasser zu sich. (Abgekochtes Wasser hat eine veränderte Oberflächenspannung, dadurch kann das Wasser mehr Schlackenstoffe binden, vergleichbar mit Ihrem Reinigungswasser, dem Sie zur Senkung der Oberflächenspannung ein Reinigungsmittel zusetzen.)

Ingwerwurzel, fein geschnitten, können Sie dem abgekochten Wasser beigeben. Es regt das Verdauungsfeuer an; dadurch werden Sie innerlich warm. Diese Möglichkeit gilt mit Einschränkung: Menschen, die unter hohem Blutdruck oder unter trockenen Schleimhäuten leiden oder die Blutverdünnungsmittel einnehmen, dürfen heißes Ingwerwasser nicht trinken.

Sorgen Sie zudem für genügend Bewegung, denn sie bringt Sauerstoff in den Stoffwechsel. Vermeiden Sie Genuss- und Umweltgifte, diese belasten zusätzlich den Organismus.

Die Leber entfaltet ihre größte Arbeitsleistung nachts zwischen 1:00 und 3:00 Uhr. Hier wachen viele Menschen auf, müssen zur Toilette oder träumen schlecht.

Folgende Fragestellungen tragen zur Ursachenforschung bei: Was habe ich gegessen und getrunken? Kopfschmerzen (in diesem Fall können Magnesium phos. (Nr. 7) als „Heiße 7" oder ein heißer Leberwickel Abhilfe schaffen)? Schlechtes Sehen? Depressionen? Stimmungsschwankungen? Migräne? Kopfschmerz über dem rechten Auge? Stirnkopfschmerz? Gelenkbeschwerden? Hautjucken? Säure-Basen-Haushalt im Ungleichgewicht?

Viele dieser vorgenannten Beschwerden hängen ursächlich mit dem Leberstoffwechsel zusammen, der seinerseits Einfluss auf die Zusammensetzung der Gallensäure ausübt. Im Blut kann die zu starke Konzentration von Galle die Membranen (Zellhülle) der roten Blutkörperchen vorzeitig zerstören. Auch eine negative Beeinflussung des blutbildenden Knochenmarks kann das Blutbild schädigen. Zu viel Gallensäure im Blut ist oft die unerklärliche Ursache von Hautjucken oder Hauterkrankungen. Gallenblasenleiden vergesellschaften sich gerne mit Leberleiden.

> Reich ist man nicht durch das, was man besitzt, sondern vielmehr durch das, auf was man mit Würde zu verzichten weiß.
>
> Immanuel Kant

Der Volksmund drückt es so aus: „Der Mensch fühlt sich in seiner Haut nicht mehr wohl."

Die Gallenabsonderung wird reguliert durch das Schüßler-Salz Natrium sulf. D 6 (Nr. 10). Es sollte gegen 14:00 Uhr gelutscht werden.

Neue Energien gewinnen

Um wieder zu neuen Energien zu gelangen, müssen also die Gewebe gereinigt und Überschussstoffe eliminiert werden. Dies ist gerade im Frühjahr besonders wichtig, denn ähnlich wie in der Natur die Pflanzen- und Tierwelt zu neuem Leben erwacht, beginnen auch im Menschen neue aufbauende Prozesse und Funktionen; insbesondere das Blut wird erneuert. Das ist auch der Grund, warum wir in dieser Jahreszeit am besten Bluterneuerungstherapien durchführen können. Damit werden auch bestehende Anämiesyndrome günstig beeinflusst.

So unterstützt die Frühjahrskur die gesamte eliminatorische Grundfunktion des Organismus und leitet den Wiederaufbau ein.

Therapeutisches Grundkonzept mit den Mineralsalzen

- Calcium phos. D 6 (Nr. 2): für Aufbau und Blutbildung, als Energiegeber.
- Ferrum phos. D 12 (Nr. 3): allgemeines Anregungsmittel für Blutbildung, Sauerstoffanregung.
- Natrium phos. D 6 (Nr. 9): zur Entsäuerung des Blutes und des Gewebes.
- Natrium sulf. D 6 (Nr. 10): zur Förderung aller Ausscheidungen, besonders von Galle, Darm, Niere, Bindegewebe, Haut.
- Silicea D 12 (Nr. 11): kanalisiert das Bindegewebe und hält Säuren in Lösung, damit sie ausgeschieden werden können; fördert alle Ausscheidungsprozesse.
- Als biochemisches Ergänzungsmittel empfiehlt sich Lithium chloratum D 6 (Nr. 16). Es ermöglicht die Ausscheidung von Säuren und hilft gegen depressive Stimmungslagen.

Die biochemischen Frühjahrskuren

Wählen Sie unter den nachfolgend beschriebenen drei Möglichkeiten nach Ihren Bedürfnissen aus:

Allgemeine Frühjahrskur

3 – 4 Wochen lang zur Ausscheidung und zur Lymphreinigung Natrium phos. D 6 (Nr. 9) im tgl. Wechsel mit Natrium sulf. D 6 (Nr. 10) 3 x tgl. 2 Tab. lutschen. Anschließend für weitere 3– 4 Wochen zum Aufbau Natrium sulf. D 6 (Nr. 10), Calcium phos. D 6 (Nr. 2) und Ferrum phos. D 12 (Nr. 3) lutschen – je 2 Salze im täglichen Wechsel (z. B. montags 3 x je 2 Tab. Nr. 2 und Nr. 10; dienstags 3 x je 2 Tab. Nr. 3 und Nr. 10 usw.).

Bei Frühjahrsmüdigkeit

Eingesetzt werden die Salze Ferrum phos. D 12 (Nr. 3), Kalium sulf. D 6 (Nr. 6), Natrium phos. D 6 (Nr. 9) und Silicea D 12 (Nr. 11).

Von jedem Mineralsalz werden 3 – 5 Tab. auf ¼ l abgekochtes heißes Wasser gegeben und in ein kleines Glasfläschchen gefüllt. Davon tagsüber immer wieder kleine Schlucke kauend trinken. Bitte die Flüssigkeit im Mund aufwärmen und jedes Mal die Flasche vor dem Trinken schütteln. Oder Sie lutschen 3 Tab. vom jeweiligen Mineralsalz über den Tag verteilt.

„Biochemische Energieschaukel"

Meine Empfehlung bei Energiemangel: Man nehme morgens Calcium phos. D 6 (Nr. 2), vormittags gegen 12:00 Uhr Kalium phos. D 6 (Nr. 5) und nachmittags gegen 18:00 Uhr Magnesium phos. D 6 (Nr. 7) und eventuell abends ½ Std. vor dem Schlafengehen nochmals Salz Nr. 7, um zur Ruhe zu kommen.

Es werden jeweils in einer halben Tasse heißen Wassers 10 Tab. aufgelöst. Bitte mit Plastiklöffel umrühren und anschließend schluckweise kauend trinken. Dies über einen längeren Zeitraum täglich ausführen, etwa vier Monate lang.

Unterstützend wirken folgende Maßnahmen für die Frühjahrskur:

- Entschlackungsbäder,
- Moorbäder,
- Entschlackungstees,
- Ernährung,
- Bewegung in frischer Luft usw.,
- Leberwickel.

Leberwickel

Der Leberwickel wird 1–2 x wöchentlich mit der biochemischen Salbe Nr. 10 oder Nr. 6 angewendet. Nachmittags gegen 14:00 Uhr ist der sinnvollste Zeitpunkt.

Reiben Sie den Oberbauch, vor allem den rechten Rippenbogen (Sitz der Leber), mit der Salbe ein. Ein feuchtheißes Tuch – am besten Gästehandtuch – wird so heiß wie möglich auf den Leberbereich gelegt. Anschließend wickeln Sie ein großes Frotteehandtuch um den gesamten Leib, eine heiße Wärmflasche wird auf den Leberbereich aufgelegt. Der Wickel bleibt 20 – 60 Min. auf dem Bauch. Bitte einschleichend beginnen! Anschließend nehmen Sie das feuchte Handtuch weg, legen ein trockenes Tuch um und die Wärmflasche wieder auf. Ruhen Sie noch 1 Std. im Bett nach. An diesem Tag wird abends keine Salbe aufgebracht.

Wir alle haben die Erfahrung gemacht, dass zweierlei zusammenstimmen muss, um den Lebensfluss wieder zu ermöglichen: der rechte Zeitpunkt und die mutige Tat.

Ich wünsche Ihnen viel Kraft und Mut für den neuen Weg.

Herbst-Winter-Kur

Ebenso wie die Frühjahrskur ist die klassische Herbstkur ideal zur Schlackenausscheidung als Vorbereitung auf den Winter. Es steht eine Zeit mit erhöhter Neigung zu Erkältungen bevor.

Der Herbst gilt grundsätzlich als kalt und trocken. Diese Jahreszeit übt demnach kühlenden und trocknenden Einfluss auf den Organismus aus. Die kalorische Grundfunktion wird heruntergefahren. Es fehlt das „Feuerelement" Sommer, sodass grundsätzlich mit einem Absinken des Energiehaushaltes zu rechnen ist. Dies ist auch eine Erklärung für die Häufung von Krankheiten mit epidemischem Charakter (z. B. Grippewelle usw.). Es kommt weiterhin zu einer Reduzierung der befeuchtenden Eigenschaften im Körper. Die Verminderung der Wärme zeigt ihre Auswirkungen am meisten an den aktiven Stoffwechselorganen Leber, Magen, Nieren, Kreislauf und der Haut.

Dadurch kann es zur Abkühlung des Magens kommen, es entstehen schlechtere Verdauungssäfte und damit eine veränderte aktive Befeuchtung des Organismus. Eine Neigung zu Trockenheitserkrankungen (Kristallose) entsteht. Die durch Wärmemangel eingeschränkte Funktion der Stoffwechselorgane ist verantwortlich für eine trägere Blutbewegung, die Ver- und Entsorgung des Organismus wird gestört und das Blut neigt zu erhöhter Viskosität (Blut wird dicker) mit Neigung zu Stauungen und Stockungen.

Venöse Leiden und Kristallose-Erkrankungen treten gehäuft auf. Unterschiedliches persönliches Temperament und die Konstitution sind immer dabei zu berücksichtigen.

Vorab beschriebene Gedanken erklären die Neigung zu folgenden Erkrankungen:

- Trägheit der Kreislauf- und Lymphbewegung,
- Stauungen und Stockungen der Milz,
- Trägheit von Leber- und Nierenabsonderungen,
- Steinleiden (z. B. Gallensteine, Nierensteine usw.),
- Obstipation (Verstopfung),
- venöse Leiden des Abdomens und der unteren Extremität,
- Erkrankungen durch Übersäuerung und Rheuma,
- Stimmungsschwankungen mit Tendenz zu Melancholie.

Der Spätsommer/Frühherbst unterliegt dem Element Erde. Dazu gehören die Organe Magen, Milz und Pankreas. Der Herbst unterliegt dem Element Metall, dem die Organe Dickdarm und Lunge zugeordnet werden.

Befeuchtende Maßnahmen für die Schleimhäute und die Haut sind in dieser Zeit sinnvoll – beispielsweise in Form einer Traubenkur, soweit sie vertragen wird. Wichtig ist auch, für ausreichend Schlaf zu sorgen. Bäder (Salz-, Natron-, Moorbäder) sind ebenso sinnvolle Maßnahmen. Trinken Sie zudem Tees wie z. B. Erdrauchtee (reinigt für den Herbst die Organe), Melissentee (befeuchtet mild die Schleimhäute und hellt auf) und Johanniskrauttee (erwärmt und nimmt die melancholische Stimmung).

Zudem sollte man darauf achten, die Atemfunktion des Körpers zu stärken. Atemübungen, Atemtherapie und Aufenthalt in viel frischer Luft verbessern den Gasaustausch.

Als Ernährung empfehlen sich leicht verdauliche Kost und Maßnahmen zur Unterstützung der Verdauung. Die kalorische Grundfunktion verbessern lässt sich durch ausreichende Bewegung und Anstrengung, Stabilisierung des Blutkreislaufes, Bewegung, Bürstungen und Güsse.

Unterstützen Sie die Reinigungsorgane durch Atmung, durch Verbesserung der Leber- und Nierenabsonderung, über verbesserte Hautatmung, angeregt z. B. durch Bürstenmassagen, durch die Beseitigung von Stauungen in Geweben und Blutgefäßen und die Vermeidung von chronisch kalten Füßen (ansteigende Fußbäder!).

Jetzt im Herbst – der Jahreszeit, die gekennzeichnet ist durch Kälte – treten vermehrt Erkrankungen des rheumatischen Formenkreises auf. Dazu gehören neben den entzündlichen Erscheinungen im Bereich der Gelenke und der Muskulatur auch die Steinleiden in der Niere.

Hier geht es nicht nur um die Behandlung der vordergründigen Symptome, wie Schmerzen, Schwellungen und Rötung der akut entzündeten Gelenke, bzw. um die Beseitigung der brutalen Schmerzen einer akuten Nierenkolik. Mindestens genauso wichtig ist die Therapie der Stoffwechselsituation, die es überhaupt so weit kommen lässt, dass sich Ablagerungen und Kristalle in den Hohlräumen von Gelenken bzw. Nieren bilden können.

Hauptmittel bei allen rheumatischen Erkrankungen ist Natrium phos. D 6 (Nr. 9) – vor- und nachmittags je 2 x 2 Tab. lutschen. Dadurch wird der Säure-Basen-Haushalt reguliert und Kristallisate werden in Lösung gebracht. Natrium sulf. D 6 (Nr. 10) (2 x2 Tab. gegen 14:00 Uhr) bringt die Kristallisate zur Ausscheidung. Die Reorganisation der Gewebe wird unterstützt durch Silicea D 6 (Nr. 11); bitte lutschen Sie abends 2 x 2 Tab.

Zu dieser Basistherapie kommen die biochemischen Mineralsalze der konkreten Beschwerden, von denen hier zwei Beispiele aufgegriffen sind:

- Akut geschwollene und entzündete Gelenke erfordern Ferrum phos. D 12 (Nr. 3). Nehmen Sie im Abstand von 10 Min. jeweils 5 Tab. – am besten aufgelöst. Zusätzlich helfen Umschläge mit Magerquark; diese ziehen die Hitze ab und mildern so das entzündliche Geschehen. Beachten Sie die Ernährung: kein tierisches Eiweiß, keine Rohkost, kein rohes Obst.
- Kolikschmerzen, hervorgerufen durch Steine, erfordern im Abstand von 10 Min. die Einnahme der „Heißen 7“ (10 Tab. Magnesium phos. (Nr. 7) in heißem Wasser aufgelöst). Auch nach der Koliksituation ist diese Einnahme fortzusetzen, allerdings unter Verlängerung der Abstände.

Unterstützende Tees bei rheumatischen Erkrankungen sind Teufelskralle, Grüner Hafertee, Nierentee, Johanniskrauttee, Erdrauchtee, Melissentee, Lapachotee (antiviral, antibakteriell, antimykotisch, gut für das Immunsystem), Rotbuschtee (hat viele Mineralien), Angurate (Magentee) und Buchweizenkraut (Venentee, für die Gefäßabdichtung des Venen- und Lymphsystems).

Gesundheitspflege für den bevorstehenden Winter

November – draußen ist es nasskalt und unfreundlich. Wir denken mit wenig Begeisterung an die vier Monate, die vor uns liegen, bis das erste Grün uns signalisiert, dass der Frühling wieder einkehrt. Wir müssen die trübe Zeit durchstehen, und wir wollen es auch. Das ist gar nicht so schwer, denn uns steht ja der unerschöpfliche Schatz der altbewährten Naturheilkunde zur Verfügung. Bauen wir uns also ein einfaches Gesundheitsprogramm, damit wir gut durch den Winter kommen. Dabei haben wir uns um zwei Aufgaben zu kümmern: Der Kreislauf muss angeregt und das Immunsystem stabilisiert werden.

Der Kreislauf braucht Unterstützung, weil wir uns ja weniger bewegen als im Sommer. Es reicht keinesfalls, nur Pillen zu schlucken. Bewegen Sie sich oft in der frischen Luft; laufen, joggen und tanzen Sie; machen Sie Yoga, Atemübungen und Sport. Auf vernünftige, wärmende Kleidung ist dabei selbstverständlich zu achten.

Das alte klassische Rezept der Naturheilkunde sollte auch wieder zu Ehren kommen: das Schwitzen. Nehmen Sie einmal in der Woche ein gut warmes Bad, z.B. abwechselnd einmal mit Rosmarin- und einmal mit Rosskastanien-Zusatz. Trinken Sie dabei einen Tee, der zu gleichen Teilen aus Linden- und Holunderblüten besteht. Danach schwitzen Sie zugedeckt eine Stunde im Bett nach.

Für das Immunsystem brauchen wir in erster Linie Vitamine. Vor allem fehlt uns Vitamin D, das unser Körper normalerweise mit Hilfe des Sonnenlichts selbst produziert. Da uns die Sonne im Winter fehlt, müssen wir es uns auf andere Weise zuführen. Lebertran enthält viel Vitamin D, ist aber nicht jedermanns Sache. Ein sehr intensives Immun-Stimulans ist Vitamin C. Es ist in Zitronen, Hagebutten, Sanddorn, Kartoffeln und dem Kochwasser der Kartoffeln enthalten. Wegen des hohen Bedarfs an Vitamin C kann man es sich zusätzlich über Acerola-Lutschtabletten (Apotheke) zuführen. Die anderen Vitamine nehmen wir über lebendige Lebensmittel zu uns, in Form von Obst und Gemüse, Obst- und Gemüsesäften. Zu empfehlen sind vor allem milchsauer vergorene Lebensmittel wie Sauerkraut und -saft, Kartoffelsaft, Rote-Beete-Saft usw. Dem Rote-Beete-Saft kommt dabei eine ganz besondere Bedeutung zu. Alle Säfte sind gut einzuspeicheln, zu kauen und warm bis spätestens 15:00 Uhr zu sich zu nehmen!

Achten Sie auf eine ausreichende Flüssigkeitszufuhr in Form von dünnen Kräutertees, Pflanzen- und Obstsäften und mindestens 1 l abgekochtem warmem Quellwasser. Die Flüssigkeitszufuhr liegt zwischen 1,5 bis 2,0 l pro Tag. Auf Kontrolle bei Neigung zu Ödemen bzw. Wasseransammlungen achten!

Holen wir uns für die kalte Jahreszeit noch Rat bei Dr. Schüßler. Er empfiehlt uns zwei Mittel, die wir im täglichen Wechsel von Allerheiligen bis Palmsonntag ganz regelmäßig nehmen sollten:

- Ferrum phos. D 12 (Nr. 3): morgens 3 – 5 Tab. in etwas heißem Wasser auflösen und kauend trinken.
- Kalium phos. D 6 (Nr. 5): bis spätestens 15:00 Uhr 3 – 5 Tab. in etwas heißem Wasser auflösen und kauend trinken.

Für Kinder setzen Sie entsprechend weniger Tabletten ein.

Dr. Schüßlers Herbst-Winter-Kur

Man nehme täglich je 5 Tab. von Ferrum phos. D 12 (Nr. 3), Kalium phos. D 6 (Nr. 5), Magnesium phos. D 6 (Nr. 7) und Natrium sulf. D 6 (Nr. 10), insgesamt also 20 Pastillen. Sie werden in ein Glas gegeben, das dann mit heißem Wasser aufgefüllt wird. Das Ganze wird umgerührt und morgens als Erstes in kleinen Schlucken kauend getrunken.

Pro Tag ein Glas Rote-Beete-Saft und morgens 5 Tropfen Propolis-Extrakt auf etwas Zucker oder Brotrinde sind gute Stärkungsmittel für das Immunsystem.

Wer so gerüstet ist, braucht den Winter nicht zu fürchten. Die beste Arznei gegen alle Gefährdungen der Gesundheit ist jedoch ein fröhliches Herz. Freuen Sie sich an jedem Tag, und lassen Sie die Sonne in Ihrem Inneren leuchten. Wie wäre es, wenn wir auf die Suche gingen nach „Gesundheitserregern“, anstatt immer nur die Krankheitserreger zu verfolgen?

Ich wünsche Ihnen eine gute und gesunde Zeit.

Immunkur und Kur bei belastetem Lymphsystem

Das Lymphsystem als Zentrum der Immunabwehr

Als Lymphe bezeichnet man die in den Lymphgefäßen fließende Flüssigkeit, die eine wässrige hellgelbe Konsistenz aufweist. Von ihr werden Eiweiße, Fette, Wasser und Immunzellen transportiert. Es werden dabei die Lymphknoten durchflossen, bis sie über einen zentralen Sammelleiter, den Ductus thoracicus, in der Nähe des Herzens in das Venensystem gelangt. Das Lymphgefäßsystem ergänzt das venöse System, weist jedoch eine geringere Transportkapazität auf, ist aber sehr effektiv in der Abwehr und bei der Beseitigung von Krankheitserregern, lokalen Entzündungsprozessen und entarteten Krebszellen.

Das Lymphsystem ist nicht als einzelnes Organ zu betrachten, sondern es durchzieht im Zusammenspiel mit einer Reihe von Organen den gesamten Körper. Seine Bestandteile sind:

- Lymphgefäße,
- Lymphknoten,
- Milz,
- Thymusdrüse,
- Gaumen-, Zungen- und Rachenmandeln (lymphatischer Ring),
- Lymphatisches Gewebe im Darm (so genannte Peyer Plaques).

Der lymphatische Rachenring, der aus Rachen-, Zungen- und Gaumenmandeln besteht, zerstört Erreger, die aus der Atemluft und über die Schleimhäute eindringen. In der Thymusdrüse unter dem Brustbein entwickeln sich bei Kindern die Immunzellen (Lymphozyten). Mit fortschreitendem Alter wird das Gewebe des Thymus durch Fettgewebe ersetzt. In der Milz als Teil des lymphatischen Systems werden verbrauchte rote Blutkörperchen abgebaut und neue gebildet sowie Lymphozyten gespeichert.

In den Lymphknoten geschieht die eigentliche Arbeit des Immunsystems. In deren Gewebe sind die „Großen Fresszellen“ *(Makrophagen)* und die Lymphozyten zu finden. Die Lymphe durchfließt das Gewebe der Lymphknoten, wobei eventuell vorhandene Fremdkörper, wie z.B. Bakterien oder ungelöste Stoffe, mit Hilfe der Makrophagen vernichtet werden. Gleichzeitig regen die Makrophagen die Lymphozyten zur Produktion von Antikörpern gegen diese Stoffe an, die über den Ausführungsgang des Lymphknotens in die Lymphgefäße geleitet werden.

Bei infektiösen Erkrankungen können erstaunliche Vergrößerungen der Lymphknoten auftreten. Denn sie führen zu einer Reaktion im zugehörigen „regionären Lymphknoten“,

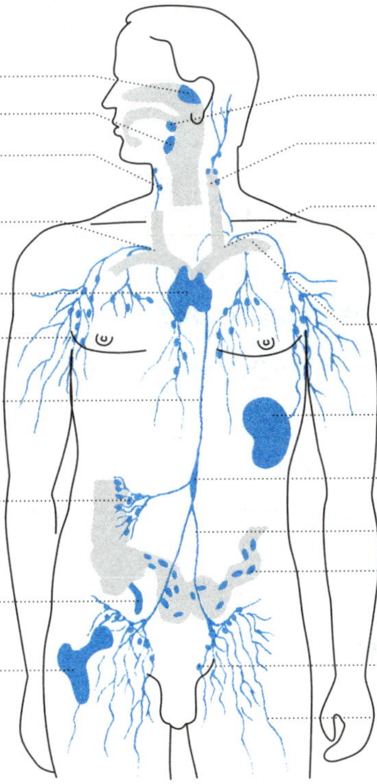

Über das lymphatische System wird die Lymphe von der Körperperipherie zum Zentrum hin geleitet. In den Lymphbahnen sind an vielen Stellen des Körpers Lymphknoten eingebettet, die jeweils für eine bestimmte Körperregion zuständig sind. In bestimmten Bereichen treten sie gruppenartig auf.

also dem Lymphknoten, der die Lymphe der betreffenden Stelle als erster Knoten erhält. Die Menge der Krankheitserreger ist dann so groß, dass die regionären Lymphknoten deutlich anschwellen. Betrifft eine Erkrankung den gesamten Körper, wie z.B. das Pfeiffersche Drüsenfieber, so sind alle Lymphknoten betroffen und sie vergrößern sich im gesamten Körper.

Wie kann ich ein belastetes Lymphsystem stärken?

Tag für Tag muss sich unser Organismus mit einer Vielzahl von Krankheitserregern wie Bakterien, Viren oder Pilzen auseinandersetzen. Hinzu kommt, dass nur ein intaktes

Immunsystem auch immer in der Lage ist, entartete Zellen zu eliminieren, damit einer Tumorentstehung vorgebeugt werden kann. Oft ist unser Immunsystem leider nicht mehr fähig, uns ausreichend zu schützen. Negativ wirken sich häufig auch Allergene, bzw. Nahrungsmittelunverträglichkeiten, Schlafmangel, Klimawechsel, mangelhafte Ernährung und nicht zuletzt auch eine ganz gehörige Portion an emotionalen Herausforderungen aus, die sich immer auch schwächend auf unser Immunsystem auswirken können. Dann ist unser Immun- und Lymphsystem nicht mehr in der Lage, uns ausreichend zu schützen.

Warum ist eine Immunkur sinnvoll?

Stärken wir unser Immunsystem mit einer Kur – durchaus auch 2 x im Jahr – vor allem vor Infektionsrisiken und in Allergiezeiten. Eine so genannte Stabilisierungskur mit Schüßler-Salzen schützt vor Infektionen und stärkt die Abwehrkräfte. Sie ist sinnvoll bei häufig auftretenden Infekten, ist aber auch vor Allergiephasen, wie z. B. vor der Heuschnupfenzeit, angezeigt. Generell kann eine solche Kur im Herbst und im Frühjahr durchgeführt werden.

Allgemeine Immunkur

Dauer der Kur: 3 bis 6 Wochen.

- Nr. 3 Ferrum phosphoricum D 12: stärkt die Immunabwehr, unterstützt die Blutneubildung, bringt Sauerstoff ins arterielle Blut.
  – morgens 2 Tab.
- Nr. 17 Mangan sulfuricum D 6: stärkt die Abwehr, auch die Nerven, stärkt die Mitochondrien, aktiviert Enzyme, Histaminausschüttung in den Mastzellen des Gewebes wird verhindert, senkt die Bereitschaft, allergische Symptome zu entwickeln, stärkt das Immunsystem.
  – mittags 2 Tab.
- Nr. 21 Zincum chloratum D 6: Bestandteil von Enzymen, stabilisiert die Zellhülle (wichtig bei Allergien), fördert den Aufbau von Eiweißkörpern: diese Proteine werden zur Bildung von Antikörpern benötigt und wirken sich stärkend auf das Immunsystem aus (Fresszellen werden aktiviert).
  – nachmittags 2 Tab.
- Nr. 11 Silicea D 12: unterstützt die Leukozyten- und Lymphozytenneubildung, stärkt die Infektabwehr, stärkt die Nerven: gut anzuwenden bei Zugluftempfindlichkeit vor allem bei Kindern, die sofort mit HNO-Infekten reagieren; auch bei verschleppten Katarrhen, bei Drüseninsuffizienz und dabei abwehrgeschwächtes Immunsystem, gilt als Lymphreiniger.
  – vor dem Schlafengehen 2 Tab.

- Entsprechende Salbeneinreibung nach Ihrer Wahl im Nasennebenhöhlenbereich, evtl. auch Stirnhöhle, Brust und Rücken. Salbe Nr. 6 und Nr. 10 im Wechsel am Abend auf den Oberbauch.

Bitte achten Sie während der Kur bzw. auch während einer Infektion oder Erkältung auf die Ernährung:

- Alle Schleimbildner wie tierisches Eiweiß, alle Mehlprodukte und auch Kartoffeln während der Kur bzw. einer Erkältung meiden.
- Viele warme Getränke trinken.
- Niere und Leber gut unterstützen.

Zudem denken Sie bitte daran:

- für warme Füße sorgen,
- eventuell einen Einlauf vornehmen (Entgiftung über den Darm),
- Erkältungsbad,
- ätherische Öle,
- Luftbefeuchtung,
- Bettruhe.

Lymphbelastung infolge von Darmerkrankungen

Eine Lymphbelastung infolge von Darmerkrankungen kann sich auch auf den Hals-Nasen-Ohren-Bereich schwächend auswirken (z. B. bei Lymphstauungen im Bauchraum, bei chronischer Appendizitis, bei Darmentzündung vor allem des Dickdarms infolge von Lymphstau).

- Nr. 1 Calcium fluoratum D 12: gegen Drüsenverhärtung, gegen unterschiedlich große und verhärtete Lymphdrüsen (bitte unbedingt beim Arzt abklären), im Nackenbereich geschwollene kleine, harte Lymphdrüsen. Achtung! Harte Lymphdrüsen nicht befeuchten und erweichen!
  - morgens 3 – 5 Tab. auflösen
- Nr. 8 Natrium chloratum D 6: gilt als Aufbaumittel, Nährstrom zur Zelle, gegen Schwellungen, befeuchtet, gut für den Säure-Basen-Haushalt (neben 9, 10 und 11).
  - bis 16:00 Uhr 3 x 2 Tab.
- Nr. 10 Natrium sulfuricum D 6: Klärstrom, reinigt Zelle und Gewebe, entlastet das Lymphsystem, wirkt gegen Stauungen in der Bauchlymphe, reinigt die Organe Milz und Leber.
  - abends 3 – 5 Tab. auflösen
- Nr. 21 Zincum chloratum D 6: abwehrstärkend, Bestandteil von Enzymen, stabilisiert die Zellhülle (wichtig bei Allergien), fördert den Aufbau von Eiweißkörpern; diese Pro-

teine werden zur Bildung von Antikörpern benötigt und wirken sich stärkend auf das Immunsystem aus (Fresszellen werden aktiviert); verbessert die Vitamin-A-Verwertung im Körper; stärkt dadurch das Flimmerepithel.
- abends 2 Tab. lutschen
- Entsprechende Schüßler-Salben von außen einklopfen.
- Leberwickel: Lebersalbe Nr. 6 und Nr. 10 im Wechsel am Abend auf den Oberbauch einreiben.
  - kurmäßig 6 – 12 Wochen

Lymphdrüsenschwellungen

Die folgende Salze wirken bei:
- Schwellungen und Verhärtungen der Lymphdrüsen,
- Pfeifferschem Drüsenfieber,
- Erkrankungen der Mandeln,
- Autoimmunerkrankungen (Abwehrfähigkeit wird gestärkt),
- Unterstützung der Rekonvaleszenz,
- Förderung der Bildung von „Fresszellen" (Phagozytose),
- Nachwirkungen von Impfungen,
- Struma,
- Dysthyerose,
- Lymphangitis.

Dauer der Kur: 6 bis 12 Wochen

Im täglichen Wechsel:
- Nr. 1 Calcium fluoratum D 12: gegen Drüsenverhärtung, gegen unterschiedlich große und verhärtete Lymphdrüsen (bitte unbedingt beim Arzt abklären), im Nackenbereich geschwollene kleine, harte Lymphdrüsen. Achtung! Harte Lymphdrüsen nicht befeuchten und erweichen!
  - morgens 3 – 5 Tab. auflösen
- Nr. 2 Calcium phosphoricum D 6: gegen Wucherungen so genannter Adenoide (z.B. Nasenpolypen); Lymphdrüsen haben eine unterschiedliche Größe und Beschaffenheit.
  - morgens 5 Tab. auflösen

Im täglichen Wechsel:
- Nr. 4 Kalium chloratum D 6: gilt als Wob-Enyzm der Biochemie, Lymphreiniger, Drüsensalz, bei subkutanen Entzündungen im 2. Stadium, hemmt die Umwandlung von Fibrin zu Fibrinogen und wirkt dadurch entschleimend auf die Körperflüssigkeiten.
  - vormittags 5 Tab. auflösen

- Nr. 5 Kalium phosphoricum D6: bei Drüsenschwellung, verbunden mit Nervosität, Antibiotikum, Schlafstörungen, Konzentrationsstörungen, Vergesslichkeit.
  - jeweils mittags 3 – 5 Tab. auflösen

- Nr. 8 Natrium chloratum D6: gilt als Aufbaumittel, Nährstrom zur Zelle, gegen Schwellungen, befeuchtet, gut für den Säure-Basen-Haushalt (neben 9, 10, und 11).
  - bis 16:00 Uhr 3 x 2 Tab.
- Nr. 11 Silicea D12: stärkt die Infektabwehr, stärkt die Nerven, bei Zugluftempfindlichkeit (vor allem bei Kinder, die sofort mit HNO Infekten reagieren), auch verschleppte Katarrhe, Drüseninsuffizienz und dabei abwehrgeschwächtes Immunsystem, gilt als Lymphreiniger, unterstützt die Bildung von Leukozyten und Lymphozyten, nach Infektionen als Abschlussmittel (auch evtl. Nr. 12 Calcium sulfuricum D6 als alleiniges Mittel).
- Entsprechende Schüßler-Salben von außen einklopfen.
- Leberwickel: Lebersalbe Nr. 6 und Nr. 10 im Wechsel am Abend auf den Oberbauch einreiben.

Immunsystem stärkender Tee

• Holunderblüten	30 g
• Lindenblüten	20 g
• Anissamen	20 g
• Melissenblätter	15 g
• Orangenblüten	5 g

Einen halben Teelöffel der Mischung mit 250 ml heißem Wasser übergießen. 7 Minuten bedeckt ziehen lassen, abgießen. Bei Fieber ein centgroßes Stück Ingwer dazugeben und mit Honig süßen. Das wirkt zusätzlich schweißtreibend und abwehrstärkend.

Lymphtee

• Juglandis folium (Wallnussblätter)	25 g
• Geranii robertiani herba (Storchenschnabelkraut)	25 g
• Betulae folium (Birkenblätter)	25 g
• Taraxaci radix cum herba (Löwenzahn gesamt)	25 g

2 TL der Mischung auf 1 Tasse Aufguss, 10 Minuten ziehen lassen, 2 Tassen tgl. trinken (evtl. mit Honig).

Kur zur Entsäuerung, Reinigung und Entschlackung

Der Säure-Basen-Haushalt

Hinter vielen chronischen Krankheiten kann ein gemeinsames Problem stecken: die Übersäuerung des Organismus, häufig der Hauptgrund für die Beeinträchtigung von Körperzellen und -flüssigkeiten. Als Verursacher in fast allen Fällen wurde unsere so genannte „Wohlstandskost" identifiziert, die zu viele Säuren und zu wenig Basen enthält und damit zu einer latenten chronischen Stoffwechselübersäuerung führt.

Wie entsteht eine Stoffwechselübersäuerung?

Jeder Erwachsene nimmt im Laufe seines Lebens durchschnittlich etwa eine Tonne an flüssiger oder fester Nahrung zu sich. Je nach Ernährungsgewohnheiten können Säurebildner (Fleisch, Fisch, Wurst, Backwaren) oder Basenlieferanten (Gemüse und Obst) überwiegen. Würden wir uns noch wie unsere Vorfahren ernähren, dann wären die Basenlieferanten Kartoffeln, Gemüse und Getreide die Hauptnahrungsmittel. Der Konsum von Fleisch dagegen wäre auf den damals „berühmten" Sonntagsbraten beschränkt, sodass eine Übersäuerung angesichts der relativ geringen Fleischmenge einmal in der Woche kaum zu befürchten war. Heutzutage verzehren wir vor allem in der westlichen Welt jedoch täglich Fleisch, Wurst, Fisch sowie Käse und führen uns hiermit sehr viele Säurebildner zu.

Ebenso beeinflusst unser Trinkverhalten den Säure-Basen-Haushalt und verschiebt das Gleichgewicht zu Lasten der Basen. Denn im Regelfall trinken wir nicht genügend Wasser, sondern löschen den Durst mit Kaffee oder Alkohol, die nicht von ungefähr als Genussgifte gelten. Zudem verstärken Bewegungsmangel, Stress in der Arbeit oder in der Freizeit sowie Nikotin die negativen Faktoren, sodass sich in der Folge das Säure-Basen-Gleichgewicht hin zu einem Säurenüberschuss verschiebt.

Zwar kann unser innerer Regelkreis zu einem gewissen Grad dieses Überangebot an Säuren kompensieren, ohne dass es unmittelbar zu einer Entgleisung im Säure-Basen-Gleichgewicht und damit zu Stoffwechselstörungen kommt. Denn ein ausgeklügeltes Puffersystem in unserem Organismus ist in der Lage, überschüssige Säuren durch Basen zu binden und durch verschiedene Ausleitungswege zu entsorgen.

Zu diesem Thema empfehle ich auch das Kapitel „Säure-Basen-Haushalt" in meinem Buch „Deine Nahrung sei dein Heilmittel".

Was können Sie selbst gegen eine Übersäuerung tun?

Sie können selbst aktiv werden, um Ihren Körper nachhaltig von Säuren zu entlasten, auch wenn täglich neue Säuren im Organismus auch ohne Zufuhr von säurereichen Lebensmitteln entstehen: die Harnsäure beim Zellenabbau, Essigsäure und Aminosäuren durch den Stoffwechsel und natürlich die Kohlensäure bei der Atmung. Dies bedeutet normalerweise kein Problem für den Körper, denn die Nieren scheiden die Harnsäure aus, über die Lungen atmen wir Kohlensäure ab und unser Darm und die Haut übernehmen die Entsorgung der restlichen Säuren.

Wird jedoch die Ausscheidungsleistung der Organe durch einen starken Säureüberschuss überfordert, kommt es ganz allmählich zu gesundheitlichen Problemen. Allerdings ist diese Entwicklung zu diesem Zeitpunkt aus den Blutwerten noch nicht erkennbar, weil signifikante Veränderungen noch ausbleiben. Erst wenn die Harnsäure steigt, wird diese im Blutbild sichtbar und sie kann in diesem Stadium bereits eine beginnende Gicht anzeigen. Bis dies aber geschieht, benutzt der Organismus das Bindegewebe als Zwischenlager für die Säuren. Erreichen diese „Lager" jedoch die Obergrenzen ihrer Kapazität, dann greift die Säurebelastung die schwächsten Glieder in der Kette an: es entstehen häufig chronische Erkrankungen wie Gicht, Allergien, Rheuma, Migräne, Magen-Darm-Erkrankungen u.v.m.

Um diese Probleme in den Griff zu bekommen, sollte man an eine Entschlackungskur für das Bindegewebe denken. Durchaus kann jede Kur für ca. 6 Wochen 2 x im Jahr eigenverantwortlich durchgeführt werden. Nutzen Sie dazu aus meinem Buch „Deine Nahrung sei Dein Heilmittel" das begleitende Fasten. In den Schnittstellenzeiten des Biorhythmus bieten sich die Zeiten im März/April (Fastenzeit vor Ostern – siehe auch Frühjahrskur) und Ende September / Anfang Oktober sehr gut an.

Die wichtigsten Ausleitungsorgane

Die wichtigsten Ausleitungsorgane des Säure-Basen-Haushaltes sind:

- die Lunge, indem sie das ans Hämoglobin gebundene Kohlendioxyd abatmet;
- die Leber, in der alle Stickstoffverbindungen und organischen Säuren entgiftet werden;
- die Niere, die alle harnpflichtigen Säuren, wie zum Beispiel Phosphor- oder Schwefelsäure, ausscheidet;
- der Magen, der in seinem Oberflächenepithel das Bicarbonat, eines der wichtigsten Puffersysteme, produziert. Ein chemischer Puffer wird von einer schwachen Säure und ihrer dissoziierten Form, einer Base, gebildet. Das Gemisch kann eine bestimmte Menge Protonen abgeben und aufnehmen, ohne dass sich der pH-Wert verändert.

Mein Tipp an Sie:

- Entsäuerungssystem Darm entschlacken und sanieren (siehe auch hierzu „Darmkur" unter „Metabolisches Syndrom",
- Ernährung umstellen – dabei kommt es auf die Nachhaltigkeit an,
- keine Rohkost nach 14:00 Uhr,
- Abendessen spätestens um 18:00 Uhr,
- Fußbäder-Leberwickel mit Salbe 6 und 10 im Wechsel,
- Basen-Bäder,
- Schüßler-Salz-Kuren je nach Wahl 2 x im Jahr,
- Bewegung, frische Luft, Ruhe und Entspannung,
- ab ca. 22.30 bis 23:00 Uhr im Bett liegen.

Bitte berücksichtigen Sie alle Tipps nicht nur während der Kur, sondern nehmen Sie dies dauerhaft in Ihre Lebensplanung mit auf. Natürlich jeder für sich in seinem Schritt und seinen Möglichkeiten.

Entsäuerung / Entschlackung

Hauptkur bei allen rheumatischen Erkrankungen (siehe auch Kur bei Rheuma-Erkrankungen); wunderbar geeignet auch zur Entlastung des Nervenstoffwechsels als Grundkur.

Damit regen wir die Ausscheidungen von Säuren an und wirken den rheumatischen und melancholischen Tendenzen entgegen!

Kurdauer: 6 Wochen

- Nr. 9 Natrium phosphoricum D 6: reguliert Säure-Basen-Haushalt; Kristallisate werden in Lösung gebracht; Übersäuerung der Gewebe; Schleimhäute gereizt durch Säuren, z. B. in der Speiseröhre; Sodbrennen; Brennschmerzen; Stressmagen; Verstopfung und oder Durchfall.
  – morgens 3 – 6 Tab. auflösen, kauend trinken
- Nr. 8 Natrium chloratum D 6: Nährstrom; befeuchtet; reguliert Säure-Basen-Haushalt; Bluterhaltungsmittel; Schweißneigung.
  – bis 16:00 Uhr 2 x 2 Tab. lutschen
- Nr. 10 Natrium sulfuricum D 6: bringt Kristallisate zur Ausscheidung; fördert die Ausscheidung von Harnsäuren und Schärfen, z. B. Galle; Klärstrom; scheidet Überflüssiges aus, vor allem Wasser und darin gelöste Stoffe; Galle reizt den Magen; Verbesserung der Hautatmung (kann durch trockenes Bürsten unterstützt werden, siehe Bürstmassage in Anhang C).
  – mittags 3 – 6 Tab. auflösen

- Nr. 11 Silicea D 6: unterstützt die Reorganisation; löst Harnsäure in den Geweben (wichtig bei Gicht und Rheuma); fördert die Aufnahme von Elektrolyten; unterstützt und reinigt das Bindegewebe.
  - abends 5 – 10 Tab. auflösen
- Leberwickel mit Salbe Nr. 6 und Nr. 10 im Wechsel.
- abendliche Salbeneinreibungen mit Salbe Nr. 6 und Nr. 10 im Wechsel.

Entschlackung

Kurdauer: 6 Wochen

Jeden Tag ein anderes Salz, davon 3 x 2 Tab. lutschen:

- Nr. 2 Calcium phosphoricum D 6: Regeneration,
- Nr. 6 Kalium sulfuricum D 6: Entgiftung und Entschlackung; reinigt intrazellulär,
- Nr. 10 Natrium Sulfuricum D 6: Entgiftung und Entschlackung, Abbau von Fett; ausscheidungsfördernd; reinigt extrazellulär,
- Nr. 18 Calcium sulfuratum Hahnemanni D 6: fördert ebenfalls die Ausscheidung,
- Nr. 23 Natrium bicarbonicum D 6: normalisiert den Stoffwechsel.

Weitere Empfehlungen:

- Salbe Nr. 6 zum Leberwickel jeden Abend, dazu ein ansteigendes basisches Fußbad,
- Basentee (siehe mein Buch „Schüßler-Salze für Kinderwunsch, Schwangerschaft und Geburt),
- siehe auch „Ausleitung“, „Ausscheidungsmittel“, „Entgiftung“ und „Entschlackung“ in Kap. VIII. Krankheiten von A – Z.

Biorhythmus-Kur

Die Chronobiologie

Die „Wissenschaft von der inneren Uhr" wird Chronobiologie genannt und erforscht die zeitliche Organisation physiologischer Prozesse wie beispielsweise die von biologischen Rhythmen. Sie zeigt also u. a. auf, wie die biologischen Rhythmen den Organismus beeinflussen.

So kann auch der Tag-Nacht-Rhythmus bei verschiedenen Körper- und Organfunktionen nachgewiesen werden, wie z. B.

- die Nieren-, Leberfunktion,
- die Herz- und Atemfrequenz,
- der Hormonspiegel.

Die Organuhr

Schon in der Traditionellen Chinesischen Medizin (TCM) wurden Aspekte der heutigen Chronobiologie vorweggenommen bzw. begründet. Dem Begriff der Organuhr liegt die Vorstellung zu Grunde, dass der menschliche Organismus einem täglich wiederkehrenden Energiekreislauf unterliege, der durch die besondere Aktivität eines bestimmten Organs bzw. Organsystems einen zeitlich definierbaren Hochpunkt erreiche und damit auch vor allem zu dieser Zeit Beschwerden auftreten könnten, aber das Organ auch für eine Heilbehandlung besonders empfänglich sei.

Die Organuhr

- wird in der Naturheilkunde gerne benutzt (TCM),
- liefert uns Hinweise auf mögliche Schwachstellen,
- ist hilfreich in der Naturheilkunde, um Hintergründe von Erkrankungen aufzudecken,
- sie liefert Hinweise auf Erkrankungen, die ärztlich abgeklärt werden sollten.

Dieses Wissen können wir dafür einsetzen, noch gezielter die Schüßler-Salze anzuwenden und die Wirksamkeit dieser Funktionsmittel auszunutzen und damit die Organe in ihrer geschwächten Funktion zu stärken. Denn Schüßler-Salze lassen sich anhand der Organuhr und der entsprechenden Wirkung auf die Organe einsetzen. Damit erreichen wir einen maximalen Nutzen für uns selbst.

Sehr wichtig dabei ist die Selbstbeobachtung! Hören Sie auf den Körper und beobachten Sie: „Was macht mich stark, was schwächt mich?"

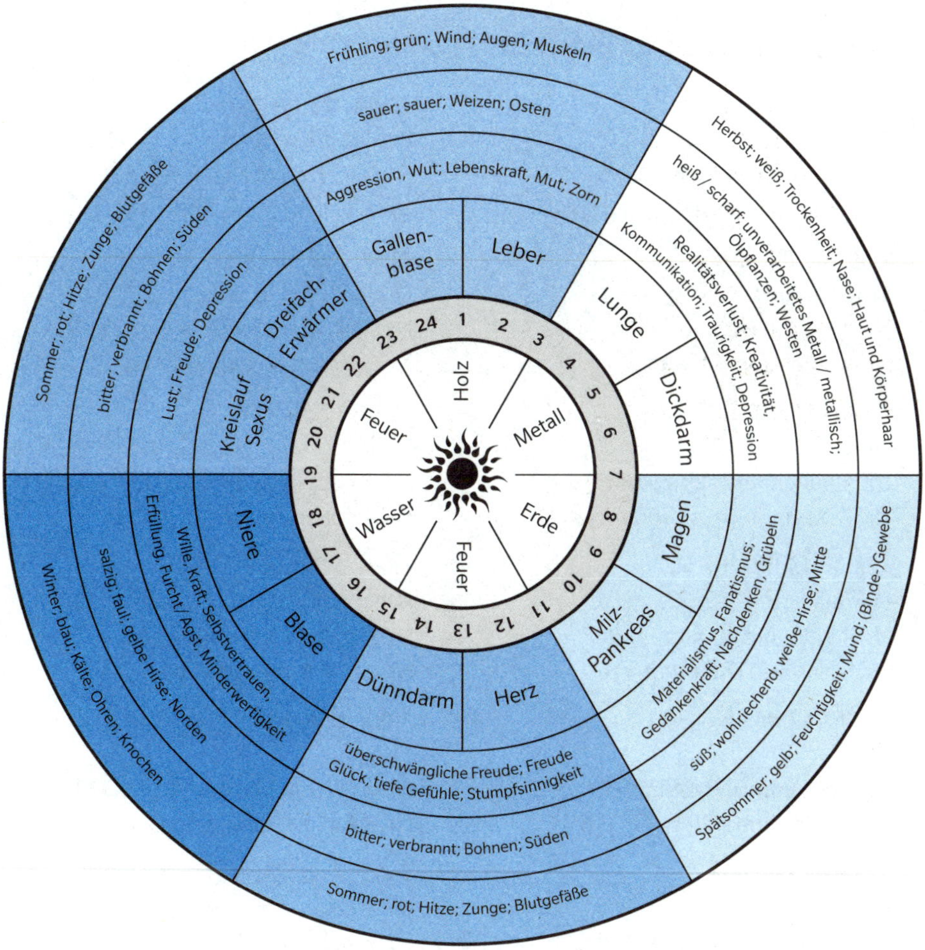

Die Angaben – von innen nach außen:
Element / Tageszeit / Organ / Emotion und Psyche / Geschmack; Geruch; Pflanze; Richtung / Jahreszeit; Farbe; klimatischer Faktor; Sinnesorgan; Körperstruktur

Die Organuhr ist nach den Regeln der Traditionellen Chinesischen Medizin (TCM) angelegt. Jeweils zwei Stunden arbeitet eines der 12 Organe besonders intensiv (Maximalzeit). In dieser Phase maximaler Leistungskraft können die jeweiligen Organe belastet und gefordert werden. Die Ruhephase des jeweiligen Organs ist genau 12 Stunden später – also etwa beim Dickdarm zwischen 17 und 19 Uhr. Den Tageszeiten können neben den Organen auch die Elemente sowie weitere Merkmale, Eigenschaften etc. zugeordnet werden.

Die Organuhr der Schüßler-Salze

7:00 – 09:00 Uhr
Magen
Nr. 8 Natrium chloratum D 6
Nr. 9 Natrium phosphoricum D 6

9:00 – 11:00 Uhr
Milz-Pankreas
Nr. 4 Kalium chloratum D 6
Nr. 6 Kalium sulfuricum D 6

11:00 – 13:00 Uhr
Herz
Nr. 5 Kalium phosphoricum D 6
Nr. 7 Magnesium phosphoricum D 6

13:00 – 15:00 Uhr
Dünndarm
Nr. 4 Kalium chloratum D 6
Nr. 8 Natrium chloratum D 6

15:00 – 17:00 Uhr
Blase
Nr. 8 Natrium chloratum D 6
Nr. 10 Natrium sulfuricum D 6

17:00 – 19:00 Uhr
Niere
Nr. 8 Natrium chloratum D 6
Nr. 10 Natrium sulfuricum D 6

19:00 – 21:00 Uhr
Perikard-Kreislauf
Nr. 3 Ferrum phosphoricum D 12
Nr. 5 Kalium phosphoricum D 6

21:00 – 23:00 Uhr
Dreifach-Erwärmer
Nr. 3 Ferrum phosphoricum D 12
Nr. 8 Natrium chloratum D 6

23:00 – 1:00 Uhr
Galle
Nr. 6 Kalium sulfuricum D 6
Nr. 10 Natrium sulfuricum D 6

1:00 – 3:00 Uhr
Leber
Nr. 6 Kalium sulfuricum D 6
Nr. 10 Natrium sulfuricum D 6

3:00 – 5:00 Uhr
Lunge
Nr. 3 Ferrum phosphoricum D 12
Nr. 4 Kalium chloratum D 6

5:00 – 7:00 Uhr
Dickdarm
Nr. 6 Kalium sulfuricum D 6
Nr. 7 Magnesium phosphoricum D 6

Die Dosis des von Ihnen erwählten Schüßler-Salzes wird eine Stunde vor der Maximalzeit eines bestimmten Organs auf 5 – 10 Tabletten erhöht. Tun Sie dies, soweit es für Sie machbar und umsetzbar ist, ansonsten wenden Sie die Schüßler-Salze so weit wie möglich in der Nähe der Organzeiten an.

Beispiele für den Alltag

Beispiel Asthma

Lungenzeit: 3:00 bis 5:00 Uhr morgens.
Folgende Salze kommen zum Einsatz:

- Nr. 4 Kalium chloratum D 6: Einwirkung auf die Lungenschleimhäute,
- Nr. 7 Magnesium phosphoricum D 6: Entspannung an der Lungenmuskulatur; entkrampft,
- Nr. 2 Calcium phosphoricum D 6: regeneriert.

Beispiel Reizdarm

Der Dickdarm etwa hat morgens zwischen 5:00 und 7:00 Uhr seine Maximalzeit (Hochzeit). Da der Dickdarm für das Loslassen und Trennen von Reinem und Unreinem steht, drückt sich dies durch das morgendliche Stuhlgang-Verhalten aus.

Die Nieren dagegen befinden sich zu diesem Zeitpunkt in ihrer Minimalzeit (Ruhezeit). Sind Sie mit morgendlichen Durchfällen geplagt, weist das auf einen Mangel an Nierenenergie hin.

Dickdarmzeit: 5:00 bis 7:00 Uhr morgens.

- Nr. 4 Kalium chloratum D 6: unterschwellige und akute Darmkatarrhe; weißgraue Schleimfetzen auf dem Stuhl; Schleimhämorrhoiden; Lymphstauungen.
- Nr. 10 Natrium sulfuricum D 6: scheidet überflüssiges Wasser aus, vor allem bei morgendlichen Durchfällen; Säure-Basen-Haushalt nicht im Gleichgewicht; Durchfälle durch Schärfen, wie z. B. Gallenschärfe.
- Nr. 9 Natrium phosphoricum D 6: Ausscheidungskatarrh; Säure-Basen-Haushalt nicht im Gleichgewicht; gereizte Schleimhäute durch Säuren; generelle Reizung (schnell sauer!).
- Nr. 3 Ferrum phosphoricum D 12: Durchfall wie auch Verstopfung benötigt Nr. 3.
  - Bei Durchfall: Darmzotten werden in der Aktivität (Zottenpumpe) zur Verbesserung der Aufnahme angeregt und Ausscheidungsvorgänge unterstützt; Zellatmung wird unterstützt; akuter Darmkatarrh.
  - Bei Verstopfung: Der Darmmuskulatur fehlt das Eisenphosphat; so kann die Darmmuskulatur ihre Peristaltik nicht genügend ausüben.
- Nr. 5 Kalium phosphoricum D 6: gilt als Antibiotikum der Biochemie; Gewebezerfallsverhüter nach Dr. Schüßler; gegen Fäulnis; übelriechende Winde – Mundgeruch.
  – nach Abklärung; stärkt die Nerven und die Psyche
- Nr. 7 Magnesium phosphoricum D 6: tagsüber zur Stabilisierung der Nerven des Bauchhirns; entgast den Darm; entkrampft.

Schönheitskur für Haut und Haare

Die Haut ist mit einer Fläche von etwa zwei Quadratmetern das größte Sinnesorgan des Menschen. Sie bietet uns Schutz, grenzt den Körper nach außen ab und ist gleichzeitig offen gegenüber der Umwelt. Über sie nehmen wir Temperatur, Schmerz, Druck und Sinneseindrücke wahr. Zärtliche Berührung der Haut löst wohlige Gefühle aus und vermittelt seelische Entspannung und tiefgehendes Wohlempfinden. Die Haut bietet aber auch Schutz, indem sie Krankheitserreger abwehrt. Gleichzeitig strahlt sie Gesundheit, Schönheit und Attraktivität aus, sie kann aber auch Zeichen von Erkrankungen deutlich signalisieren.

Im Volksmund heißt es: „Haare und Haut sind der Spiegel der Seele." Geht es der Seele nicht gut, kann sich das auf die Gesundheit der Haut schnell ungut auswirken. Wir erfahren auch, wie sich negativ empfundene Erlebnisse über den „Spiegel" Haut und Haare auswirken können, wie beispielsweise Angstschweiß, Schamröte oder Kratzspuren, weil wir aus unserer Haut fahren wollen.

Die Haut ist in der Lage, Stoffwechselprodukte nach außen abzugeben. Deshalb sind die Ausscheidungsorgane Nieren, Darm und Lunge funktionell immer auch unter dem Aspekt der Hautfunktion zu sehen. Der Körper reagiert stets dann über die Haut, wenn diese Ausleitungsorgane überfordert sind. Die Haut stellt also eine wichtige Brücke zu den anderen großen Ausscheidungssystemen her. Zudem wird durch die Schweißbildung der Flüssigkeits- und Wärmehaushalt des Körpers reguliert.

Es können vielerlei Stoffe über die Haut ausgeschieden werden:

- „Festes" über die Epithelien-Abschilferung der Hautzellen,
- „Flüssiges" und „Gasförmiges" über Schweiß und Geruch.

Ausgewogene Ernährung für Haut und Haare

Fehl- und Mangelernährung hinterlassen ihre Spuren unübersehbar auf der Haut. Deshalb müssen Sie wissen, dass ein ausgewogener Speiseplan Schäden an Haut und Haaren vorbeugt und die äußere Erscheinung zum Strahlen bringt. Insbesondere sind Mineralstoffe wichtig für die Gesundheit der Haut. Der Körper sollte die täglich benötigte Menge an Mineralstoffen aus überwiegend pflanzlicher Nahrung beziehen können. Doch unsere heutige „moderne", säure- und giftüberschüssige Lebens- und Ernährungsweise enthält kaum energiereiche und organische Mineralstoffe. Deshalb ist der Körper zunehmend gezwungen, zur Erhaltung des Säure-Basen-Gleichgewichts und zur Neutralisierung von Giften auf die Mineralstoffdepots im Körper zurückzugreifen. Dies geschieht in erster Linie durch den Abbau von Mineralstoffen (Calcium und Magnesium) aus dem Knochen. Zudem werden durch die Säurebelastung proentzündliche Signalwege aktiviert und der Stoffwechsel der Knochen behindert, indem knochenaufbauende Osteoblasten gehemmt werden. Eine chronische Übersäuerung hat somit gleich auf zwei unterschiedliche Wege den Abbau der Knochensubstanz zur Folge. Davor macht sich allerdings meistens eine Demineralisierung von Haaren, Nägeln und Zähnen als Strukturschäden durch Entmineralisierung bemerkbar.

1. Schüßler-Salze für die Haut

- Nr. 2 Calcium phosphoricum D 6: reguliert die Grundfunktion; stabilisiert die Zellmembrane bei Allergien und Katarrhen; reguliert das Verhältnis zwischen Dissimilation und Assimilation, z. B. Neurodermitisausschläge mit weißlich-gelben Krusten; Bläschenausschlag mit serösem Sekret.
  – morgens 5 Tab. auflösen und kauend trinken
- Nr. 6 Kalium sulfuricum D 6: reguliert die Grundfunktion (Hautfunktionsmittel); fördert die Zellentgiftung und Ausscheidung; Epithelschutz bei allen Hauterkrankungen mit vermehrter Abschuppung (vor allem gelblich); bringt Sauerstoff in die Zellen; bei Juckreiz als Zeichen des Hautkrampfes im Rahmen verstärkter Entgiftung über die Haut (als „dritte Niere").
  – abends 5 Tab. auflösen und kauend trinken
- Nr. 7 Magnesium phosphoricum D 6: Hautjucken (Hautkrampf) als Zeichen der Entgiftungsstörung; Schmerzempfindlichkeit der Haut erhöht.
  – mehrmals täglich als „Heiße 7" mit 5 – 10 Tab. auflösen und kauend trinken (wichtig: vor allem vor dem Schlafengehen)
- Nr. 8 Natrium chloratum D 6: reguliert die Feuchtigkeit; reguliert den Säure-Basen-Haushalt; verbessert die Zellerregbarkeit; verbessert die Ernährung (Nährstrom); bei allen entzündlichen Hauterkrankungen; Bläschenbildung (z. B. Herpes simplex, Aphthen); trockene Haut mit Einrissen.
  – vor- und nachmittags jeweils 3 x 2 Tab. lutschen (bis 16:00 Uhr)
- Nr. 11 Silicea D 12: kanalisiert das Bindegewebe; befeuchtet das Gewebe (bei Hautjucken durch trockene Haut); Ernährung der Haut wird befördert; Eiterungsneigung

Die Haut-Salze und -Salben im Überblick

- bei trockener Haut: Nr. 8, auch als Salbe
- zur Lippenpflege (rissig und trocken): Nr. 8 als Salbe
- bei rissig-entzündeten Lippen: Nr. 3, auch als Salbe
- bei Juckreiz, durch Gallensäuren verursacht: Nr. 10, auch als Salbe
- bei Juckreiz durch Bettwärme: Nr. 7, auch als Salbe
- bei rauer und empfindlicher Haut: Nr. 11, auch als Salbe
- bei pflegebedürftiger Haut: Nr. 2, auch als Salbe
- bei rissiger und schrundiger Haut: Nr. 1, auch als Salbe

der Haut; Altersjucken; fahle Haut, kalte Haut, trockene Haut, rissige Haut.
– abends 5 – 10 Tab. auflösen und kauend trinken oder mehrmals täglich 2 Tabletten vor dem Essen lutschen

Vitiligo (Weißfleckenkrankheit):

- Nr. 4 Kalium chloratum D 6: vormittags und nachmittags je 3 – 5 Tabletten)
- Nr. 6 Kalium sulfuricum D 6: abends 5 Tab.
- Salben Nr. 4 und Nr. 6: Salbe Nr. 4 auf die weißen Stellen; Salbe Nr. 6 auf die braunen Stellen
- Leberwickel mit Salbe Nr. 6 und Nr. 10 im Wechsel

Cellulite-Kur mit Schüßler-Salzen:

3 x täglich je 2 Tab. zu den angegebenen Tageszeiten langsam im Mund zergehen lassen:

- Nr. 8 Natrium chloratum D 6: für den Flüssigkeitshaushalt; bei trockener Haut
  – morgens
- Nr. 1 Calcium fluoratum D 6: gegen Cellulite; wirkt unterstützend bei einer Diät
  – mittags
- Nr. 4 Kalium chloratum D 6: Entzündungen im zweiten Stadium; hilft zum Entschleimen im Gewebe und in den Körperflüssigkeiten; Drüsenmittel; reinigt
  – vor- und nachmittags
- Nr. 11 Silicea D 12 Tabletten: wirkt besonders auf das Bindegewebe; steigert die Widerstandsfähigkeit und mechanische Festigkeit des Gewebes
  – abends

Zusätzlich folgende Salben:

- Nr. 1 Calcium fluoratum D 4: Salbe (morgens), auch sehr gut Lotio 1
- Nr. 11 Silicea D 4: Salbe (abends), Lotio 11

Salbe in Problemzonen einmassieren, bis sie ganz eingezogen ist.

Cellulitetee

- Mädesüß 50 g
- Brennnessel 100 g
- Löwenzahn 50 g

1 TL der Mischung mit 1 Liter kochend heißem Wasser übergießen und 8 Minuten offen ziehen lassen. Im Laufe des Tages trinken!

2. Schüßler-Salze für Haare und Nägel

Haarkur:

- Nr. 1 Calcium fluoratum D 12: sprödes Haar; gibt Festigkeit und Spannkraft; Bildung von Haaren durch Bindung des Hornstoffes (Keratin); verleiht dem Haar Glanz und Festigkeit; verbessert die Ernährung des Haarbodens.
  – vor dem Frühstück 6 Tab. auflösen und kauend trinken.
- Nr. 5 Kalium phosphoricum D 6: regeneriert und ernährt die Zellen und das Gewebe; Zellerhaltungsmittel; antidegenerative Wirkung; verbessert die Ernährung des Haarbodens (wichtig bei Alopecia areata); Nährmittel für die Haarwurzel; Minderleistung des Endokrinums (Hormondrüsen).
  – vormittags und mittags je 3 – 5 Tab. auflösen und kauend trinken
- Nr. 8 Natrium chloratum D 6: verbessert die Ernährung des Haarbodens; reguliert die Feuchtigkeit; bei Kopfschuppen (Seborrhoea aleosa); Unterstützung der Zellbildung; Mineralstoffwechsel wird unterstützt; Nebennieren werden unterstützt in ihrer Arbeit; kräftigt das Blut; bei einem Mangel kommt es zur Schuppenbildung der Kopfhaut.
  – morgens und mittags bis 16:00 Uhr jeweils 3 – 5 Tab. auflösen und kauend trinken
- Nr. 11 Silicea D 12: gibt dem Haar Glanz; verbessert die Struktur; Baustoff der Haare; fördert die Aufnahme von Vitaminen und Mineralien.
  – abends 5 – 10 Tab. auflösen und kauend trinken
- Salbe Nr. 1, Nr. 2, Nr. 8 wechselweise einmassieren auf die Kopfhaut und in die Haarspitzen! Entweder zur Nacht bzw. ca. ½ Std. vor dem Haarewaschen anwenden.

Nagelkur:

- Nr. 1 Calcium fluoratum D 12: Bildung der Finger- und Fußnägel durch Bindung des Hornstoffes (Keratin); fördert Elastizität.
  – morgens 5 Tab. auflösen und als „Heiße 1“ trinken
  – Salbe Nr. 1 einmassieren
- Nr. 2 Calcium phosphoricum D 6: Aufbaumittel für Finger- und Fußnägel; verbessert die Nagelstruktur und kräftigt diese.
  – vormittags 2 x 2 Tab. lutschen
- Nr. 8 Natrium chloratum D 6: bei sehr trockenen und spröden Nägeln; verbessert die Befeuchtung und den Nährstrom.
  – 2 x 2 Tab. bis 16:00 Uhr
  – Salbe Nr. 8 einmassieren
- Nr. 11 Silicea D 12: erhöht die Vitamin- und Mineralienaufnahme aus der Nahrung.
  – abends 5 Tab. auflösen und als „Heiße 11“ trinken
  – Salbe Nr. 11 einmassieren

Kur bei Rheuma-Erkrankungen

Rheuma (griech. fließen, strömen) ist eine Sammelbezeichnung für *„Beschwerden des Bewegungsapparates mit fließenden, reißenden und ziehenden Schmerzen"* (Pschyrembel, Med. Wörterbuch, 257. Aufl., 1994).

Heute umfasst der Begriff „Rheuma" beziehungsweise die „Erkrankung aus dem rheumatischen Formenkreis", im Volksmund auch noch als „Reißen" bezeichnet, die unterschiedlichsten schmerzhaften Erkrankungen des Bewegungssystems (Gelenke, Wirbelsäule, Muskulatur). Dazu gehören Gelenkschmerzen, Schwellungen der Gelenke und Gelenksteifigkeit besonders am Morgen. Das tägliche Leben in Beruf und Freizeit ist beeinträchtigt.

Da die Unterscheidung der verschiedenen Rheumaformen oft schwerfällt und jeder Betroffene an einer individuell ausgeprägten Störung leidet, ist die Behandlung dieser Erkrankung sehr schwierig. Die Diagnose „Rheuma" wird lediglich aufgrund der Ähnlichkeit der Symptome gestellt. Viele entzündlich-rheumatische Erkrankungen beschränken sich nicht nur auf den Bewegungsapparat, sondern greifen auch innere Organe, die Haut und die Augen an. Entsprechend sollte die individuelle Therapie ausgerichtet sein, was nicht immer leichtfällt. Immer mehr Menschen unterschiedlichen Alters klagen über rheumatische Beschwerden.

Ein Kurzüberblick über die wichtigsten rheumatischen Erkrankungsformen:

- entzündliche rheumatische Erkrankungen,
- systemische Bindegewebserkrankungen,
- degenerative Gelenk- und Wirbelerkrankungen,
- Weichteilrheumatismus,
- Erkrankungen der Muskulatur,
- metabolische Knochenerkrankungen,
- sekundäre rheumatische Erkrankungen.

Die Liste ist keineswegs vollständig, soll aber dazu dienen aufzuzeigen, wie umfangreich und gleichzeitig vielgestaltig sich rheumatische Erkrankungen darstellen können.

Ursachen der Entstehung von Rheuma

Die Auslöser von Rheuma können durchaus vielfältig sein. Eine einheitliche Ursache ist allerdings nicht erkennbar, vielmehr scheint Rheuma auf ein Bündel an auslösenden Faktoren zurückzuführen sein.

Zu den Ursachen gehören:

- einseitige Ernährung mit zu vielen Lebensmitteln, die „säurelastig" sind (siehe Kapitel III. Säure-Basen-Haushalt in meinem Buch „Deine Nahrung sei dein Heilmittel"),
- Gewebeübersäuerung, Verhärtungen in der Muskulatur, die sich rückkoppelnd auf die Gelenke auswirkt (siehe „Entschlackungskur" in Kapitel „Entsäuerung",
- Darmbelastungen, Darmdysbiose, Darmpilze (siehe Ausführungen zum Dickdarm ab S. 118 in meinem Buch „Deine Nahrung sei dein Heilmittel"),
- Fehlhaltung,
- Alter,
- Fehl- und (sportliche) Überbelastung,
- Verletzungen,
- Bewegungsmangel,
- Übergewicht,
- Wohnumfeld (z. B. feuchte, kalte Wohnung),
- Kleidung (z. B. führt ein fehlendes Unterhemd zur Auskühlung der Nieren – siehe Ausführungen zu den Nieren ab S. 125 in meinem Buch „Deine Nahrung sei dein Heilmittel",
- kalte Füße: Kälte dringt in den Körper ein, man kühlt innerlich aus (es gilt: nicht durch Kälte abhärten, sondern durch Wärme erweichen, damit im Körper selbst alles im Fließgleichgewicht bleiben kann),
- Arbeitsplatz.

Salze der Knochen

Kuranwendung über 6 – 12 Wochen

Die Kur ist nach einer Pause wiederholbar.

- Nr. 1 Calcium fluoratum D 12: Festigkeit der äußeren Knochenhülle; verbessert die Kraft und Struktur; fördert die Elastizität; der Stoffwechsel des Knochens wird verbessert; Bildung des Zahnschmelzes (unser härtester Knochen ist der Zahn).
  – morgens 3 – 5 Tab. auflösen
- Nr. 2 Calcium phosphoricum D 6: wichtigstes Knochensalz; Aufbau und Erhalt, vor allem weil dieses Salze die Zellmembran stabilisiert; Bildung von Knochenzellen; hat wiederum einen Einfluss auf den Stoffwechsel des Knochens.
  – vormittags 5 Tab. auflösen
- Nr. 7 Magnesium phos. D 6; für die Härte der äußeren Knochenhülle; für die Härte des Zahnschmelzes; wirkt innerhalb der Zelle des Knochengewebes; unterstützt den Auf- und Abbau des Knochengewebes; hilft, die durch den Phosphoranteil energieverbrauchenden Umwandlungen zu ermöglichen.
  – tagsüber bzw. zur Nacht 5 – 10 Tab. auflösen und als „Heiße 7" trinken

- Nr. 8 Natrium chloratum D 6: Bestandteil des Zahnkörpers; befeuchtet Knochenhaut und Knochen; fördert den Nährstrom.
  - bis 16:00 Uhr 3 – 5 Tab. auflösen
- Nr. 11 Silicea D 12: Bestandteil der Zähne; befördert die Ernährung des Knochengewebes; unterstützt die Energie- und Wärmebildung; hilft Mineralien zu verwerten und damit den Knochen zu ernähren.
  - abends 5 Tab. auflösen

Osteoporose

Lesen Sie auch S. 176 ff.

- Nr. 1 Calcium fluoratum D 12: hilft, 1 Gramm Calcium am Tag wieder in die Knochen einzubauen; Fluorcalcium ist in den äußeren Schichten der Knochen, in den elastischen Fasern und in den Epidermiszellen enthalten; gibt den Knochen Festigkeit; befördert die Resorption von Hämatomen; Calcium fluoratum findet sich nur in den Hartsubstanzen des Körpers; seine Beziehung zum Stoffwechsel der Skleroproteine, der Gerüstsubstanz Keratin, Kollagen und Elastin, ist sehr ausgeprägt; gilt als das wichtigste Mittel für alle Stützgewebe.
  - morgens 5 Tab. auflösen
- Nr. 2 Calcium phos. D 6: gilt als formatives Funktionsmittel für das Knochengewebe; beschleunigt die Kallusbildung bei Knochenbrüchen; wichtiges Restaurationsmittel bei Knochenbrüchen, Rachitis, mangelhafter Verknöcherung des Schädelknochens, bei zu langem Offenbleiben der Fontanellen, bei Schwierigkeiten mit der Zahnung; das Aufbaumittel für Knochenbildung und Knochenregeneration.
  - vormittags 5 Tab. auflösen
- Nr. 7 Magnesium phosphoricum D 6: ist in vielen Geweben, vor allem aber in Knochen und Zähnen enthalten; wichtiges Mineral zum Aufbau von Knochensubstanz; hat heilenden Einfluss auf neuralgische Schmerzen.
  - abends 5 Tab. auflösen
- Nr. 11 Silicea D 12: wichtiges Funktionsmittel für den Bindegewebe- und Skelettmetabolismus; Strukturelement für Knochen, Knorpel, Haut- und Bindegewebe; spielt bei der Knochenkalzifikation eine frühe, physiologische Rolle; beschleunigt den Mineralisierungsprozess und sorgt für die normal gestreiften trabekulären Muster der Knochenmatrix; Hauptelement der Osteoblasten, also der knochenbildenden Zellen; Mangel an Silicea führt zur geringen Knochenflexibilität und zur Veränderung im Knochengewebe.
  - zur Nacht 5 Tab. auflösen
  - monatlicher Wechsel zu Nr. 11 Silicea in D 6

Durchaus können alle Schüßler-Salze auch in Salbenform im Wechsel angewendet werden. Diese unterstützende Kur kann über Monate angewendet werden.

Salze der Muskeln

- Nr. 1 Calium fluor. D 12: Elastizität und Dehnbarkeit der Muskelfasern; löst starke Verklebungen und Verhärtungen auf.
- Nr. 2 Calcium phosphoricum D 6: bildet Muskelzellen – großes Aufbaumittel; angezeigt bei zu großer Überdehn- und Überstreckbarkeit neben Nr. 1; wirkt beruhigend auf die Muskeltätigkeit; Stoffwechsel des Muskels wird verbessert; Impulsübertragung auf die muskuläre Endplatte wird reguliert; stabilisiert die Zellmembran.
- Nr. 3 Ferrum phosphoricum D 12: versorgt die Muskelzellen mit Sauerstoff; muskuläre Verspannungen im Sinne einer Entzündung nach Dr. Schüßler – 1. Stadium; unterstützt die Vitalität des Muskels; Muskelkater neben Nr. 7; reguliert die Spannung (Tonus) des Muskels.
- Nr. 4 Kalium chloratum D 6: bildet Muskelzellen; bei Verklebungen im 2. Stadium der Entzündungen nach Dr. Schüßler; „der Katarrh des Muskels".
- Nr. 6 Kalium sulfuricum D 6: Anregung der Muskeltätigkeit; fördert den Muskelstoffwechsel; bildet Muskelzellen; bewirkt die „Innere Atmung" der Muskelzellen und unterstützt somit die Energieumwandlung von Glukose (Blutzucker) in Muskelarbeit; Sauerstoffmangel – Lufthunger.
- Nr. 7 Magnesium phosphoricum D 6: steuert die autonome Muskeltätigkeit; entspannt an der motorischen Endplatte vom Muskel zum Knochen und umgekehrt; entkrampft.
- Nr. 8 Natrium chloratum D 6: Einfluss auf den Säure- Basen-Haushalt der Muskulatur; Erregbarkeit der Zellen wird verbessert; Nährstrom.
- Nr. 11 Silcea D 12: Einfluss auf den Säure-Basen-Haushalt; löst die Ablagerungen der Säuren auf; Ernährung der Muskulatur wird verbessert; Mineralien werden besser verwertet; stärkt den Muskel.

Meine Empfehlung:

- Stellen Sie sich aus der Liste der vorgestellten Salze Ihre Kur individuell zusammen. Die Erläuterungen der einzelnen Salze führen Sie zu Ihrem passenden Schüßler-Salz.
- Wählen Sie die vier wesentlichen Salze aus und nehmen Sie verteilt auf morgens, vormittags, mittags bzw. nachmittags und abends, je 5 Tab. aufgelöst zu sich.
- Erwählen Sie entsprechend die Schüßler-Salben. Denn die äußerliche Anwendung ist sehr hilfreich.
- Dazu am Wochenende einen Leberwickel mit Salbe Nr. 6 oder Salbe Nr. 10 machen.
- Stellen Sie Ihre Ernährung um (s. Kap. VI. Rheuma in meinem Buch „Deine Nahrung sei dein Heilmittel").

Wenn Sie sich in allen Schüßler-Salzen finden, nehmen Sie täglich ein anderes Salz zu sich, am besten jeden Morgen 5 Tab. auflösen. Wenn alle Salze durch sind, beginnen Sie wieder von vorne.

Aufgetriebene Fingergelenke

- Nr. 9 Natrium phosphoricum D 6
  – morgens 5 Tab. auflösen
- Nr. 8 Natrium chloratum D 6
  – vormittags und nachmittags 2 x 2 Tabletten
- Nr. 11 Silicea D 12: gegen Juckreiz
  – 5 Tab. auflösen
- Salbenanwendungen: Salbe Nr. 1 auf die Fingergelenke; Salbe Nr. 11 gegen den Juckreiz

Tipp:
Zu Beginn einer jeglichen Rheumakur kann immer für 3–6 Wochen das Entsäuerungskonzept als Kur stehen. Siehe auch die in diesem Kapitel vorgestellte Kur zur Entsäuerung, Reinigung und Entschlackung.

Anspannungs-, Verspannungs-, Anlauf- und Bewegungsschmerz

Kurdauer: 6 Wochen

- Nr. 1 Calcium fluoratum D 12: stärkt Bänder, Sehnen, Muskeln, Hart- und Weichmacher.
- Nr. 3 Ferrum phosphoricum D 12: reduziert die Entzündungen.
- Nr. 4 Kalium chloratum D 4: wirkt den Verklebungen entgegen.
- Nr. 7 Magnesium phosphoricum D 6: wirkt schmerz- und krampfstillend sowie entspannend auf Muskulatur und Knochen.

– über den Tag verteilt von jedem Salz 2–4 Tab. lutschen

- Salbe Nr. 7 gegen die Schmerzen einmassieren
- Salbe Nr. 1 bei Verspannungen einmassieren
- Leberwickel mit Salbe Nr. 6 und Nr. 10 im Wechsel am Wochenende gegen 14:00 Uhr
- abendliche Einreibungen der Leberzone im Wechsel mit Salbe 6 und 10
- Entspannungsbäder
- basische Bäder
- Basentee
- siehe auch „Rückenschmerzen“ und „Rheumatismus“ in Kap. VIII. Krankheiten von A–Z

Fibromyalgie-Syndrom (Fibrositis-Syndrom)/ Weichteilrheumatismus (Myositis)

Allgemeines und Symptome

Beim Fibromyalgie-Syndrom handelt es sich um eine Krankheit, die durch chronische Schmerzen der Muskulatur, des Bindegewebes und der Knochen gekennzeichnet ist. Die typischen Schmerzpunkte *(Tenderpoints)* befinden sich an Rücken und Extremitäten; es können schmerzhafte Muskelverspannungen (Myogelosen), Muskeldehnungsschmerzen, auch Schlafstörungen, Erschöpfung und Depressionen auftreten. Betroffen sind zu 90 % Frauen, meist vom 30. Lebensjahr an. Die Ursachen sind nicht vollständig geklärt.

Beim Weichteilrheumatismus, korrekt als Fibromyositis-Syndrom bezeichnet (auch Myositis, Fibrositis oder Bindegewebsentzündung genannt), treten Schmerzen an den Muskeln, den bindegewebsreichen Strukturen (Skelettapparat) und den Nervenscheiden auf. Fibromyositis-Syndrom ist ein Oberbegriff für Sehnenentzündung (Tendinitis), Sehnenscheidenentzündung (Tendovaginitis) und Knochenhautentzündung (Periostitis).

Behandlung: Wenden Sie das jeweils zutreffende Schema zusammen mit den unterstützenden Maßnahmen an.

Das Fibromyalgie-Schema nach Dr. Schüßler:

- Nr.1 Calcium fluoratum D 12
  – morgens vor dem Frühstück 2 Tab. lutschen
- Nr. 7 Magnesium phosphoricum D 6
  – nach dem Frühstück 5 Tab. auflösen und als „Heiße 7“ trinken.
- Nr. 14 Kalium bromatum D 6
  – vor dem Mittagessen und nachmittags jeweils 2 Tab. lutschen
- Nr. 3 Ferrum phosphoricum D 12
  – vor dem Abendessen 2 Tab. lutschen
- Nr. 2 Calcium phosphoricum D 6
  – vor dem Schlafengehen 5 Tab. auflösen und als „Heiße 2“ trinken

Das Fibromyositis-Schema nach Dr. Schüßler:

- Nr. 3 Ferrum phosphoricum D 12
  – morgens 5 Tab. auflösen und als „Heiße 3“ trinken
- Nr. 6 Kalium sulfuricum. D 6
  – mittags 5 Tab. auflösen und als „Heiße 6“ trinken
- Nr. 7 Magnesium phosphoricum. D 6
  – abends 5 Tabletten auflösen und als „Heiße 7“ trinken

Mehr zum Fibromyalgie-Syndrom finden Sie in Kap. VI. – Fibromyalgie-Syndrom.

Salze der Sehnen und Bänder

- Nr. 1 Calcium fluoratum D 12: Dehnbarkeit und Elastizität der Sehnen und Bänder; löst Verklebungen; gibt Kraft.
  - morgens 5 Tab. auflösen
  - Salbe Nr. 1 einklopfen
- Nr. 11 Silicea D 12: Grundbaustoff des festen Bindegewebes; Bänderschwäche; Festigkeit, Widerstandsfähigkeit und Lebensfähigkeit der Sehnen und Bänder.
  - abends 5 Tab. auflösen
  - Salbe Nr. 11 einklopfen

Salze für den Knorpel

Kur über 8 – 12 Wochen (im Anschluss Pause, dann Wiederholung):

- Nr. 1 Calcium fluoratum D 12: fördert die Stoffwechselleistung und die Elastizität.
  - morgens 5 Tab. auflösen
- Nr. 2 Calcium phosphoricum D 6: wirkt an der Synovialmembran.
  - vormittags 5 Tab. auflösen
- Nr. 4 Kalium chloratum D 6: unterstützt die Bildung von Schleimstoffen (so genannte Gelenkschmiere); Entzündungsmittel 2. Stadium; verflüssigt Zähes.
  - mittags 5 Tab. auflösen
- Nr. 8 Natrium chloratum D 6: befeuchtet; Nährstrom; Säure-Basen-Gleichgewicht; fördert zusammen mit Nr. 4 die Bildung von Schleimstoffen.
  - 2 x 2 bis 3 x 2 Tab. bis 16:00 Uhr
- Nr. 11 Silicea D 12: Energie- und Wärmebildung; Einfluss auf den Säure-Basen-Haushalt – löst die Ablagerungen der Säuren auf; Verwertung der Mineralien wird verbessert.
  - abends 5 Tab. auflösen
- entsprechende Salben-Anwendungen an Knorpelstellen mit Salbe 4, 8, 11 auch als Verband über Nacht.
- Leberwickel mit Salbe Nr. 6 und Nr. 10 im Wechsel am Wochenende gegen 14:00 Uhr
- abendliche Einreibungen der Leberzone im Wechsel mit Salbe Nr. 6 und Nr. 10
- Basenbäder
- Bewegung
- Ernährung

Knorpeldurchblutung fördern – Schleimstoffe bilden

Kur über 6 – 8 Wochen (im Anschluss Pause, dann Wiederholung):

- Nr. 1 Calcium fluoratum D 12
  - morgens 5 Tab. auflösen

- Nr. 4 Kalium chloratum D 6
  – mittags 5 Tab. auflösen
- Nr. 8 Natrium chloratum D 6
  – vor- und nachmittags 2 x 3 – 5 Tab. auflösen bis 16:00 Uhr
- Nr. 11 Silicea D 12
  – abends 5 Tab. auflösen
- äußerlich Nr. 1, 8, 11 als Salben im Wechsel
- Leberwickel mit Salbe Nr. 6 und Nr. 10 im Wechsel am Wochenende
- abendliche Oberbaucheinreibungen mit Salbe Nr. 6 und Nr. 10 im Wechsel
- Ernährung
- Bewegung

Abnehm-Kur

Unser Schönheitsideal wird vorwiegend über die Werbung mit superschlanken Models bestimmt. Dieses „Idealbild“ ist vor allem für Frauen maßgebend, aber auch Männer sind hinsichtlich ihres eigenen Aussehens nicht immun dagegen. Dementsprechend steht das Abnehmen hoch im Kurs.

Zwar fällt auch jüngeren Menschen das Abnehmen häufig nicht leicht, weil es gilt, bequemen Verhaltensweisen abzuschwören und vor allem die Essgewohnheiten dauerhaft zu ändern. Hinzu kommt: Je älter wir werden, desto schwieriger wird es, eine Gewichtsabnahme erfolgreich durchzuführen, denn gerade bei Frauen ist es physiologisch bedingt, dass mit dem Ausbleiben der Menstruation Fettgewebe vermehrt wird, um den Östrogenmangel auszugleichen (lesen Sie bitte auch Kap. V. Wechseljahre), aber auch für Männer wird es mit zunehmendem Alter schwieriger, das Idealgewicht zu halten.

Ich verstehe Sie gut, wenn Sie trotz der natürlichen Voraussetzungen abnehmen wollen, ohne dem Frust von Crash-Diäten mit dem fast immer entstehenden JoJo-Effekt durchleiden zu müssen. Umso besser, wenn Sie sich für eine Abnehmkur mit den Schüßler-Salzen interessieren. Das Ziel, Ihr Gewicht zu halten, wird aber auch mit dieser Methode nicht ohne Veränderungen Ihrer Lebensgewohnheiten zu erreichen sein. Sie müssen bereit sein, die Stärke zu haben, sich zu bewegen, genügend warmes Wasser zu trinken, ein Abendessen ausfallen lassen, sich zu disziplinieren, nach einer Feier oder nach einem genussvollem Abendessen mit Freunden in den folgenden Tagen die Essenszufuhr zu minimieren, damit sich Ihr Gewicht wieder normalisieren kann. Die Kur „Gegen die lästigen Pfunde“ wird sie für ein paar Tage darin parallel unterstützen.

Wollen Sie den Kampf gegen das Übergewicht antreten? Wie oft am Tag sollte man essen? Die täglichen Mahlzeiten stiegen in den letzten Jahren von drei auf fünf, die Essenspausen werden immer kürzer und sie finden nicht regelmäßig statt und wir essen nach dem Gelegenheits- und Lustprinzip.

Übergewicht gilt auch als eine der möglichen Folgen der Entrhythmisierung des Alltags (siehe auch „Biochemische Energieschaukel“, Variante 2 im Buch „Schüßler-Salze für Ihr Kind“). Wenn Sie abends eine ausgiebige Mahlzeit zu sich nehmen, steigen Blutzucker und Insulinspiegel stärker an als bei gleicher Mahlzeit, die Sie zum Frühstück zu sich nehmen würden. Nach dem Abendessen ist der Insulinspiegel abends so hoch, dass der Körper in der Nacht kein Fett abbauen kann!

Ich empfehle Ihnen, morgens und mittags lieber mehr und abends deutlich weniger Kalorien aufzunehmen. Denn der Spruch aus Kindertagen hat nach wie vor Gültigkeit:

„Frühstücke wie ein Kaiser,
iss zu Mittag wie ein Edelmann,
zu Abend wie ein Bettler.“

Was geschieht im Körper, wenn mindestens die Hälfte der täglich aufgenommenen Kalorienmenge zwischen 19:00 und 1:30 Uhr aufgenommen wird?

- Es kommt zu einer so genannten chaotischen Insulinreaktion (diese gilt als Vorstadium von Diabetes).
- Bei Menschen, die nachts essen, ist die Auswirkung noch viel stärker!
- Spätes Essen führt zu einer schlechten Schlafqualität (die Produktion der Schlafhormone beginnt um 19:00 Uhr).

Was kann ich Ihnen mit auf den ganz persönlichen Weg geben?

- Nehmen Sie ein reichhaltiges Frühstück zu sich – hören Sie auf Ihre innere Uhr.
- Auch wenn das Weglassen des Frühstücks wie ein einfacher Weg zum Abnehmen erscheint, ist das keine Lösung.
- Ihre Verdauung ist morgens am aktivsten – die ideale Zeit, um Rohkost und auch rohes, reifes Obst zu essen.
- Trinken Sie niemals zum oder während des Essens. Die Verdauungsenzyme werden verdünnt.
- Es ist sehr wichtig, abends kein rohes Obst und rohes Gemüse zu essen.
- Rohes Obst und Gemüse essen wir tagsüber (d. h. vor 15:00 Uhr), um die Nährstoffe zu bekommen.
- Der Gärungsprozess, der in Gang gesetzt wird, wenn man zu spät Rohes isst, verursacht viele Verdauungsprobleme und kann zum undichten Darmsyndrom (Leaky Gut Syndrome) führen.

Psychische Faktoren

Falls Sie psychische Probleme haben, kann dies ebenfalls zu einem Übergewicht führen. Es gibt nicht wenige Menschen, die durch übermäßiges Essen (Frustessen) Konflikte und Probleme kompensieren. Es ist naheliegend, dass die Gefahr groß ist, über diesen Weg zuzunehmen.

Darmkur

Von den folgenden Salzen jeweils entweder 2 x 2 Tab. lutschen oder einmal täglich als heiße Trinklösung mit 5 Tab. trinken:

- Nr. 2 Calcium phosphoricum D 6: stabilisiert die Zellmembran
- Nr. 4 Kalium chloratum D 6; regeneriert die Darmschleimhaut
- Nr. 9 Natrium phosphoricum D 6: unterstützt den Stoffwechsel
- Nr. 10 Natrium sulfuricum D 6: fördert die Ausscheidung

außerdem:

- Leberwickel
- Ernährung

- „Heiße 7“ bei Schmerzen oder Koliken
- Salbe Nr. 7 – wärmende Auflagen

Zur weiteren Auswahl:

- Nr. 14 Kalium bromatum D 6: Darmkatarrhe
  – 3 x 2 Tab. über den Tag verteilt
- Nr. 16 Lithium chloratum D 6: Magen-Darm-Beschwerden mit Blähungen und Windverhalten
  – 3 x 2 Tab. über den Tag bzw. als „Heiße 16“ mit 5 Tab.
- Nr. 19 Cuprum arsenicosum D 6: Kolikschmerzen – Durchfall mit Bauschschmerzen; Magen-Darm-Entzündung mit Schmerzen
  – bei Bedarf „Heiße 19“ mit 5 Tab. oder abends 2 Tab. kurmäßig
- Nr. 20 Kalium sulfuricum D 6: Verstopfungs- und Blähungskoliken, Durchfall, Verstopfung, Magen-Darm-Koliken
  – bei Bedarf „Heiße 20“ mit 5 Tab. oder tagsüber 3 x 2 Tab.
- Nr. 21 Zincum chloratum D 6: chronischer Durchfall; Zinkmangel bei erhöhtem Verlust, ausgelöst durch Darmerkrankungen oder eine gestörte Aufnahme über die Schleimhäute
  – abends 2 Tab. lutschen
- Nr. 23 Natrium bicarbonicum D 6: Völlegefühl nach schweren Mahlzeiten; Sodbrennen; saures Aufstoßen
  – 3 x 1 bis 3 x 2 Tab. über den Tag lutschen

Teemischung zur Unterstützung der Darmschleimhaut

• Fruct. Foeniculi	20,0 g
• Fol. Menth. pip.	20,0 g
• Fol. Melissae	20,0 g
• Tausendgüldenkraut	20,0 g

3 x täglich 1 Tasse ca. 30 Minuten vor oder nach einer Nahrungsaufnahme trinken.

Ursachen für die rasante Verbreitung von Übergewicht

- Klimaanlagen
- zu spätes Schlafengehen nach 22.30 Uhr – führt zu Gewichtszunahme bis zu 6 kg im Jahr
- wenig Bewegung
- fettes Fast-Food-Essen
- Adenoviren (Ad-37 + 36)

- Rauchen fördert Bauchspeck
- Chemisch veränderte Nahrungsmittel (z. B. Glutamat)
- Medikamente (Beta-Blocker, Psychopharmaka)

Meine Empfehlung zum Abnehmen

Kurdauer: 8 – 12 Wochen (im Anschluss Pause von 6 – 8 Wochen, dann Wiederholung).

- Nr. 6 Kalium sulfuricum D 6: unterstützt die Leberentgiftung und Verdauung.
  - am 1. Tag, nicht am selben Tag wie Nr. 10 einnehmen
- Nr. 9 Natrium phosphoricum D 6: regt die Nieren an und befreit von überschüssigen Säuren und gleicht den Säure-Basen-Haushalt aus.
- Nr. 10 Natrium sulfuricum D 6: Stoffwechsel anregend; auch gegen Stimmungstief und gegen Wasseransammlungen im Gesicht oder an den Gelenken.
  - am 2. Tag, nicht am selben Tag wie Nr. 6 einnehmen
- Nr. 11 Silicea D 12: für Haare, Nägel, Haut und Bindegewebe; stärkt die Nieren, die Bauchspeicheldrüse und die Lungen.

Von jedem Salz 2 Tab. täglich (morgens, mittags, abends vor dem Essen) lutschen!

- Leberwickel mit Salbe Nr. 6 im Wechsel mit Salbe Nr. 10
- abendliche Einreibungen mit beiden Salben im Wechsel am Oberbauch
- „Heiße 7“ am Abend zum Entspannen mit 5 – 10 Tab.
- Entspannungsbäder, Basenbäder nach Jentschura
- auf Süßigkeiten verzichten
- Abendessen ausfallen lassen
- Ernährung beachten (s. auch mein Buch „Deine Nahrung sei dein Heilmittel“),
- Fasten – Fastenkur (diese kann auch mit oben genannten Schüßler-Salzen begleitet werden)
- Bewegung: 10.000 Schritte am Tag (Schrittzähler an den Rock- oder Hosenbund!)
- Lebensfreude

ADHS-Kur

Die Aufmerksamkeits-Defizit-Hyperaktivitäts-Störung (ADHS) ist die häufigste psychische Störung im Kindes- und Jugendalter: In Deutschland leiden derzeit rund 500.000 Kinder und Jugendliche unter den Symptomen der ADHS; dabei kann die Störung bis ins Erwachsenenalter fortbestehen.

Das Krankheitsbild umfasst bestimmte Verhaltensauffälligkeiten, die sich vor allem durch eine gestörte Konzentrationsfähigkeit verbunden mit einer hohen Ablenkbarkeit und einer geringen Selbstkontrolle äußern. Weiter sind ein ausgeprägtes impulsives Verhalten sowie eine auffällige motorische Unruhe zu beobachten. Heutzutage kommt noch hinzu, dass die intensive und unkontrollierte Nutzung von Computer, Internet, Smartphone und einer Reihe anderer digitaler Medien die Probleme der von ADHS betroffenen Kinder verstärken.

Bislang sind die Entstehungsmechanismen für die ADHS-Störung nicht endgültig geklärt. Die Hauptursache wird in Veränderungen der Funktionsweise des Gehirns vermutet, doch dürften auch genetische Faktoren und Umwelteinflüsse eine Rolle spielen. Die Schulmedizin setzt heute im Wesentlichen auf ein Behandlungskonzept, das neben der Psychotherapie auch den Einsatz von so genannten Psychostimulanzien (z. B. Ritalin) umfasst. Zu Recht würden jedoch viele Eltern gern auf die regelmäßige Verabreichung dieser Medikamente an ihre Kinder verzichten, weil damit immer auch die Gefahr von Nebenwirkungen verbunden ist. Hier können Schüßler-Salze wertvolle Dienste leisten.

Hauptmittel:

- morgens 2 x 2 Tab. Nr. 5 Kalium phos. D 6
- vormittags 2 x 3 Tab. Nr. 3 Ferrum phos. D 12
- Bis 16:00 Uhr 2 x 2 Tab. Nr. 8 Natrium chlor. D 6
- vor dem Schlafengehen „Heiße 7“ von 10 Tab. Nr. 7 Magnesium phos. D 6

Bei ständigem Gedankenkreisen im Kopf zusätzlich:

- Nr. 11 Silicea D 12 vor dem Schlafengehen, 5 Tab. auflösen und kauend trinken lassen

Immer:

- abends Salbe Nr. 6 Kalium sulf. auf den Oberbauch einreiben.
- morgens vor der Schule Salbe Nr. 5 Kalium phos. auf Nacken, Brustbein und Knieinnenseite einreiben

Über mehrere Monate anwenden.

Tipp: Das elterliche Verhältnis zu den Kindern gilt als wichtiger Einflussfaktor. Seien Sie liebevoll, aber konsequent, und setzen Sie ihrem Kind auch Grenzen!

Rhythmisierung der körperlichen Abläufe/des Stoffwechsels und eingespielter Lebensrhythmus sind sehr wichtig. Dabei dürfen Sie sich getrost auch einen langen Zeitraum von bis zu 2 Jahren einrichten. Hierzu hilft auch die Biochemische Energieschaukel.

Rhythmusfindung

... mit Hilfe der biochemischen Energieschaukel (Variante I):

- Nr. 2 Calcium Phos. D 6: morgens 3 – 5 Tab. als „Heiße 2“
- Nr. 5 Kalium phos. D 6: mittags 3 – 5 Tab. als„Heiße 5“
- Nr. 7 Magnesium phos. D 6: abends 5 – 7 Tab. als„Heiße 7“

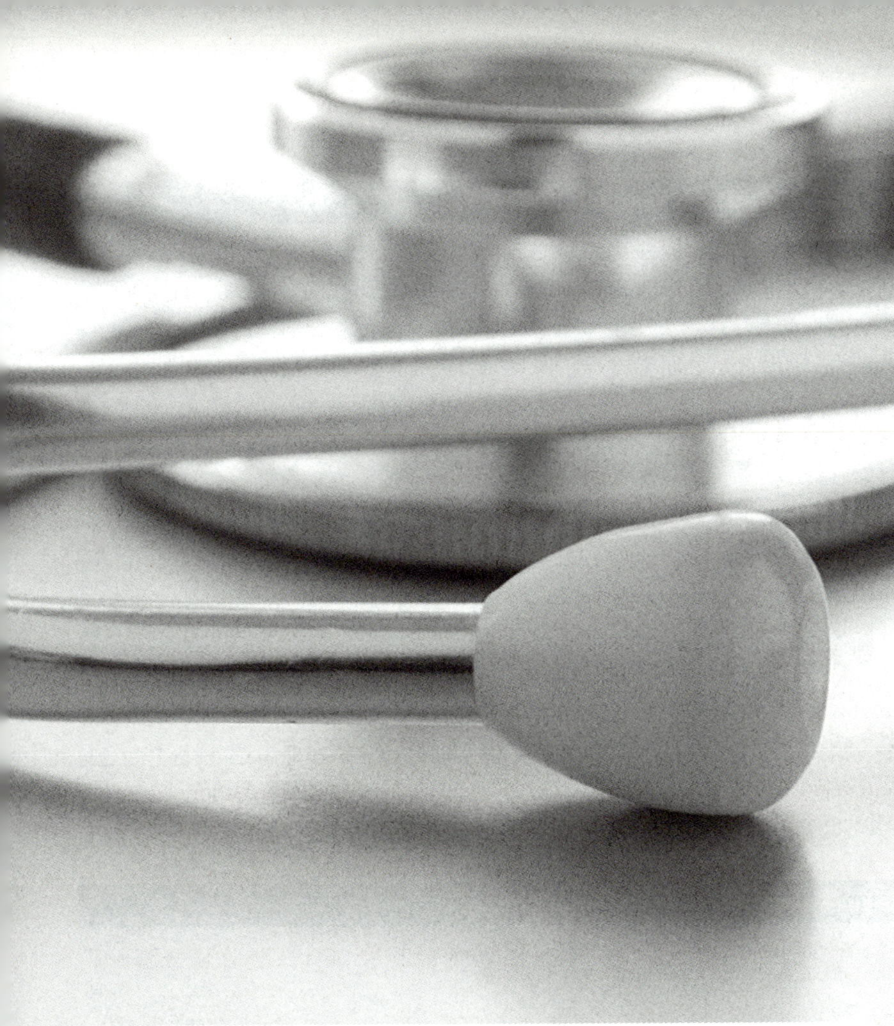

VIII. KRANKHEITEN VON A – Z

Einführung

Eine große Bandbreite von Beschwerden und Krankheiten kann mit Hilfe von Schüßler-Salzen erfolgreich behandelt werden – vorausgesetzt, Sie finden das richtige Mittel.

Im folgenden Register können Sie in alphabetischer Reihenfolge nach Ihrem persönlichen Krankheitsbild suchen, mit den entsprechenden Einnahmehinweisen der Schüßler-Salze. Bitte beachten Sie jedoch, dass Sie bei heftigen Schmerzen und Beschwerden unbedingt einen Arzt oder Heilpraktiker aufsuchen sollten.

Einnahmevorschriften bzw. -empfehlungen	
In unserer Tabelle verwenden wir die folgende Symbolik:	
Allg. Regel:	2 – 3 x tgl. 1 – 2 Tabletten lutschen, am besten 30 Min. vor oder nach einer Mahlzeit; evtl. „heiße“ Version (vgl. S. 27 – 29)
Im Akutfall	1 Tablette alle 10 Min. oder evtl. als „heiße“ Version (vgl. S. 27 – 29)
▲	Die gekennzeichneten Mittel werden im Laufe eines Tages zeitversetzt bzw. im Wechsel eingenommen.
stdl. ▲	Die gekennzeichneten Mittel werden im stündlichen Wechsel eingenommen.
tgl. ▲	Die gekennzeichneten Mittel werden im täglichen Wechsel eingenommen bzw. dürfen nicht am selben Tag eingenommen werden.
Bitte beachten Sie auch die Hinweise in der Spalte „Einnahme/ Empfehlungen“. Sind mehrere Salze ohne Symbol oder nähere Empfehlungen aufgeführt, sollte/n das / die Mittel der Wahl anhand der detaillierten Mittelbeschreibungen (vgl. S. 37 – 74) ermittelt werden.	

Anhand dieser Vorgaben können Sie schnell und übersichtlich die für Sie geeignete Therapie herausfinden; in jedem Fall empfiehlt es sich jedoch, die Hintergrundinformationen und detaillierten Mittelbeschreibungen (vgl. S. 37 – 74) zusätzlich nachzulesen.

Hinweise zur Spalte „Einnahme / Empfehlungen“			
Folgende Empfehlungen finden Sie oft im Anschluss an die Auflistung der in Frage kommenden Mineralsalze. Die ausführliche Erklärung steht in den entsprechenden Kapiteln.			
Basenbäder	siehe Anhang A (S. 369)	Meridianbürstmassage	siehe Anhang C (S. 373)
Ernährung	siehe Kap. I. (S. 32)	Nierenpflege	siehe Anhang D (S. 373)
Leberwickel	siehe Kap. VII. (S. 209)	Salbenanwendung	siehe Anhang B (S. 371)

Krankheitsbild/ Symptome		Mineralsalze	Einnahme/ Empfehlungen
Ablagerungen			
durch Eiweiß	▲	Nr. 2 Calc. phos. D 6	auch als Salbe
	▲	Nr. 9 Natr. phos. D 6	
durch Säure	▲	Nr. 9 Natr. phos. D 6	morgens; auch als Salbe
	▲	Nr. 10 Natr. sulf. D 6	mittags
	▲	Nr. 11 Silicea D 6	abends; Potenz D 6!
bei Schmerzen		Nr. 7 Magn. phos. D 6	„Heiße Sieben"

Salzbad, Ernährung ohne tier. Eiweiß, Salbenanwendungen.

Krankheitsbild/ Symptome		Mineralsalze	Einnahme/ Empfehlungen
Abmagerung			
grundsätzlich	▲	Nr. 2 Calc. phos. D 6	
	▲	Nr. 8 Natr. chlor. D 6	
mit Durchfall		Nr. 5 Kal. phos. D 6	
durch Übersäuerung	▲	Nr. 9 Natr. phos. D 6	morgens
	▲	Nr. 10 Natr. sulf. D 6	mittags
	▲	Nr. 11 Silicea D 6	abends; Potenz D 6!
des Bindegewebes	▲	Nr. 9 Natr. phos. D 6	
	▲	Nr. 11 Silicea D 12	
trotz Heißhunger		Nr. 12 Calc. sulf. D 6	
durch Schwächezustände		Nr. 13 Kal. ars. D 6	

Ernährung, Meridianbürstmassage.

Krankheitsbild/ Symptome		Mineralsalze	Einnahme/ Empfehlungen
Absonderungen			Zungenbelag beachten!
ätzend	▲	Nr. 1 Calc. fluor. D 12	
	▲	Nr. 8 Natr. chlor. D 6	
brennend		Nr. 8 Natr. chlor. D 6	
		Nr. 12 Calc. sulf. D 6	
dick, zäh, weißlich		Nr. 4 Kal. chlor. D 6	
dünn, scharf		Nr. 8 Natr. chlor. D 6	
eitrig ohne Abfluss	▲	Nr. 9 Natr. phos. D 6	
	▲	Nr. 11 Silicea D 12	
eitrig mit Abfluss		Nr. 12 Calc. sulf. D 6	
eiweißhaltig		Nr. 2 Calc. phos. D 6	
fließend, wässrig		Nr. 8 Natr. chlor. D 6	
flockig	▲	Nr. 2 Calc. phos. D 6	
	▲	Nr. 4 Kal. chlor. D 6	
	▲	Nr. 9 Natr. phos. D 6	
gelatineartig		Nr. 8 Natr. chlor. D 6	
gelb, eitrig	▲	Nr. 9 Natr. phos. D 6	
	▲	Nr. 11 Silicea D 12	
gelb, schleimig		Nr. 6 Kal. sulf. D 6	
gelbgrünlich, blutig, dick		Nr. 12 Calc. sulf. D 6	
gelblichgrün		Nr. 10 Natr. sulf. D 6	
glasig		Nr. 8 Natr. chlor. D 6	
goldgelb, rahmartig		Nr. 9 Natr. phos. D 6	

Krankheitsbild/ Symptome		Mineralsalze	Einnahme/ Empfehlungen
grünlich		Nr. 10 Natr. sulf. D 6	
hell, wässrig, schleimig		Nr. 8 Natr. chlor. D 6	
honiggelb, rahmartig		Nr. 9 Natr. phos. D 6	
käsig riechend		Nr. 6 Kal. sulf. D 6	
körnig		Nr. 1 Calc. fluor. D 12	
lockerer Schleim		Nr. 12 Calc. sulf. D 6	
ockerfarbig		Nr. 6 Kal. sulf. D 6	
reichlich, scharf		Nr. 11 Silicea D 12	
scharf, stinkend		Nr. 11 Silicea D 12	
stinkend, schmierig	▲	Nr. 5 Kal. phos. D 6	
	▲	Nr. 8 Natr. chlor. D 6	
wässrig		Nr. 8 Natr. chlor. D 6	
weiß		Nr. 2 Calc. phos. D 6	
	▲	Nr. 4 Kal. chlor. D 6	
	▲	Nr. 9 Natr. phos. D 6	
weiß, Faden ziehend		Nr. 4 Kal. chlor. D 6	
Absonderungen, trockene			
gelbe Eiterkrusten		Nr. 11 Silicea D 12	
gelbliche Schuppen		Nr. 10 Natr. sulf. D 6	
schmierige Schuppen oder Krusten		Nr. 5 Kal. phos. D 6	
honiggelbe Krusten		Nr. 9 Natr. phos. D 6	
viele Oberhautschuppen, klebriger Grund		Nr. 6 Kal. sulf. D 6	
weiß, weißgrau, kleienartige Schuppen		Nr. 4 Kal. chlor. D 6	
weißgelbe Krusten		Nr. 2 Calc. phos. D 6	
Abszess			
allgemein	▲	Nr. 3 Ferr. phos. D 12	sofort alle 10 Minuten
	▲	Nr. 5 Kal. phos. D 6	auch äußere Anwendung als Salbe oder Tablettenbrei
bei Eiter ohne Abfluss	▲	Nr. 9 Natr. phos. D 6	
	▲	Nr. 11 Silicea D 12	
bei Eiter mit Abfluss		Nr. 12 Calc. sulf. D 6	
bei hohem Fieber	▲	Nr. 5 Kal. phos. D 6	*Arzt wegen möglicher Blutvergiftung konsultieren!*
	▲	Nr. 8 Natr. chlor. D 6	als Zwischenmittel alle 2 Std.
brennend		Nr. 8 Natr. chlor. D 6	
brennend mit Abfluss		Nr. 12 Calc. sulf. D 6	
Eiter, grünlich		Nr. 10 Natr. sulf. D 6	
Eiter, wässrig		Nr. 10 Natr. sulf. D 6	
Eiter, blutig, jauchig, stinkend		Nr. 5 Kal. phos. D 6	
pochend, schmerzend		Nr. 3 Ferr. phos. D 12	

Krankheitsbild / Symptome		Mineralsalze	Einnahme / Empfehlungen
verhärtet	▲	Nr. 1 Calc. fluor. D 12	auch als Salbe
	▲	Nr. 11 Silicea D 12	
zur Narbenpflege		Nr. 1 Calc. fluor. D 12	monatelang; auch als Salbe

Grundsätzlich empfehlenswert sind 2 x tgl. heiße Dauerbäder des gesamten Körperteils (40 – 45°C), je eine Std. lang unter Zusatz von Schmierseife.

Krankheitsbild / Symptome		Mineralsalze	Einnahme / Empfehlungen
Achselschweiß / Fußschweiß			siehe „Füße"
	▲	Nr. 8 Natr. chlor. D 6	
	▲	Nr. 9 Natr. phos. D 6	
	▲	Nr. 10 Natr. sulf. D 6	
	▲	Nr. 11 Silicea D 12	

Bei Fußschweiß beachten: 2 x tgl. Strümpfe (Baumwolle!) wechseln. Tgl. lauwarmes Fußbad mit 10 Tab. Silicea (Nr. 11), leichte Lederschuhe. Ernährung ohne tierisches Eiweiß.

Krankheitsbild / Symptome		Mineralsalze	Einnahme / Empfehlungen
After			Ernährung
Einrisse	▲	Nr. 1 Calc. fluor. D 12	auch äußere Anwendungen mit Nr. 1 und Nr. 3 als Salbe oder Tablettenbrei, für guten Stuhl sorgen
	▲	Nr. 11 Silicea D 12	
Einrisse durch harten Stuhl		Nr. 8 Natr. chlor. D 6	
Schließmuskelkrampf		Nr. 7 Magn. phos. D 6	
wund ohne Entzündung	▲	Nr. 9 Natr. phos. D 6	auch äußere Anwendungen als Salbe oder Tablettenbrei!
	▲	Nr. 8 Natr. chlor. D 6	
wund mit Entzündung	▲	Nr. 1 Calc. fluor. D 12	auch äußere Anwendungen mit Nr. 1 und Nr. 3 als Salbe oder Tablettenbrei
	▲	Nr. 3 Ferr. phos. D 12	
Afterjucken			
mit Bläschen		Nr. 8 Natr. chlor. D 6	
durch Hämorrhoiden	▲	Nr. 1 Calc. fluor. D 12	auch äußere Anwendung als Salbe oder Tablettenbrei
	▲	Nr. 3 Ferr. phos. D 12	Sitzbäder mit 5 Tab. Nr. 3
	▲	Nr. 11 Silicea D 12	
nervositätsbedingt	▲	Nr. 2 Calc. phos. D 6	„Heiße Zwei" morgens und vormittags
	▲	Nr. 7 Magn. phos. D 6	„Heiße Sieben" nachmittags und abends
durch Würmer		Nr. 4 Kal. chlor. D 6	siehe auch „Würmer"
bei Madenwürmern		Nr. 8 Natr. chlor. D 6	
bei Spulwürmern	▲	Nr. 9 Natr. phos. D 6	
	▲	Nr. 11 Silicea D 12	
Akne			siehe „Pubertät"
allgemein	▲	Nr. 3 Ferr. phos. D 12	Nr. 3 morgens, Nr. 4 vormittags, Nr. 8 vor 16:00 Uhr, Nr. 9 abends, jeweils 3 – 5 Tab. auflösen
	▲	Nr. 4 Kal. chlor. D 6	
	▲	Nr. 8 Natr. chlor. D 6	
	▲	Nr. 9 Natr. phos. D 6	
mit Entzündungen		Nr. 3 Ferr. phos. D 12	
Pubertätsakne	▲	Nr. 11 Silicea D 12	
	▲	Nr. 12 Calc. sulf. D 6	

Krankheitsbild/ Symptome		Mineralsalze	Einnahme/ Empfehlungen
mit Verhärtungen		Nr. 1 Calc. fluor. D 12	auch als Salbe

Auf Absonderungen achten, Gesichtsmasken, Salbenanwendungen, Leberwickel mit Salbe Nr. 10, Ernährung, Auswahl der Getränke.

Alkoholbelastung			
	▲	Nr. 4 Kal. chlor. D 6	
	▲	Nr. 10 Natr. sulf. D 6	Leberwickel mit Salbe Nr. 10
Alkoholentwöhnung			
Hauptmittel	▲	Nr. 7 Magn. phos. D 6	häufige Gabe, „Heiße Sieben"
	▲	Nr. 8 Natr. chlor. D 6	vor- und nachmittags
	▲	Nr. 10 Natr. sulf. D 6	abends als „Heiße 10"

Gesprächsbegleitung.

Allergien			
zur Zellhüllenstabilisierung		Nr. 2 Calc. phos. D 6	
Hauptmittel		Nr. 3 Ferr. phos. D 12	
Hauptmittel bei weiß-grauem Zungenbelag und weißer Schleimabsonderung		Nr. 4 Kal. chlor. D 6	
Hauptmittel bei Fließschnupfen, Niesen, tränenden Augen	▲	Nr. 8 Natr. chlor. D 6	
	▲	Nr. 10 Natr. sulf. D 6	häufige Gabe

Auf Absonderungen achten, Leberwickel mit Salbe Nr. 10, Salzbäder, Ernährung ohne tierisches Eiweiß, Rohkost meiden, rohes Obst meiden. Salbenanwendungen mit Salben Nr. 4 und Nr. 8: Salben mehrmals täglich in die Nase einbringen, um die Augen reiben, in beide Ellenbeugen (zur Nasenreflexzonenbehandlung siehe auch Buch „Schüßler-Salze für Ihr Kind"). Besonders wichtig, bevor Sie das Haus verlassen.

Albträume			
		Nr. 5 Kal. phos. D 6	über den Tag verteilt, vor 15:00 Uhr
		Nr. 7 Magn. phos. D 6	„Heiße Sieben", abends und vor dem Schlafengehen

Schlafplatz auf Störstrahlen überprüfen, schweres Essen abends meiden, Leberwickel mit Salbe Nr. 10.

Altern			
frühzeitig	▲	Nr. 1 Calc. fluor. D 12	morgens, auch äußere Anwendung als Salbe oder Tablettenbrei
	▲	Nr. 11 Silicea D 12	abends

Auch Lotioanwendungen: morgens Nr. 1, abends Nr. 11 auftragen.

Amalgambelastung			
	tgl. ▲	Nr. 6 Kal. sulf. D 6	Leberwickel mit Salbe Nr. 6 und Nr. 10 im täglichen Wechsel
	▲	Nr. 8 Natr. chlor. D 6	
	tgl. ▲	Nr. 10 Natr. sulf. D 6	

Ausleitung unter fachkundiger Betreuung.

Anämie			siehe „Blutmangel"
Analekzem			Salbenanwendungen
	tgl. ▲	Nr. 6 Kal. sulf. D 6	
	tgl. ▲	Nr. 7 Magn. phos. D 6	„Heiße Sieben"
	tgl. ▲	Nr. 8 Natr. chlor. D 6	

Krankheitsbild/ Symptome		Mineralsalze	Einnahme/ Empfehlungen
Angina			
allgemein	stdl. ▲	Nr. 3 Ferr. phos. D 12	
	stdl. ▲	Nr. 4 Kal. chlor. D 6	
bei Eiter ohne Abfluss	stdl. ▲	Nr. 9 Natr. phos. D 6	*Arzt konsultieren!*
	stdl. ▲	Nr. 11 Silicea D 12	
Neigung zu Drüsenleiden		Nr. 11 Silicea D 12	
bei Harnsäurenaturen	▲	Nr. 9 Natr. phos. D 6	morgens
	▲	Nr. 10 Natr. sulf. D 6	mittags
	▲	Nr. 11 Silicea D 6	abends; Potenz D 6!
bei gleichzeitiger Herzmuskelschwäche	▲	Nr. 3 Ferr. phos. D 12	
	▲	Nr. 5 Kal. phos. D 6	
	▲	Nr. 6 Kal. sulf. D 6	
Ernährung ohne tierisches Eiweiß, auch Umschläge, Einläufe, Fußbäder, Kräutertees, Salbeitee gurgeln.			
Angina pectoris			*Arzt konsultieren!*
	▲	Nr. 2 Calc. phos. D 6	Salze in heißer Version alle 5 Min. schluckweise im Wechsel einnehmen
	▲	Nr. 7 Magn. phos. D 6	
	▲	Nr. 5 Kal. phos. D 6	
Angst			
Platzangst		Nr. 2 Calc. phos. D 6	
wegen Luftmangel		Nr. 6 Kal. sulf. D 6	
fehlender Mut		Nr. 5 Kal. phos. D 6	häufige Gabe
bei Blutandrang zum Kopf	▲	Nr. 3 Ferr. phos. D 12	
	▲	Nr. 5 Kal. phos. D 6	
		Nr. 7 Magn. phos. D 6	„Heiße Sieben"
Psychotherapie, Leberwickel mit Salbe Nr. 6 und Nr. 10 im täglichen Wechsel, Ernährung.			
Apathie			
allgemein, Hauptmittel		Nr. 5 Kal. phos. D 6	auch als Salbe: im Nierenbereich auftragen
Teilnahmslosigkeit		Nr. 8 Natr. chlor. D 6	
Gleichgültigkeit		Nr. 3 Ferr. phos. D 12	
Leberwickel mit Salbe Nr. 10.			
Aphten			
allgemein		Nr. 8 Natr. chlor. D 6	Hauptmittel
	▲	Nr. 3 Ferr. phos. D 12	
	▲	Nr. 4 Kal. chlor. D 6	
		Nr. 7 Magn. phos. D 6	
mit Bläschen		Nr. 8 Natr. chlor. D 6	
mit hellrotem Rand		Nr. 5 Kal. phos. D 6	
weißer, weißgrauer Belag		Nr. 4 Kal. chlor. D 6	
Bei Mittelwahl auf Absonderungen achten. Äußere Anwendungen ratsam, dazu Tabletten der Wahl als Brei auftragen.			
Appetit			
Appetit übermäßig		Nr. 2 Calc. phos. D 6	

Krankheitsbild / Symptome		Mineralsalze	Einnahme / Empfehlungen
Appetitlosigkeit			
bei Nervosität	▲	Nr. 5 Kal. phos. D 6	vor 15:00 Uhr
	▲	Nr. 7 Magn. phos. D 6	abends; auch Bauchmassage mit Salbe Nr. 7
bei Blutarmut, Schwäche	▲	Nr. 2 Calc. phos. D 6	2 x 2 Tab.
	▲	Nr. 8 Natr. chlor. D 6	2 x 1 – 2 Tab. vor 16:00 Uhr
bei Druckempfindlichkeit am Magen		Nr. 3 Ferr. phos. D 12	
bei Speichelfluss, Trockenheit der Zunge, Durstgefühl		Nr. 8 Natr. chlor. D 6	
Schleimerbrechen zäh, fadenziehend		Nr. 4 Kal. chlor. D 6	
Schleimerbrechen glasig, salzig		Nr. 8 Natr. chlor. D 6	
Schleimerbrechen gallig bitter		Nr. 10 Natr. sulf. D 6	
bei Windestauungen, Blähungen, krampfartigen Schmerzen		Nr. 7 Magn. phos. D 6	„Heiße Sieben"
bei Säureüberschuss, saurem Aufstoßen	▲	Nr. 9 Natr. phos. D 6	morgens; auch als Salbe: auf den Oberbauch auftragen; Magenpulver, Magentropfen
	▲	Nr. 10 Natr. sulf. D 6	mittags
	▲	Nr. 11 Silicea D 6	abends; Potenz D 6!
Appetitmangel	▲	Nr. 2 Calc. phos. D 6	morgens
	▲	Nr. 5 Kal. phos. D 6	bis 15:00 Uhr
	▲	Nr. 8 Natr. chlor. D 6	bis 16:00 Uhr
Appetitverlust	▲	Nr. 5 Kal. phos. D 6	auch als Salbe: auf Oberbauch auftragen
	▲	Nr. 8 Natr. chlor. D 6	
	▲	Nr. 3 Ferr. phos. D 12	
In allen Fällen Magentee kurmäßig anwenden! Ursachen abklären, Vitaminhaushalt, Darmaufbau, Bitterstoffe. Siehe auch Buch „Schüßler-Salze für Ihr Kind".			
Arbeitsfähigkeit			
morgens gering		Nr. 5 Kal. phos. D 6	
	▲	Nr. 9 Natr. phos. D 6	
	▲	Nr. 11 Silicea D 12	
nur mit Kaffee, Zigarette		Nr. 7 Magn. phos. D 6	
zur Stärkung		Nr. 3 Ferr. phos. D 12	
	▲	Nr. 5 Kal. phos. D 6	
	▲	Nr. 8 Natr. chlor. D 6	
Energieschaukel (Variante 1 siehe Kap. VII. – Frühjahrskur. Variante 2 siehe Buch „Schüßler-Salze für Ihr Kind").			
Ärger			
grundsätzlich	▲	Nr. 7 Magn. phos. D 6	
	▲	Nr. 9 Natr. phos. D 6	
		Nr. 10 Natr. sulf. D 6	

Krankheitsbild/ Symptome		Mineralsalze	Einnahme/ Empfehlungen
Abbau von Ärger	▲	Nr. 5 Kal. phos. D6	Tag A: Nr. 5 im Wechsel mit Nr. 6, Tag B: Nr. 5 im Wechsel mit Nr. 10 usw.
	tgl. ▲	Nr. 6 Kal. sulf. D6	
	tgl. ▲	Nr. 10 Natr. sulf. D6	

Ernährung, Entsäuern, Leberwickel mit Salbe Nr. 6 und Nr. 10 im täglichen Wechsel. Lebensumstände beachten, Gespräche.

Arterienverkalkung			siehe „Verkalkung“
Arthritis			siehe „Gelenkentzündung“
Arthrose			
	tgl. ▲	Nr. 1 Calc. fluor. D12	
	tgl. ▲	Nr. 2 Calc. phos. D6	
	tgl. ▲	Nr. 8 Natr. chlor. D6	
		Nr. 7 Magn. phos. D6	als Zwischenmittel 2–3 Wochen lang
Asthma			*Arzt konsultieren!*
grundsätzlich		Nr. 3 Ferr. phos. D12	
		Nr. 4 Kal. chlor. D6	Nr. 4 zur Schleimverflüssigung; je nach Zungenbelag evtl. im Wechsel mit Nr. 10
		Nr. 10 Natr. sulf. D6	
		Nr. 5 Kal. phos. D6	
		Nr. 6 Kal. sulf. D6	
Bronchialasthma		Nr. 2 Calc. phos. D6	
		Nr. 4 Kal. chlor. D6	
		Nr. 7 Magn. phos. D6	
mit Fieber		Nr. 3 Ferr. phos. D12	Einläufe
	tgl. ▲	Nr. 6 Kal. sulf. D6	
	tgl. ▲	Nr. 10 Natr. sulf. D6	
mit Herzschlag, unruhig		Nr. 2 Calc. phos. D6	
		Nr. 7 Magn. phos. D6	
		Nr. 10 Natr. sulf. D6	
mit Krämpfen		Nr. 7 Magn. phos. D6	Hauptmittel, „Heiße Sieben“
		Nr. 2 Calc. phos. D6	
		Nr. 10 Natr. sulf. D6	
nervös (siehe auch Energieschaukel in Kap. VII. – Frühjahrskur)	▲	Nr. 2 Calc. phos. D6	morgens; auch Fußbäder mit 5 Tab. Nr. 2
	▲	Nr. 5 Kal. phos. D6	mittags
	▲	Nr. 8 Natr. chlor. D6	vor 16:00 Uhr
	▲	Nr. 7 Magn. phos. D6	„Heiße Sieben“
		Nr. 14 Kal. brom. D6	Alternativmittel

Ernährung, Salbenanwendungen, auf Absonderungen achten.

Atmung			
Beschwerden		Nr. 3 Ferr. phos. D12	
bei Sauerstoffmangel		Nr. 6 Kal. sulf. D6	
		Nr. 7 Magn. phos. D6	häufige Gabe
Aufregung			
allgemein		Nr. 2 Calc. phos. D6	

Krankheitsbild/ Symptome		Mineralsalze	Einnahme/ Empfehlungen
		Nr. 7 Magn. phos. D 6	
gereizte Nerven, auch bei Übersäuerung	▲	Nr. 9 Natr. phos. D 6	morgens
	▲	Nr. 10 Natr. sulf. D 6	mittags
	▲	Nr. 11 Silicea D 6	abends; Potenz D 6!
Aufstoßen			Ernährung
bitter	stdl. ▲	Nr. 3 Ferr. phos. D 12	
	stdl. ▲	Nr. 10 Natr. sulf. D 6	
mit Blähungen	▲	Nr. 6 Kal. sulf. D 6	
	▲	Nr. 7 Magn. phos. D 6	„Heiße Sieben"
Brennen in der Speiseröhre	▲	Nr. 2 Calc. phos. D 6	
	▲	Nr. 8 Natr. chlor. D 6	
lautes		Nr. 11 Silicea D 12	
von Luft		Nr. 7 Magn. phos. D 6	
sauer	stdl. ▲	Nr. 9 Natr. phos. D 6	
	stdl. ▲	Nr. 10 Natr. sulf. D 6	
	stdl. ▲	Nr. 11 Silicea D 6	Potenz D 6!
unverdauter Speisen		Nr. 3 Ferr. phos. D 12	
Wasser im Mund mit Aufstoßen		Nr. 8 Natr. chlor. D 6	
Augen			*Arzt konsultieren!* siehe auch „Absonderungen"
Augäpfel gelblich-grün		Nr. 7 Magn. phos. D 6	
		Nr. 10 Natr. sulf. D 6	
Augenbrennen		Nr. 1 Calc. fluor. D 12	
		Nr. 8 Natr. chlor. D 6	Hauptmittel
		Nr. 12 Calc. sulf. D 6	
Augenjucken		Nr. 7 Magn. phos. D 6	
Augen tränen im Freien		Nr. 8 Natr. chlor. D 6	auch als Salbe: leicht um die Augenhöhlen einklopfen
Augen tränen ständig		Nr. 8 Natr. chlor. D 6	auch als Salbe: leicht um die Augenhöhlen einklopfen
Augen trocken wie Sand		Nr. 8 Natr. chlor. D 6	
Augenüberdruck		Nr. 10 Natr. sulf. D 6	
Augen verklebt, honiggelb		Nr. 9 Natr. phos. D 6	
Bindehautentzündung akut		Nr. 3 Ferr. phos. D 12	Augenabsonderungen beachten
Bindehautentzündung subakut		Nr. 4 Kal. chlor. D 6	Augenabsonderungen beachten
Bindehautentzündung chronisch		Nr. 6 Kal. sulf. D 6	Augenabsonderungen beachten
Doppeltsehen	stdl. ▲	Nr. 1 Calc. fluor. D 12	
	stdl. ▲	Nr. 7 Magn. phos. D 6	„Heiße Sieben"
	stdl. ▲	Nr. 9 Natr. phos. D 6	
Bei heftigen Schmerzen oder Blutandrang im Kopf		Nr. 3 Ferr. phos. D 12	als „Heiße Drei"

Krankheitsbild/ Symptome		Mineralsalze	Einnahme/ Empfehlungen
Funkensehen	stdl. ▲	Nr. 7 Magn. phos. D 6	„Heiße Sieben"
	stdl. ▲	Nr. 9 Natr. phos. D 6	
	stdl. ▲	Nr. 10 Natr. sulf. D 6	
	stdl. ▲	Nr. 11 Silicea D 12	
Grauer Star (Katarakt) (Biochemie zur Vor- und Nachbehandlung bei Operation)	▲	Nr. 1 Calc. fluor. D 12	morgens
	▲	Nr. 4 Kal. chlor. D 6	Nr. 4 und Nr. 8 tagsüber alle 2 Std. im Wechsel
	▲	Nr. 8 Natr. chlor. D 6	
	▲	Nr. 11 Silicea D 12	abends
		Nr. 9 Natr. phos. D 6	Zwischenmittel
Grüner Star (Glaukom)			*Arzt konsultieren! OP*
	▲	Nr. 1 Calc. fluor. D 12	morgens
	▲	Nr. 2 Calc. phos. D 6	tagsüber alle 2 Std. im Wechsel
	▲	Nr. 8 Natr. chlor. D 6	tagsüber alle 2 Std. im Wechsel
	▲	Nr. 11 Silicea D 12	abends
		Nr. 10 Natr. sulf. D 6	
Lichtempfindlichkeit		Nr. 2 Calc. phos. D 6	
	▲	Nr. 3 Ferr. phos. D 12	
	▲	Nr. 8 Natr. chlor. D 6	
		Nr. 9 Natr. phos. D 6	
Mückensehen (Mouches volantes)	▲	Nr. 5 Kal. phos. D 6	
	▲	Nr. 14 Kal. brom. D 6	
Netzhautentzündung (Retinitis)		Nr. 4 Kal. chlor. D 6	siehe auch „Absonderungen"
Netzhautentzündung, durch unterdrückten Fußschweiß hervorgerufen		Nr. 11 Silicea D 12	
Regenbogenhautentzündung (Iritis)		Nr. 3 Ferr. phos. D 12	*Arzt konsultieren!*
		Nr. 4 Kal. chlor. D 6	siehe auch „Absonderungen"
		Nr. 8 Natr. chlor. D 6	
		Nr. 11 Silicea D 12	
Schielen		Nr. 1 Calc. fluor. D 12	*fachkundige Betreuung, Ursache behandeln!*
		Nr. 5 Kal. phos. D 6	
Schielen, krampfhaft		Nr. 7 Magn. phos. D 6	
		Nr. 11 Silicea D 12	
Schielen, Würmer als Ursache	▲	Nr. 8 Natr. chlor. D 6	
	▲	Nr. 9 Natr. phos. D 6	
	▲	Nr. 10 Natr. sulf. D 6	
Schwäche, Erschöpfung	▲	Nr. 5 Kal. phos. D 6	
	▲	Nr. 8 Natr. chlor. D 6	
Sehen strengt an		Nr. 11 Silicea D 12	
Sehkraft vermindert	▲	Nr. 1 Calc. fluor. D 12	morgens
	▲	Nr. 9 Natr. phos. D 6	tagsüber
	▲	Nr. 11 Silicea D 12	abends

Krankheitsbild/ Symptome		Mineralsalze	Einnahme/ Empfehlungen
Tränen, ätzend		Nr. 1 Calc. fluor. D 12	
		Nr. 8 Natr. chlor. D 6	auch als Salbe, um Augenhöhle auftragen
Augenlid			
Entzündung		Nr. 3 Ferr. phos. D 12	auch äußere Anwendung als Salbe oder Tablettenbrei
		Nr. 4 Kal. chlor. D 6	Absonderungen beachten
		Nr. 9 Natr. phos. D 6	
Entzündung mit Abfluss		Nr. 12 Calc. sulf. D 6	
Schwellungen		Nr. 10 Natr. sulf. D 6	
Krampf		Nr. 7 Magn. phos. D 6	„Heiße Sieben"
Lähmung		Nr. 5 Kal. phos. D 6	*fachkundige Abklärung*
		Nr. 7 Magn. phos. D 6	„Heiße Sieben"
Rötung	▲	Nr. 3 Ferr. phos. D 12	auch äußere Anwendung als Salbe oder Tablettenbrei
	▲	Nr. 4 Kal. chlor. D 6	
	▲	Nr. 8 Natr. chlor. D 6	wenn auch brennend und tränend
Verhärtung	▲	Nr. 1 Calc. fluor. D 12	morgens, auch als Salbe
	▲	Nr. 11 Silicea D 12	abends, auch als Salbe
Zuckungen	▲	Nr. 7 Magn. phos. D 6	„Heiße Sieben"
	▲	Nr. 11 Silicea D 12	
		Nr. 5 Kal. phos. D 6	als „Heiße Fünf", falls Nr. 7 keine Besserung bringt
morgens verklebt	▲	Nr. 6 Kal. sulf. D 6	
	▲	Nr. 9 Natr. phos. D 6	
gelbe Eiterkrusten	▲	Nr. 6 Kal. sulf. D 6	
	▲	Nr. 11 Silicea D 12	
Gerstenkorn (Hordeolum)	▲	Nr. 1 Calc. fluor. D 12	morgens
	▲	Nr. 3 Ferr. phos. D 12	tagsüber; auch Kompressen mit Salbe oder Tablettenbrei
	▲	Nr. 11 Silicea D 12	abends
Hagelkorn (Chalazion)	▲	Nr. 3 Ferr. phos. D 12	
	▲	Nr. 11 Silicea D 12	
Augenschmerzen			
grundsätzlich		Nr. 11 Silicea D 12	auch Kompressen mit Salbe oder Tablettenbrei, Waschungen (5 Tab. in 1/8 l Wasser auflösen)
bei Bewegung		Nr. 3 Ferr. phos. D 12	
bei Fieber		Nr. 3 Ferr. phos. D 12	
nach Grippe		Nr. 10 Natr. sulf. D 6	
neuralgisch tränend		Nr. 8 Natr. chlor. D 6	
rheumatisch	▲	Nr. 8 Natr. chlor. D 6	
	▲	Nr. 9 Natr. phos. D 6	
	▲	Nr. 11 Silicea D 12	
stechend		Nr. 7 Magn. phos. D 6	

Krankheitsbild/ Symptome		Mineralsalze	Einnahme/ Empfehlungen
beim Vorbeugen des Kopfes	▲	Nr. 9 Natr. phos. D 6	
	▲	Nr. 10 Natr. sulf. D 6	
Ausleitung			
allgemein	tgl. ▲	Nr. 6 Kal. sulf. D 6	
		Nr. 8 Natr. chlor. D 6	
	tgl. ▲	Nr. 10 Natr. sulf. D 6	
von Fremdkörpern	▲	Nr. 10 Natr. sulf. D 6	
	▲	Nr. 11 Silicea D 12	
Giftstoffe, Medikamente		Nr. 4 Kal. chlor. D 6	
		Nr. 8 Natr. chlor. D 6	
		Nr. 10 Natr. sulf. D 6	

Genügend Flüssigkeit zuführen, leichte Ernährung, Einläufe, Leberwickel, Bewegung, Auswahl der Mittel nach Art der Absonderungen.

Krankheitsbild/ Symptome		Mineralsalze	Einnahme/ Empfehlungen
Ausscheidungen			
fadenziehend		Nr. 2 Calc. phos. D 6	
fadenziehend, weiß-grauer Zungenbelag		Nr. 4 Kal. chlor. D 6	
gallig		Nr. 10 Natr. sulf. D 6	
gelblichgrün		Nr. 10 Natr. sulf. D 6	
klar, wässrig		Nr. 8 Natr. chlor. D 6	
ockerfarbig		Nr. 6 Kal. sulf. D 6	
sauer riechend		Nr. 9 Natr. phos. D 6	
schleimige Kotklumpen		Nr. 8 Natr. chlor. D 6	
stark stinkend		Nr. 5 Kal. phos. D 6	
Ausscheidungsmittel			
Nierenanregung, Säuren	▲	Nr. 10 Natr. sulf. D 6	morgens und vormittags
	▲	Nr. 9 Natr. phos. D 6	tagsüber
	▲	Nr. 11 Silicea D 6	abends; Potenz D 6!
Leberanregung	tgl. ▲	Nr. 6 Kal. sulf. D 6	nachmittags
	tgl. ▲	Nr. 10 Natr. sulf. D 6	abends
Darmanregung	▲	Nr. 8 Natr. chlor. D 6	mehrmals vor 16:00 Uhr
	▲	Nr. 10 Natr. sulf. D 6	mittags
	▲	Nr. 3 Ferr. phos. D 12	vor- und nachmittags
Hautanregung	▲	Nr. 8 Natr. chlor. D 6	tagsüber
	▲	Nr. 11 Silicea D 12	abends
Austrocknung			
allgemein		Nr. 8 Natr. chlor. D 6	ausreichend trinken
Auswüchse			siehe „Überbein“
Auswurf			
blutig-eitrig, stinkend		Nr. 11 Silicea D 12	
durchsichtig		Nr. 8 Natr. chlor. D 6	
Eiter, gelb		Nr. 9 Natr. phos. D 6	
Eiter, grünlich		Nr. 10 Natr. sulf. D 6	
faulig, stinkend		Nr. 5 Kal. phos. D 6	

Krankheitsbild/ Symptome		Mineralsalze	Einnahme/ Empfehlungen
von Gallenflüssigkeit		Nr. 10 Natr. sulf. D 6	
gelblichgrün		Nr. 10 Natr. sulf. D 6	
honiggelb		Nr. 10 Natr. sulf. D 6	
kleine Kügelchen		Nr. 1 Calc. fluor. D 12	
ockerfarbig		Nr. 6 Kal. sulf. D 6	
schaumig, glasig		Nr. 8 Natr. chlor. D 6	
wässrig		Nr. 8 Natr. chlor. D 6	
weiß bis weißgrau, zäh		Nr. 4 Kal. chlor. D 6	
weißer, zäher Schleim	▲	Nr. 4 Kal. chlor. D 6	
	▲	Nr. 8 Natr. chlor. D 6	
mit Würgegefühl		Nr. 7 Magn. phos. D 6	
Auswürgen			
von zähem Schleim	▲	Nr. 4 Kal. chlor. D 6	
	▲	Nr. 7 Magn. phos. D 6	
Backengeschwulst			
allgemein	▲	Nr. 4 Kal. chlor. D 6	auch als Salbe; Mundspülungen (5 – 7 Tab. in 1/8 l heißem Wasser auflösen)
	▲	Nr. 9 Natr. phos. D 6	
	▲	Nr. 11 Silicea D 12	
mit Fieber		Nr. 3 Ferr. phos. D 12	
bei Verhärtung		Nr. 1 Calc. fluor. D 12	auch als Salbe
Bänder			
Erschlaffung	▲	Nr. 1 Calc. fluor. D 12	morgens, auch als Salbe
	▲	Nr. 8 Natr. chlor. D 6	tagsüber, vor 16:00 Uhr
	▲	Nr. 11 Silicea D 12	abends
schmerzend	▲	Nr. 1 Calc. fluor. D 12	morgens, auch als Salbe
	▲	Nr. 9 Natr. phos. D 6	tagsüber
	▲	Nr. 11 Silicea D 12	abends
		Nr. 7 Magn. phos. D 6	„Heiße Sieben“
Bandscheiben			*fachkundige Abklärung!*
Beschwerden	▲	Nr. 1 Calc. fluor. D 12	morgens
	▲	Nr. 2 Calc. phos. D 6	vormittags
	▲	Nr. 8 Natr. chlor. D 6	vor 16:00 Uhr
	▲	Nr. 11 Silicea D 12	abends
		Nr. 7 Magn. phos. D 6	„Heiße Sieben“
Regeneration	tgl. ▲	Nr. 1 Calc. fluor. D 12	Tag A: morgens Nr. 1, vormittags oder nachmittags Nr. 8, mittags vor 15:00 Uhr Nr. 5, abends Nr. 11. Tag B: morgens Nr. 2, vormittags oder nachmittags Nr. 9, mittags vor 15:00 Uhr Nr. 5, abends Nr. 11. usw.
	tgl. ▲	Nr. 2 Calc. phos. D 6	
	▲	Nr. 5 Kal. phos. D 6	
	tgl. ▲	Nr. 8 Natr. chlor. D 6	
	tgl. ▲	Nr. 9 Natr. phos. D 6	
	▲	Nr. 11 Silicea D 12	

Meridianbürstmassagen, Salbenanwendungen, Ernährung, Entsäuern, Bäder.

Krankheitsbild/ Symptome		Mineralsalze	Einnahme/ Empfehlungen
Basedowsche Krankheit			*Arzt konsultieren!* siehe „Schilddrüse“
allgemein begleitende Behandlung		Nr. 5 Kal. phos. D 6	Potenz D 6 im tgl. Wechsel mit D 12
Hals wie abgeschnürt	▲	Nr. 7 Magn. phos. D 6	
	▲	Nr. 15 Kal. jod. D 6	
Grundsätzlich Aufregung vermeiden!			
Bauch			
hängend	▲	Nr. 1 Calc. fluor. D 12	morgens, auch als Salbe
	▲	Nr. 9 Natr. phos. D 6	tagsüber
	▲	Nr. 11 Silicea D 12	abends
Muskelerschlaffung	▲	Nr. 1 Calc. fluor. D 12	Hauptmittel, auch als Salbe
	▲	Nr. 3 Ferr. phos. D 12	
Völlegefühl		Nr. 6 Kal. sulf. D 6	auch als Salbe
Bauchfellentzündung			*fachärztliche Abklärung unerlässlich!*
allgemein		Nr. 3 Ferr. phos. D 12	auch als Salbe
		Nr. 4 Kal. chlor. D 6	
mit hohem Fieber	stdl. ▲	Nr. 5 Kal. phos. D 6	häufiger Wechsel!
	stdl. ▲	Nr. 8 Natr. chlor. D 6	
mit Krämpfen		Nr. 7 Magn. phos. D 6	„Heiße Sieben“
mit Verstopfung, Windestau		Nr. 10 Natr. sulf. D 6	
mit Eiter	▲	Nr. 9 Natr. phos. D 6	häufige Gabe im Wechsel
	▲	Nr. 11 Silicea D 12	
Blähungen mit Säureüberschuss		Nr. 9 Natr. phos. D 6	
Genesungsphase		Nr. 2 Calc. phos. D 6	monatelang einnehmen
Bauchschmerzen			siehe „Schmerzen“
Bauchspeicheldrüsen-entzündung			*fachärztliche Abklärung unerlässlich!*
allgemein	▲	Nr. 3 Ferr. phos. D 12	sehr häufige Gaben im Wechsel
	▲	Nr. 5 Kal. phos. D 6	
	▲	Nr. 11 Silicea D 12	
chronisch	▲	Nr. 4 Kal. chlor. D 6	vormittags
	▲	Nr. 10 Natr. sulf. D 6	mittags bis 14:00 Uhr
	▲	Nr. 11 Silicea D 12	abends
Beine			
Ulcus cruris	stdl. ▲	Nr. 1 Calc. fluor. D 12	Grunderkrankung beachten
	stdl. ▲	Nr. 5 Kal. phos. D 6	
schwach, wackelig		Nr. 3 Ferr. phos. D 12	
		Nr. 5 Kal. phos. D 6	
		Nr. 8 Natr. chlor. D 6	
schwer		Nr. 6 Kal. sulf. D 6	
Zucken im Schlaf		Nr. 11 Silicea D 12	

Krankheitsbild/ Symptome		Mineralsalze	Einnahme/ Empfehlungen
Beine, offen			
wenn salzige Absonderungen vorliegen (klebrig, scharf machend, ätzend und juckend)	tgl. ▲	Nr. 8 Natr. chlor. D 6	Montag
	tgl. ▲	Nr. 1 Calc. fluor. D 12	Dienstag
	tgl. ▲	Nr. 9 Natr. phos. D 6	Mittwoch
	tgl. ▲	Nr. 10 Natr. sulf. D 6	Donnerstag
	tgl. ▲	Nr. 1 Calc. fluor. D 12	Freitag
	tgl. ▲	Nr. 8 Natr. chlor. D 6	Samstag
	tgl. ▲	Nr. 9 Natr. phos. D 6	Sonntag

Dazu Salbe Nr. 3 morgens und Salbe Nr. 1 abends aufstreichen. Wenn Eiterungen vorliegen, dann Mineralsalz Nr. 8 durch Nr. 11 ersetzen und morgens mit Salbe Nr. 3 einstreichen, abends dagegen mit Salbe Nr. 11. Strenges Kochsalzverbot. Keine Fleischbrühe, Wurst, Schinken, Räucherware, Rohkost und Margarine. Außerdem tagsüber Leberwickel mit Salbe Nr. 6 und Nr. 10 im täglichen Wechsel und abends Salbenanwendungen mit Salbe Nr. 6 und Nr. 10 im täglichen Wechsel auf Oberbauch.

Benommenheit			auf Trinkmenge achten!
	▲	Nr. 5 Kal. phos. D 6	
	▲	Nr. 8 Natr. chlor. D 6	
Beschwerden			
abends zunehmend		Nr. 6 Kal. sulf. D 6	
		Nr. 11 Silicea D 12	
durch Bewegung verstärkt		Nr. 3 Ferr. phos. D 12	
		Nr. 11 Silicea D 12	
durch feuchtkühles Wetter		Nr. 8 Natr. chlor. D 6	
durch geistige Anstrengung	▲	Nr. 5 Kal. phos. D 6	
	▲	Nr. 8 Natr. chlor. D 6	
durch Kälte gelindert		Nr. 3 Ferr. phos. D 12	
durch Kälte, Nässe verstärkt	▲	Nr. 8 Natr. chlor. D 6	
	▲	Nr. 11 Silicea D 12	
nur auf linker Körperseite		Nr. 10 Natr. sulf. D 6	
morgens verstärkt	▲	Nr. 5 Kal. phos. D 6	
	▲	Nr. 8 Natr. chlor. D 6	
bei Neu-und Vollmond	▲	Nr. 7 Magn. phos. D 6	
	▲	Nr. 11 Silicea D 12	
periodisch wiederkehrend		Nr. 10 Natr. sulf. D 6	
nach Schwitzen verringert		Nr. 8 Natr. chlor. D 6	
in der Sonne		Nr. 8 Natr. chlor. D 6	
durch Überanstrengung		Nr. 9 Natr. phos. D 6	
bei Witterungswechsel	▲	Nr. 7 Magn. phos. D 6	
	▲	Nr. 8 Natr. chlor. D 6	
Besenreiser			
	▲	Nr. 1 Calc. fluor. D 12	Nr. 1 im Wechsel mit Nr. 4, dazu im täglichen Wechsel Nr. 9 oder Nr. 11
	▲	Nr. 4 Kal. chlor. D 6	
	tgl. ▲	Nr. 9 Natr. phos. D 6	
	tgl. ▲	Nr. 11 Silicea D 12	

Salbenanwendungen: Morgens Salbe Nr. 1, abends Salbe Nr. 3 (wenn Besenreiser eher rötlich) oder Nr. 4 (wenn eher bläulich), jeweils sanft einklopfen.

Krankheitsbild/ Symptome		Mineralsalze	Einnahme/ Empfehlungen
Bettnässen			
allgemein		Nr. 10 Natr. sulf. D 6	
im Alter	▲	Nr. 1 Calc. fluor. D 12	
	▲	Nr. 2 Calc. phos. D 6	
nach Erkältung	▲	Nr. 3 Ferr. phos. D 12	
	▲	Nr. 10 Natr. sulf. D 6	
beim Husten		Nr. 3 Ferr. phos. D 12	
kleiner Kinder	▲	Nr. 2 Calc. phos. D 6	
	▲	Nr. 10 Natr. sulf. D 6	
bei Nervenschwäche	▲	Nr. 5 Kal. phos. D 6	
	▲	Nr. 8 Natr. chlor. D 6	
bei Wurmbefall	▲	Nr. 9 Natr. phos. D 6	vormittags
	▲	Nr. 10 Natr. sulf. D 6	gegen 14:00 Uhr
	▲	Nr. 11 Silicea D 12	abends

Schlafplatz auf Störfelder überprüfen, kalte Füße vermeiden, ansteigende Fußbäder, Salbenanwendungen auf Fußsohlen, zu spätes Trinken vermeiden.

Bindegewebe			
allgemein	▲	Nr. 1 Calc. fluor. D 12	morgens, auch als Salbe / Lotio
	▲	Nr. 11 Silicea D 12	abends, auch als Salbe / Lotio
	▲	Nr. 8 Natr. chlor. D 6	vor 16:00 Uhr 2 x 2 Tab.
		Nr. 2 Calc. phos. D 6	Nebenmittel
Abmagerung	▲	Nr. 9 Natr. phos. D 6	
	▲	Nr. 11 Silicea D 12	
	▲	Nr. 16 Lith. chlor. D 6	
Aufbaumittel	tgl. ▲	Nr. 1 Calc. fluor. D 12	Tag A: morgens Nr. 1, vor 16:00 Uhr Nr. 8, abends Nr. 11; Tag B: morgens Nr. 2, vor 16:00 Uhr Nr. 8, abends Nr. 11 usw.
	tgl. ▲	Nr. 2 Calc. phos. D 6	
	▲	Nr. 8 Natr. chlor. D 6	
	▲	Nr. 11 Silicea D 12	
Austrocknung		Nr. 8 Natr. chlor. D 6	
Entzündung	▲	Nr. 3 Ferr. phos. D 12	Hauptmittel
	▲	Nr. 9 Natr. phos. D 6	
	▲	Nr. 10 Natr. sulf. D 6	
Entzündung, mit Eiter	▲	Nr. 5 Kal. phos. D 6	Ernährung beachten
ohne Abfluss	▲	Nr. 9 Natr. phos. D 6	
	▲	Nr. 11 Silicea D 12	
mit Abfluss		Nr. 12 Calc. sulf. D 6	
Erschlaffung, Schwäche	▲	Nr. 1 Calc. fluor. D 12	morgens Nr. 1 (auch als Salbe), Nr. 8 vor 16:00 Uhr, Nr. 11 abends; Schachtelhalmtee
	▲	Nr. 8 Natr. chlor. D 6	
	▲	Nr. 11 Silicea D 12	

Lange Anwendung der Mittel, Bürstenmassagen, Ernährung, Schlafplatz auf Störfelder überprüfen, Salbenanwendungen.

Krankheitsbild/ Symptome		Mineralsalze	Einnahme/ Empfehlungen
Bindehautentzündung			siehe „Augen"
allgemein	stdl. ▲	Nr. 3 Ferr. phos. D 12	
	stdl. ▲	Nr. 4 Kal. chlor. D 6	
	▲	Nr. 9 Natr. phos. D 6	
eitrig	▲	Nr. 9 Natr. phos. D 6	
	▲	Nr. 11 Silicea D 12	
trockene Augen, sandig		Nr. 8 Natr. chlor. D 6	
Absonderungen zur Mittelwahl beachten, äußerliche Anwendungen.			
Blähungen			
Hauptmittel		Nr. 7 Magn. phos. D 6	„Heiße Sieben"
leberbedingt	tgl. ▲	Nr. 6 Kal. sulf. D 6	Bewegung, damit Gase abgehen; Leberwickel mit Salbe Nr. 6 und Nr. 10 im tgl. Wechsel
	tgl. ▲	Nr. 10 Natr. sulf. D 6	
rechter Oberbauch		Nr. 10 Natr. sulf. D 6	
mit Druckschmerz		Nr. 6 Kal. sulf. D 6	
kolikartig	▲	Nr. 7 Magn. phos. D 6	„Heiße Sieben" alle 5 Min. im Wechsel mit „Heißer Sechs"
	▲	Nr. 6 Kal. sulf. D 6	
nach faulen Eiern riechend		Nr. 4 Kal. chlor. D 6	
versetzte Winde, besonders rechts	tgl. ▲	Nr. 6 Kal. sulf. D 6	
	▲	Nr. 8 Natr. chlor. D 6	
	tgl. ▲	Nr. 10 Natr. sulf. D 6	
Blähungskoliken kleiner Kinder	▲	Nr. 7 Magn. phos. D 6	
	▲	Nr. 10 Natr. sulf. D 6	
Bläschen			
blutig stinkend		Nr. 5 Kal. phos. D 6	
Eiterbläschen ohne Abfluss	▲	Nr. 9 Natr. phos. D 6	
	▲	Nr. 11 Silicea D 12	
Eiterbläschen mit Abfluss		Nr. 12 Calc. sulf. D 6	
eitrig, goldgelb	▲	Nr. 9 Natr. phos. D 6	
	▲	Nr. 11 Silicea D 12	
mit gelben Flecken		Nr. 6 Kal. sulf. D 6	
grünlich-gelb, wässrig		Nr. 10 Natr. sulf. D 6	
mit hellrotem Rand		Nr. 5 Kal. phos. D 6	
honiggelbe Kruste		Nr. 9 Natr. phos. D 6	
um den Mund		Nr. 8 Natr. chlor. D 6	
trocken, mehlartig		Nr. 4 Kal. chlor. D 6	
trocken, weißgelb		Nr. 2 Calc. phos. D 6	
wässrig, glasklar		Nr. 8 Natr. chlor. D 6	
weiße Schuppen		Nr. 8 Natr. chlor. D 6	
Blase			
anregend	▲	Nr. 8 Natr. chlor. D 6	
	▲	Nr. 10 Natr. sulf. D 6	

Krankheitsbild/ Symptome		Mineralsalze	Einnahme/ Empfehlungen
Eiweiß im Urin		Nr. 2 Calc. phos. D 6	
Blasenkatarrh		Nr. 3 Ferr. phos. D 12	Anfangsmittel, im ersten Stadium
		Nr. 4 Kal. chlor. D 6	Mittel im zweiten Stadium
mit Schmerzen		Nr. 7 Magn. phos. D 6	
mit Brennen, Harnträufeln		Nr. 8 Natr. chlor. D 6	
		Nr. 16 Lith. chlor. D 6	
Blasen- und Harngries		Nr. 9 Natr. phos. D 6	
Urin trüb, rotbraun		Nr. 9 Natr. phos. D 6	
Blasenkrampf		Nr. 7 Magn. phos. D 6	„Heiße Sieben"
		Nr. 3 Ferr. phos. D 12	
Blasenlähmung		Nr. 3 Ferr. phos. D 12	Schlafplatz, Störfelder prüfen
		Nr. 5 Kal. phos. D 6	Hauptmittel
		Nr. 10 Natr. sulf. D 6	Nebenmittel
Blasenschwäche, nervös bedingt		Nr. 5 Kal. phos. D 6	
Blasenschwäche bei Übersäuerung	▲	Nr. 9 Natr. phos. D 6	morgens
	▲	Nr. 10 Natr. sulf. D 6	mittags
	▲	Nr. 11 Silicea D 6	abends; Potenz D 6!
Blasenstein			siehe „Blasensteine"
Brennen beim Wasserlassen	▲	Nr. 3 Ferr. phos. D 12	
	▲	Nr. 8 Natr. chlor. D 6	
Harnverhalten		Nr. 7 Magn. phos. D 6	„Heiße Sieben"
	stdl. ▲	Nr. 8 Natr. chlor. D 6	
	stdl. ▲	Nr. 10 Natr. sulf. D 6	
Harninkontinenz allgemein (z. B. bei Blasenerkältung)		Nr. 10 Natr. sulf. D 6	Hauptmittel
		Nr. 1 Calc. fluor. D 12	auch als Salbe auf unterem Rücken und Unterbauch; Beckenbodentraining
	▲	Nr. 5 Kal. phos. D 6	
	▲	Nr. 7 Magn. phos. D 6	„Heiße Sieben"
Reizblase (nervös bedingt)	stdl. ▲	Nr. 3 Ferr. phos. D 12	
	stdl. ▲	Nr. 7 Magn. phos. D 6	
	stdl. ▲	Nr. 9 Natr. phos. D 6	
Schließmuskelschwäche		Nr. 1 Calc. fluor. D 12	auch als Salbe
	▲	Nr. 3 Ferr. phos. D 12	
	▲	Nr. 5 Kal. phos. D 6	auch als Salbe
Schrumpfblase	▲	Nr. 1 Calc. fluor. D 12	
	▲	Nr. 9 Natr. phos. D 6	
Steinkoliken		Nr. 7 Magn. phos. D 6	„Heiße Sieben" alle 10 Min.
Blasenbildung			
nach Verbrennungen		Nr. 8 Natr. chlor. D 6	auch als Salbe
wässrig		Nr. 8 Natr. chlor. D 6	
wässrig, blutig		Nr. 5 Kal. phos. D 6	
wässrig mit gelblichem Inhalt		Nr. 10 Natr. sulf. D 6	

Krankheitsbild/ Symptome		Mineralsalze	Einnahme/ Empfehlungen
Blasenentzündung			
allgemein		Nr. 3 Ferr. phos. D 12	
akut		Nr. 4 Kal. chlor. D 6	
		Nr. 7 Magn. phos. D 6	„Heiße Sieben" bei Schmerzen
	▲	Nr. 8 Natr. chlor. D 6	
	▲	Nr. 9 Natr. phos. D 6	häufig wechseln
	▲	Nr. 10 Natr. sulf. D 6	
mit Brennen		Nr. 8 Natr. chlor. D 6	
chronisch	▲	Nr. 6 Kal. sulf. D 6	
	▲	Nr. 11 Silicea D 12	
	oder	Nr. 12 Calc. sulf. D 6	als alleiniges Mittel
Urin, braun		Nr. 9 Natr. phos. D 6	
Urin, eitrig	▲	Nr. 9 Natr. phos. D 6	
	▲	Nr. 11 Silicea D 12	
	▲	Nr. 12 Calc. sulf. D 6	
mit weißgrauem Schleim		Nr. 4 Kal. chlor. D 6	
bei Fieber über 38,5 °C und als Antibiotikum		Nr. 5 Kal. phos. D 6	
Klärstrom, zur Ausscheidung und Harnaufbereitung		Nr. 10 Natr. sulf. D 6	
zum Abschluss, nach überstandener Entzündung		Nr. 12 Calc. sulf. D 6	als alleiniges Mittel

Viel trinken, Ernährung, Salbenanwendungen.

Blasensteine			*Ärztliche Betreuung*
Ausscheidung	▲	Nr. 1 Calc. fluor. D 12	Nr. 1 morgens als „Heiße Eins" mit 3 – 5
	tgl. ▲	Nr. 9 Natr. phos. D 6	Tab., Salze monatelang einnehmen
	tgl. ▲	Nr. 11 Silicea D 12	
Blasensteinkolik		Nr. 7 Magn. phos. D 6	„Heiße Sieben"
Vorbeugung	▲	Nr. 2 Calc. phos. D 6	morgens
	▲	Nr. 7 Magn. phos. D 6	abends
	▲	Nr. 9 Natr. phos. D 6	im Laufe des Tages
	▲	Nr. 11 Silicea D 12	im Laufe des Tages

Ernährung, ausreichend trinken.

Blässe			
	tgl. ▲	Nr. 2 Calc. phos. D 6	morgens
	tgl. ▲	Nr. 3 Ferr. phos. D 12	morgens
	▲	Nr. 7 Magn. phos. D 6	abends „Heiße Sieben"
	▲	Nr. 8 Natr. chlor. D 6	vormittags

Ernährung, Licht, Luft, Bewegung, aber dennoch Ruhepausen.

Bleichsucht (Chlorosis)			Ernährung
Hauptmittel		Nr. 2 Calc. phos. D 6	monatelang
		Nr. 8 Natr. chlor. D 6	monatelang

Krankheitsbild/ Symptome		Mineralsalze	Einnahme/ Empfehlungen
bei gleichzeitigem Kopfschmerz, Duchfall, Erbrechen		Nr. 3 Ferr. phos. D 12	
bei gedrückter Stimmung, Weinerlichkeit		Nr. 5 Kal. phos. D 6	
bei gleichzeitigem Drüsenleiden		Nr. 11 Silicea D 12	
bei Blutverwässerung (gedunsenes Gesicht)		Nr. 10 Natr. sulf. D 6	
bei Gesichtsausschlägen		Nr. 6 Kal. sulf. D 6	
Blut			
dick, schwarz, zäh		Nr. 4 Kal. chlor. D 6	
dickflüssig		Nr. 9 Natr. phos. D 6	
gerinnend, hellrot		Nr. 3 Ferr. phos. D 12	
nicht gerinnend		Nr. 2 Calc. phos. D 6	
		Nr. 12 Calc. sulf. D 6	
hellrot oder schwärzlich		Nr. 5 Kal. phos. D 6	
schwärzlich-rot, dickflüssig		Nr. 5 Kal. phos. D 6	
im Stuhl		Nr. 12 Calc. sulf. D 6	*Arzt konsultieren!*
wässrig	▲	Nr. 8 Natr. chlor. D 6	
	▲	Nr. 10 Natr. sulf. D 6	
Blutandrang			
zum Kopf	stdl. ▲	Nr. 3 Ferr. phos. D 12	
	stdl. ▲	Nr. 7 Magn. phos. D 6	
	▲	Nr. 11 Silicea D 12	

Knie- und Beingüsse nach Kneipp mit lauwarmem Wasser.

Blutbildung			Ernährung
	▲	Nr. 2 Calc. phos. D 6	
	▲	Nr. 3 Ferr. phos. D 12	
	▲	Nr. 8 Natr. chlor. D 6	vor 16:00 Uhr
	▲	Nr. 19 Cupr. ars. D 12	als Zwischenmittel
bei Eisenmangelanämie	▲	Nr. 13 Kal. ars. D 6	zusätzlich als Zwischenmittel
	▲	Nr. 17 Mang. sulf. D 6	
Blutdruck			*Arzt konsultieren!*
erhöht (Hypertonie)	▲	Nr. 1 Calc. fluor. D 12	morgens 6 Tab. auflösen, kauend trinken
	▲	Nr. 3 Ferr. phos. D 12	vor- und nachmittags je 5 Tab. auflösen, kauend trinken
	▲	Nr. 7 Magn. phos. D 6	mehrmals täglich „Heiße Sieben" mit 10 Tab.

Kontrollmessungen. Zusätzlich Leberwickel mit den Salben Nr. 6 und Nr. 10 im täglichen Wechsel.

erhöht durch Aderverkalkung	▲	Nr. 1 Calc. fluor. D 12	
	▲	Nr. 15 Kal. jod. D 6	
		Nr. 2 Calc. phos. D 6	
mit Blutandrang zum Kopf		Nr. 3 Ferr. phos. D 12	

Krankheitsbild / Symptome		Mineralsalze	Einnahme / Empfehlungen
bei Anspannung der Gefäße		Nr. 7 Magn. phos. D 6	„Heiße Sieben"
	▲	Nr. 8 Natr. chlor. D 6	
	▲	Nr. 9 Natr. phos. D 6	
	▲	Nr. 11 Silicea D 12	
niedrig (Hypotonie)	▲	Nr. 3 Ferr. phos. D 12	6 x tgl. 2 Tab.
	▲	Nr. 8 Natr. chlor. D 6	3 x tgl. 2 Tab. (vor 16:00 Uhr)
Fuß- und Armbäder mit lauwarmem Wasser, Misteltee, Weißdorntee.			
Bluterguss			siehe auch „Prellung"
	▲	Nr. 1 Calc. fluor. D 12	morgens, auch äußere Anwendung als Salbe oder Tablettenbrei
	▲	Nr. 3 Ferr. phos. D 12	vormittags
	▲	Nr. 4 Kal. chlor. D 6	nachmittags
	▲	Nr. 11 Silicea D 12	abends
bläulich-gelblich, am Abklingen		Nr. 6 Kal. sulf. D 6	3 – 5 x tgl. 2 Tab. lutschen; auch Salbenanwendung
Bluterhaltung			siehe auch „Absonderungen"
		Nr. 3 Ferr. phos. D 12	
		Nr. 4 Kal. chlor. D 6	
		Nr. 5 Kal. phos. D 6	
		Nr. 9 Natr. phos. D 6	
		Nr. 10 Natr. sulf. D 6	
Auswahl entsprechend den Absonderungen. Ernährung, Bewegung, Meridianbürstmassagen.			
Blutfülle			*fachkundige Betreuung*
		Nr. 3 Ferr. phos. D 12	Hauptmittel
durch erschwerten Blutabfluss		Nr. 1 Calc. fluor. D 12	
		Nr. 7 Magn. phos. D 6	„Heiße Sieben"
	▲	Nr. 9 Natr. phos. D 6	
	▲	Nr. 11 Silicea D 12	
Blutgefäße			
erweitert		Nr. 1 Calc. fluor. D 12	
	▲	Nr. 3 Ferr. phos. D 12	
	▲	Nr. 11 Silicea D 12	
krampfhaft verengt		Nr. 7 Magn. phos. D 6	
Blutgerinnung			
zur Förderung	stdl. ▲	Nr. 2 Calc. phos. D 6	
	stdl. ▲	Nr. 4 Kal. chlor. D 6	
	stdl. ▲	Nr. 12 Calc. sulf. D 6	
Blutmangel (Anämie)			Ernährung
allgemein	▲	Nr. 2 Calc. phos. D 6	morgens 3 – 5 Tab. auflösen
	▲	Nr. 3 Ferr. phos. D 12	vormittags 3 – 5 Tab. auflösen
	▲	Nr. 8 Natr. chlor. D 6	bis 16:00 Uhr 2 x 2 Tab. lutschen
bei Eisenmangelanämie	▲	Nr. 13 Kal. ars. D 6	
	▲	Nr. 17 Mang. sulf. D 6	als Zwischenmittel
	▲	Nr. 19 Cupr. ars. D 12	

Krankheitsbild/ Symptome		Mineralsalze	Einnahme/ Empfehlungen
Blutreinigung			
	▲	Nr. 8 Natr. chlor. D 6	Hauptmittel
	▲	Nr. 9 Natr. phos. D 6	vor- und nachmittags
	▲	Nr. 10 Natr. sulf. D 6	gegen 14:00 Uhr
	▲	Nr. 11 Silicea D 12	abends
Blutungen			
bei Verletzungen		Nr. 3 Ferr. phos. D 12	auch als Tablettenbrei
Blutvergiftung			*Arzt konsultieren!*
	▲	Nr. 5 Kal. phos. D 6	
	▲	Nr. 6 Kal. sulf. D 6	
	▲	Nr. 7 Magn. phos. D 6	
Blutverwässerung			
	▲	Nr. 8 Natr. chlor. D 6	
	▲	Nr. 10 Natr. sulf. D 6	
Brandwunden			*Arzt konsultieren!*
allgemein		Nr. 3 Ferr. phos. D 12	häufige Gabe
		Nr. 7 Magn. phos. D 6	„Heiße Sieben"
eiternd, ohne Abfluss	▲	Nr. 9 Natr. phos. D 6	
	▲	Nr. 11 Silicea D 12	
eiternd, mit Abfluss		Nr. 12 Calc. sulf. D 6	
bei Blasenbildung		Nr. 8 Natr. chlor. D 6	häufige Gabe vor 16:00 Uhr; evtl. auch als Salbe
faulig	▲	Nr. 5 Kal. phos. D 6	
	▲	Nr. 8 Natr. chlor. D 6	
Brechdurchfall			
allgemein	▲	Nr. 3 Ferr. phos. D 12	
	▲	Nr. 10 Natr. sulf. D 6	
mit Fieber bis 38,5°C		Nr. 3 Ferr. phos. D 12	
mit Kolik		Nr. 7 Magn. phos. D 6	
Bronchialkatarrh			siehe auch „Husten"
mit Fieber bis 38,5°C		Nr. 3 Ferr. phos. D 12	
Husten, bellend	stdl. ▲	Nr. 1 Calc. fluor. D 12	auch als Salbe auf Brustbereich
	stdl. ▲	Nr. 2 Calc. phos. D 6	
Husten, krampfartig		Nr. 7 Magn. phos. D 6	
Husten, trocken	▲	Nr. 3 Ferr. phos. D 12	häufige Gabe
	▲	Nr. 8 Natr. chlor. D 6	
weiß-grauer, fadenziehender, schwer abhustbarer Schleim		Nr. 4 Kal. chlor. D 6	
gelblicher Schleim		Nr. 6 Kal. sulf. D 6	
grünlicher Schleim		Nr. 10 Natr. sulf. D 6	
Brust			
Brusterschlaffung		Nr. 1 Calc. fluor. D 12	auch als Salbe
Brustknoten		Nr. 1 Calc. fluor. D 12	
	▲	Nr. 9 Natr. phos. D 6	

Krankheitsbild / Symptome		Mineralsalze	Einnahme / Empfehlungen
	▲	Nr. 11 Silicea D 12	
Brustknoten, verhärtet	▲	Nr. 1 Calc. fluor. D 12	
	▲	Nr. 11 Silicea D 12	
Brustkorbbeklemmung		Nr. 3 Ferr. phos. D 12	
Eiterung, ohne Abfluss	▲	Nr. 9 Natr. phos. D 6	*fachkundige Beratung*
	▲	Nr. 11 Silicea D 12	
Eiterung, mit Abfluss		Nr. 12 Calc. sulf. D 6	
Schleimrasseln		Nr. 8 Natr. chlor. D 6	zusätzl. Salbe Nr. 4 auf Brustbereich
Schwellung		Nr. 4 Kal. chlor. D 6	auch als Salbe
Verhärtung		Nr. 1 Calc. fluor. D 12	
Brustdrüsen			*fachkundige Betreuung durch Arzt oder Hebamme!*
Eiterung, ohne Abfluss	▲	Nr. 9 Natr. phos. D 6	häufige Gabe
	▲	Nr. 11 Silicea D 12	
Eiterung, mit Abfluss		Nr. 12 Calc. sulf. D 6	
Entzündung beim Stillen			äußere Anwendungen s. u.
bei Fieber bis 38,5 °C	▲	Nr. 3 Ferr. phos. D 12	
	▲	Nr. 9 Natr. phos. D 6	
bei Fieber über 38,5 °C	▲	Nr. 5 Kal. phos. D 6	
	▲	Nr. 8 Natr. chlor. D 6	als Zwischenmittel alle 2 Std.
bei Eiterung und stinkend	▲	Nr. 5 Kal. phos. D 6	
	▲	Nr. 11 Silicea D 12	
bei Verhärtung		Nr. 1 Calc. fluor. D 12	

Ernährung, kein tierisches Eiweiß, Kohlkost meiden. Auflagen mit jeweiligem Tablettenbrei bzw. Wickel mit aufgelösten Salzen.

Brustfellentzündung			*Arzt konsultieren!*
		Nr. 3 Ferr. phos. D 12	Anfangsmittel, häufige Gabe
		Nr. 4 Kal. chlor. D 6	bei Schweißausbruch
bei Fieber über 38,5 °C	▲	Nr. 5 Kal. phos. D 6	zur Stärkung, häufige Gabe
	▲	Nr. 8 Natr. chlor. D 6	als Zwischenmittel alle 2 Std.
zur Nachbehandlung		Nr. 2 Calc. phos. D 6	monatelang
Brustwarzen			
eiternd ohne Abfluss	▲	Nr. 9 Natr. phos. D 6	Nr. 9 und Nr. 11 auch als Salbe
	▲	Nr. 11 Silicea D 12	
eiternd mit Abfluss		Nr. 12 Calc. sulf. D 6	auch als Salbe
rissig		Nr. 1 Calc. fluor. D 12	auch als Salbe
wund	▲	Nr. 3 Ferr. phos. D 12	auch als Salbe
	▲	Nr. 8 Natr. chlor. D 6	

Salbenanwendungen je nach Beschwerdebild.

Cholesterinspiegel			
ausgleichend		Nr. 7 Magn. phos. D 6	
Darm			
Darmerschlaffung	▲	Nr. 1 Calc. fluor. D 12	

Krankheitsbild / Symptome		Mineralsalze	Einnahme / Empfehlungen
	▲	Nr. 3 Ferr. phos. D 12	
Darmgeschwür		Nr. 7 Magn. phos. D 6	*fachkundige Abklärung*
ohne Abfluss	▲	Nr. 9 Natr. phos. D 6	
	▲	Nr. 11 Silicea D 12	
mit Abfluss		Nr. 12 Calc. sulf. D 6	
Darmkolik		Nr. 7 Magn. phos. D 6	„Heiße Sieben" häufig
Darmlähmung	▲	Nr. 5 Kal. phos. D 6	
	▲	Nr. 7 Magn. phos. D 6	
Darmschmerzen, krampfartig		Nr. 2 Calc. phos. D 6	heiße Wickel, „Heiße Zwei"
		Nr. 7 Magn. phos. D 6	„Heiße Sieben"
Darmträgheit (Obstipation)		Nr. 3 Ferr. phos. D 12	Grundmittel
weiß belegte Zunge, heller Stuhl		Nr. 4 Kal. chlor. D 6	
Unverträglichkeit von Fett und Süßem, harte, bröckelige Stuhlmassen mit Schleimüberzug, Wechsel von Verstopfung und Durchfall		Nr. 8 Natr. chlor. D 6	
mit Blähungskoliken, harte Stuhlmassen		Nr. 10 Natr. sulf. D 6	
Schmerzen am After vor und nach Stuhlgang, Völlegefühl, Leberstörungen, mit Krämpfen		Nr. 7 Magn. phos. D 6	„Heiße Sieben"
sehr träger Darm, Stuhl dunkelbraun bis gelb-grün, Schleimüberzug		Nr. 5 Kal. phos. D 6	
atonischer Darm	▲	Nr. 10 Natr. sulf. D 6	gegen 14:00 Uhr
	▲	Nr. 11 Silicea D 12	abends
Mastdarmfistel	▲	Nr. 9 Natr. phos. D 6	auch äußere Anwendungen
	▲	Nr. 11 Silicea D 12	
Mastdarmrisse	▲	Nr. 1 Calc. fluor. D 12	
	▲	Nr. 11 Silicea D 12	
Mastdarmvorfall	▲	Nr. 1 Calc. fluor. D 12	morgens, auch als Salbe
	▲	Nr. 7 Magn. phos. D 6	tagsüber
	▲	Nr. 11 Silicea D 12	abends, auch als Salbe
Zwölffingerdarmgeschwür	▲	Nr. 5 Kal. phos. D 6	*Arzt konsultieren!* Bettruhe; Nr. 5 und Nr. 9 sind Hauptmittel.
	▲	Nr. 9 Natr. phos. D 6	
leicht blutend		Nr. 3 Ferr. phos. D 12	
Blut schwarz, zäh, klumpig	▲	Nr. 4 Kal. chlor. D 6	
	▲	Nr. 12 Calc. sulf. D 6	
Blut wässrig, gerinnt nicht		Nr. 12 Calc. sulf. D 6	
Anschlussbehandlung	tgl. ▲	Nr. 1 Calc. fluor. D 12	monatelang; außerdem Magentee trinken
	tgl. ▲	Nr. 5 Kal. phos. D 6	
	tgl. ▲	Nr. 9 Natr. phos. D 6	

Krankheitsbild / Symptome		Mineralsalze	Einnahme / Empfehlungen
Darmkatarrh			siehe „Durchfall" und „Ausscheidungen"
allgemein	stdl. ▲	Nr. 3 Ferr. phos. D 12	
	stdl. ▲	Nr. 4 Kal. chlor. D 6	
mit Blähungskolik		Nr. 7 Magn. phos. D 6	„Heiße Sieben"
		Nr. 10 Natr. sulf. D 6	
eitrig, ohne Abfluss	▲	Nr. 9 Natr. phos. D 6	
	▲	Nr. 11 Silicea D 12	
eitrig, mit Abfluss		Nr. 12 Calc. sulf. D 6	
nach fetten Speisen		Nr. 9 Natr. phos. D 6	
mit Fieber bis 38,5°C		Nr. 3 Ferr. phos. D 12	
mit Fieber über 38,5°C	▲	Nr. 5 Kal. phos. D 6	
	▲	Nr. 8 Natr. chlor. D 6	als Zwischenmittel alle 2 Std.
Genesungsphase	▲	Nr. 2 Calc. phos. D 6	
	▲	Nr. 6 Kal. sulf. D 6	
	▲	Nr. 8 Natr. chlor. D 6	
Mund wässrig, schleimig		Nr. 8 Natr. chlor. D 6	
Denken			
Schwerfälligkeit	▲	Nr. 1 Calc. fluor. D 12	
	▲	Nr. 8 Natr. chlor. D 6	
strengt an	▲	Nr. 5 Kal. phos. D 6	
	▲	Nr. 11 Silicea D 12	
Unfähigkeit	▲	Nr. 5 Kal. phos. D 6	
	▲	Nr. 8 Natr. chlor. D 6	

Auf Trinkmenge achten, Meridianbürstmassage, Sauerstoff, Ernährung.

Depressive Zustände			*Arzt konsultieren!*
	▲	Nr. 2 Calc. phos. D 6	morgens
	▲	Nr. 5 Kal. phos. D 6	mittags
	▲	Nr. 10 Natr. sulf. D 6	14:00 Uhr
	tgl. ▲	Nr. 15 Kal. jod. D 6	
	tgl. ▲	Nr. 16 Lith. chlor. D 6	

Leberwickel, Meridianbürstmassage, Ernährung. Lebenssituation? Lebensaufgabe?

Diabetes			Antlitzdiagnose
unterstützende Behandlung	tgl. ▲	Nr. 6 Kal. sulf. D 6	
	tgl. ▲	Nr. 10 Natr. sulf. D 6	
	▲	Nr. 11 Silicea D 12	abends
bei mageren Personen		Nr. 9 Natr. phos. D 6	
bei Eiweiß, Phosphat im Urin		Nr. 2 Calc. phos. D 6	
Drüsen			
allgemein unterstützend		Nr. 4 Kal. chlor. D 6	Hauptmittel
		Nr. 7 Magn. phos. D 6	
Drüseneiterung, ohne Abfluss	▲	Nr. 9 Natr. phos. D 6	
	▲	Nr. 11 Silicea D 12	

Krankheitsbild / Symptome		Mineralsalze	Einnahme / Empfehlungen
Drüseneiterung, mit Abfluss		Nr. 12 Calc. sulf. D 6	
Drüsenentzündung	▲	Nr. 3 Ferr. phos. D 12	häufige Gabe
	▲	Nr. 4 Kal. chlor. D 6	
Drüsenschwellung	▲	Nr. 4 Kal. chlor. D 6	häufige Gabe
	▲	Nr. 9 Natr. phos. D 6	
	▲	Nr. 11 Silicea D 12	abends „Heiße Elf" mit 5 Tab.
Geschwulst, weich		Nr. 4 Kal. chlor. D 6	
steinhart		Nr. 1 Calc. fluor. D 12	auch als Salbe
Unterzungendrüsen-schwellung		Nr. 8 Natr. chlor. D 6	
Verhärtungen	▲	Nr. 1 Calc. fluor. D 12	morgens; Hauptmittel
	▲	Nr. 9 Natr. phos. D 6	tagsüber
	▲	Nr. 11 Silicea D 12	abends
Durchfall			*Arzt konsultieren!*
allgemein	▲	Nr. 3 Ferr. phos. D 12	Hauptmittel
	▲	Nr. 8 Natr. chlor. D 6	ausreichend Flüssigkeit und Elektrolyte zuführen
mit akutem Bauchschmerz		Nr. 7 Magn. phos. D 6	
blutig, eitrig	▲	Nr. 9 Natr. phos. D 6	
	▲	Nr. 11 Silicea D 12	
	oder	Nr. 12 Calc. sulf. D 6	als alleiniges Mittel
blutig, schleimig	▲	Nr. 8 Natr. chlor. D 6	
	▲	Nr. 12 Calc. sulf. D 6	
chronisch		Nr. 8 Natr. chlor. D 6	
goldgelb		Nr. 9 Natr. phos. D 6	
grünlichgelb		Nr. 10 Natr. sulf. D 6	
schaumig		Nr. 8 Natr. chlor. D 6	
mit Schleimhautfetzen		Nr. 6 Kal. sulf. D 6	
stinkend, faulig		Nr. 5 Kal. phos. D 6	
durch Übersäuerung	▲	Nr. 9 Natr. phos. D 6	morgens
	▲	Nr. 10 Natr. sulf. D 6	mittags
	▲	Nr. 11 Silicea D 6	abends; Potenz D 6!
unverdaute Speisen		Nr. 3 Ferr. phos. D 12	
mit Verstopfung wechselnd		Nr. 10 Natr. sulf. D 6	
wässrig-gallig		Nr. 10 Natr. sulf. D 6	
wässrig, schleimig		Nr. 8 Natr. chlor. D 6	
Durstgefühl			
mit Übelkeit und Erbrechen		Nr. 8 Natr. chlor. D 6	
Fehlen von Durstgefühl		Nr. 8 Natr. chlor. D 6	
Eierstock			*fachkundige Betreuung*
Abszess, ohne Abfluss	▲	Nr. 9 Natr. phos. D 6	
	▲	Nr. 11 Silicea D 12	
mit Abfluss		Nr. 12 Calc. sulf. D 6	

Krankheitsbild/ Symptome		Mineralsalze	Einnahme/ Empfehlungen
Entzündung	stdl. ▲	Nr. 3 Ferr. phos. D 12	Hauptmittel
	stdl. ▲	Nr. 4 Kal. chlor. D 6	
	▲	Nr. 12 Calc. sulf. D 6	zusätzl. alle 2 Stunden
Eisenmangel (Anämie)			siehe „Blutmangel"
Eiterung			
ohne Abfluss	▲	Nr. 9 Natr. phos. D 6	
	▲	Nr. 11 Silicea D 12	
mit Abfluss		Nr. 12 Calc. sulf. D 6	
chronisch		Nr. 12 Calc. sulf. D 6	
dünn, grünlich-gelb,wässrig		Nr. 10 Natr. sulf. D 6	
Eiterfisteln	stdl. ▲	Nr. 1 Calc. fluor. D 12	
	stdl. ▲	Nr. 12 Calc. sulf. D 6	
Eiterfluss fördernd		Nr. 11 Silicea D 12	
Eiterpickel ohne Abfluss	▲	Nr. 9 Natr. phos. D 6	Absonderungen beachten
	▲	Nr. 11 Silicea D 12	
Eiterpickel mit Abfluss		Nr. 12 Calc. sulf. D 6	
bei offener Wunde		Nr. 12 Calc. sulf. D 6	
stinkend, schmierig		Nr. 1 Calc. fluor. D 12	
	stdl. ▲	Nr. 5 Kal. phos. D 6	
	stdl. ▲	Nr. 8 Natr. chlor. D 6	
übelriechend	▲	Nr. 5 Kal. phos. D 6	
	▲	Nr. 11 Silicea D 12	

Ernährung, Salben- oder Tablettenbreiauflagen.

Eiweiß			
Aufbau		Nr. 2 Calc. phos. D 6	
im Urin		Nr. 2 Calc. phos. D 6	
Ekzeme			Antlitzdiagnose
	▲	Nr. 6 Kal. sulf. D 6	häufige Gabe
	▲	Nr. 11 Silicea D 12	
Elastizitätsmangel			
	▲	Nr. 1 Calc. fluor. D 12	
	▲	Nr. 11 Silicea D 12	

Auf ausreichende Trinkmenge achten, Salbenanwendungen.

Elektromagnetische Belastung			
	tgl. ▲	Nr. 2 Calc. phos. D 6	morgens je 3–5 Tab. auflösen
	tgl. ▲	Nr. 4 Kal. chlor. D 6	morgens je 3–5 Tab. auflösen
	▲	Nr. 7 Magn. phos. D 6	
Embolie			*fachkundige Betreuung*
bei Herzbeschwerden	▲	Nr. 4 Kal. chlor. D 6	
	▲	Nr. 5 Kal. phos. D 6	
bei Krampfadern	▲	Nr. 1 Calc. fluor. D 12	morgens, auch als Salbe
	tgl. ▲	Nr. 3 Ferr. phos. D 12	

Krankheitsbild/ Symptome		Mineralsalze	Einnahme/ Empfehlungen
	tgl. ▲	Nr. 4 Kal. chlor. D 6	
	▲	Nr. 6 Kal. sulf. D 6	abends
bei venösen Stauungen	stdl. ▲	Nr. 4 Kal. chlor. D 6	Nr. 4 und Nr. 6 auch als Salben
	stdl. ▲	Nr. 6 Kal. sulf. D 6	
Empfindlichkeit			
durch Feuchtigkeit		Nr. 6 Kal. sulf. D 6	
im Kopfbereich		Nr. 11 Silicea D 12	
gegen Lärm, Geräusche		Nr. 11 Silicea D 12	
gegen Sonnenlicht	stdl. ▲	Nr. 5 Kal. phos. D 6	
	stdl. ▲	Nr. 8 Natr. chlor. D 6	
gegen Licht, nervös bedingt		Nr. 11 Silicea D 12	
gegen Zugluft		Nr. 11 Silicea D 12	
Zugluft reizt zu Tränen		Nr. 8 Natr. chlor. D 6	
Energiemangel			siehe auch Kap. VII. Kuren mit Biochemie
morgens	▲	Nr. 2 Calc. phos. D 6	morgens „Heiße Zwei"
	▲	Nr. 5 Kal. phos. D 6	mittags „Heiße Fünf"
	▲	Nr. 7 Magn. phos. D 6	abends „Heiße Sieben"
Energieschaukel (s. Kap. VII. – Frühjahrskur; Variante 2 siehe Buch „Schüßler-Salze für Ihr Kind"), Fußbäder, Meridianbürstmassage.			
Entgiftung			
	▲	Nr. 8 Natr. chlor. D 6	Tag A: Nr. 8 vor- und nachmittags, Nr. 4 mittags, Nr. 10 abends; Tag B: Nr. 8 vor- und nachmittags, Nr. 6 abends usw.
	tgl. ▲	Nr. 4 Kal. chlor. D 6	
	tgl. ▲	Nr. 6 Kal. sulf. D 6	
	tgl. ▲	Nr. 10 Natr. sulf. D 6	
Einläufe, auf Ernährung und ausreichende Trinkmenge achten.			
Entschlackung			
	tgl. ▲	Nr. 6 Kal. sulf. D 6	abends
	tgl. ▲	Nr. 10 Natr. sulf. D 6	gegen 14:00 Uhr
	▲	Nr. 23 Natr. bicarb. D 6	
Einläufe, auf Ernährung und ausreichende Trinkmenge achten.			
Entwöhnung			
von Suchtmitteln wie Tabak, Alkohol Süßigkeiten		Nr. 7 Magn. phos. D 3	Hauptmittel, Potenz D 3!; häufige Gabe von jew. 3 Tab.
Bei Verlangen nach Suchtmitteln jeweils 1 Tab. Nr. 7 D 3 lutschen.			
Entzündung			siehe auch Kap. VI. – Entzündungen
beginnend, 1. Stadium		Nr. 3 Ferr. phos. D 12	alle 5 Min. 1 Tab.
mit Schleimbildung, 2. Stadium		Nr. 4 Kal. chlor. D 6	stdl. 1 Tab., evtl. öfters
chronisch, 3. Stadium		Nr. 6 Kal. sulf. D 6	
chronisch mit Eiterbildung, ohne Abfluss	▲	Nr. 9 Natr. phos. D 6	
	▲	Nr. 11 Silicea D 12	

Krankheitsbild / Symptome		Mineralsalze	Einnahme / Empfehlungen
chronisch mit Eiterbildung, mit Abfluss		Nr. 12 Calc. sulf. D 6	
mit Hautabschuppung		Nr. 6 Kal. sulf. D 6	
mit Schwellung		Nr. 4 Kal. chlor. D 6	
Auf Art der Entzündung achten; vor allem Absonderungen beachten! Ernährung.			
Epilepsie			*ärztliche Betreuung!* Siehe auch Kap. VI. – Erkrankungen des Nervensystems
allgemein		Nr. 2 Calc. phos. D 6	
		Nr. 9 Natr. phos. D 6	
		Nr. 11 Silicea D 12	
Blutandrang zum Kopf		Nr. 3 Ferr. phos. D 12	
Krampf-Nervenmittel	▲	Nr. 5 Kal. phos. D 6	
	▲	Nr. 7 Magn. phos. D 6	
bei weiß-grauem Zungenbelag		Nr. 4 Kal. chlor. D 6	
bei Säureüberschuss	▲	Nr. 9 Natr. phos. D 6	morgens
	▲	Nr. 10 Natr. sulf. D 6	mittags
	▲	Nr. 11 Silicea D 6	abends; Potenz D 6!
Antlitzdiagnose, Ernährung, tgl. Stuhlgang; Anstrengungen und seelische Überforderungen sowie Reizüberflutungen meiden.			
Erbrechen			
Brechreiz		Nr. 7 Magn. phos. D 6	
von dunklem Blut	▲	Nr. 5 Kal. phos. D 6	
	▲	Nr. 8 Natr. chlor. D 6	
bräunlich, schwärzlich	▲	Nr. 5 Kal. phos. D 6	*Arzt konsultieren!*
	▲	Nr. 8 Natr. chlor. D 6	
von Galle allein		Nr. 10 Natr. sulf. D 6	
gallig, schleimig, blutig		Nr. 10 Natr. sulf. D 6	
bei Migräne	▲	Nr. 9 Natr. phos. D 6	
	▲	Nr. 10 Natr. sulf. D 6	
von glasigem Schleim		Nr. 8 Natr. chlor. D 6	
saurer Flüssigkeit		Nr. 9 Natr. phos. D 6	
von Schaum		Nr. 8 Natr. chlor. D 6	
von Speisen		Nr. 3 Ferr. phos. D 12	
während Schwangerschaft		Nr. 2 Calc. phos. D 6	morgens sofort
	▲	Nr. 5 Kal. phos. D 6	
	▲	Nr. 3 Ferr. phos. D 12	
von Wasser		Nr. 8 Natr. chlor. D 6	
während des Zahnens		Nr. 2 Calc. phos. D 6	
Erfrierungen (Frostbeulen)			
allgemein und bei frischen Erfrierungen	▲	Nr. 4 Kal. chlor. D 6	auch als Salbe
	▲	Nr. 10 Natr. sulf. D 6	
danach		Nr. 11 Silicea D 12	
Hände, Füße brandig		Nr. 5 Kal. phos. D 6	zusätzlich Breiumschläge

Krankheitsbild/ Symptome		Mineralsalze	Einnahme/ Empfehlungen
Erkältung			
allgemein	stdl. ▲	Nr. 3 Ferr. phos. D 12	ansteigende Fußbäder mit je 5 Tab.
	stdl. ▲	Nr. 4 Kal. chlor. D 6	Absonderungen beachten
	stdl. ▲	Nr. 8 Natr. chlor. D 6	
abklingend		Nr. 5 Kal. phos. D 6	Absonderungen beachten; nacharbeiten mit den erwählten Mineralsalztabletten über mindestens 3 Wochen in reduzierter Einnahmedosierung (3 x 1 Tab.), zum Abschluss 1 Woche lang 2 x tgl. 1 Tab. Nr. 12
		Nr. 6 Kal. sulf. D 6	
		Nr. 8 Natr. chlor. D 6	
chronisch		Nr. 3 Ferr. phos. D 12	Ernährung
	▲	Nr. 4 Kal. chlor. D 6	
	▲	Nr. 6 Kal. sulf. D 6	
zur Vorbeugung	▲	Nr. 3 Ferr. phos. D 12	siehe auch Kap. VII. – Herbst-Winter-Kur
	▲	Nr. 5 Kal. phos. D 6	
Ermüdung			
Mattheit durch Übersäuerung	▲	Nr. 9 Natr. phos. D 6	morgens
	▲	Nr. 10 Natr. sulf. D 6	mittags
	▲	Nr. 11 Silicea D 6	abends; Potenz D 6!
allgemeine Ermüdung	▲	Nr. 5 Kal. phos. D 6	
	▲	Nr. 8 Natr. chlor. D 6	
durch Sauerstoffmangel	▲	Nr. 3 Ferr. phos. D 12	
	▲	Nr. 6 Kal. sulf. D 6	

Ernährung, Trinkmenge, Leberwickel, Lebenswandel.

Erregungszustände			
allgemein		Nr. 7 Magn. phos. D 6	„Heiße Sieben"
bei Kindern	▲	Nr. 2 Calc. phos. D 6	morgens und vormittags
	▲	Nr. 11 Silicea D 12	abends
Erektion schmerzhaft, morgens		Nr. 11 Silicea D 12	
Erschöpfung			
allgemein	▲	Nr. 2 Calc. phos. D 6	
	▲	Nr. 5 Kal. phos. D 6	
	▲	Nr. 8 Natr. chlor. D 6	
		Nr. 22 Calc. carb. D 6	Zwischenmittel
bei Abmagerung	▲	Nr. 2 Calc. phos. D 6	
	▲	Nr. 16 Lith. chlor. D 6	
mit innerer Unruhe		Nr. 7 Magn. phos. D 6	„Heiße Sieben"
nervöse Unruhe	▲	Nr. 5 Kal. phos. D 6	
	▲	Nr. 8 Natr. chlor. D 6	

Ernährung, Bäder, Lebensumstände.

Krankheitsbild/ Symptome		Mineralsalze	Einnahme/ Empfehlungen
Erste Hilfe			
bei plötzlich auftretenden Krankheiten bzw. Gesundheitsstörungen		Nr. 3 Ferr. phos. D 12	auch äußere Anwendungen als Salbe oder Tablettenbrei
Essen			
Esssucht		Nr. 7 Magn. phos. D 6	„Heiße Sieben"
Heißhunger, allgemein		Nr. 7 Magn. phos. D 6	„Heiße Sieben"
Heißhunger mit großem Durst		Nr. 8 Natr. chlor. D 6	
Heißhunger mit schneller Sättigung		Nr. 8 Natr. chlor. D 6	
Verlangen nach Salz, Salzigem		Nr. 8 Natr. chlor. D 6	
Verlangen nach Deftigem, Geräuchertem		Nr. 9 Natr. phos. D 6	„Heiße Neun"
Verlangen nach Süßem		Nr. 7 Magn. phos. D 6	„Heiße Sieben"
Unwohlsein nach dem Essen wie Völlegefühl, Magendruck	▲	Nr. 3 Ferr. phos. D 12	
	▲	Nr. 8 Natr. chlor. D 6	
Herzklopfen, Schläfrigkeit nach dem Essen		Nr. 5 Kal. phos. D 6	
Faltenbildung			
	▲	Nr. 1 Calc. fluor. D 12	langfristige Anwendung; Nr. 1 auch als Salbe
	▲	Nr. 11 Silicea D 12	
Fehlgeburt			siehe auch „Schwangerschaft"
nach einer Fehlgeburt	tgl. ▲	Nr. 1 Calc. fluor. D 12	
	tgl. ▲	Nr. 2 Calc. phos. D 6	morgens
	tgl. ▲	Nr. 3 Ferr. phos. D 12	
	▲	Nr. 5 Kal. phos. D 6	mittags
	▲	Nr. 7 Magn. phos. D 6	abends
	▲	Nr. 8 Natr. chlor. D 6	vor- oder nachmittags
Vorbeugung	▲	Nr. 1 Calc. fluor. D 12	
	▲	Nr. 5 Kal. phos. D 6	
	▲	Nr. 8 Natr. chlor. D 6	

Meridianbürstmassagen, Ernährung, Entsäuerung.

Krankheitsbild/ Symptome		Mineralsalze	Einnahme/ Empfehlungen
Fersensporn			
allgemein	▲	Nr. 1 Calc. fluor. D 12	morgens, auch als Salbenverband
	▲	Nr. 2 Calc. phos. D 6	vormittags
	▲	Nr. 11 Silicea D 12	abends, auch als Salbenverband
bei Schmerzen		Nr. 7 Magn. phos. D 6	„Heiße Sieben"
mit Entzündung		Nr. 3 Ferr. phos. D 12	auch als Salbe
Fettgeschwulst			
		Nr. 9 Natr. phos. D 6	häufige Gabe
	▲	Nr. 10 Natr. sulf. D 6	auch als Salbe
	▲	Nr. 11 Silicea D 12	

Krankheitsbild / Symptome		Mineralsalze	Einnahme / Empfehlungen
Fettleibigkeit			*Arzt konsultieren!*
schwammig	▲	Nr. 2 Calc. phos. D 6	morgens
	▲	Nr. 8 Natr. chlor. D 6	nachmittags bis 16:00 Uhr
	▲	Nr. 10 Natr. sulf. D 6	vormittags - abends
bei Leberleiden		Nr. 10 Natr. sulf. D 6	Ernährung, Bewegung
bei Nierenleiden		Nr. 10 Natr. sulf. D 6	
bitterer Mundgeschmack		Nr. 10 Natr. sulf. D 6	
Übersäuerung	▲	Nr. 9 Natr. phos. D 6	morgens
	▲	Nr. 10 Natr. sulf. D 6	mittags
	▲	Nr. 11 Silicea D 6	abends; Potenz D 6!
Feuermal			Salbenanwendungen
	▲	Nr. 1 Calc. fluor. D 12	morgens
	▲	Nr. 3 Ferr. phos. D 12	vor - und nachmittags
	tgl. ▲	Nr. 6 Kal. sulf. D 6	abends
	tgl. ▲	Nr. 11 Silicea D 12	abends
Fieber			Absonderungen beachten! Siehe Kap. VI. – Entzündungen
bis 38,5 °C		Nr. 3 Ferr. phos. D 12	häufige Gabe, „Heiße Drei"
über 38,5°C	▲	Nr. 5 Kal. phos. D 6	häufige Gabe, „Heiße Fünf"
	▲	Nr. 8 Natr. chlor. D 6	als Zwischenmittel ca. alle 2 Std.
Fieberkrampf	▲	Nr. 3 Ferr. phos. D 12	*Arzt konsultieren!* häufige Gabe
	▲	Nr. 8 Natr. chlor. D 6	häufige Gabe
mit Schüttelfrost	▲	Nr. 3 Ferr. phos. D 12	häufige Gabe
	▲	Nr. 8 Natr. chlor. D 6	häufige Gabe
beim Zahnen	▲	Nr. 3 Ferr. phos. D 12	häufige Gabe
	▲	Nr. 11 Silicea D 12	häufige Gabe
Fieberblasen			
	▲	Nr. 8 Natr. chlor. D 6	auch äußere Anwendung als Tablettenbrei
	▲	Nr. 10 Natr. sulf. D 6	
Fischschuppenkrankheit			Ernährung
	▲	Nr. 1 Calc. fluor. D 12	auch als Salbe
	▲	Nr. 2 Calc. phos. D 6	
	▲	Nr. 6 Kal. sulf. D 6	abends
Fisteln			
gelb-schleimig	▲	Nr. 2 Calc. phos. D 6	Hauptmittel
	▲	Nr. 11 Silicea D 12	Hauptmittel
durch Übersäuerung	▲	Nr. 9 Natr. phos. D 6	morgens
	▲	Nr. 10 Natr. sulf. D 6	mittags
	▲	Nr. 11 Silicea D 6	abends; Potenz D 6!
bei wässrigem Eiter		Nr. 10 Natr. sulf. D 6	zusätzlich zu den Hauptmitteln
mit Abfluss und bei hartnäckigen Fällen		Nr. 12 Calc. sulf. D 6	

Krankheitsbild / Symptome		Mineralsalze	Einnahme / Empfehlungen
Flechten			
	▲	Nr. 2 Calc. phos. D 6	Hauptmittel
	▲	Nr. 7 Magn. phos. D 6	
ohne Abfluss	tgl. ▲	Nr. 8 Natr. chlor. D 6	zusätzl. zu den Hauptmitteln Tag A: Nr. 8, Tag B: Nr. 9 im Wechsel mit Nr. 11 usw.
	tgl. ▲	Nr. 9 Natr. phos. D 6	
	▲	Nr. 11 Silicea D 12	
mit Abfluss		Nr. 12 Calc. sulf. D 6	zusätzl. zu den Hauptmitteln
Bartflechte		Nr. 5 Kal. phos. D 6	Hauptmittel, auch als Salbe
		Nr. 6 Kal. sulf. D 6	bei Abschuppung
	▲	Nr. 9 Natr. phos. D 6	
	▲	Nr. 10 Natr. sulf. D 6	bei Säurenatur; Nr. 11 in Potenz D 6!
	▲	Nr. 11 Silicea D 6	
Ernährung, Bäder.			
Fontanelle			
schlecht schließend	tgl. ▲	Nr. 1 Calc. fluor. D 12	im täglichen Wechsel jeweils 2 x 2 Tab. als Brei in die Wangeninnentasche streichen
	tgl. ▲	Nr. 2 Calc. phos. D 6	
Frostbeulen			
frische	▲	Nr. 4 Kal. chlor. D 6	häufige Gabe
	▲	Nr. 10 Natr. sulf. D 6	
danach		Nr. 11 Silicea D 12	monatelang
Frösteln			
	▲	Nr. 3 Ferr. phos. D 12	
	▲	Nr. 8 Natr. chlor. D 6	
Frühjahrsmüdigkeit			siehe auch Kap. VII. – Frühjahrskur
	▲	Nr. 3 Ferr. phos. D 12	im täglichen Wechsel für 6 – 8 Wochen Tag A: morgens „Heiße Drei", abends „Heiße Sechs"; Tag B: vormittags „Heiße Neun", gegen 14:00 Uhr „Heiße Zehn", abends „Heiße 11" (jeweils 5 Tab. auflösen)
	▲	Nr. 6 Kal. sulf. D 6	
	▲	Nr. 9 Natr. phos. D 6	
	▲	Nr. 10 Natr. sulf. D 6	
	▲	Nr. 11 Silicea D 12	
Ernährung, Bewegung, Trinkmenge, Bäder zur Entschlackung.			
Furunkel			
	▲	Nr. 3 Ferr. phos. D 12	Hauptmittel
	▲	Nr. 6 Kal. sulf. D 6	
ohne Abfluss	▲	Nr. 9 Natr. phos. D 6	zu den Hauptmitteln
	▲	Nr. 11 Silicea D 12	
mit Abfluss		Nr. 12 Calc. sulf. D 6	zu den Hauptmitteln, aber im tgl. Wechsel mit Nr. 6
Füße			
feuchtkalt		Nr. 8 Natr. chlor. D 6	
Fußschweiß, durch Säure	▲	Nr. 9 Natr. phos. D 6	morgens; äußere Anwendungen als Salbe oder Tablettenbrei und für Fußbäder

Krankheitsbild/ Symptome		Mineralsalze	Einnahme/ Empfehlungen
	▲	Nr. 10 Natr. sulf. D 6	mittags
	▲	Nr. 11 Silicea D 6	abends; Potenz D 6!
Fußschweiß unterdrückt		Nr. 11 Silicea D 12	
Fußsohlen brennend		Nr. 12 Calc. sulf. D 6	äußere Anwendungen s. o.
Fußsohlen stark juckend	▲	Nr. 6 Kal. sulf. D 6	
	▲	Nr. 11 Silicea D 12	
geschwollen (Abdrücke sichtbar)	▲	Nr. 4 Kal. chlor. D 6	morgens, häufige Gabe
	▲	Nr. 8 Natr. chlor. D 6	auch als Salbe, leicht einklopfen
	▲	Nr. 10 Natr. sulf. D 6	
kalt	▲	Nr. 3 Ferr. phos. D 12	
	▲	Nr. 8 Natr. chlor. D 6	
kalte Füße mit heißer Stirn		Nr. 3 Ferr. phos. D 12	
wund gelaufen	stdl. ▲	Nr. 3 Ferr. phos. D 12	
	stdl. ▲	Nr. 8 Natr. chlor. D 6	

Ernährung, wärmende Gewürze, warmes Essen.

Gähnen, häufiges			
durch Luftmangel	▲	Nr. 3 Ferr. phos. D 12	
	▲	Nr. 6 Kal. sulf. D 6	
duch Müdigkeit	▲	Nr. 3 Ferr. phos. D 12	
	▲	Nr. 5 Kal. phos. D 6	
	▲	Nr. 22 Calc. carb. D 6	

Bewegung an frischer Luft, Atemübungen.

Gallenblasenentzündung			*Arzt konsultieren!*
akut entzündlich		Nr. 3 Ferr. phos. D 12	warme Wickel
		Nr. 10 Natr. sulf. D 6	Zungenbelag beachten
bei steigendem Fieber		Nr. 5 Kal. phos. D 6	„Heiße Fünf"
subakutes Stadium	▲	Nr. 4 Kal. chlor. D 6	
	▲	Nr. 10 Natr. sulf. D 6	
chronisches Stadium	▲	Nr. 5 Kal. phos. D 6	morgens und vormittags
	▲	Nr. 10 Natr. sulf. D 6	mittags und abends
Gallensteine			
akut-entzündlicher Schub			siehe „Gallenblasenentzündung"
krampfartige Schmerzen im Oberbauch	▲	Nr. 7 Magn. phos. D 6	„Heiße Sieben"
	▲	Nr. 10 Natr. sulf. D 6	„Heiße Zehn"
im anfallsfreien Intervall	tägl. ▲	Nr. 9 Natr. phos. D 6	Tag A: Nr. 9, im Wechsel mit Nr. 10, Tag B: Nr. 11 im Wechsel mit Nr. 10; monatelang fortsetzen
	tägl. ▲	Nr. 11 Silicea D 12	
	▲	Nr. 10 Natr. sulf. D 6	
		Nr. 4 Kal. chlor. D 6	als Zwischenmittel
Gallenwege, Entzündung			
	stdl. ▲	Nr. 3 Ferr. phos. D 12	
	stdl. ▲	Nr. 10 Natr. sulf. D 6	

Krankheitsbild/ Symptome		Mineralsalze	Einnahme/ Empfehlungen
Gastritis			
akut		Nr. 3 Ferr. phos. D 12	
mit Wasserzusammenlaufen im Munde, Erbrechen		Nr. 8 Natr. chlor. D 6	auch als Salbe
Schmerzen sofort nach dem Essen, nach kalten Getränken		Nr. 2 Calc. phos. D 6	
Ausscheidungsgastritis, z. B. bei Nierenleiden	stdl. ▲	Nr. 10 Natr. sulf. D 6	
	stdl. ▲	Nr. 13 Kal. ars. D 6	
Begleitgastritis bei Gallenleiden		Nr. 10 Natr. sulf. D 6	
Gastroenteritis	▲	Nr. 2 Calc. phos. D 6	
	▲	Nr. 17 Mang. sulf. D 6	
Gastritis nervlich bedingt		Nr. 5 Kal. phos. D 6	
leberbedingte Gastritis		Nr. 6 Kal. sulf. D 6	
mit Erbrechen		Nr. 8 Natr. chlor. D 6	

Auf Zungenbelag achten, Ernährung, Magentee, Wickel, Salbenanwendungen.

Gaumen			siehe auch „Absonderungen“
Gaumenentzündung mit Röte		Nr. 3 Ferr. phos. D 12	
Gaumenlähmung des weichen Gaumens (Segel)	▲	Nr. 5 Kal. phos. D 6	
	▲	Nr. 8 Natr. chlor. D 6	
Gaumenschmerzen mit weißem Zungenbelag	▲	Nr. 3 Ferr. phos. D 12	Mundspülungen mit Nr. 3
	▲	Nr. 4 Kal. chlor. D 6	
Gaumenschwellung	▲	Nr. 4 Kal. chlor. D 6	je nach Mittelbeschreibung Nr. 4 im Wechsel mit Nr. 10 oder Nr. 12
	▲	Nr. 10 Natr. sulf. D 6	
	oder	Nr. 12 Calc. sulf. D 6	
Gaumenzäpfchen-entzündung		Nr. 8 Natr. chlor. D 6	
Trockenheit		Nr. 8 Natr. chlor. D 6	
Trockenheit des Gaumens mit Hitzegefühl		Nr. 3 Ferr. phos. D 12	
Gebärmutter			siehe auch „Periode“
Blutungen		Nr. 1 Calc. fluor. D 12	*Arzt konsultieren!* Auf Absonderungen achten, wie ist das Blut?
		Nr. 2 Calc. phos. D 6	
		Nr. 3 Ferr. phos. D 12	
		Nr. 5 Kal. phos. D 6	
		Nr. 8 Natr. chlor. D 6	
Gebärmuttersenkung	▲	Nr. 1 Calc. fluor. D 12	auch als Salbe
	▲	Nr. 11 Silicea D 12	auch als Salbe
Gebärmutterverhärtung	▲	Nr. 1 Calc. fluor. D 12	auch als Salbe
	▲	Nr. 11 Silicea D 12	auch als Salbe
Gebärmuttervorfall		Nr. 1 Calc. fluor. D 12	auch als Salbe
Gebärmutterentzündung			*Arzt konsultieren!*
allgemein		Nr. 3 Ferr. phos. D 12	Absonderungen beachten!

Krankheitsbild/ Symptome		Mineralsalze	Einnahme/ Empfehlungen
mit Blutfülle	▲	Nr. 3 Ferr. phos. D 12	
	▲	Nr. 7 Magn. phos. D 6	
eitrig, ohne Abfluss	stdl. ▲	Nr. 9 Natr. phos. D 6	
	stdl. ▲	Nr. 11 Silicea D 12	
eitrig, mit Abfluss		Nr. 12 Calc. sulf. D 6	
mit Geschwulst		Nr. 4 Kal. chlor. D 6	stdl. Einnahme
Geburt			siehe auch Kap. II. Schwangerschaft und Geburt
grundsätzlich		Nr. 7 Magn. phos. D 6	
zur Vorbereitung		Nr. 1 Calc. fluor. D 12	auch als Salbe u. a. zur Dammpflege
		Nr. 3 Ferr. phos. D 12	
		Nr. 5 Kal. phos. D 6	
		Nr. 7 Magn. phos. D 6	
		Nr. 8 Natr. chlor. D 6	
		Nr. 11 Silicea D 12	
zur Erleichterung	▲	Nr. 1 Calc. fluor. D 12	
	▲	Nr. 2 Calc. phos. D 6	
		Nr. 7 Magn. phos. D 6	„Heiße Sieben"
Wehen krampfartig		Nr. 7 Magn. phos. D 6	„Heiße Sieben"
Wehenschwäche		Nr. 1 Calc. fluor. D 12	
	stdl. ▲	Nr. 3 Ferr. phos. D 12	eventuell auch kürzere Zeitabstände
	stdl. ▲	Nr. 5 Kal. phos. D 6	
Abgang des Mutterkuchens		Nr. 1 Calc. fluor. D 12	
		Nr. 5 Kal. phos. D 6	
Nachwehen	stdl. ▲	Nr. 1 Calc. fluor. D 12	
	stdl. ▲	Nr. 5 Kal. phos. D 6	
	stdl. ▲	Nr. 7 Magn. phos. D 6	
Rückbildung der Gebärmutter	▲	Nr. 1 Calc. fluor. D 12	Nr. 1 und Nr. 3 auch als Salbe: auf Bauch auftragen
	▲	Nr. 3 Ferr. phos. D 12	
Gedächtnis			
Ermüdung	▲	Nr. 5 Kal. phos. D 6	Ernährung
	▲	Nr. 8 Natr. chlor. D 6	
Gedächtnislücken	▲	Nr. 5 Kal. phos. D 6	Leberwickel mit Salbe Nr. 10
	▲	Nr. 8 Natr. chlor. D 6	
	tgl. ▲	Nr. 10 Natr. sulf. D 6	abends
	tgl. ▲	Nr. 11 Silicea D 12	abends
Gedächtnisschwäche	▲	Nr. 2 Calc. phos. D 6	morgens
	▲	Nr. 5 Kal. phos. D 6	mittags
	▲	Nr. 8 Natr. chlor. D 6	vor- und nachmittags
	▲	Nr. 11 Silicea D 12	abends
Gedächtnisverlust	▲	Nr. 5 Kal. phos. D 6	häufige Gaben
	▲	Nr. 8 Natr. chlor. D 6	

Krankheitsbild / Symptome		Mineralsalze	Einnahme / Empfehlungen
Gedankenberuhigung			
	▲	Nr. 2 Calc. phos. D 6	morgens
	▲	Nr. 7 Magn. phos. D 6	spätnachmittags; Leberwickel mit Salbe Nr. 10 gegen 14:00 Uhr
abends	▲	Nr. 6 Kal. sulf. D 6	abends
	▲	Nr. 11 Silicea D 12	vor dem Schlafengehen
Alle Salze als heiße Version mit 5 – 10 Tab.; vor dem Schlafen Fußbäder.			
Gefäßerweiterung			
	▲	Nr. 1 Calc. fluor. D 12	morgens, auch als Salbe / Lotio
	▲	Nr. 11 Silicea D 12	abends, auch als Salbe / Lotio
Gehirn			siehe auch Kap VI. – Erkrankungen des Nervensystems
Säfteerneuerung	▲	Nr. 5 Kal. phos. D 6	
	▲	Nr. 8 Natr. chlor. D 6	
Gehirnerschütterung			*Arzt konsultieren!* Bettruhe
Hauptmittel	▲	Nr. 3 Ferr. phos. D 12	häufige Gabe
	▲	Nr. 5 Kal. phos. D 6	
alte Fälle		Nr. 10 Natr. sulf. D 6	
mit Sehstörungen	▲	Nr. 2 Calc. phos. D 6	
	▲	Nr. 7 Magn. phos. D 6	
Gehirnhautentzündung			*Arzt konsultieren!*
Hauptmittel	▲	Nr. 3 Ferr. phos. D 12	alle 5 – 10 Min. 1 Tab.
	▲	Nr. 5 Kal. phos. D 6	
mit Genickstarre	▲	Nr. 2 Calc. phos. D 6	zusätzl. Salbenanwendung: morgens Nr. 1, abends Nr. 11
	▲	Nr. 7 Magn. phos. D 6	
bei Krampf		Nr. 7 Magn. phos. D 6	„Heiße Sieben"
Lähmungserscheinungen	▲	Nr. 5 Kal. phos. D 6	alle 5 – 10 Min. 1 Tab.
	▲	Nr. 8 Natr. chlor. D 6	
Bettruhe, Zimmer abdunkeln, gut lüften, tgl. Stuhlgang.			
Gehirnschlag			*Arzt konsultieren!*
allgemein	▲	Nr. 2 Calc. phos. D 6	
	▲	Nr. 5 Kal. phos. D 6	
	▲	Nr. 8 Natr. chlor. D 6	
Aufsaugen des Blutergusses		Nr. 3 Ferr. phos. D 12	
		Nr. 11 Silicea D 12	
mit Blutfülle	▲	Nr. 3 Ferr. phos. D 12	häufige Gabe
	▲	Nr. 7 Magn. phos. D 6	„Heiße Sieben"
Blutstillung		Nr. 2 Calc. phos. D 6	
mit Lähmung	▲	Nr. 5 Kal. phos. D 6	
	▲	Nr. 8 Natr. chlor. D 6	
Vorbeugung	▲	Nr. 1 Calc. fluor. D 12	morgens, 5 Tab. auflösen
	▲	Nr. 4 Kal. chlor. D 6	vormittags, 3 – 5 Tab. auflösen

Krankheitsbild / Symptome		Mineralsalze	Einnahme / Empfehlungen
	▲	Nr. 9 Natr. phos. D 6	nachmittags, 3 – 5 Tab. auflösen
	▲	Nr. 11 Silicea D 12	abends, 5 – 10 Tab. auflösen
Ernährung: tierisches Eiweiß reduzieren, Schleimbildner meiden.			
Gelbsucht			*Arzt konsultieren!*
Hauptmittel	▲	Nr. 10 Natr. sulf. D 6	
	▲	Nr. 7 Magn. phos. D 6	
mit Fieber über 38,5 °C	▲	Nr. 5 Kal. phos. D 6	häufige Gabe
	▲	Nr. 8 Natr. chlor. D 6	als Zwischenmittel alle 2 Std.
mit Hautjucken		Nr. 6 Kal. sulf. D 6	auch als Salbe
		Nr. 7 Magn. phos. D 6	„Heiße Sieben"
bei Neugeborenen		Nr. 10 Natr. sulf. D 6	
bei Übersäuerung	▲	Nr. 9 Natr. phos. D 6	morgens
	▲	Nr. 10 Natr. sulf. D 6	mittags
	▲	Nr. 11 Silicea D 6	abends; Potenz D 6!
zur Ausheilung monatelang	tgl. ▲	Nr. 7 Magn. phos. D 6	abends
	tgl. ▲	Nr. 9 Natr. phos. D 6	vor- und nachmittags
	tgl. ▲	Nr. 10 Natr. sulf. D 6	mittags
	tgl. ▲	Nr. 11 Silicea D 12	abends
Ursache feststellen, Vorsicht Steinverschluss! Leberwickel mit Salbe Nr. 10, Ernährung: vegetarische Kost; Absonderungen beachten.			
Gelenke			äußere Anwendungen
Gelenkschmiere	▲	Nr. 4 Kal. chlor. D 6	vormittags 3 – 5 Tab. auflösen
	▲	Nr. 8 Natr. chlor. D 6	vor 16:00 Uhr 2 x 2 Tab. lutschen
knackend	▲	Nr. 1 Calc. fluor. D 12	morgens
	▲	Nr. 11 Silicea D 12	abends
		Nr. 15 Kal. jod. D 6	Zwischenmittel
Knorpelbildung	▲	Nr. 1 Calc. fluor. D 12	morgens, auch als Salbe
	▲	Nr. 4 Kal. chlor. D 6	vormittags
	▲	Nr. 8 Natr. chlor. D 6	vor 16:00 Uhr
	▲	Nr. 2 Calc. phos. D 6	als Zwischenmittel Nr. 2, Nr. 5, Nr. 9 und Nr. 11 im Wechsel
	▲	Nr. 9 Natr. phos. D 6	
	▲	Nr. 5 Kal. phos. D 6	
	▲	Nr. 11 Silicea D 12	
Schlottergelenke		Nr. 1 Calc. fluor. D 12	auch als Salbe
steif	tgl. ▲	Nr. 7 Magn. phos. D 6	Tag A: Nr. 7 häufige Gabe; Tag B: Nr. 2 vormittags, Nr. 8 vor 16:00 Uhr, Nr. 11 abends usw.
	tgl. ▲	Nr. 2 Calc. phos. D 6	
	▲	Nr. 8 Natr. chlor. D 6	
	▲	Nr. 11 Silicea D 12	
Gelenkentzündung			
akut		Nr. 3 Ferr. phos. D 12	
allgemein		Nr. 2 Calc. phos. D 6	
	▲	Nr. 3 Ferr. phos. D 12	
	▲	Nr. 4 Kal. chlor. D 6	

Krankheitsbild/ Symptome		Mineralsalze	Einnahme/ Empfehlungen
		Nr. 8 Natr. chlor. D 6	
		Nr. 9 Natr. phos. D 6	
abends schlimmer		Nr. 6 Kal. sulf. D 6	
eitrig	▲	Nr. 9 Natr. phos. D 6	
	▲	Nr. 11 Silicea D 12	
mit Hitze		Nr. 3 Ferr. phos. D 12	
mit Kribbeln, nachts		Nr. 2 Calc. phos. D 6	
mit Lähmung		Nr. 5 Kal. phos. D 6	

Salbenanwendungen, säurearme Ernährung, tierisches Eiweiß meiden.

Gelenkrheumatismus			
akut	▲	Nr. 3 Ferr. phos. D 12	alle 2 Std. 1 Tab.
	▲	Nr. 1 Calc. fluor. D 12	
Durst, Schweißausbrüche		Nr. 8 Natr. chlor. D 6	
weißgrauer Zungenbelag		Nr. 4 Kal. chlor. D 6	
durch Übersäuerung	▲	Nr. 9 Natr. phos. D 6	morgens
	▲	Nr. 10 Natr. sulf. D 6	mittags
	▲	Nr. 11 Silicea D 6	abends; Potenz D 6!
Harnsäureablagerungen bei Gicht		Nr. 16 Lith. chlor. D 6	unterstützt Entsäuerung im Wechslel mit Nr. 9, 10 und 11
bei chronischen Gelenkerkrankungen		Nr. 12 Calc. sulf. D 6	als alleiniges Mittel

Zungenbelag beachten, Rheumatee trinken.

Gelenkschwellung			
akut		Nr. 3 Ferr. phos. D 12	
allgemein	▲	Nr. 1 Calc. fluor. D 12	
	▲	Nr. 2 Calc. phos. D 6	
		Nr. 4 Kal. chlor. D 6	bei weißgrauem Zungenbelag
		Nr. 5 Kal. phos. D 6	
		Nr. 8 Natr. chlor. D 6	
durch Übersäuerung	▲	Nr. 9 Natr. phos. D 6	vormittags
	▲	Nr. 10 Natr. sulf. D 6	mittags bis 14:00 Uhr
	▲	Nr. 11 Silicea D 6	abends; Potenz D 6!
entzündlich	▲	Nr. 3 Ferr. phos. D 12	
	▲	Nr. 4 Kal. chlor. D 6	häufige Gaben
	▲	Nr. 7 Magn. phos. D 6	
mit rheumatischen Schmerzen	▲	Nr. 8 Natr. chlor. D 6	häufige Gaben
	▲	Nr. 9 Natr. phos. D 6	
	▲	Nr. 11 Silicea D 12	
	oder	Nr. 12 Calc. sulf. D 6	als alleiniges Mittel
		Nr. 23 Natr. bicarb. D 6	
mit Wasserinhalt	▲	Nr. 8 Natr. chlor. D 6	häufige Gabe, auch als Salbenumschlag
	▲	Nr. 10 Natr. sulf. D 6	häufige Gabe
	▲	Nr. 4 Kal. chlor. D 6	

Krankheitsbild/ Symptome		Mineralsalze	Einnahme/ Empfehlungen
	▲	Nr. 11 Silicea D 12	abends

Zungenbelag beachten, Salben, Ernährung.

Krankheitsbild/ Symptome		Mineralsalze	Einnahme/ Empfehlungen
Gemütszustände			siehe auch Kap. VI. – Erkrankungen des Nervensystems
Hauptmittel	▲	Nr. 5 Kal. phos. D 6	häufige Gabe
	▲	Nr. 8 Natr. chlor. D 6	
ängstlich	▲	Nr. 2 Calc. phos. D 6	
	▲	Nr. 8 Natr. chlor. D 6	
gereizt, lebhaft			siehe „Gereiztheit"
niedergeschlagen, depressiv		Nr. 5 Kal. phos. D 6	
schreckhaft	▲	Nr. 5 Kal. phos. D 6	
	▲	Nr. 8 Natr. chlor. D 6	
	▲	Nr. 11 Silicea D 12	
innere Unruhe		Nr. 7 Magn. phos. D 6	„Heiße Sieben"
wechselhaft	▲	Nr. 5 Kal. phos. D 6	
	▲	Nr. 8 Natr. chlor. D 6	
Neigung zum Weinen	▲	Nr. 5 Kal. phos. D 6	
	▲	Nr. 8 Natr. chlor. D 6	
zaghaft		Nr. 2 Calc. phos. D 6	

Salbenanwendungen, Ernährung, Leberwickel, Fußbäder, stimmungsaufhellende Kräutertees.

Krankheitsbild/ Symptome		Mineralsalze	Einnahme/ Empfehlungen
Genesungsphase			Fußbäder
	▲	Nr. 2 Calc. phos. D 6	morgens
	▲	Nr. 5 Kal. phos. D 6	mittags
	▲	Nr. 7 Magn. phos. D 6	vor- und nachmittags
Genickstarre			*Arzt konsultieren!*
	▲	Nr. 1 Calc. fluor. D 12	morgens; auch als Salbe
	▲	Nr. 2 Calc. phos. D 6	vormittags; auch als Salbe
	▲	Nr. 11 Silicea D 12	abends als „Heiße Elf", auch als Salbe
als Schmerzmittel		Nr. 7 Magn. phos. D 6	„Heiße Sieben"
Gereiztheit			
	▲	Nr. 2 Calc. phos. D 6	
	▲	Nr. 9 Natr. phos. D 6	häufige Gaben
	▲	Nr. 11 Silicea D 12	

Salben, Leberwickel, Fußbäder.

Krankheitsbild/ Symptome		Mineralsalze	Einnahme/ Empfehlungen
Gerstenkorn (Hordeolum)			siehe „Augenlid"
Geruchsverlust			
		Nr. 8 Natr. chlor. D 6	auch als Salbe in die Nase und um die Augenhöhlen
Geschmack			siehe auch Mittelbeschreibungen in Kap. I.
bitter		Nr. 10 Natr. sulf. D 6	
salzig		Nr. 8 Natr. chlor. D 6	
sauer		Nr. 9 Natr. phos. D 6	
Geschmacksverlust		Nr. 8 Natr. chlor. D 6	

Krankheitsbild/ Symptome		Mineralsalze	Einnahme/ Empfehlungen
Geschwulst			*Arzt konsultieren!*
allgemein	▲	Nr. 1 Calc. fluor. D 12	auch als Salbe
	▲	Nr. 4 Kal. chlor. D 6	Hauptmittel, auch als Salbe
mit Rötung, Erwärmung		Nr. 3 Ferr. phos. D 12	auch als Salbe
brandig		Nr. 5 Kal. phos. D 6	
eitrig	▲	Nr. 9 Natr. phos. D 6	
	▲	Nr. 11 Silicea D 12	
Gesicht			
fettig, glänzend		Nr. 9 Natr. phos. D 6	
grünlich, gelblich		Nr. 10 Natr. sulf. D 6	
Muskellähmung	▲	Nr. 5 Kal. phos. D 6	
	▲	Nr. 7 Magn. phos. D 6	„Heiße Sieben"
Neuralgie		Nr. 7 Magn. phos. D 6	
Pickel		Nr. 4 Kal. chlor. D 6	Absonderungen beachten
	▲	Nr. 9 Natr. phos. D 6	auch als Salbe
	▲	Nr. 11 Silicea D 12	auch als Salbe
		Nr. 10 Natr. sulf. D 6	
wässrig, gedunsen		Nr. 8 Natr. chlor. D 6	
Zuckungen		Nr. 11 Silicea D 12	

Salben, Ernährung, Bürstenmassagen, Basenbäder.

Krankheitsbild/ Symptome		Mineralsalze	Einnahme/ Empfehlungen
Gesichtsrose			*Arzt konsultieren!*
Hauptmittel bei leichten Fällen (monatelang)	▲	Nr. 3 Ferr. phos. D 12	
	▲	Nr. 4 Kal. chlor. D 6	
Hauptmittel bei schweren Fällen (monatelang)	▲	Nr. 5 Kal. phos. D 6	
	▲	Nr. 6 Kal. sulf. D 6	
bei Abschuppungen		Nr. 6 Kal. sulf. D 6	
Fieber bis 38,5°C	▲	Nr. 3 Ferr. phos. D 12	häufige Gabe
	▲	Nr. 4 Kal. chlor. D 6	als Zwischenmittel
Fieber über 38,5°C	▲	Nr. 5 Kal. phos. D 6	häufige Gabe
	▲	Nr. 8 Natr. chlor. D 6	als Zwischenmittel alle 2 Std.
Heilungsphase	▲	Nr. 1 Calc. fluor. D 12	morgens
	▲	Nr. 6 Kal. sulf. D 6	abends
bei Schmerzen		Nr. 7 Magn. phos. D 6	„Heiße Sieben"
bei harten Schwellungen	▲	Nr. 1 Calc. fluor. D 12	morgens 3 – 5 Tab. auflösen; auch als Salbe
	▲	Nr. 9 Natr. phos. D 6	
bei weichen Schwellungen	▲	Nr. 4 Kal. chlor. D 6	auch als Salbe
	▲	Nr. 10 Natr. sulf. D 6	
bei Eiterungen	▲	Nr. 9 Natr. phos. D 6	
	▲	Nr. 11 Silicea D 12	
Genesungsstadium (monatelang)		Nr. 1 Calc. fluor. D 12	auch als Salbe
		Nr. 6 Kal. sulf. D 6	

Salbenanwendungen, Ernährung, Entsäuern, Stuhlgang, trocken-warme Umschläge, Leberwickel mit Salbe Nr. 10.

Krankheitsbild/ Symptome		Mineralsalze	Einnahme/ Empfehlungen
Gicht			
im akuten Anfall mit Fieber	▲	Nr. 3 Ferr. phos. D 12	
	▲	Nr. 9 Natr. phos. D 6	
im akuten Anfall ohne Fieber	▲	Nr. 10 Natr. sulf. D 6	
	▲	Nr. 9 Natr. phos. D 6	
außerhalb des akuten Schubes		Nr. 9 Natr. phos. D 6	
zur Dauerbehandlung	▲	Nr. 11 Silicea D 12	
	▲	Nr. 16 Lith. chlor. D 6	
abends schlimmer		Nr. 6 Kal. sulf. D 6	
chronisch		Nr. 16 Lith. chlor. D 6	
in den Füßen		Nr. 10 Natr. sulf. D 6	
mit Hand- und Fußschweiß		Nr. 11 Silicea D 12	
durch Harnsäure	▲	Nr. 9 Natr. phos. D 6	morgens
	▲	Nr. 10 Natr. sulf. D 6	mittags
	▲	Nr. 11 Silicea D 6	abends; Potenz D 6!
mit Knacken der Gelenke		Nr. 8 Natr. chlor. D 6	
mit Knoten an Sehnen, Nerven	▲	Nr. 1 Calc. fluor. D 12	morgens, auch als Salbe
	▲	Nr. 11 Silicea D 12	abends, auch als Salbe
mit wandernden Schmerzen	▲	Nr. 6 Kal. sulf. D 6	
	▲	Nr. 17 Mang. sulf. D 6	
		Nr. 7 Magn. phos. D 6	v. a. bei Wetterfühligkeit; sonst als Zwischenmittel oder wenn Nr. 6 keine Besserung bringt
mit starkem Schweiß		Nr. 8 Natr. chlor. D 6	
mit Schweißausbruch morgens		Nr. 8 Natr. chlor. D 6	
mit Schwindel beim Bücken		Nr. 11 Silicea D 12	
wässrige Anschwellung	▲	Nr. 4 Kal. chlor. D 6	häufige Gaben
	▲	Nr. 8 Natr. chlor. D 6	
	▲	Nr. 10 Natr. sulf. D 6	

Ernährung, tierisches Eiweiß meiden, ebenso Rohkost, Spinat und Rhabarber. Nachtschattengewächse wie Kartoffeln, Paprika und Tomaten nicht am Abend essen. Basenbäder, Nierenpflege, Leberwickel mit Salbe Nr. 10.

Gleichgültigkeit			
		Nr. 5 Kal. phos. D 6	häufige Gaben
		Nr. 8 Natr. chlor. D 6	
		Nr. 10 Natr. sulf. D 6	

Meridianbürstmassagen, Lebensfreude wieder entdecken, sich kleinen Aufgaben stellen, die eigene Stärke wieder finden.

Gliederschmerzen			siehe auch „Schmerzen"
besser in Bewegung	▲	Nr. 2 Calc. phos. D 6	
	▲	Nr. 5 Kal. phos. D 6	
zu Beginn der Bewegung	▲	Nr. 5 Kal. phos. D 6	
	▲	Nr. 8 Natr. chlor. D 6	
Bewegung verschlimmert		Nr. 3 Ferr. phos. D 12	

Krankheitsbild/ Symptome		Mineralsalze	Einnahme/ Empfehlungen
Nervenschmerzen	▲	Nr. 9 Natr. phos. D 6	
	▲	Nr. 11 Silicea D 12	
Nervenschmerzen oft wechselnd		Nr. 7 Magn. phos. D 6	„Heiße Sieben"
schlimmer nachts, in Ruhe, oft mit Kribbeln		Nr. 2 Calc. phos. D 6	vor dem Schlafengehen als „Heiße Zwei"
mit Steifheit		Nr. 1 Calc. fluor. D 12	
mit Taubheitsgefühl		Nr. 2 Calc. phos. D 6	
mit Schwellung, Wassereinlagerung		Nr. 4 Kal. chlor. D 6	keine Druckschmerzen, Abdruck bleibt sichtbar
	▲	Nr. 8 Natr. chlor. D 6	häufige Gaben
	▲	Nr. 10 Natr. sulf. D 6	
bei Witterungswechsel	▲	Nr. 2 Calc. phos. D 6	
	▲	Nr. 10 Natr. sulf. D 6	

Salbenanwendungen, Ernährung, Leberwickel mit Salbe Nr. 10, Nierenpflege.

Gliedmaßen			
Einschlafen	▲	Nr. 2 Calc. phos. D 6	auch als Salbe
	▲	Nr. 11 Silicea D 12	auch als Salbe
matt, schwer	▲	Nr. 6 Kal. sulf. D 6	
	▲	Nr. 9 Natr. phos. D 6	
schwabbelig		Nr. 8 Natr. chlor. D 6	
zittern, siehe auch Energieschaukel (s. Kap. VII. – Frühjahrskur)	▲	Nr. 2 Calc. phos. D 6	morgens
	▲	Nr. 5 Kal. phos. D 6	mittags
	▲	Nr. 7 Magn. phos. D 6	abends, als „Heiße Sieben"
	▲	Nr. 11 Silicea D 12	abends
Zucken		Nr. 11 Silicea D 12	
Grippe			siehe auch „Erkältungen"
allgemein		Nr. 3 Ferr. phos. D 12	
		Nr. 10 Natr. sulf. D 6	
mit Fieber über 38,5°C	▲	Nr. 5 Kal. phos. D 6	häufige Gabe
	▲	Nr. 8 Natr. chlor. D 6	als Zwischenmittel alle 2 Std.
Vorbeugung	▲	Nr. 3 Ferr. phos. D 12	siehe Kap. VII. – Herbst-Winter-Kur
	▲	Nr. 5 Kal. phos. D 6	

Stuhlgang, Ernährung.

Gürtelrose			*Arzt konsultieren!*
am Anfang häufige Gaben	▲	Nr. 7 Magn. phos. D 6	
	▲	Nr. 8 Natr. chlor. D 6	
dann		Nr. 5 Kal. phos. D 6	
bei Schmerzen zusätzlich		Nr. 7 Magn. phos. D 6	als „Heiße Sieben"
weißgrauer Zungenbelag		Nr. 4 Kal. chlor. D 6	

Zungenbelag und Absonderungen beachten, Ernährung, tierisches Eiweiß und Rohkost meiden, Leberwickel mit Salbe Nr. 10, Nierenpflege, Basensocken.

Krankheitsbild / Symptome		Mineralsalze	Einnahme / Empfehlungen
Haarausfall			
allgemein		Nr. 5 Kal. phos. D 6	
		Nr. 8 Natr. chlor. D 6	
		Nr. 11 Silicea D 12	
mit Jucken und Überempfindlichkeit der Kopfhaut		Nr. 11 Silicea D 12	
	▲	Nr. 2 Calc. phos. D 6	
	▲	Nr. 6 Kal. sulf. D 6	
nach geistigen Anstrengungen	▲	Nr. 5 Kal. phos. D 6	
	▲	Nr. 11 Silicea D 12	
Kahlköpfigkeit	▲	Nr. 9 Natr. phos. D 6	
	▲	Nr. 11 Silicea D 12	
kreisrund	▲	Nr. 5 Kal. phos. D 6	
	▲	Nr. 7 Magn. phos. D 6	
	▲	Nr. 10 Natr. sulf. D 6	
durch Übersäuerung	▲	Nr. 9 Natr. phos. D 6	morgens, 3 – 5 Tab. auflösen
	▲	Nr. 10 Natr. sulf. D 6	gegen 14:00 Uhr, 3 – 5 Tab. auflösen
	▲	Nr. 11 Silicea D 6	abends 5 Tab. auflösen, Potenz D 6!

Ernährung beachten, Entsäuern, Mineralienzufuhr, Spurenelemente, Basenbildner bevorzugen.

Haare			
brüchig, spaltend		Nr. 11 Silicea D 12	
früh ergraut	▲	Nr. 2 Calc. phos. D 6	morgens
	▲	Nr. 5 Kal. phos. D 6	vormittags
	tgl. ▲	Nr. 8 Natr. chlor. D 6	vor 16:00 Uhr
	tgl. ▲	Nr. 9 Natr. phos. D 6	tagsüber
	▲	Nr. 11 Silicea D 12	abends
		Nr. 19 Cupr. ars. D 12	als Zwischenmittel, abends
Funken beim Kämmen	▲	Nr. 9 Natr. phos. D 6	
	▲	Nr. 11 Silicea D 12	
Haarboden schmerzt		Nr. 11 Silicea D 12	
Haarspitzenkatarrh		Nr. 11 Silicea D 12	Schmerzen beim Kämmen
Haarwuchs anregend		Nr. 11 Silicea D 12	lange Einnahme nötig
Schuppenbildung		Nr. 8 Natr. chlor. D 6	
Schuppen, fettig		Nr. 9 Natr. phos. D 6	
Schuppen, klebrig		Nr. 6 Kal. sulf. D 6	
Schuppen, trocken		Nr. 8 Natr. chlor. D 6	

Ernährung, Entsäuern, Nierenpflege, Leberwickel mit Salbe Nr. 10, Meridianbürstmassagen.

Hals			auch äußere Anwendungen
Druckgefühl		Nr. 15 Kal. jod. D 6	*Arzt konsultieren!*
Kitzelgefühl	▲	Nr. 3 Ferr. phos. D 12	
	▲	Nr. 8 Natr. chlor. D 6	
Kloßgefühl		Nr. 7 Magn. phos. D 6	„Heiße Sieben"
rauh		Nr. 1 Calc. fluor. D 12	

Krankheitsbild/ Symptome		Mineralsalze	Einnahme/ Empfehlungen
		Nr. 3 Ferr. phos. D 12	
		Nr. 8 Natr. chlor. D 6	
Schmerzen		Nr. 2 Calc. phos. D 6	
		Nr. 3 Ferr. phos. D 12	
		Nr. 4 Kal. chlor. D 6	
Zäpfchen vergrößert		Nr. 1 Calc. fluor. D 12	

Absonderungen und Zungenbelag beachten.

Halsentzündung			Salbenanwendungen
allgemein	▲	Nr. 3 Ferr. phos. D 12	häufige Gaben
	▲	Nr. 4 Kal. chlor. D 6	
mit chronischer Schwellung	▲	Nr. 1 Calc. fluor. D 12	
	▲	Nr. 4 Kal. chlor. D 6	
eitrig, ohne Abfluss	▲	Nr. 9 Natr. phos. D 6	
	▲	Nr. 11 Silicea D 12	
eitrig, mit Abfluss		Nr. 12 Calc. sulf. D 6	
Neigung zu Halsentzündung	▲	Nr. 9 Natr. phos. D 6	Gurgeln mit Salbeitee
	▲	Nr. 11 Silicea D 12	
Mandeln gerötet		Nr. 3 Ferr. phos. D 12	
		Nr. 9 Natr. phos. D 6	
Mandelschmerzen	▲	Nr. 2 Calc. phos. D 6	
	▲	Nr. 5 Kal. phos. D 6	
Mandeln verhärtet		Nr. 1 Calc. fluor. D 12	
mit Mundgeruch		Nr. 5 Kal. phos. D 6	
Schluckbeschwerden		Nr. 10 Natr. sulf. D 6	
Fieber bis 38,5°C		Nr. 3 Ferr. phos. D 12	
Fieber über 38,5°C	▲	Nr. 5 Kal. phos. D 6	
	▲	Nr. 8 Natr. chlor. D 6	als Zwischenmittel alle 2 Std.

Halsumschlag, Halstuch aus reiner Wolle, Seide oder Baumwolle; keine Synthetik (zieht Bakterien an).

Haltungsschäden			
	tgl. ▲	Nr. 1 Calc. fluor. D 12	3 x 2 Tab. vormittags
	tgl. ▲	Nr. 2 Calc. phos. D 6	3 x 2 Tab. vormittags
	▲	Nr. 11 Silicea D 12	abends, 5 Tab. auflösen

Ernährung beachten, Phosphate meiden. Salbenanwendungen: Salbe Nr. 1 bzw. Nr. 2 morgens, Salbe Nr. 11 abends entlang der Wirbelsäule auftragen.

Hämorrhoiden			
Hauptmittel		Nr. 1 Calc. fluor. D 12	
Anfall	▲	Nr. 3 Ferr. phos. D 12	
	▲	Nr. 8 Natr. chlor. D 6	
bei Nachlassen der Beschwerden	▲	Nr. 4 Kal. chlor. D 6	
	▲	Nr. 9 Natr. phos. D 6	
	▲	Nr. 11 Silicea D 12	
ätzend, brennend		Nr. 1 Calc. fluor. D 12	
blutend, helles Blut	▲	Nr. 3 Ferr. phos. D 12	
	▲	Nr. 11 Silicea D 12	

Krankheitsbild/ Symptome		Mineralsalze	Einnahme/ Empfehlungen
brennende Schmerzen	▲	Nr. 8 Natr. chlor. D 6	
	▲	Nr. 9 Natr. phos. D 6	
heftige Schmerzen		Nr. 7 Magn. phos. D 6	„Heiße Sieben"
juckend		Nr. 7 Magn. phos. D 6	„Heiße Sieben"
juckend und brennend		Nr. 5 Kal. phos. D 6	
Knotenbildung		Nr. 1 Calc. fluor. D 12	
Knoten, eiternd	▲	Nr. 9 Natr. phos. D 6	*Arzt konsultieren!*
		Nr. 11 Silicea D 12	
Knoten, entzündet	▲	Nr. 1 Calc. fluor. D 12	
	▲	Nr. 6 Kal. sulf. D 6	
mit Einrissen und Fissuren	▲	Nr. 1 Calc. fluor. D 12	
	▲	Nr. 11 Silicea D 12	

Leberwickel mit Salbe Nr. 10, Nierenpflege, Ernährung: tierisches Eiweiß, Rote Beete und Karotten während der Akutphase meiden. Salbenanwendungen je nach Mittelwahl.

Hände			
kalt	▲	Nr. 3 Ferr. phos. D 12	auch als Salbe
	▲	Nr. 8 Natr. chlor. D 6	auch als Salbe
Kribbeln, Taubheitsgefühl		Nr. 2 Calc. phos. D 6	
rissig	▲	Nr. 1 Calc. fluor. D 12	
	▲	Nr. 2 Calc. phos. D 6	
	▲	Nr. 11 Silicea D 12	
Schweiß	▲	Nr. 2 Calc. phos. D 6	
	▲	Nr. 8 Natr. chlor. D 6	
	▲	Nr. 11 Silicea D 12	

Salbenanwendungen.

Harn			
Abgang, unwillkürlich	▲	Nr. 5 Kal. phos. D 6	
	▲	Nr. 10 Natr. sulf. D 6	
Ablagerungen		Nr. 2 Calc. phos. D 6	
Blut im Harn		Nr. 3 Ferr. phos. D 12	*Arzt konsultieren!*
	▲	Nr. 9 Natr. phos. D 6	
	▲	Nr. 11 Silicea D 12	
Brennen beim Wasserlassen	▲	Nr. 3 Ferr. phos. D 12	Blasen- und Nierentee, ausreichend trinken
	▲	Nr. 8 Natr. chlor. D 6	
Harndrang, häufig		Nr. 8 Natr. chlor. D 6	
Harndrang, plötzlich auftretend		Nr. 8 Natr. chlor. D 6	
Harnträufeln	▲	Nr. 1 Calc. fluor. D 12	
	▲	Nr. 7 Magn. phos. D 6	
Harnvergiftung	▲	Nr. 5 Kal. phos. D 6	*Arzt konsultieren!* Auf Ernährung achten, kein tierisches Eiweiß; Hauptmittel sind Nr. 5 und Nr. 10
	▲	Nr. 10 Natr. sulf. D 6	
		Nr. 4 Kal. chlor. D 6	
		Nr. 7 Magn. phos. D 6	
		Nr. 9 Natr. phos. D 6	

Krankheitsbild/ Symptome		Mineralsalze	Einnahme/ Empfehlungen
Harnverhalten bei Kindern		Nr. 2 Calc. phos. D 6	
Harnverhalten, krampfhaft		Nr. 10 Natr. sulf. D 6	Hauptmittel
		Nr. 3 Ferr. phos. D 12	bei Entzündungen
		Nr. 5 Kal. phos. D 6	nervös bedingt
		Nr. 7 Magn. phos. D 6	Krämpfe der Schließmuskulatur
Urin, braun		Nr. 9 Natr. phos. D 6	*Arzt konsultieren!*
Urin, eitrig ohne Eiterabfluss	▲	Nr. 9 Natr. phos. D 6	
	▲	Nr. 11 Silicea D 12	
Abschluss nach überstandener Erkrankung		Nr. 12 Calc. sulf. D 6	als alleiniges Mittel
Urin, eiweißhaltig		Nr. 2 Calc. phos. D 6	
Urin, vermindert, scharf, sauer		Nr. 9 Natr. phos. D 6	
Urin, zuckerhaltig		Nr. 5 Kal. phos. D 6	
	tgl. ▲	Nr. 6 Kal. sulf. D 6	
		Nr. 7 Magn. phos. D 6	
		Nr. 8 Natr. chlor. D 6	
	tgl. ▲	Nr. 10 Natr. sulf. D 6	
Absonderungen und Zungenbelag beachten, Ernährung.			
Harngrieß			*Arzt konsultieren!*
allgemein	tgl. ▲	Nr. 1 Calc. fluor. D 12	morgens
	tgl. ▲	Nr. 7 Magn. phos. D 6	morgens
	▲	Nr. 9 Natr. phos. D 6	
	▲	Nr. 11 Silicea D 12	
		Nr. 7 Magn. phos. D 6	
Schmerzen, kolikartig	▲	Nr. 7 Magn. phos. D 6	„Heiße Sieben", häufige Gabe
	▲	Nr. 9 Natr. phos. D 6	
	▲	Nr. 11 Silicea D 12	
zur Vorbeugung	▲	Nr. 9 Natr. phos. D 6	
	▲	Nr. 23 Natr. bicarb. D 6	
Ernährung beachten, Nierenpflege, Basenbäder, Meridianbürstmassagen.			
Harnsäure			Ernährung beachten
Abbau	▲	Nr. 9 Natr. phos. D 6	morgens
	▲	Nr. 10 Natr. sulf. D 6	mittags
	▲	Nr. 11 Silicea D 6	abends; Potenz D 6!
	▲	Nr. 16 Lith. chlor. D 6	als Zwischenmittel
Harnsäureüberschuss	▲	Nr. 9 Natr. phos. D 6	morgens
	▲	Nr. 10 Natr. sulf. D 6	mittags
	▲	Nr. 11 Silicea D 6	abends; Potenz D 6!
Harnwege			
Blutung durch Verletzung		Nr. 3 Ferr. phos. D 12	
Harnröhre verengt	▲	Nr. 1 Calc. fluor. D 12	auch als Salbe
	▲	Nr. 7 Magn. phos. D 6	„Heiße Sieben"

Krankheitsbild / Symptome		Mineralsalze	Einnahme / Empfehlungen
	▲	Nr. 11 Silicea D 12	
Harnwege akut entzündet	▲	Nr. 3 Ferr. phos. D 12	häufige Gabe
	▲	Nr. 8 Natr. chlor. D 6	
		Nr. 7 Magn. phos. D 6	„Heiße Sieben"
Harnwege chronisch entzündet	tgl. ▲	Nr. 6 Kal. sulf. D 6	
	tgl. ▲	Nr. 10 Natr. sulf. D 6	
	tgl. ▲	Nr. 12 Calc. sulf. D 6	
		Nr. 4 Kal. chlor. D 6	
		Nr. 5 Kal. phos. D 6	

Absonderungen und Zungenbelag beachten.

Haut			
Abschuppung		Nr. 6 Kal. sulf. D 6	
gerötet, fleckig		Nr. 3 Ferr. phos. D 12	häufige Gabe
	▲	Nr. 7 Magn. phos. D 6	
	▲	Nr. 11 Silicea D 12	
Knötchen, warzenähnlich	▲	Nr. 1 Calc. fluor. D 12	auch als Breiauflage
	▲	Nr. 4 Kal. chlor. D 6	
	▲	Nr. 10 Natr. sulf. D 6	
rauh, rissig, schrundig	tgl. ▲	Nr. 1 Calc. fluor. D 12	auch als Salbe
	tgl. ▲	Nr. 2 Calc. phos. D 6	auch als Salbe
schlaff	▲	Nr. 1 Calc. fluor. D 12	
	▲	Nr. 11 Silicea D 12	
trocken		Nr. 8 Natr. chlor. D 6	
trocken, schuppend		Nr. 6 Kal. sulf. D 6	
unrein		Nr. 11 Silicea D 12	
Veränderungen		Nr. 6 Kal. sulf. D 6	

Salbenanwendungen, Ernährung beachten, Basenbäder, Leberwickel mit Salbe Nr. 10, Nierenpflege.

Hautabsonderungen			
allgemein		Nr. 2 Calc. phos. D 6	Aufbaumittel
	tgl. ▲	Nr. 21 Zinc. chlor.	
	tgl. ▲	Nr. 24 Ars. jod. D 6	
ätzend		Nr. 1 Calc. fluor. D 12	
mit blauem Hof	▲	Nr. 4 Kal. chlor. D 6	
	▲	Nr. 10 Natr. sulf. D 6	
blutig		Nr. 5 Kal. phos. D 6	
brennend		Nr. 8 Natr. chlor. D 6	
darunter blutig		Nr. 5 Kal. phos. D 6	
darunter grüngelb		Nr. 10 Natr. sulf. D 6	
darunter verhärtet		Nr. 1 Calc. fluor. D 12	
eitrig	▲	Nr. 9 Natr. phos. D 6	
	▲	Nr. 11 Silicea D 12	
faserstoffhaltig		Nr. 4 Kal. chlor. D 6	

Krankheitsbild/ Symptome		Mineralsalze	Einnahme/ Empfehlungen
eiweißhaltig	▲	Nr. 2 Calc. phos. D 6	
	▲	Nr. 11 Silicea D 12	
fettig		Nr. 9 Natr. phos. D 6	
gelblichgrün		Nr. 10 Natr. sulf. D 6	
gelbschleimig		Nr. 6 Kal. sulf. D 6	
honiggelb		Nr. 9 Natr. phos. D 6	
jauchig		Nr. 5 Kal. phos. D 6	
mehlartig		Nr. 4 Kal. chlor. D 6	
rahmartig		Nr. 9 Natr. phos. D 6	
schmierig		Nr. 5 Kal. phos. D 6	
schuppend		Nr. 6 Kal. sulf. D 6	
stinkend		Nr. 5 Kal. phos. D 6	
trocken, grünlich-gelb		Nr. 10 Natr. sulf. D 6	
trocken, klebrig		Nr. 6 Kal. sulf. D 6	
trocken, mehlartig		Nr. 4 Kal. chlor. D 6	
trocken, schmierig		Nr. 5 Kal. phos. D 6	
trocken weiß-gelblich		Nr. 2 Calc. phos. D 6	
verhärtet		Nr. 1 Calc. fluor. D 12	
wasserhelle Flüssigkeit		Nr. 8 Natr. chlor. D 6	
wässrig		Nr. 10 Natr. sulf. D 6	
wässrig, glasig		Nr. 8 Natr. chlor. D 6	
wässriger Schleim		Nr. 8 Natr. chlor. D 6	
weiß oder weißgrau		Nr. 4 Kal. chlor. D 6	
Hautpflege			Auswahl des Salzes je nach Hautbild
allgemein		Nr. 1 Calc. fluor. D 12	
		Nr. 4 Kal. chlor. D 6	
		Nr. 5 Kal. phos. D 6	
		Nr. 6 Kal. sulf. D 6	
		Nr. 8 Natr. chlor. D 6	
		Nr. 11 Silicea D 12	
Empfindlichkeit gegen Sonne	▲	Nr. 2 Calc. phos. D 6	
	▲	Nr. 3 Ferr. phos. D 12	
	▲	Nr. 8 Natr. chlor. D 6	

Salbenanwendungen, Ernährung beachten, Schlafplatz, Basenbäder.

Heiserkeit			
akut	▲	Nr. 3 Ferr. phos. D 12	
	▲	Nr. 4 Kal. chlor. D 6	
belegte Stimme		Nr. 9 Natr. phos. D 6	Räuspern löst
		Nr. 4 Kal. chlor. D 6	Räuspern löst nicht
chronisch	▲	Nr. 4 Kal. chlor. D 6	
	▲	Nr. 6 Kal. sulf. D 6	

Krankheitsbild/ Symptome		Mineralsalze	Einnahme/ Empfehlungen
bei Erkältung		Nr. 1 Calc. fluor. D 12	Auswahl je nach Zungenbelag
		Nr. 3 Ferr. phos. D 12	
		Nr. 4 Kal. chlor. D 6	
		Nr. 6 Kal. sulf. D 6	
		Nr. 9 Natr. phos. D 6	
bei Kloßgefühl		Nr. 15 Kal. jod. D 6	
bei Schmerzen		Nr. 7 Magn. phos. D 6	als „Heiße Sieben"
in geschlossenen Räumen		Nr. 6 Kal. sulf. D 6	
mit trockenem Hustenreiz	▲	Nr. 3 Ferr. phos. D 12	
	▲	Nr. 8 Natr. chlor. D 6	
nach Überanstrengung der Stimmbänder	stdl. ▲	Nr. 5 Kal. phos. D 6	
	stdl. ▲	Nr. 7 Magn. phos. D 6	
Halswickel, Gurgeln, Ernährung beachten, sich Ruhe geben, Nierenpflege, Leberwickel mit Salbe Nr. 10.			
Heißhunger			siehe „Essen"
Herpes			
sofort		Nr. 7 Magn. phos. D 6	häufige Gabe
Hauptmittel	▲	Nr. 8 Natr. chlor. D 6	Breiauflage mit Nr. 8 auf das beginnende Bläschen
	▲	Nr. 5 Kal. phos. D 6	
	▲	Nr. 10 Natr. sulf. D 6	
	▲	Nr. 11 Silicea D 12	
Ernährung, Absonderungen und Zungenbelag beachten.			
Herz			*Arzt konsultieren!*
Entzündung, beginnend	▲	Nr. 3 Ferr. phos. D 12	
	▲	Nr. 7 Magn. phos. D 6	häufige Gaben
	▲	Nr. 9 Natr. phos. D 6	
Entzündung chronisch	▲	Nr. 4 Kal. chlor. D 6	
	▲	Nr. 11 Silicea D 12	
hämmert nach jeder Bewegung		Nr. 11 Silicea D 12	
Herzerweiterung	▲	Nr. 1 Calc. fluor. D 12	Hauptmittel, morgens
	▲	Nr. 5 Kal. phos. D 6	Hauptmittel, mittags
	▲	Nr. 9 Natr. phos. D 6	Hauptmittel, abends
Verschlimmerung bei feuchtem Wetter	tgl. ▲	Nr. 6 Kal. sulf. D 6	
	tgl. ▲	Nr. 10 Natr. sulf. D 6	
Herzflattern		Nr. 2 Calc. phos. D 6	
Herzklappenfehler			siehe „Herzklappenfehler"
bei Schwäche durch Blutarmut	▲	Nr. 2 Calc. phos. D 6	Hauptmittel
	▲	Nr. 5 Kal. phos. D 6	Hauptmittel, stärkt das Herz, nicht nach 15:00 Uhr
bei Verschlimmerung abends und in geschlossenen Räumen		Nr. 6 Kal. sulf. D 6	

Krankheitsbild/ Symptome		Mineralsalze	Einnahme/ Empfehlungen
Herzrhythmusstörung		Nr. 2 Calc. phos. D 6	
	▲	Nr. 7 Magn. phos. D 6	„Heiße Sieben"
	▲	Nr. 8 Natr. chlor. D 6	
Herzschwäche		Nr. 2 Calc. phos. D 6	bei Schwäche durch Blutarmut
		Nr. 5 Kal. phos. D 6	stärkend
		Nr. 7 Magn. phos. D 6	entspannt
Herzverfettung	▲	Nr. 9 Natr. phos. D 6	
	▲	Nr. 11 Silicea D 12	
Kältegefühl		Nr. 11 Silicea D 12	
Unruhe		Nr. 2 Calc. phos. D 6	
	oder	Nr. 7 Magn. phos. D 6	
Herzbeutelentzündung			*Arzt konsultieren!*
akut, häufige Gaben		Nr. 3 Ferr. phos. D 12	Bettruhe, Flüssigkeitsbeschränkung, Ernährung beachten
mit Fieber über 38,5°C	▲	Nr. 5 Kal. phos. D 6	
	▲	Nr. 8 Natr. chlor. D 6	als Zwischenmittel alle 2 Std.
Herzschmerzen, Verfall	▲	Nr. 5 Kal. phos. D 6	
	▲	Nr. 8 Natr. chlor. D 6	
nach Abklingen der Entzündung	▲	Nr. 1 Calc. fluor. D 12	
	▲	Nr. 4 Kal. chlor. D 6	
Genesungsphase	▲	Nr. 2 Calc. phos. D 6	monatelang
	▲	Nr. 5 Kal. phos. D 6	monatelang
Herzbeutelwassersucht			*Arzt konsultieren!*
allgemein	▲	Nr. 8 Natr. chlor. D 6	Hauptmittel
	▲	Nr. 10 Natr. sulf. D 6	Hauptmittel
bei Blutarmut	▲	Nr. 2 Calc. phos. D 6	
	▲	Nr. 3 Ferr. phos. D 12	
	▲	Nr. 8 Natr. chlor. D 6	
Herzerweiterung		Nr. 1 Calc. fluor. D 12	
mit Leber-, Nierenstörung	▲	Nr. 4 Kal. chlor. D 6	
	▲	Nr. 6 Kal. sulf. D 6	
bei Scharlach	▲	Nr. 4 Kal. chlor. D 6	
	▲	Nr. 5 Kal. phos. D 6	
Herzenge (Stenokardie)			*Arzt konsultieren!*
bei drohendem Anfall	▲	Nr. 5 Kal. phos. D 6	im Wechsel alle 5 Min 1 Tab. lutschen; „Heiße Sieben"
	▲	Nr. 7 Magn. phos. D 6	
Zusatzmittel bei Blutarmut		Nr. 2 Calc. phos. D 6	
Zusatzmittel bei Harnsäure	▲	Nr. 9 Natr. phos. D 6	morgens
	▲	Nr. 10 Natr. sulf. D 6	mittags
	▲	Nr. 11 Silicea D 6	abends; Potenz D 6!
Zusatzmittel bei Herzmuskelschwäche	▲	Nr. 3 Ferr. phos. D 12	
	▲	Nr. 6 Kal. sulf. D 6	

Warme Unterarmbäder mit ansteigender Temperatur, ansteigende Fußbäder, seelische Entspannung, Flüssigkeitszufuhr beachten, Verbot von Nikotin.

Krankheitsbild/ Symptome		Mineralsalze	Einnahme/ Empfehlungen
Herzinfarkt			*Arzt konsultieren!*
Vorbeugung, Nachbehandlung	▲	Nr. 1 Calc. fluor. D 12	auch als Salbe
	▲	Nr. 3 Ferr. phos. D 12	morgens
	▲	Nr. 5 Kal. phos. D 6	mittags, jedoch NICHT bei Bluthochdruck!
	▲	Nr. 6 Kal. sulf. D 6	abends
	▲	Nr. 7 Magn. phos. D 6	abends „Heiße Sieben" zur Entspannung, auch als Salbe
Herzklappenfehler			
allgemein	▲	Nr. 1 Calc. fluor. D 12	Hauptmittel, morgens
	▲	Nr. 3 Ferr. phos. D 12	Hauptmittel, vormittags
zur Kräftigung		Nr. 5 Kal. phos. D 6	fördert Diastole (Erweiterung)
		Nr. 2 Calc. phos. D 6	fördert Systole (Zusammenziehen)
Herzklopfen			
allgemein	tgl. ▲	Nr. 2 Calc. phos. D 6	alle 3 Std. 2 Tab.
	tgl. ▲	Nr. 5 Kal. phos. D 6	alle 3 Std. 2 Tab.
	tgl. ▲	Nr. 7 Magn. phos. D 6	alle 3 Std. 2 Tab.
Herzschlag beschleunigt		Nr. 2 Calc. phos. D 6	
den Körper erschütternd		Nr. 8 Natr. chlor. D 6	
schlimmer bei linksseitigem Liegen		Nr. 8 Natr. chlor. D 6	
mit starkem Beklemmungsgefühl		Nr. 7 Magn. phos. D 6	„Heiße Sieben"
mit heißem Kopf		Nr. 3 Ferr. phos. D 12	
nachts		Nr. 6 Kal. sulf. D 6	
nachts, plötzlich auftretend		Nr. 2 Calc. phos. D 6	
nervös bedingt	▲	Nr. 2 Calc. phos. D 6	
	▲	Nr. 5 Kal. phos. D 6	
mit stechendem Schmerz	▲	Nr. 8 Natr. chlor. D 6	
bei Übersäuerung	▲	Nr. 9 Natr. phos. D 6	bei akuten Fällen abwechselnd alle 10 Min. 1–2 Tab., Nr. 11 in Potenz D 6!
	▲	Nr. 10 Natr. sulf. D 6	
	▲	Nr. 11 Silicea D 6	
Herzschwäche			*Arzt konsultieren!*
allgemein		Nr. 2 Calc. phos. D 6	beruhigt
		Nr. 5 Kal. phos. D 6	regt an
		Nr. 11 Silicea D 12	
		Nr. 13 Kal. ars. D 6	
bei Aussetzen des Herzschlags	▲	Nr. 5 Kal. phos. D 6	
	▲	Nr. 8 Natr. chlor. D 6	
Kollapsneigung		Nr. 8 Natr. chlor. D 6	alle 5 Min. 1 Tab.
zur Muskelkräftigung		Nr. 2 Calc. phos. D 6	

Ernährung beachten, keine Aufregung, keine Überanstrengung.

Krankheitsbild / Symptome		Mineralsalze	Einnahme / Empfehlungen
Heuschnupfen			
akut	▲	Nr. 2 Calc. phos. D 6	auf Zungenbelag und Absonderungen achten, sehr häufige Gaben, Salbenanwendungen, v. a. Salbe Nr. 8 in die Nase, um die Augenhöhlen, Ellenbeugen, Ohren
	▲	Nr. 3 Ferr. phos. D 12	
	▲	Nr. 8 Natr. chlor. D 6	
aufgedunsenes Gesicht	▲	Nr. 8 Natr. chlor. D 6	
	▲	Nr. 10 Natr. sulf. D 6	
krampfartiges Niesen		Nr. 7 Magn. phos. D 6	„Heiße Sieben"
bei Übersäuerung	▲	Nr. 9 Natr. phos. D 6	morgens
	▲	Nr. 10 Natr. sulf. D 6	mittags
	▲	Nr. 11 Silicea D 6	abends; Potenz D 6!
vorbeugend	▲	Nr. 2 Calc. phos. D 6	ca. 6 Wochen vor Einsatz des Pollenflugs beginnen
	▲	Nr. 3 Ferr. phos. D 12	
	▲	Nr. 8 Natr. chlor. D 6	
Salbenanwendungen, Ernährung; tierisches Eiweiß meiden; Leberwickel, Nierenpflege.			
Hexenschuss			
akut	▲	Nr. 7 Magn. phos. D 6	„Heiße Sieben"; auch als Salbe
	▲	Nr. 4 Kal. chlor. D 6	häufige Gaben, auch als „Heiße Vier"
chronisch	tgl. ▲	Nr. 1 Calc. fluor. D 12	Zungenbelag und Absonderungen beachten
	tgl. ▲	Nr. 2 Calc. phos. D 6	
	▲	Nr. 3 Ferr. phos. D 12	morgens und nachmittags
	▲	Nr. 5 Kal. phos. D 6	mittags
	▲	Nr. 7 Magn. phos. D 6	abends
	▲	Nr. 8 Natr. chlor. D 6	vor- und nachmittags, vor 16:00 Uhr
durch Übersäuerung	▲	Nr. 9 Natr. phos. D 6	morgens
	▲	Nr. 10 Natr. sulf. D 6	mittags
	▲	Nr. 11 Silicea D 6	abends; Potenz D 6!
Schmerz bei Bewegung		Nr. 3 Ferr. phos. D 12	
Schmerz, reißend		Nr. 13 Kal. ars. D 6	
Schmerz, wandernd		Nr. 7 Magn. phos. D 6	als „Heiße Sieben"
mit Schwellung		Nr. 4 Kal. chlor. D 6	
durch Verstopfung	▲	Nr. 3 Ferr. phos. D 12	vormittags
	▲	Nr. 8 Natr. chlor. D 6	vor 16:00 Uhr
	▲	Nr. 10 Natr. sulf. D 6	abends
	▲	Nr. 11 Silicea D 12	abends
Salbenanwendungen, Ernährung beachten, Basenbäder, Meridianbürstmassagen.			
Hitzschlag			besondere Vorsicht!
bei leichten Fällen	▲	Nr. 3 Ferr. phos. D 12	häufige Einnahme
	▲	Nr. 5 Kal. phos. D 6	
	▲	Nr. 11 Silicea D 12	

Krankheitsbild/ Symptome		Mineralsalze	Einnahme/ Empfehlungen
vorbeugend	stdl. ▲	Nr. 3 Ferr. phos. D 12	
	stdl. ▲	Nr. 5 Kal. phos. D 6	
	stdl. ▲	Nr. 8 Natr. chlor. D 6	
bei Zusammenbruch	▲	Nr. 8 Natr. chlor. D 6	Hauptmittel, alle 5 Minuten 1 Tablette einnehmen; auch Waschungen mit Nr. 8 (5 Tab. in 1/8 l Wasser)
	▲	Nr. 3 Ferr. phos. D 12	
	▲	Nr. 5 Kal. phos. D 6	
	▲	Nr. 11 Silicea D 12	
Hoden			
Hodenbruch	▲	Nr. 1 Calc. fluor. D 12	morgens, auch als Salbe
	▲	Nr. 11 Silicea D 12	abends, auch als Salbe
Hodenentzündung	▲	Nr. 2 Calc. phos. D 6	morgens
	stdl. ▲	Nr. 3 Ferr. phos. D 12	
	stdl. ▲	Nr. 4 Kal. chlor. D 6	
Hodenvergrößerung	▲	Nr. 1 Calc. fluor. D 12	
	▲	Nr. 4 Kal. chlor. D 6	
Hodenverhärtung	▲	Nr. 1 Calc. fluor. D 12	morgens, auch als Salbe
	▲	Nr. 11 Silicea D 12	abends, auch als Salbe

Ernährung, Leberwickel mit Salbe Nr. 10, Basenbäder, Meridianbürstmassage, Nierenpflege.

Hornhaut			
an Händen und Füßen		Nr. 1 Calc. fluor. D 12	auch als Salbe
Hornstoff			
Ablagerungen		Nr. 1 Calc. fluor. D 12	
Austritt		Nr. 1 Calc. fluor. D 12	
Hühneraugen			
	▲	Nr. 1 Calc. fluor. D 12	morgens, auch als Salbe
	▲	Nr. 8 Natr. chlor. D 6	vor 16:00 Uhr
	▲	Nr. 11 Silicea D 12	abends, auch als Salbe

Fußbäder: Morgens 5 Tab. Nr 1 im Fußbad auflösen, abends 5 Tab. Nr. 11.

Hungergefühl			
allgemein	▲	Nr. 7 Magn. phos. D 6	
	▲	Nr. 8 Natr. chlor. D 6	
mit Durst		Nr. 8 Natr. chlor. D 6	
nach dem Essen		Nr. 5 Kal. phos. D 6	
beim Fasten	▲	Nr. 3 Ferr. phos. D 12	
	▲	Nr. 4 Kal. chlor. D 6	
Husten			
abends schlimmer		Nr. 6 Kal. sulf. D 6	
bellend		Nr. 2 Calc. phos. D 6	
krampfartig		Nr. 2 Calc. phos. D 6	auch als Salbe, auf Brust auftragen
		Nr. 7 Magn. phos. D 6	„Heiße Sieben"
locker, Schmerz in der Brust		Nr. 10 Natr. sulf. D 6	

Krankheitsbild/ Symptome		Mineralsalze	Einnahme/ Empfehlungen
quälend, trocken		Nr. 17 Mang. sulf. D 6	
stärker durch kaltes Trinken und durch Sprechen		Nr. 11 Silicea D 12	
trocken, ohne Auswurf	▲	Nr. 3 Ferr. phos. D 12	
	▲	Nr. 8 Natr. chlor. D 6	
trocken, rauh		Nr. 15 Kal. jod. D 6	
trockener Husten nachts mit morgendlicher Atemnot		Nr. 10 Natr. sulf. D 6	
trockener Kitzelhusten		Nr. 8 Natr. chlor. D 6	
Rasselgeräusche, Besserung an frischer Luft		Nr. 6 Kal. sulf. D 6	
heller, glasiger Auswurf mit Wundheitsgefühl		Nr. 2 Calc. phos. D 6	
großblasige Rasselgeräusche		Nr. 2 Calc. phos. D 6	
lang andauernder Erkältungshusten		Nr. 15 Kal. jod. D 6	
festsitzender, schwer abhustbarer Schleim		Nr. 4 Kal. chlor. D 6	

Auswahl des Salzes unter Beachtung des Zungenbelages und der Art des Auswurfs, viel trinken! Ernährung, Schleimbildner meiden, Leberwickel mit Salbe Nr. 10, ansteigende Fußbäder, Nierenpflege. Salbenanwendungen (je nach Mittelwahl): auf Brust und Rücken einklopfen.

Hüsteln			
		Nr. 11 Silicea D 12	
Hysterie			
allgemein, Einnahme über einen langen Zeitraum		Nr. 1 Calc. fluor. D 12	
Hauptmittel	▲	Nr. 5 Kal. phos. D 6	
	▲	Nr. 7 Magn. phos. D 6	
bei Blutarmut, Kribbelgefühl		Nr. 2 Calc. phos. D 6	
Blutandrang zum Kopf		Nr. 3 Ferr. phos. D 12	
große Schwäche, Weinerlichkeit	▲	Nr. 5 Kal. phos. D 6	
	▲	Nr. 8 Natr. chlor. D 6	

Ernährung beachten, Leberwickel mit Salbe Nr. 10, Nierenpflege, ansteigende Fußbäder (basisch), Meridianbürstmassagen.

Immunsystem			siehe auch Kap. VII. – Kuren mit Biochemie
zur Kräftigung	tgl. ▲	Nr. 2 Calc. phos. D 6	
	tgl. ▲	Nr. 3 Ferr. phos. D 12	
	tgl. ▲	Nr. 6 Kal. sulf. D 6	
	tgl. ▲	Nr. 7 Magn. phos. D 6	
	tgl. ▲	Nr. 9 Natr. phos. D 6	
	tgl. ▲	Nr. 23 Natr. bicarb. D 6	

Ernährung beachten, Lebensfreude / positive Gedanken; Leberwickel, entschlackende Bäder, Bewegung an frischer Luft, Nierenpflege.

Krankheitsbild/ Symptome		Mineralsalze	Einnahme/ Empfehlungen
Impffolgen			
Vorbeugung	▲	Nr. 4 Kal. chlor. D 6	morgens und abends, drei Wochen vor der Impfung beginnen, jeweils 2 x 2 Tab.
	▲	Nr. 11 Silicea D 12	
Nachbehandlung	▲	Nr. 4 Kal. chlor. D 6	nach erfolgter Impfung alle 2 Std. im Wechsel einnehmen, dann Nacharbeit für ca. 6 Wochen: vormittags Nr. 4, vor 15:00 Uhr Nr. 5, abends Nr. 11.
	▲	Nr. 5 Kal. phos. D 6	
	▲	Nr. 11 Silicea D 12	
Infektionskrankheiten			siehe auch Kap. VII. – Kuren mit Biochemie
vorbeugend	tgl. ▲	Nr. 3 Ferr. phos. D 12	
	tgl. ▲	Nr. 5 Kal. phos. D 6	
Inkontinenz			
chronisch	tgl. ▲	Nr. 1 Calc. fluor. D 12	
	tgl. ▲	Nr. 2 Calc. phos. D 6	
	▲	Nr. 5 Kal. phos. D 6	
	▲	Nr. 10 Natr. sulf. D 6	
	▲	Nr. 7 Magn. phos. D 6	evtl. gegen Schmerzen

Beckenbodentraining, Entsäuern, Ernährung beachten, Basenbäder, Meridianbürstmassagen. Salbenanwendungen: Salben Nr. 1 und Nr. 11 im täglichen Wechsel über dem Blasenbereich auftragen.

Insektenstiche			häufige Gaben
allgemein		Nr. 8 Natr. chlor. D 6	auch als Salbe oder Tablettenbrei: auf Stichstelle auftragen
Bienenstich		Nr. 4 Kal. chlor. D 6	
Verdacht auf Blutvergiftung		Nr. 5 Kal. phos. D 6	*Arzt konsultieren!*
bei Schwellung		Nr. 4 Kal. chlor. D 6	
Ischias			
Ausstrahlung in die Hüfte	▲	Nr. 5 Kal. phos. D 6	
	▲	Nr. 9 Natr. phos. D 6	
	▲	Nr. 11 Silicea D 12	
bei heißem Kopf		Nr. 3 Ferr. phos. D 12	
chronisch, rezidiv (wiederkehrend)	▲	Nr. 1 Calc. fluor. D 12	
	▲	Nr. 11 Silicea D 12	
Kribbeln, Taubheitsgefühl		Nr. 2 Calc. phos. D 6	Hauptmittel
		Nr. 7 Magn. phos. D 6	Hauptmittel
bei Säurenaturen	▲	Nr. 9 Natr. phos. D 6	morgens
	▲	Nr. 10 Natr. sulf. D 6	mittags
	▲	Nr. 11 Silicea D 6	abends; Potenz D 6!
Schmerz, ausstrahlend-reißend		Nr. 8 Natr. chlor. D 6	
Schmerz, schießend	▲	Nr. 7 Magn. phos. D 6	„Heiße Sieben"
	▲	Nr. 5 Kal. phos. D 6	„Heiße Fünf"
Verschlimmerung durch Feuchtigkeit	▲	Nr. 5 Kal. phos. D 6	

Krankheitsbild/ Symptome		Mineralsalze	Einnahme/ Empfehlungen
	▲	Nr. 10 Natr. sulf. D 6	

Ernährung beachten, Leberwickel, Basenbäder, Nierenpflege, Salbenanwendungen, häufige Gaben.

Krankheitsbild/ Symptome		Mineralsalze	Einnahme/ Empfehlungen
Juckreiz, allgemeiner			
Hauptmittel bei allen Formen		Nr. 7 Magn. phos. D 6	„Heiße Sieben"
		Nr. 2 Calc. phos. D 6	„Heiße Zwei", falls durch Nr. 7 keine Besserung
allgemeines Hautjucken, tagsüber auftretend		Nr. 11 Silicea D 12	
allgemeines Hautjucken, nächtlich auftretend		Nr. 6 Kal. sulf. D 6	
Hautjucken, als Folge nach innen geschlagener Krankheiten, mit Schuppen der Haut		Nr. 6 Kal. sulf. D 6	
Altersjucken	▲	Nr. 7 Magn. phos. D 6	
	▲	Nr. 11 Silicea D 12	
dünne, trockene, rissige Haut, Verschlechterung bei Wärme	▲	Nr. 1 Calc. fluor. D 12	
	▲	Nr. 7 Magn. phos. D 6	
Hautjucken mit sauren Schweißen und bei chronischen Nierenleiden		Nr. 9 Natr. phos. D 6	
Hautjucken bei harnsaurer Diathese	▲	Nr. 9 Natr. phos. D 6	morgens
	▲	Nr. 10 Natr. sulf. D 6	mittags
	▲	Nr. 11 Silicea D 6	abends; Potenz D 6!
Hautjucken bei Leber- und Gallenleiden		Nr. 10 Natr. sulf. D 6	
Hautjucken bei Diabetes		Nr. 7 Magn. phos. D 6	

Salbenanwendungen. Ernährung beachten, Allergie abklären, Basenbäder, Leberwickel mit Salbe Nr. 10, Nierenpflege, kein Reizmittelabusus.

Krankheitsbild/ Symptome		Mineralsalze	Einnahme/ Empfehlungen
Juckreiz, lokaler			
bei Krampfadern, Ulcus cruris	▲	Nr. 4 Kal. chlor. D 6	
	▲	Nr. 8 Natr. chlor. D 6	
während des Auskleidens und bei ödematösen Schwellungen		Nr. 10 Natr. sulf. D 6	
mit Schmerzen		Nr. 3 Ferr. phos. D 12	
mit Kribbeln an Fußsohlen und Handflächen	▲	Nr. 2 Calc. phos. D 6	
	▲	Nr. 5 Kal. phos. D 6	
an der Nasenspitze und in der Nase		Nr. 11 Silicea D 12	
an Beinen und Schenkeln	▲	Nr. 4 Kal. chlor. D 6	
	▲	Nr. 5 Kal. phos. D 6	
im Gesicht	▲	Nr. 7 Magn. phos. D 6	
	▲	Nr. 8 Natr. chlor. D 6	
	▲	Nr. 11 Silicea D 12	
Kribbelgefühl mit Juckreiz an Extremitäten, schlimmer nachts in Ruhe und in Wärme		Nr. 2 Calc. phos. D 6	„Heiße Zwei", eventuell im Wechsel mit Nr. 7
		Nr. 7 Magn. phos. D 6	als „Heiße Sieben"

Krankheitsbild/ Symptome		Mineralsalze	Einnahme/ Empfehlungen
nach Gürtelrose	▲	Nr. 5 Kal. phos. D 6	
	▲	Nr. 11 Silicea D 12	
Kallusbildung			
	tgl. ▲	Nr. 1 Calc. fluor. D 12	
	tgl. ▲	Nr. 2 Calc. phos. D 6	jeweils auch als Salbe
	▲	Nr. 8 Natr. chlor. D 6	

Zur beschleunigten Heilung bei Knochenbrüchen auch Salbenanwendungen.

Krankheitsbild/ Symptome		Mineralsalze	Einnahme/ Empfehlungen
Kältegefühl			
der Extremitäten		Nr. 8 Natr. chlor. D 6	
der Glieder	▲	Nr. 2 Calc. phos. D 6	
	▲	Nr. 8 Natr. chlor. D 6	
am Kopf		Nr. 2 Calc. phos. D 6	
entlang der Wirbelsäule		Nr. 8 Natr. chlor. D 6	

Nierenpflege, immer für warme Füße sorgen, ansteigende Fußbäder, Salbenanwendungen.

Krankheitsbild/ Symptome		Mineralsalze	Einnahme/ Empfehlungen
Karbunkel			siehe auch „Abszess"
	▲	Nr. 1 Calc. fluor. D 12	morgens als „Heiße Eins" mit 5–6 Tab.
	▲	Nr. 5 Kal. phos. D 6	Zwischenmittel
	tgl. ▲	Nr. 10 Natr. sulf. D 6	Zwischenmittel
ohne Abfluss	▲	Nr. 9 Natr. phos. D 6	
	▲	Nr. 11 Silicea D 12	
mit Abfluss	tgl. ▲	Nr. 12 Calc. sulf. D 6	

Ernährung beachten, tierisches Eiweiß und Rohkost meiden, Leberwickel mit den Salben Nr. 10 und Nr. 6 im täglichen Wechsel, Nierenpflege.

Krankheitsbild/ Symptome		Mineralsalze	Einnahme/ Empfehlungen
Karies			
	tgl. ▲	Nr. 1 Calc. fluor. D 12	
	tgl. ▲	Nr. 2 Calc. phos. D 6	
	▲	Nr. 8 Natr. chlor. D 6	
	▲	Nr. 11 Silicea D 12	

Ernährung, Darmaufbau, Zahnpflege.

Krankheitsbild/ Symptome		Mineralsalze	Einnahme/ Empfehlungen
Katarrh			
chronisch		Nr. 6 Kal. sulf. D 6	Absonderungen beachten; wenn beide Salze zum Einsatz kommen, täglich wechseln; je nach Mittelwahl auch Salbenanwendung.
		Nr. 12 Calc. sulf. D 6	
Katarrh der oberen Luftwege			
Anfangsmittel	▲	Nr. 3 Ferr. phos. D 12	
	▲	Nr. 8 Natr. chlor. D 6	
als Folgemittel bei Mandelschwellung		Nr. 4 Kal. chlor. D 6	
schleimig-eitrige Sekretion		Nr. 6 Kal. sulf. D 6	zum Abschluss

Je nach Mittelwahl auch Salbenanwendung.

Krankheitsbild/ Symptome		Mineralsalze	Einnahme/ Empfehlungen
Kehlkopfentzündung			
Hauptmittel	▲	Nr. 3 Ferr. phos. D 12	
	▲	Nr. 4 Kal. chlor. D 6	
	▲	Nr. 9 Natr. phos. D 6	
mit Heiserkeit	▲	Nr. 3 Ferr. phos. D 12	
	▲	Nr. 2 Calc. phos. D 6	
mit gelbem Zungenbelag		Nr. 6 Kal. sulf. D 6	
chronisch	▲	Nr. 9 Natr. phos. D 6	monatelang
	▲	Nr. 11 Silicea D 12	
Absonderungen beachten, Ernährung, Leberwickel, Nierenpflege. Je nach Mittelwahl auch Halswickel mit entsprechender Salbe bzw. 5 Tab. auflösen und gurgeln.			
Keuchhusten			*Arzt konsultieren!* häufige Gaben
1. Stadium	▲	Nr. 3 Ferr. phos. D 12	
	▲	Nr. 4 Kal. chlor. D 6	
2. Stadium		Nr. 7 Magn. phos. D 6	als „Heiße Sieben"
bei Speiseerbrechen		Nr. 8 Natr. chlor. D 6	
3. Stadium	▲	Nr. 2 Calc. phos. D 6	
	▲	Nr. 6 Kal. sulf. D 6	
mit Fieber bis 38,5°C		Nr. 3 Ferr. phos. D 12	
mit Fieber ab 38,5°C	▲	Nr. 5 Kal. phos. D 6	häufige Gabe
	▲	Nr. 8 Natr. chlor. D 6	als Zwischenmittel ca. alle 2 Std.
Genesungsphase	▲	Nr. 2 Calc. phos. D 6	monatelang
	▲	Nr. 8 Natr. chlor. D 6	
Stuhlgang fördern, Ernährung, kein tierisches Eiweiß. Salbenanwendungen auf Brust und Rücken. Siehe auch Buch „Schüßler-Salze für Ihr Kind".			
Kieferhöhlenvereiterung			siehe auch „Abszess"
akut, ohne Abfluss	stdl. ▲	Nr. 9 Natr. phos. D 6	
	stdl. ▲	Nr. 11 Silicea D 12	
mit Abfluss		Nr. 12 Calc. sulf. D 6	
chronisch	▲	Nr. 9 Natr. phos. D 6	vor- und nachmittags
	tgl. ▲	Nr. 6 Kal. sulf. D 6	abends
	tgl. ▲	Nr. 10 Natr. sulf. D 6	
	tgl. ▲	Nr. 11 Silicea D 12	
Auf Absonderungen achten, Salben, Ernährung, ausreichende Trinkmenge, Leberwickel, Nierenpflege, Schleimbildner meiden.			
Kiefersperre			
	▲	Nr. 1 Calc. fluor. D 12	morgens „Heiße Eins" mit 5 – 6 Tab.
	▲	Nr. 2 Calc. phos. D 6	vormittags „Heiße Zwei" mit 5 – 10 Tab.
	▲	Nr. 7 Magn. phos. D 6	„Heiße Sieben"
Nacken mit Salben und Gaumen mit Tablettenbrei massieren.			
Kinder			siehe auch Kap. III. Kinderheilkunde
alt, grau aussehend		Nr. 11 Silicea D 12	
Arme, Beine sehr dünn		Nr. 11 Silicea D 12	

Krankheitsbild/ Symptome		Mineralsalze	Einnahme/ Empfehlungen
Gehenlernen	tgl. ▲	Nr. 1 Calc. fluor. D 12	
	tgl. ▲	Nr. 2 Calc. phos. D 6	
		Nr. 7 Magn. phos. D 6	
Gehenlernen mit Angst	tgl. ▲	Nr. 2 Calc. phos. D 6	morgens
	tgl. ▲	Nr. 5 Kal. phos. D 6	mittags
	▲	Nr. 9 Natr. phos. D 6	tagsüber
	▲	Nr. 11 Silicea D 12	abends
reizbar		Nr. 2 Calc. phos. D 6	
	▲	Nr. 9 Natr. phos. D 6	
	▲	Nr. 11 Silicea D 12	
unruhige	▲	Nr. 2 Calc. phos. D 6	alle 4 Std. 1–2 Tabletten
	▲	Nr. 11 Silicea D 12	
		Nr. 7 Magn. phos. D 6	abends „Heiße Sieben"
		Nr. 14 Kal. brom. D 6	wenn dieses Mittel aufgrund der Symptome angezeigt ist, dann alle 10 Min. 2–3 Tab. anstelle von Nr. 7
will unbedeckt bleiben	tgl. ▲	Nr. 6 Kal. sulf. D 6	abends
	tgl. ▲	Nr. 12 Calc. sulf. D 6	
weinerlich	▲	Nr. 5 Kal. phos. D 6	
	▲	Nr. 8 Natr. chlor. D 6	
zürückgebliebene Kinder	tgl. ▲	Nr. 2 Calc. phos. D 6	monatelang
	tgl. ▲	Nr. 11 Silicea D 12	
Ernährung beachten: Süßigkeiten, starke Gewürze und Kochsalz meiden.			
Knickfuß			
	▲	Nr. 1 Calc. fluor. D 12	morgens, auch als Salbe
	▲	Nr. 8 Natr. chlor. D 6	vor- und nachmittags
	▲	Nr. 11 Silicea D 12	abends, auch als Salbe
Knochen			
Aufbau	tgl. ▲	Nr. 1 Calc. fluor. D 12	
	tgl. ▲	Nr. 2 Calc. phos. D 6	
		Nr. 7 Magn. phos. D 6	
Auswüchse	▲	Nr. 1 Calc. fluor. D 12	morgens, auch als Salbe
	▲	Nr. 11 Silicea D 12	abends, auch als Salbe
brüchig	tgl. ▲	Nr. 1 Calc. fluor. D 12	
	tgl. ▲	Nr. 2 Calc. phos. D 6	
		Nr. 7 Magn. phos. D 6	
Deformierungen		Nr. 1 Calc. fluor. D 12	
Eiterung		Nr. 1 Calc. fluor. D 12	siehe auch „Eiterung, Fisteln"
	▲	Nr. 5 Kal. phos. D 6	
	▲	Nr. 8 Natr. chlor. D 6	
Eiterung ohne Abfluss	▲	Nr. 9 Natr. phos. D 6	
	▲	Nr. 11 Silicea D 12	
Erweichung			siehe „Rachitis"

Krankheitsbild/ Symptome		Mineralsalze	Einnahme/ Empfehlungen
Knochenmarkentzündung	▲	Nr. 3 Ferr. phos. D 12	häufige Gaben
	▲	Nr. 5 Kal. phos. D 6	
	▲	Nr. 8 Natr. chlor. D 6	
	▲	Nr. 9 Natr. phos. D 6	
	▲	Nr. 11 Silicea D 12	
Knochenbruch			
akut	stdl. ▲	Nr. 1 Calc. fluor. D 12	jeweils auch als Salbe
	stdl. ▲	Nr. 2 Calc. phos. D 6	
	stdl. ▲	Nr. 3 Ferr. phos. D 12	
	stdl. ▲	Nr. 11 Silicea D 12	
	stdl. ▲	Nr. 8 Natr. chlor. D 6	
Beschwerden an alten Bruchstellen		Nr. 7 Magn. phos. D 6	bei akutem Schmerz
	▲	Nr. 8 Natr. chlor. D 6	
	▲	Nr. 9 Natr. phos. D 6	
	▲	Nr. 11 Silicea D 12	
mit Schwellung		Nr. 4 Kal. chlor. D 6	
Knochenhautentzündung			
allgemein	▲	Nr. 1 Calc. fluor. D 12	morgens
	▲	Nr. 3 Ferr. phos. D 12	vormittags
	▲	Nr. 4 Kal. chlor. D 6	nachmittags
	▲	Nr. 5 Kal. phos. D 6	vor 15:00 Uhr
	▲	Nr. 11 Silicea D 12	abends
akut, ohne Eiter, nur mit Schwellung	stdl. ▲	Nr. 2 Calc. phos. D 6	
	stdl. ▲	Nr. 3 Ferr. phos. D 12	
	stdl. ▲	Nr. 5 Kal. phos. D 6	
mit Eiterung	▲	Nr. 9 Natr. phos. D 6	
	▲	Nr. 11 Silicea D 12	
mit Schwellung	▲	Nr. 1 Calc. fluor. D 12	alle halbe bis ganze Stunde 1 – 2 Tab. im Wechsel einnehmen
	▲	Nr. 2 Calc. phos. D 6	
	▲	Nr. 3 Ferr. phos. D 12	
	▲	Nr. 4 Kal. chlor. D 6	
	▲	Nr. 5 Kal. phos. D 6	
Verhärtung	▲	Nr. 1 Calc. fluor. D 12	auch als Salbe
	▲	Nr. 11 Silicea D 12	auch als Salbe

Salbenanwendungen, auf Zungenbelag achten, Ernährung.

Knorpel			
Aufbau	▲	Nr. 8 Natr. chlor. D 6	Hauptmittel
	▲	Nr. 5 Kal. phos. D 6	
Entzündung	▲	Nr. 1 Calc. fluor. D 12	halbstündlich bis stündlich im Wechsel
	▲	Nr. 3 Ferr. phos. D 12	
	▲	Nr. 8 Natr. chlor. D 6	

Krankheitsbild/ Symptome		Mineralsalze	Einnahme/ Empfehlungen
Geschwulst	▲	Nr. 1 Calc. fluor. D 12	Salbenverband
	▲	Nr. 5 Kal. phos. D 6	
	▲	Nr. 8 Natr. chlor. D 6	Hauptmittel
	▲	Nr. 11 Silicea D 12	abends
Schäden		Nr. 8 Natr. chlor. D 6	Hauptmittel
Koliken			
allgemein		Nr. 7 Magn. phos. D 6	als „Heiße Sieben"
bei Kindern mit Anziehen der Beine		Nr. 7 Magn. phos. D 6	
mit saurem Aufstoßen		Nr. 9 Natr. phos. D 6	
in der Nabelgegend	▲	Nr. 7 Magn. phos. D 6	
	▲	Nr. 10 Natr. sulf. D 6	
mit übelriechenden Stühlen		Nr. 5 Kal. phos. D 6	
mit grasgrünen Stühlen		Nr. 10 Natr. sulf. D 6	
mit Windstauungen		Nr. 10 Natr. sulf. D 6	
bei Säuglingen mit Durchfall	▲	Nr. 2 Calc. phos. D 6	
	▲	Nr. 3 Ferr. phos. D 12	
	▲	Nr. 8 Natr. chlor. D 6	
Kollaps			*Arzt konsultieren!*
	▲	Nr. 2 Calc. phos. D 6	
	▲	Nr. 5 Kal. phos. D 6	jeweils als Tablettenbrei in die Wangentasche geben; Nr. 7 häufige Gabe
	▲	Nr. 7 Magn. phos. D 6	
	▲	Nr. 8 Natr. chlor. D 6	
Konzentrationsmangel	▲	Nr. 3 Ferr. phos. D 12	
	▲	Nr. 5 Kal. phos. D 6	
	▲	Nr. 6 Kal. sulf. D 6	
	▲	Nr. 8 Natr. chlor. D 6	

Siehe auch „Gedächtnis"; auf Ernährung achten, Leberwickel mit Salbe Nr. 10, Basenbäder, Meridianbürstmassagen, für ausreichend Schlaf sorgen.

Kopf			
Engegefühl		Nr. 2 Calc. phos. D 6	
Kälteempfinden	▲	Nr. 8 Natr. chlor. D 6	
	▲	Nr. 11 Silicea D 12	
Kopfhaut			
empfindlich gegen Druck		Nr. 11 Silicea D 12	
Haarboden schmerzt	▲	Nr. 3 Ferr. phos. D 12	
	▲	Nr. 11 Silicea D 12	
Knötchen	▲	Nr. 1 Calc. fluor. D 12	morgens 3 – 5 Tab. auflösen; auch als Salbe
	▲	Nr. 11 Silicea D 12	abends 5 Tab. auflösen; auch als Salbe
Schuppen	▲	Nr. 1 Calc. fluor. D 12	
	▲	Nr. 8 Natr. chlor. D 6	
Schuppen, klebrig		Nr. 6 Kal. sulf. D 6	

Krankheitsbild/ Symptome		Mineralsalze	Einnahme/ Empfehlungen
Kopfschmerz			
abends stärker		Nr. 6 Kal. sulf. D 6	
Augenhöhlen, Druck		Nr. 10 Natr. sulf. D 6	
wie durch Druck eines Hutes		Nr. 2 Calc. phos. D 6	
dumpf		Nr. 6 Kal. sulf. D 6	
einseitig, Migräne	▲	Nr. 7 Magn. phos. D 6	„Heiße Sieben"
	▲	Nr. 8 Natr. chlor. D 6	
mit Fieber bis 38,5°C		Nr. 3 Ferr. phos. D 12	
mit Galleerbrechen	▲	Nr. 3 Ferr. phos. D 12	
	▲	Nr. 8 Natr. chlor. D 6	
	▲	Nr. 10 Natr. sulf. D 6	bei Kolik
mit Schleimerbrechen	▲	Nr. 4 Kal. chlor. D 6	
bei Kolik	▲	Nr. 7 Magn. phos. D 6	
durch geistige Überanstrengung	▲	Nr. 5 Kal. phos. D 6	
	▲	Nr. 8 Natr. chlor. D 6	
bei Berührung der Haare		Nr. 11 Silicea D 12	
hämmernd, im Hinterkopf beginnend	▲	Nr. 8 Natr. chlor. D 6	
	▲	Nr. 11 Silicea D 12	
bei Kindern	▲	Nr. 5 Kal. phos. D 6	
	▲	Nr. 3 Ferr. phos. D 12	Zwischenmittel
Schulkopfschmerz		Nr. 2 Calc. phos. D 6	morgens vor der Schule als „Heiße Zwei" mit 5 Tab.; Salbe Nr. 2 auf Schmerzstellen einklopfen
Kribbeln, Taubheitsgefühl	▲	Nr. 2 Calc. phos. D 6	morgens, vormittags
	▲	Nr. 7 Magn. phos. D 6	spätnachmittags, abends
vom Nacken zum Hinterkopf		Nr. 8 Natr. chlor. D 6	
am Oberhaupt		Nr. 10 Natr. sulf. D 6	
mit großer Schwäche		Nr. 5 Kal. phos. D 6	
mit Speichelfluss		Nr. 8 Natr. chlor. D 6	
rasend		Nr. 8 Natr. chlor. D 6	
ringförmig		Nr. 11 Silicea D 12	
schießend, pochend, stechend		Nr. 7 Magn. phos. D 6	
stechend	▲	Nr. 7 Magn. phos. D 6	
	▲	Nr. 11 Silicea D 12	
Stirnkopfschmerz		Nr. 9 Natr. phos. D 6	
von der Stirn zum Hinterkopf		Nr. 2 Calc. phos. D 6	
mit scharfem Tränenfluss		Nr. 8 Natr. chlor. D 6	
bei oder nach Überanstrengung	▲	Nr. 2 Calc. phos. D 6	
	▲	Nr. 3 Ferr. phos. D 12	
Stelle wechselnd		Nr. 6 Kal. sulf. D 6	als „Heiße Sechs"

Ursache erforschen, Schwermetallbelastung?; Darmsanierung, Ernährung, Süßigkeiten meiden, Entsäuern, Leberwickel mit Salbe Nr. 10, Nierenpflege, ansteigende Fußbäder.

Krankheitsbild/ Symptome		Mineralsalze	Einnahme/ Empfehlungen
Kräfteverlust			
	▲	Nr. 5 Kal. phos. D 6	
	▲	Nr. 7 Magn. phos. D 6	
	▲	Nr. 8 Natr. chlor. D 6	

Ernährung beachten, Leberwickel mit Salbe Nr. 10, Nierenpflege, Lebensfreude / positive Gedanken, Ruhephasen gönnen, Meridianbürstmassage.

Krankheitsbild/ Symptome		Mineralsalze	Einnahme/ Empfehlungen
Krampfadern			
Hauptmittel		Nr. 1 Calc. fluor. D 12	auch als Salbe
allgemein	tgl. ▲	Nr. 4 Kal. chlor. D 6	als Kur
	tgl. ▲	Nr. 7 Magn. phos. D 6	
	tgl. ▲	Nr. 9 Natr. phos. D 6	
	tgl. ▲	Nr. 11 Silicea D 12	
mit Entzündung		Nr. 3 Ferr. phos. D 12	
Geschwüre	▲	Nr. 1 Calc. fluor. D 12	
	▲	Nr. 5 Kal. phos. D 6	
	▲	Nr. 9 Natr. phos. D 6	
	▲	Nr. 11 Silicea D 12	
krampfartig schmerzend		Nr. 7 Magn. phos. D 6	„Heiße Sieben"
schmerzend	▲	Nr. 3 Ferr. phos. D 12	
	▲	Nr. 6 Kal. sulf. D 6	
schmerzend, brennend	▲	Nr. 8 Natr. chlor. D 6	
	▲	Nr. 3 Ferr. phos. D 12	
zur Vorbeugung	▲	Nr. 4 Kal. chlor. D 6	morgens
	▲	Nr. 9 Natr. phos. D 6	vormittags
	▲	Nr. 11 Silicea D 12	abends

Leber entlasten, Leberwickel mit Salbe Nr. 10; Ernährung, tierisches Eiweiß und Rohkost meiden; Genussgifte meiden.

Krankheitsbild/ Symptome		Mineralsalze	Einnahme/ Empfehlungen
Krämpfe			
allgemein		Nr. 7 Magn. phos. D 6	
		Nr. 2 Calc. phos. D 6	falls durch Nr. 7 keine Besserung
hysterisch		Nr. 8 Natr. chlor. D 6	
kurz, schmerzhaft		Nr. 7 Magn. phos. D 6	„Heiße Sieben"
lang andauernd	stdl. ▲	Nr. 2 Calc. phos. D 6	
	stdl. ▲	Nr. 9 Natr. phos. D 6	
	stdl. ▲	Nr. 11 Silicea D 12	
Schreibkrampf	▲	Nr. 2 Calc. phos. D 6	
	▲	Nr. 5 Kal. phos. D 6	
	▲	Nr. 7 Magn. phos. D 6	
	▲	Nr. 8 Natr. chlor. D 6	
Wadenkrampf		Nr. 7 Magn. phos. D 6	
		Nr. 2 Calc. phos. D 6	falls durch Nr. 7 keine Besserung
	▲	Nr. 5 Kal. phos. D 6	
	▲	Nr. 8 Natr. chlor. D 6	

Krankheitsbild/ Symptome		Mineralsalze	Einnahme/ Empfehlungen
bei zahnenden Kindern		Nr. 2 Calc. phos. D 6	
beim Zahnziehen		Nr. 7 Magn. phos. D 6	
Krebs, begleitend			
	tgl. ▲	Nr. 1 Calc. fluor. D 12	
	tgl. ▲	Nr. 2 Calc. phos. D 6	
	▲	Nr. 5 Kal. phos. D 6	mittags
	▲	Nr. 7 Magn. phos. D 6	abends
	▲	Nr. 8 Natr. chlor. D 6	vor- und nachmittags
Tumorerkrankungen		Nr. 5 Kal. phos. D 6	über langen Zeitraum: 2 x tgl. 2 – 4 Tab.
		Nr. 11 Silicea D 12	Nr. 5 vor 15:00 Uhr, abends 4 Tab. Nr. 11
bei Übersäuerung	▲	Nr. 9 Natr. phos. D 6	morgens
	▲	Nr. 10 Natr. sulf. D 6	mittags
	▲	Nr. 11 Silicea D 6	abends; Potenz D 6!
Vorbeugung gegen Strahlenkater		Nr. 5 Kal. phos. D 6	vor Bestrahlung: mehrere Tage stdl. 1 – 2 Tab. vor 15:00 Uhr lutschen, nach Bestrahlung: 2 – 3 tgl. 2 – 4 Tab. vor 15:00 Uhr lutschen.

Ernährung, Lebenseinstellung, Leberwickel.

Kreislauf			
Schwäche	▲	Nr. 5 Kal. phos. D 6	
	▲	Nr. 7 Magn. phos. D 6	
Störungen	▲	Nr. 2 Calc. phos. D 6	häufige Gaben
	▲	Nr. 5 Kal. phos. D 6	
	▲	Nr. 7 Magn. phos. D 6	
	▲	Nr. 8 Natr. chlor. D 6	

Meridianbürstmassagen, Bewegung, ansteigende Fußbäder.

Kribbeln			Meridianbürstmassagen
in den Gliedmaßen	▲	Nr. 2 Calc. phos. D 6	häufige Gaben
	▲	Nr. 11 Silicea D 12	
Kropf			*Arzt konsultieren!*
allgemein	tgl. ▲	Nr. 1 Calc. fluor. D 12	über einen langen Zeitraum Tag A: Nr. 1, Nr. 10 und Nr. 15, Tag B: Nr. 2, Nr. 10 und Nr. 15 usw.; Nr. 15 in Potenz D 12!
	tgl. ▲	Nr. 2 Calc. phos. D 6	
	▲	Nr. 10 Natr. sulf. D 6	
	▲	Nr. 15 Kal. jod. D 12	
bei Überfunktion	▲	Nr. 15 Kal. phos. D 12	Nr. 15 in Potenz D 12!; einschleichend beginnen, tagelang nur 1 Tab. / Tag; Kohlgemüse meiden
	▲	Nr. 2 Calc. phos. D 6	

Salbenanwendungen mit Salbe Nr. 1, Halsumfang alle 2 Wochen kontrollieren.

Krupp			*Arzt konsultieren!*
beschleunigte Atmung	▲	Nr. 2 Calc. phos. D 6	häufige Gaben, evtl. Tablettenbrei in Wangeninnentaschen zergehen lassen, Nr. 7 auch als Salbe: auf Bronchialbereich auftragen
	▲	Nr. 7 Magn. phos. D 6	
	▲	Nr. 8 Natr. chlor. D 6	

Krankheitsbild/ Symptome		Mineralsalze	Einnahme/ Empfehlungen
bei Fieber über 38,5 °C	▲	Nr. 5 Kal. phos. D 6	
	▲	Nr. 8 Natr. chlor. D 6	als Zwischenmittel alle 2 Std.
Pseudokrupp	▲	Nr. 2 Calc. phos. D 6	
	▲	Nr. 4 Kal. chlor. D 6	für gute Luftfeuchtigkeit sorgen
	▲	Nr. 12 Calc. sulf. D 6	
Kurzsichtigkeit			
	▲	Nr. 1 Calc. fluor. D 12	
	▲	Nr. 9 Natr. phos. D 6	
	▲	Nr. 11 Silicea D 12	
Kyphose			siehe „Rückgratverkrümmung"
Lähmung			Meridianbürstmassagen
allgemein		Nr. 5 Kal. phos. D 6	häufig lutschen
als Folge von Krämpfen		Nr. 13 Kal. ars. D 6	
Taubheitsgefühl		Nr. 2 Calc. phos. D 6	
Lähmungserscheinungen			*Arzt konsultieren!*
	▲	Nr. 5 Kal. phos. D 6	auch als Salbe
	▲	Nr. 7 Magn. phos. D 6	
	▲	Nr. 8 Natr. chlor. D 6	
Lampenfieber			
		Nr. 7 Magn. phos. D 6	„Heiße Sieben"
Lebensmüdigkeit			*Arzt konsultieren!*
	stdl. ▲	Nr. 5 Kal. phos. D 6	evtl. auch längere Abstände
	stdl. ▲	Nr. 8 Natr. chlor. D 6	
	stdl. ▲	Nr. 10 Natr. sulf. D 6	Hauptmittel, auch als „Heiße Zehn"
	stdl. ▲	Nr. 11 Silicea D 12	

Leberwickel.

Leber			
Leberabszess, ohne Abfluss	▲	Nr. 9 Natr. phos. D 6	
	▲	Nr. 11 Silicea D 12	
mit Abfluss		Nr. 12 Calc. sulf. D 6	
Leberentzündung	tgl. ▲	Nr. 6 Kal. sulf. D 6	*Arzt konsultieren!* Hauptmittel
	tgl. ▲	Nr. 10 Natr. sulf. D 6	
Entzündung mit Fieber bis 38,5 °C		Nr. 3 Ferr. phos. D 12	
Entzündung mit Fieber über 38,5 °C	▲	Nr. 5 Kal. phos. D 6	
	▲	Nr. 8 Natr. chlor. D 6	als Zwischenmittel alle 2 Std.
Leberflecken	tgl. ▲	Nr. 6 Kal. sulf. D 6	siehe auch „Absonderungen" bzw. Hautfarbe; je nach Mittelwahl auch als Salbe
	tgl. ▲	Nr. 10 Natr. sulf. D 6	
Leberschrumpfung, beginnend	tgl. ▲	Nr. 6 Kal. sulf. D 6	zusätzlich Leberwickel mit den Salben Nr. 6 und Nr. 10 im tägl. Wechsel
	tgl. ▲	Nr. 10 Natr. sulf. D 6	
Leberschrumpfung, chronisch	▲	Nr. 4 Kal. chlor. D 6	morgens
	▲	Nr. 8 Natr. chlor. D 6	bis 16:00 Uhr

Krankheitsbild/ Symptome		Mineralsalze	Einnahme/ Empfehlungen
	tgl. ▲	Nr. 6 Kal. sulf. D 6	abends
	tgl. ▲	Nr. 10 Natr. sulf. D 6	
Leberschwellung	stdl. ▲	Nr. 4 Kal. chlor. D 6	zusätzlich Leberwickel mit den Salben Nr. 6 und Nr. 10 im tgl. Wechsel (jeweils mit entsprechendem Salz)
	stdl. ▲	Nr. 7 Magn. phos. D 6	
	tgl. ▲	Nr. 6 Kal. sulf. D 6	
	tgl. ▲	Nr. 10 Natr. sulf. D 6	
Leberschwund	▲	Nr. 5 Kal. phos. D 6	häufige Gabe
	▲	Nr. 6 Kal. sulf. D 6	häufige Gabe
	▲	Nr. 8 Natr. chlor. D 6	häufige Gabe
Leberstärkung		Nr. 7 Magn. phos. D 6	
Leberstörung	▲	Nr. 4 Kal. chlor. D 6	
	tgl. ▲	Nr. 6 Kal. sulf. D 6	
	tgl. ▲	Nr. 10 Natr. sulf. D 6	
Leberträgheit	▲	Nr. 7 Magn. phos. D 6	
	tgl. ▲	Nr. 6 Kal. sulf. D 6	häufige Gaben, auch als Salbe, Leberwickel
	tgl. ▲	Nr. 10 Natr. sulf. D 6	
Leberverhärtung			kurmäßige Anwendung der Salze, Leberwickel mit Salben tgl. wechselnd
	▲	Nr. 1 Calc. fluor. D 12	morgens
	▲	Nr. 7 Magn. phos. D 6	2 x tägl. „Heiße Sieben"
	▲	Nr. 9 Natr. phos. D 6	vor- und nachmittags
	▲	Nr. 10 Natr. sulf. D 6	gegen 14:00 Uhr
	▲	Nr. 11 Silicea D 12	abends
Wanderleber		Nr. 1 Calc. fluor. D 12	auch als Salbe
Leistenbruch			
Neigung dazu	▲	Nr. 1 Calc. fluor. D 12	morgens, auch als Salbe
	▲	Nr. 11 Silicea D 12	abends, auch als Salbe
Salbenanwendungen, Entsäuerung, Ernährung, Leberwickel, Nierenpflege.			
Lernfähigkeit			
Aufnahmefähigkeit stärken		Nr. 1 Calc. fluor. D 12	
Ermüdung des Gehirns		Nr. 1 Calc. fluor. D 12	
Auf ausreichende Trinkmenge achten, Bewegung, Ernährung.			
Lippen			
Bläschen	▲	Nr. 5 Kal. phos. D 6	zusätzl. Nr. 8 als Tablettenbrei auftragen
	▲	Nr. 8 Natr. chlor. D 6	
gesprungen, geschwollen	▲	Nr. 6 Kal. sulf. D 6	auch als Salbe
	▲	Nr. 8 Natr. chlor. D 6	
rissig		Nr. 1 Calc. fluor. D 12	auch als Salbe
Lordose			siehe „Rückgratverkrümmung"
Luftröhre			
Entzündung	▲	Nr. 3 Ferr. phos. D 12	häufige Gabe
	▲	Nr. 4 Kal. chlor. D 6	

Krankheitsbild / Symptome		Mineralsalze	Einnahme / Empfehlungen
Verschluss, krampfartig		Nr. 7 Magn. phos. D 6	„Heiße Sieben"
Lunge			
Lungenbläschenerweiterung		Nr. 1 Calc. fluor. D 12	auch als Salbe auf Bronchialbereich
Lungenblutung	▲	Nr. 2 Calc. phos. D 6	*Arzt konsultieren!* Siehe auch „Blutung"
	▲	Nr. 3 Ferr. phos. D 12	
Lungenödem	▲	Nr. 5 Kal. phos. D 6	häufige Gabe
	▲	Nr. 8 Natr. chlor. D 6	
	▲	Nr. 10 Natr. sulf. D 6	
	▲	Nr. 11 Silicea D 12	
Lungenverschleimung	▲	Nr. 3 Ferr. phos. D 12	Auswurf beachten
	▲	Nr. 4 Kal. chlor. D 6	
Lungenentzündung			*Arzt konsultieren!* Siehe auch „Husten" und „Auswurf"
bei Fieber unter 38,5°C		Nr. 3 Ferr. phos. D 12	
bei Fieber über 38,5°C	▲	Nr. 5 Kal. phos. D 6	
	▲	Nr. 8 Natr. chlor. D 6	als Zwischenmittel alle 2 Std.
zur Lösung des Hustens		Nr. 4 Kal. chlor. D 6	
Nachbehandlung, monatelang	▲	Nr. 2 Calc. phos. D 6	morgens
	▲	Nr. 5 Kal. phos. D 6	mittags
	▲	Nr. 8 Natr. chlor. D 6	bis 16:00 Uhr
Lymphdrüsenerweiterung			
	▲	Nr. 9 Natr. phos. D 6	
	▲	Nr. 11 Silicea D 12	
zum Abschluss		Nr. 12 Calc. sulf. D 6	als alleiniges Mittel

Salbenanwendungen, tierisches Eiweiß und Rohkost meiden, Nierenpflege, Leberwickel.

Lymphdrüsenentzündung			
allgemein	tgl. ▲	Nr. 3 Ferr. phos. D 12	
	tgl. ▲	Nr. 4 Kal. chlor. D 6	
	▲	Nr. 5 Kal. phos. D 6	
	▲	Nr. 9 Natr. phos. D 6	
bei Eiterbildung	▲	Nr. 9 Natr. phos. D 6	
	▲	Nr. 11 Silicea D 12	
mit Verhärtung	▲	Nr. 1 Calc. fluor. D 12	morgens als „Heiße Eins"
	▲	Nr. 11 Silicea D 12	abends als „Heiße Elf"

Salbenanwendungen, Ernährung, kein tierisches Eiweiß.

Lymphdrüsenschwellung			*Arzt konsultieren!*
entzündliche Schwellung		Nr. 13 Kal. ars. D 6	
	oder	Nr. 3 Ferr. phos. D 12	
teigige Schwellung		Nr. 4 Kal. chlor. D 6	
verhärtet	▲	Nr. 1 Calc. fluor. D 12	morgens
	▲	Nr. 9 Natr. phos. D 6	vor- und nachmittags
	▲	Nr. 11 Silicea D 12	abends

Schwellungen der Lymphdrüsen beim Erwachsenen sind stets Hinweise auf Grunderkrankungen.

Krankheitsbild / Symptome		Mineralsalze	Einnahme / Empfehlungen
Madenwürmer			siehe „Würmer"
Magen			
Druckgefühl		Nr. 6 Kal. sulf. D 6	
Magenblutungen	▲	Nr. 2 Calc. phos. D 6	*Arzt konsultieren!*
	▲	Nr. 3 Ferr. phos. D 12	
	▲	Nr. 5 Kal. phos. D 6	
Magenentzündung akut		Nr. 2 Calc. phos. D 6	Mundgeruch beachten
Magenerschlaffung	▲	Nr. 1 Calc. fluor. D 12	auch als Salbe
	▲	Nr. 3 Ferr. phos. D 12	auch als Salbe
Magenerweiterung	▲	Nr. 1 Calc. fluor. D 12	auch als Salbe
	▲	Nr. 5 Kal. phos. D 6	auch als Salbe
Magengeschwür (siehe auch „Gastritis")		Nr. 5 Kal. phos. D 6	1. Mittel
		Nr. 8 Natr. chlor. D 6	nach 2 – 3 Wochen
		Nr. 1 Calc. fluor. D 12	in der beschwerdefreien Zeit
Magenkrampf		Nr. 7 Magn. phos. D 6	als „Heiße Sieben"
	oder	Nr. 2 Calc. phos. D 6	als „Heiße Zwei", falls Nr. 7 keine Besserung bringt
Gefühl leeren Magens		Nr. 7 Magn. phos. D 6	als „Heiße Sieben"
Magenschleimhaut-entzündung			siehe auch „Magenkatarrh"
Magensenkung	tgl. ▲	Nr. 1 Calc. fluor. D 12	Magenbereich mit Salbe Nr. 1 einreiben
	tgl. ▲	Nr. 5 Kal. phos. D 6	
	tgl. ▲	Nr. 11 Silicea D 12	
nervös		Nr. 7 Magn. phos. D 6	
		Nr. 8 Natr. chlor. D 6	
		Nr. 9 Natr. phos. D 6	
Säureüberschuss	▲	Nr. 9 Natr. phos. D 6	Hauptmittel, morgens
	▲	Nr. 10 Natr. sulf. D 6	gegen 14:00 Uhr
	▲	Nr. 11 Silicea D 6	abends; Potenz D 6!
Völlegefühl		Nr. 6 Kal. sulf. D 6	
Magenkatarrh			Salbenanwendungen
allgemein	stdl. ▲	Nr. 3 Ferr. phos. D 12	
	stdl. ▲	Nr. 4 Kal. chlor. D 6	
	stdl. ▲	Nr. 8 Natr. chlor. D 6	vor 16:00 Uhr
chronisch	▲	Nr. 4 Kal. chlor. D 6	morgens und vormittags
	▲	Nr. 6 Kal. sulf. D 6	abends
Magensaft			
Magensäure vermindert	▲	Nr. 2 Calc. phos. D 6	Hauptmittel; Bitterstoffe
	▲	Nr. 8 Natr. chlor. D 6	
	▲	Nr. 5 Kal. phos. D 6	
Magensäure vermehrt		Nr. 7 Magn. phos. D 6	vor dem Essen
		Nr. 9 Natr. phos. D 6	nach dem Essen

Säureanregende Lebensmittel meiden; Leberwickel, Meridianbürstmassagen.

Krankheitsbild/ Symptome		Mineralsalze	Einnahme/ Empfehlungen
Magenschmerzen			
allgemein	▲	Nr. 3 Ferr. phos. D 12	
	▲	Nr. 7 Magn. phos. D 6	
mit Druck und Völlegefühl		Nr. 10 Natr. sulf. D 6	
nach fetten Speisen		Nr. 9 Natr. phos. D 6	
bei Krämpfen		Nr. 7 Magn. phos. D 6	
Magennervenstärkung		Nr. 5 Kal. phos. D 6	
sofort nach dem Essen und nach kalten Getränken		Nr. 2 Calc. phos. D 6	
Übersäuerung	▲	Nr. 9 Natr. phos. D 6	morgens
	▲	Nr. 10 Natr. sulf. D 6	mittags
	▲	Nr. 11 Silicea D 6	abends; Potenz D 6!
Ernährung, Ruhepausen, Leberwickel, Meridianbürstmassagen.			
Mandelabszess			*Arzt konsultieren!*
Anfangsmittel	▲	Nr. 3 Ferr. phos. D 12	sehr häufige Gaben
	▲	Nr. 4 Kal. chlor. D 6	
allgemein		Nr. 3 Ferr. phos. D 12	
eitrig, ohne Abfluss	▲	Nr. 9 Natr. phos. D 6	
	▲	Nr. 11 Silicea D 12	
eitrig, mit Abfluss		Nr. 12 Calc. sulf. D 6	
bei Fieber über 38,5°C	▲	Nr. 5 Kal. phos. D 6	
	▲	Nr. 8 Natr. chlor. D 6	als Zwischenmittel alle 2 Std.
chronische Mandelschwellung		Nr. 2 Calc. phos. D 6	
eitrig	▲	Nr. 6 Kal. sulf. D 6	*Arzt konsultieren!* Häufige Gabe
	▲	Nr. 9 Natr. phos. D 6	
	▲	Nr. 11 Silicea D 12	
große, schmerzhafte Mandeln, geschwürig belegt		Nr. 5 Kal. phos. D 6	*Arzt konsultieren!* Häufige Gabe
mit Schwellung	▲	Nr. 1 Calc. fluor. D 12	
	▲	Nr. 4 Kal. chlor. D 6	
Auf Zungenbelag achten; Salbenanwendungen; Milchprodukte meiden.			
Mandeln			
Belag, dickschleimig		Nr. 8 Natr. chlor. D 6	
Belag, stinkend		Nr. 5 Kal. phos. D 6	
Belag, honiggelb		Nr. 9 Natr. phos. D 6	
Belag, weiß, weißgrau		Nr. 4 Kal. chlor. D 6	
Mandelentzündung		Nr. 3 Ferr. phos. D 12	
eitrig ohne Abfluss	▲	Nr. 9 Natr. phos. D 6	*Arzt konsultieren!*
	▲	Nr. 11 Silicea D 12	
eitrig mit Abfluss		Nr. 12 Calc. sulf. D 6	
Mandelentzündung, chronisch	tgl. ▲	Nr. 6 Kal. sulf. D 6	
	tgl. ▲	Nr. 12 Calc. sulf. D 6	

Krankheitsbild/ Symptome		Mineralsalze	Einnahme/ Empfehlungen
Mandelvergrößerung			
allgemein		Nr. 1 Calc. fluor. D 12	
		Nr. 2 Calc. phos. D 6	
		Nr. 3 Ferr. phos. D 12	
		Nr. 4 Kal. chlor. D 6	
		Nr. 9 Natr. phos. D 6	
chronisch		Nr. 1 Calc. fluor. D 12	
		Nr. 7 Magn. phos. D 6	
	▲	Nr. 9 Natr. phos. D 6	
	▲	Nr. 11 Silicea D 12	
Absonderungen und Zungenbelag beachten, Salbenanwendungen.			
Masern			*Arzt konsultieren!* Siehe auch Kap. III. Kinderheilkunde
anfangs		Nr. 3 Ferr. phos. D 12	
allgemein	stdl. ▲	Nr. 3 Ferr. phos. D 12	
	stdl. ▲	Nr. 4 Kal. chlor. D 6	
	stdl. ▲	Nr. 7 Magn. phos. D 6	
im Abschuppungsstadium		Nr. 6 Kal. sulf. D 6	
mit Fieber über 38,5°C	▲	Nr. 5 Kal. phos. D 6	
	▲	Nr. 8 Natr. chlor. D 6	als Zwischenmittel alle 2 Std.
zur Nachbehandlung	tgl. ▲	Nr. 2 Calc. phos. D 6	
	tgl. ▲	Nr. 3 Ferr. phos. D 12	monatelang
	tgl. ▲	Nr. 8 Natr. chlor. D 6	
Mastdarm			siehe „Darm"
Menstruation			
Blut dunkel, klumpig		Nr. 4 Kal. chlor. D 6	
Blut dünn, nicht gerinnend	▲	Nr. 5 Kal. phos. D 6	häufige Gaben
	▲	Nr. 8 Natr. chlor. D 6	
	▲	Nr. 10 Natr. sulf. D 6	
andauernde Blutung		Nr. 1 Calc. fluor. D 12	
Blutung zu kurz oder zu lang		Nr. 2 Calc. phos. D 6	
Blutung zu stark		Nr. 1 Calc. fluor. D 12	zur Stärkung der Bänder
Krämpfe, Kolik		Nr. 7 Magn. phos. D 6	„Heiße Sieben"
Periode schmerzhaft		Nr. 1 Calc. fluor. D 12	
		Nr. 2 Calc. phos. D 6	
		Nr. 7 Magn. phos. D 6	„Heiße Sieben"
Periode spät		Nr. 3 Ferr. phos. D 12	
Migräne			
allgemein		Nr. 10 Natr. sulf. D 6	Hauptmittel
		Nr. 2 Calc. phos. D 6	als „Heiße Zwei"
		Nr. 7 Magn. phos. D 6	als „Heiße Sieben"
		Nr. 8 Natr. chlor. D 6	

Krankheitsbild/ Symptome		Mineralsalze	Einnahme/ Empfehlungen
bei bestehender Blutarmut		Nr. 2 Calc. phos. D 6	
		Nr. 3 Ferr. phos. D 12	siehe auch „Anämie"; Leberwickel, Ernährung
		Nr. 7 Magn. phos. D 6	
		Nr. 8 Natr. chlor. D 6	
bei Erbrechen von Galle	▲	Nr. 10 Natr. sulf. D 6	häufige Gaben
	▲	Nr. 3 Ferr. phos. D 12	
	▲	Nr. 7 Magn. phos. D 6	
bei Kreislaufstörungen		Nr. 3 Ferr. phos. D 12	
		Nr. 5 Kal. phos. D 6	
		Nr. 7 Magn. phos. D 6	
		Nr. 8 Natr. chlor. D 6	
bei starker Nervosität		Nr. 3 Ferr. phos. D 12	häufige Gaben
		Nr. 5 Kal. phos. D 6	
		Nr. 7 Magn. phos. D 6	
bei Stuhlverstopfung		Nr. 3 Ferr. phos. D 12	auf Trinkmenge achten, Leberwickel
		Nr. 7 Magn. phos. D 6	
	▲	Nr. 10 Natr. sulf. D 6	
	▲	Nr. 11 Silicea D 12	
bei Verdauungsschwäche	▲	Nr. 3 Ferr. phos. D 12	vormittags; auf richtige Ernährung achten
	▲	Nr. 5 Kal. phos. D 6	mittags
	▲	Nr. 7 Magn. phos. D 6	abends
durch Übersäuerung	▲	Nr. 9 Natr. phos. D 6	morgens
	▲	Nr. 10 Natr. sulf. D 6	mittags
	▲	Nr. 11 Silicea D 6	abends; Potenz D 6!
Milchschorf			siehe „Absonderungen"
Milz			
Beschwerden	▲	Nr. 6 Kal. sulf. D 6	Hauptmittel, bevorzugt vormittags zwischen 9:00 und 11:00 Uhr und abends gegen 21:00 Uhr
	▲	Nr. 5 Kal. phos. D 6	mittags
	▲	Nr. 8 Natr. chlor. D 6	vor- und nachmittags
Milzstechen (Seitenstechen)		Nr. 7 Magn. phos. D 6	„Heiße Sieben"
	oder	Nr. 8 Natr. chlor. D 6	falls Nr. 7 keine Besserung bringt
Milzverhärtung	▲	Nr. 1 Calc. fluor. D 12	morgens, auch als Salbe
	▲	Nr. 11 Silicea D 12	abends, auch als Salbe
Salbenanwendungen; Bitterstoffe!; Süßes und Rohkost vermeiden.			
Mitesser			siehe auch „Akne"
allgemein		Nr. 9 Natr. phos. D 6	als Hauptmittel
eitrig	▲	Nr. 9 Natr. phos. D 6	
	▲	Nr. 11 Silicea D 12	
entzündet	▲	Nr. 3 Ferr. phos. D 12	
	▲	Nr. 4 Kal. chlor. D 6	
Verhärtungen		Nr. 1 Calc. fluor. D 12	auch als Salbe

Krankheitsbild / Symptome		Mineralsalze	Einnahme / Empfehlungen
Mittelohrentzündung, akut			*Arzt konsultieren!*
Hauptmittel bei Rötung und Vorwölbung des Trommelfells		Nr. 3 Ferr. phos. D 12	
nach Abklingen der akuten Entzündung (scholliger Belag des Trommelfells)		Nr. 4 Kal. chlor. D 6	
nach Spontanperforation		Nr. 12 Calc. sulf. D 6	
zur Nachbehandlung	tgl. ▲	Nr. 11 Silicea D 12	
	tgl. ▲	Nr. 12 Calc. sulf. D 6	
Mittelohrentzündung, chronisch			*Arzt konsultieren!*
um den Ohrenausfluss in Gang zu bringen	▲	Nr. 6 Kal. sulf. D 6	
	▲	Nr. 11 Silicea D 12	
stinkende Absonderungen		Nr. 5 Kal. phos. D 6	
nach dem Durchbruch		Nr. 12 Calc. sulf. D 6	
Tubenkatarrh, akut mit Knacken, Schwerhörigkeit	▲	Nr. 4 Kal. chlor. D 6	
	▲	Nr. 10 Natr. sulf. D 6	
Tubenkatarrh, chronisch	▲	Nr. 9 Natr. phos. D 6	
	▲	Nr. 11 Silicea D 12	
Bei bereits eingesetztem Adhäsionsprozess Versuch mit	▲	Nr. 1 Calc. fluor. D 12	Wegen Gefahr des Adhäsionsprozesses regelmäßig das Mittelohr durchlüften!
	▲	Nr. 11 Silicea D 12	
		Nr. 17 Mang. sulf. D 6	als Zwischenmittel

Absonderungen beachten. Ernährung beachten, Schleimbildner meiden, für warme Füße sorgen, ansteigende Fußbäder; Nierenpflege.

Krankheitsbild / Symptome		Mineralsalze	Einnahme / Empfehlungen
Mondfühligkeit			
	▲	Nr. 2 Calc. phos. D 6	morgens
	▲	Nr. 9 Natr. phos. D 6	vormittags
	▲	Nr. 11 Silicea D 12	abends als „Heiße Elf"
Müdigkeit			
allgemein		Nr. 3 Ferr. phos. D 12	
		Nr. 5 Kal. phos. D 6	als „Heiße Fünf" mit 3 – 5 Tab.
		Nr. 8 Natr. chlor. D 6	
		Nr. 9 Natr. phos. D 6	
durch Erschöpfung (siehe auch Energieschaukel in Kap. VII. – Frühjahrskur)	▲	Nr. 2 Calc. phos. D 6	morgens
	▲	Nr. 9 Natr. phos. D 6	vormittags
	▲	Nr. 10 Natr. sulf. D 6	abends
durch Sauerstoffmangel	▲	Nr. 3 Ferr. phos. D 12	vor- und nachmittags
	▲	Nr. 6 Kal. sulf. D 6	bevorzugt abends
durch Übersäuerung	▲	Nr. 9 Natr. phos. D 6	morgens
	▲	Nr. 10 Natr. sulf. D 6	mittags
	▲	Nr. 11 Silicea D 6	abends; Potenz D 6!
Morgenmüdigkeit		Nr. 9 Natr. phos. D 6	
Schläfrigkeit am Tage		Nr. 5 Kal. phos. D 6	

Ernährung, Bewegung, Lebensfreude / positive Gedanken, Leberwickel, Nierenpflege.

Krankheitsbild/ Symptome		Mineralsalze	Einnahme/ Empfehlungen
Multiple Sklerose			siehe Kap. VI. – Erkrankungen des Nervensystems
Mumps			*Arzt konsultieren!*
allgemein	▲	Nr. 4 Kal. chlor. D 6	
	▲	Nr. 9 Natr. phos. D 6	
bei Eiterung ohne Abfluss	▲	Nr. 9 Natr. phos. D 6	
	▲	Nr. 11 Silicea D 12	
bei Eiterung mit Abfluss		Nr. 12 Calc. sulf. D 6	
bei Fieber bis 38,5°C		Nr. 3 Ferr. phos. D 12	
bei Fieber über 38,5°C	▲	Nr. 5 Kal. phos. D 6	
	▲	Nr. 8 Natr. chlor. D 6	als Zwischenmittel alle 2 Std.
käsiger Geruch aus Ohr	stdl. ▲	Nr. 6 Kal. sulf. D 6	
	stdl. ▲	Nr. 7 Magn. phos. D 6	
	stdl. ▲	Nr. 9 Natr. phos. D 6	
	stdl. ▲	Nr. 11 Silicea D 12	
mit Mundgeruch		Nr. 5 Kal. phos. D 6	
mit Schwellungen	▲	Nr. 1 Calc. fluor. D 12	
	▲	Nr. 4 Kal. chlor. D 6	häufige Gaben im Wechsel; Nr. 1 und Nr. 11 auch als Salbe
	▲	Nr. 9 Natr. phos. D 6	
	▲	Nr. 11 Silicea D 12	
mit Speichelfluss		Nr. 8 Natr. chlor. D 6	
mit Verhärtung	▲	Nr. 1 Calc. fluor. D 12	morgens, auch als Salbe
	▲	Nr. 11 Silicea D 12	abends, auch als Salbe

Salbenanwendungen, warmes Wolltuch um Hals, auf Zungenbeläge und Absonderungen achten, Ernährung.

Mund			
Mundbläschen		Nr. 8 Natr. chlor. D 6	
Mundfäule	▲	Nr. 4 Kal. chlor. D 6	
	▲	Nr. 5 Kal. phos. D 6	häufige Gabe
	▲	Nr. 8 Natr. chlor. D 6	
Mundgeruch	▲	Nr. 2 Calc. phos. D 6	häufige Gabe, auf Ernährung und Zahnpflege achten, Darmaufbau
	▲	Nr. 5 Kal. phos. D 6	Hauptmittel
	▲	Nr. 8 Natr. chlor. D 6	
Mundsperre	▲	Nr. 1 Calc. fluor. D 12	auch als Salbe
	▲	Nr. 5 Kal. phos. D 6	
	▲	Nr. 8 Natr. chlor. D 6	
	▲	Nr. 9 Natr. phos. D 6	
	▲	Nr. 11 Silicea D 12	
Mundtrockenheit		Nr. 8 Natr. chlor. D 6	
Mundwinkelentzündung	▲	Nr. 3 Ferr. phos. D 12	auch als Salbe
	▲	Nr. 6 Kal. sulf. D 6	
Mundwinkel rissig		Nr. 1 Calc. fluor. D 12	auch als Salbe
Mundwinkelzuckungen	▲	Nr. 7 Magn. phos. D 6	häufige Gaben
	▲	Nr. 11 Silicea D 12	

Auf Ernährung und Zahnpflege achten, Darmaufbau.

Krankheitsbild/ Symptome		Mineralsalze	Einnahme/ Empfehlungen
Mundgeschwür			
mit Bläschen		Nr. 8 Natr. chlor. D 6	
blaurot		Nr. 10 Natr. sulf. D 6	
eitrig ohne Abfluss	▲	Nr. 9 Natr. phos. D 6	
	▲	Nr. 11 Silicea D 12	
eitrig mit Abfluss		Nr. 12 Calc. sulf. D 6	
mit hellrotem Rand	▲	Nr. 3 Ferr. phos. D 12	
	▲	Nr. 5 Kal. phos. D 6	
weißgrau		Nr. 4 Kal. chlor. D 6	
Muskel			
Lähmungen		Nr. 5 Kal. phos. D 6	
Muskelentzündung		Nr. 3 Ferr. phos. D 12	
Muskelerschlaffung		Nr. 3 Ferr. phos. D 12	
Muskelerschöpfung	▲	Nr. 3 Ferr. phos. D 12	
	▲	Nr. 5 Kal. phos. D 6	
Muskelkrampf		Nr. 7 Magn. phos. D 6	als „Heiße Sieben"
Muskelkrampf durch Übersäuerung	▲	Nr. 9 Natr. phos. D 6	morgens
	▲	Nr. 10 Natr. sulf. D 6	mittags
	▲	Nr. 11 Silicea D 6	abends; Potenz D 6!
Muskelriss	▲	Nr. 1 Calc. fluor. D 12	häufige Gaben im Wechsel, Nr. 1 auch als Salbe
	▲	Nr. 3 Ferr. phos. D 12	
	▲	Nr. 5 Kal. phos. D 6	
	▲	Nr. 8 Natr. chlor. D 6	
Muskelschwund		Nr. 2 Calc. phos. D 6	
		Nr. 5 Kal. phos. D 6	
		Nr. 11 Silicea D 12	
Muskelzucken		Nr. 8 Natr. chlor. D 6	
		Nr. 11 Silicea D 12	
Überdehnung	stdl. ▲	Nr. 1 Calc. fluor. D 12	auch als Salbe
	stdl. ▲	Nr. 3 Ferr. phos. D 12	auch als Salbe
	stdl. ▲	Nr. 11 Silicea D 12	auch als Salbe
Verhärtungen, besonders Schulter und Oberarme	▲	Nr. 1 Calc. fluor. D 12	morgens, auch als Salbe
	▲	Nr. 6 Kal. sulf. D 6	abends, auch als Salbe
Zellerneuerung	▲	Nr. 5 Kal. phos. D 6	über einen längeren Zeitraum einnehmen
	▲	Nr. 6 Kal. sulf. D 6	
	▲	Nr. 8 Natr. chlor. D 6	
Muskelkater			
Behandlung		Nr. 7 Magn. phos. D 6	als „Heiße Sieben"
	tgl. ▲	Nr. 6 Kal. sulf. D 6	auch als Salbe
	tgl. ▲	Nr. 10 Natr. sulf. D 6	auch als Salbe
Vorbeugung		Nr. 3 Ferr. phos. D 12	

Krankheitsbild/ Symptome		Mineralsalze	Einnahme/ Empfehlungen
Muskelrheuma			
entzündlich		Nr. 3 Ferr. phos. D 12	
bei Übersäuerung	▲	Nr. 9 Natr. phos. D 6	morgens
	▲	Nr. 10 Natr. sulf. D 6	mittags
	▲	Nr. 11 Silicea D 6	abends; Potenz D 6!
Schmerzen bei Beginn jeder Bewegung		Nr. 1 Calc. fluor. D 12	auch als Salbe
Besserung bei mäßiger Bewegung		Nr. 5 Kal. phos. D 6	
Fokalrheuma		Nr. 12 Calc. sulf. D 6	
Verschlimmerung durch Kälte und Nässe	▲	Nr. 8 Natr. chlor. D 6	
	▲	Nr. 10 Natr. sulf. D 6	
umherwandernder Schmerz		Nr. 7 Magn. phos. D 6	„Heiße Sieben"
Verschlimmerung in geschlossenen Räumen und nachts		Nr. 6 Kal. sulf. D 6	„Heiße Sechs"

Ernährung; tierisches Eiweiß meiden; Rohkost nicht nach 14:00 Uhr; Entsäuern, Leberwickel, Nierenpflege, Basenbäder im Wechsel mit Moorbädern, Meridianbürstmassagen.

Mutlosigkeit			
	▲	Nr. 5 Kal. phos. D 6	häufige Gaben
	▲	Nr. 8 Natr. chlor. D 6	

Leberwickel, positive Gedanken.

Myom			*Arzt konsultieren!*
als begleitende Maßnahme	▲	Nr. 1 Calc. fluor. D 12	
	▲	Nr. 4 Kal. chlor. D 6	

Leberwickel, Meridianbürstmassagen, Bettplatz; Ernährung: Süßigkeiten, tierisches Eiweiß und Rohkost meiden; Entsäuern.

Nabelbruch			
	▲	Nr. 1 Calc. fluor. D 12	morgens, auch als Salbe
	▲	Nr. 3 Ferr. phos. D 12	vormittags
	▲	Nr. 11 Silicea D 12	abends, auch als Salbe
Nachtschweiß			*Ursache abklären!*
	▲	Nr. 2 Calc. phos. D 6	häufige Gaben, morgens
	▲	Nr. 8 Natr. chlor. D 6	vor- und nachmittags
	▲	Nr. 9 Natr. phos. D 6	nachmittags
	▲	Nr. 11 Silicea D 12	abends
Nacken			
Nackenschmerzen	▲	Nr. 9 Natr. phos. D 6	auch als Salbe
	▲	Nr. 11 Silicea D 12	auch als Salbe
		Nr. 7 Magn. phos. D 6	als Salbe und „Heiße Sieben"
Nackenschmerzen mit heißem Kopf		Nr. 3 Ferr. phos. D 12	
Nackensteifheit	▲	Nr. 1 Calc. fluor. D 12	auch als Salbe
	▲	Nr. 2 Calc. phos. D 6	
		Nr. 7 Magn. phos. D 6	„Heiße Sieben"

Krankheitsbild/ Symptome		Mineralsalze	Einnahme/ Empfehlungen
verkrampft		Nr. 7 Magn. phos. D 6	„Heiße Sieben"
verspannt		Nr. 2 Calc. phos. D 6	„Heiße Zwei"
über den Hinterkopf ziehend	▲	Nr. 5 Kal. phos. D 6	
	▲	Nr. 8 Natr. chlor. D 6	
Nägel			
allgemein	▲	Nr. 1 Calc. fluor. D 12	morgens, auch als Salbe
	▲	Nr. 11 Silicea D 12	abends, auch als Salbe
brüchig	▲	Nr. 1 Calc. fluor. D 12	morgens, auch als Salbe
	▲	Nr. 11 Silicea D 12	abends, auch als Salbe
eingewachsen	▲	Nr. 4 Kal. chlor. D 6	
	▲	Nr. 11 Silicea D 12	
gespalten	▲	Nr. 1 Calc. fluor. D 12	morgens, auch als Salbe
	▲	Nr. 11 Silicea D 12	abends, auch als Salbe
verformt	▲	Nr. 1 Calc. fluor. D 12	morgens, auch als Salbe
	▲	Nr. 11 Silicea D 12	abends, auch als Salbe
Nagelbett			
eiternd, ohne Abfluss	▲	Nr. 9 Natr. phos. D 6	
	▲	Nr. 11 Silicea D 12	
eiternd, mit Abfluss		Nr. 12 Calc. sulf. D 6	
entzündet	▲	Nr. 3 Ferr. phos. D 12	
	▲	Nr. 4 Kal. chlor. D 6	
entzündet ohne Abfluss	▲	Nr. 9 Natr. phos. D 6	
	▲	Nr. 11 Silicea D 12	
entzündet mit Abfluss oder nach überstandener Entzündung		Nr. 12 Calc. sulf. D 6	
entzündet, chronisch	▲	Nr. 1 Calc. fluor. D 12	morgens
	tgl. ▲	Nr. 3 Ferr. phos. D 12	
	tgl. ▲	Nr. 4 Kal. chlor. D 6	
	▲	Nr. 11 Silicea D 12	abends

Bäder und Salbenanwendungen.

Nagelpilz			
	▲	Nr. 1 Calc. fluor. D 12	morgens, auch Salbenverband
	▲	Nr. 11 Silicea D 12	abends, auch Salbenverband
entzündet	▲	Nr. 3 Ferr. phos. D 12	zusätzlich

Heiße Tauchbäder mit den Mineralsalzen Nr. 1 und Nr. 11 für mindestens 6 Monate; Salbenanwendungen.

Narben			
zu Anfang der Narbenbildung		Nr. 3 Ferr. phos. D 12	
Aufbrechen von Narben	▲	Nr. 8 Natr. chlor. D 6	
	▲	Nr. 5 Kal. phos. D 6	
Heilung fördernd	▲	Nr. 3 Ferr. phos. D 12	auch Salbenanwendung: Nr. 3 bei rötlichen, Nr. 4 bei milchig-bläulichen Narben, jew. im Wechsel mit Nr. 11
	▲	Nr. 4 Kal. chlor. D 6	
	▲	Nr. 11 Silicea D 12	

Krankheitsbild/ Symptome		Mineralsalze	Einnahme/ Empfehlungen
Narbenpflege	▲	Nr. 1 Calc. fluor. D 12	über einen längeren Zeitraum, Nr. 1 auch als Salbe
	▲	Nr. 4 Kal. chlor. D 6	
Verhärtung	▲	Nr. 1 Calc. fluor. D 12	morgens, auch als Salbe
	▲	Nr. 11 Silicea D 12	abends, auch als Salbe
Nasenbluten			
allgemein		Nr. 2 Calc. phos. D 6	
		Nr. 6 Kal. sulf. D 6	
im Alter		Nr. 1 Calc. fluor. D 12	
bei Blutarmut		Nr. 2 Calc. phos. D 6	
galleartig, hellrot		Nr. 3 Ferr. phos. D 12	
bei Kindern	▲	Nr. 2 Calc. phos. D 6	
	▲	Nr. 3 Ferr. phos. D 12	
bei nervösen Kindern (Schulnasenbluten)		Nr. 5 Kal. phos. D 6	
während der Menstruation		Nr. 10 Natr. sulf. D 6	
schwarz, dick, zäh		Nr. 4 Kal. chlor. D 6	
schwärzlich, dünnflüssig	stdl. ▲	Nr. 5 Kal. phos. D 6	
	stdl. ▲	Nr. 8 Natr. chlor. D 6	
wässrig, hellrot	stdl. ▲	Nr. 5 Kal. phos. D 6	
	stdl. ▲	Nr. 10 Natr. sulf. D 6	

Auf Absonderungen achten, Salbenanwendungen, Schleimhaut der Nase gut mit den entsprechenden Salben pflegen.

Nasenjucken			
bei Magenübersäuerung	▲	Nr. 9 Natr. phos. D 6	morgens
	▲	Nr. 10 Natr. sulf. D 6	mittags
	▲	Nr. 11 Silicea D 6	abends; Potenz D 6!
wunde Nasenlöcher		Nr. 8 Natr. chlor. D 6	
bei Wurmbefall	▲	Nr. 9 Natr. phos. D 6	
	▲	Nr. 11 Silicea D 12	

Salbenanwendungen.

Nasenpolypen			
chronischer Nasenkatarrh		Nr. 6 Kal. sulf. D 6	
blasse Kinder, Schleimhautpolypen		Nr. 2 Calc. phos. D 6	
Polypen, breit, gestielt	▲	Nr. 4 Kal. chlor. D 6	
	▲	Nr. 11 Silicea D 12	
derb, harte Wucherungen		Nr. 1 Calc. fluor. D 12	
bei Übersäuerung	▲	Nr. 9 Natr. phos. D 6	morgens
	▲	Nr. 10 Natr. sulf. D 6	mittags
	▲	Nr. 11 Silicea D 6	abends; Potenz D 6!
zerklüftet		Nr. 1 Calc. fluor. D 12	

Ernährung, Übersäuerung, Nahrungsmittelunverträglichkeit?; Salbenanwendungen.

Krankheitsbild / Symptome		Mineralsalze	Einnahme / Empfehlungen
Nebenhöhlen			auf Absonderungen achten
Nebenhöhlenentzündung, akut		Nr. 3 Ferr. phos. D 12	
Nebenhöhlenentzündung	▲	Nr. 4 Kal. chlor. D 6	
	▲	Nr. 6 Kal. sulf. D 6	
Nebenhöhlenvereiterung, ohne Abfluss	▲	Nr. 9 Natr. phos. D 6	
	▲	Nr. 11 Silicea D 12	
mit Abfluss		Nr. 12 Calc. sulf. D 6	
Ernährung, Salbenanwendungen; tierisches Eiweiß und Rohkost meiden.			
Nerven			
zur Beruhigung		Nr. 2 Calc. phos. D 6	
		Nr. 7 Magn. phos. D 6	
Belastung durch „Elektrosmog"	▲	Nr. 2 Calc. phos. D 6	
	▲	Nr. 4 Kal. chlor. D 6	
gereizt		Nr. 11 Silicea D 12	
Leitfähigkeit der Nerven stärken		Nr. 11 Silicea D 12	
Schwäche durch Übersäuerung	▲	Nr. 9 Natr. phos. D 6	morgens
	▲	Nr. 10 Natr. sulf. D 6	mittags
	▲	Nr. 11 Silicea D 6	abends; Potenz D 6!
zur Stärkung der Nerven	▲	Nr. 2 Calc. phos. D 6	morgens
	▲	Nr. 5 Kal. phos. D 6	mittags
	▲	Nr. 8 Natr. chlor. D 6	vor 16:00 Uhr
	▲	Nr. 7 Magn. phos. D 6	abends
Ernährung, Entsäuern, Leberwickel, Nierenpflege, Meridianbürstmassage, Entspannung, Lebensfreude. Siehe auch Kap. VI. – Erkrankungen des Nervensystems; Energieschaukel in Kap. VII. – Frühjahrskur.			
Nervenentzündung			
allgemein	▲	Nr. 3 Ferr. phos. D 12	häufige Gaben
	▲	Nr. 5 Kal. phos. D 6	Hauptmittel
Abschlussmittel	▲	Nr. 2 Calc. phos. D 6	morgens
	▲	Nr. 1 Calc. fluor. D 12	vormittags
	▲	Nr. 11 Silicea D 12	abends
bei schießenden Schmerzen		Nr. 7 Magn. phos. D 6	„Heiße Sieben"
mit Lähmung	▲	Nr. 5 Kal. phos. D 6	
	▲	Nr. 7 Magn. phos. D 6	
durch Übersäuerung	▲	Nr. 5 Kal. phos. D 6	mittags vor 15:00 Uhr
	▲	Nr. 9 Natr. phos. D 6	morgens
	▲	Nr. 10 Natr. sulf. D 6	mittags
	▲	Nr. 11 Silicea D 6	abends; Potenz D 6!
Nervenschmerzen			
allgemein	▲	Nr. 5 Kal. phos. D 6	
	▲	Nr. 7 Magn. phos. D 6	
Bewegung verschlimmert		Nr. 3 Ferr. phos. D 12	
mit Bläschen an der Lippe		Nr. 8 Natr. chlor. D 6	

Krankheitsbild / Symptome		Mineralsalze	Einnahme / Empfehlungen
mit Fieber bis 38,5°C		Nr. 3 Ferr. phos. D 12	
mit Fieber über 38,5 °C	▲	Nr. 5 Kal. phos. D 6	
	▲	Nr. 8 Natr. chlor. D 6	als Zwischenmittel alle 2 Std.
mit heißer Stirn		Nr. 3 Ferr. phos. D 12	
lähmender Schmerz	▲	Nr. 5 Kal. phos. D 6	
	▲	Nr. 8 Natr. chlor. D 6	
Schmerz schießend, bohrend, wechselnd		Nr. 7 Magn. phos. D 6	als „Heiße Sieben"
mit Schweißausbruch (kalter)	▲	Nr. 8 Natr. chlor. D 6	
	▲	Nr. 11 Silicea D 12	
mit Schwindelgefühl beim Bücken		Nr. 11 Silicea D 12	
Taubheitsgefühl		Nr. 2 Calc. phos. D 6	
Trigeminus	▲	Nr. 5 Kal. phos. D 6	auch als Salbe
	▲	Nr. 7 Magn. phos. D 6	auch als Salbe und „Heiße Sieben"
	▲	Nr. 8 Natr. chlor. D 6	
durch Verschlackung	▲	Nr. 10 Natr. sulf. D 6	
	▲	Nr. 11 Silicea D 12	
Verschlimmerung abends und bei Wärme		Nr. 6 Kal. sulf. D 6	
Salbenanwendungen, weitere Empfehlungen siehe „Nerven".			
Nervosität			
allgemein	▲	Nr. 2 Calc. phos. D 6	morgens
	▲	Nr. 7 Magn. phos. D 6	abends
	▲	Nr. 8 Natr. chlor. D 6	vor- und nachmittags
ausgeprägt		Nr. 5 Kal. phos. D 6	vormittags / mittags bis 15:00 Uhr
Nesselausschlag			
	▲	Nr. 2 Calc. phos. D 6	häufige Gaben im Wechsel; Hauptmittel sind Nr. 5 und Nr. 8
	▲	Nr. 3 Ferr. phos. D 12	
	▲	Nr. 4 Kal. chlor. D 6	
	▲	Nr. 5 Kal. phos. D 6	
	▲	Nr. 8 Natr. chlor. D 6	
		Nr. 7 Magn. phos. D 6	„Heiße Sieben"
Ernährung beachten, Allergene meiden; oft nervöse Ursachen; evtl. Medikamente beachten.			
Neurodermitis			
zur Stabilisierung der Haut	▲	Nr. 2 Calc. phos. D 6	Hauptmittel
	▲	Nr. 4 Kal. chlor. D 6	
	▲	Nr. 6 Kal. sulf. D 6	
bei Übersäuerung	▲	Nr. 9 Natr. phos. D 6	Hauptmittel, morgens
	▲	Nr. 10 Natr. sulf. D 6	mittags
	▲	Nr. 11 Silicea D 6	abends; Potenz D 6!
Zwischenmittel		Nr. 10 Natr. sulf. D 6	auch als Salbe für Leberwickel, außerdem abends auf den Oberbauch auftragen; nicht am gleichen Tag mit Nr. 6

Krankheitsbild / Symptome		Mineralsalze	Einnahme / Empfehlungen
bei wässrigen Bläschen		Nr. 8 Natr. chlor. D 6	
gegen Juckreiz		Nr. 7 Magn. phos. D 6	„Heiße Sieben"

Fachkundige Abklärung, Ernährung, Darmaufbau, Meridianbürstmassagen, Absonderungen beachten, keine Milch- und Milchprodukte, tierisches Eiweiß drastisch einschränken. Apfel- und Orangensaft meiden.

Nieren			
allgemein	▲	Nr. 4 Kal. chlor. D 6	vor- und nachmittags
	▲	Nr. 8 Natr. chlor. D 6	vor- und nachmittags bis 16:00 Uhr
	▲	Nr. 10 Natr. sulf. D 6	bis 14:00 Uhr
Nierenbeckenentzündung (siehe auch „Nierenentzündung")	▲	Nr. 5 Kal. phos. D 6	*Arzt konsultieren!* Häufige Gabe von Nr. 5, bei Fieber im Wechsel mit Nr. 4
	▲	Nr. 4 Kal. chlor. D 6	
Niereneiterung	▲	Nr. 9 Natr. phos. D 6	*Arzt konsultieren!*
	▲	Nr. 11 Silicea D 12	Tag A: Nr. 9 und Nr. 11 im Wechsel, Tag B: Nr. 12 usw.; auf ausreichende Flüssigkeitszufuhr achten
	tgl. ▲	Nr. 12 Calc. sulf. D 6	
Nierengrieß, -steine	▲	Nr. 1 Calc. fluor. D 12	bis zu 5 Tab. über den Tag verteilt lutschen
	▲	Nr. 7 Magn. phos. D 6	bei Schmerzen „Heiße Sieben"
	▲	Nr. 10 Natr. sulf. D 6	
	tgl. ▲	Nr. 9 Natr. phos. D 6	im Ruhestadium im tgl. Wechsel 5 x 2–3 Tab.
	tgl. ▲	Nr. 11 Silicea D 12	
Nierenkolik	▲	Nr. 1 Calc. fluor. D 12	bis zu 6 Tab. pro Tag lutschen
	▲	Nr. 7 Magn. phos. D 6	häufig als „Heiße Sieben"
Nierenstärkung	▲	Nr. 4 Kal. chlor. D 6	
	▲	Nr. 5 Kal. phos. D 6	
		Nr. 8 Natr. chlor. D 6	Zwischenmittel
Nierenverhärtung		Nr. 1 Calc. fluor. D 12	auch als Salbe; abends auf den Nierenbereich auftragen
Wanderniere	▲	Nr. 1 Calc. fluor. D 12	zur Unterstützung
	▲	Nr. 11 Silicea D 12	

Auf ausreichende Flüssigkeitszufuhr achten, Nierentee trinken, Bettruhe, Ernährung, auf Salzzufuhr achten.

Nierenentzündung			*Arzt konsultieren!*
akut	stdl. ▲	Nr. 3 Ferr. phos. D 12	Hauptmittel, je 2 Tab.
	stdl. ▲	Nr. 9 Natr. phos. D 6	je 2 Tab.
	stdl. ▲	Nr. 10 Natr. sulf. D 6	je 2 Tab.
chronisch		Nr. 6 Kal. sulf. D 6	kurmäßige Einnahme des entsprechenden Salzes über 6 Monate; Hauptmittel sind Nr. 9 und Nr. 11
		Nr. 9 Natr. phos. D 6	
		Nr. 11 Silicea D 12	
eitrig ohne Abfluss	▲	Nr. 9 Natr. phos. D 6	
	▲	Nr. 11 Silicea D 12	
eitrig mit Abfluss		Nr. 12 Calc. sulf. D 6	
mit hohem Fieber	▲	Nr. 5 Kal. phos. D 6	
	▲	Nr. 9 Natr. phos. D 6	alle halbe Stunde 1–2 Tab. einnehmen
	▲	Nr. 10 Natr. sulf. D 6	

Krankheitsbild/ Symptome		Mineralsalze	Einnahme/ Empfehlungen
mit Koliken		Nr. 7 Magn. phos. D 6	„Heiße Sieben"
mit weißgrauem Schleim	▲	Nr. 4 Kal. chlor. D 6	
	▲	Nr. 10 Natr. sulf. D 6	

Auf Zungenbelag achten; Blasen- und Nierentee; siehe auch „Nieren allgemein".

Krankheitsbild/ Symptome		Mineralsalze	Einnahme/ Empfehlungen
Niesen			
häufig	▲	Nr. 3 Ferr. phos. D 12	häufige Gaben
	▲	Nr. 8 Natr. chlor. D 6	
krampfartig		Nr. 7 Magn. phos. D 6	
Ödem			
allgemein		Nr. 2 Calc. phos. D 6	
	▲	Nr. 8 Natr. chlor. D 6	häufige Gaben
	▲	Nr. 10 Natr. sulf. D 6	
bei Herzleiden	stdl. ▲	Nr. 4 Kal. chlor. D 6	
	stdl. ▲	Nr. 5 Kal. phos. D 6	
bei Lebererkrankungen	stdl. ▲	Nr. 8 Natr. chlor. D 6	
	stdl. ▲	Nr. 10 Natr. sulf. D 6	
bei Nierenerkrankungen	stdl. ▲	Nr. 2 Calc. phos. D 6	
	stdl. ▲	Nr. 4 Kal. chlor. D 6	
bei schweren Ödemen, zusätzlich	▲	Nr. 5 Kal. phos. D 6	
	▲	Nr. 11 Silicea D 12	

Salbenanwendungen durch leichtes Einklopfen nach Auswahl des entsprechenden Mittels. Ernährung. Alle Schleimbildner meiden, nur warme Lebensmittel, auf Trinkmenge achten, Lymhdrainage durch Fachkraft.

Krankheitsbild/ Symptome		Mineralsalze	Einnahme/ Empfehlungen
Offene Beine			siehe „Beine, offen"
Ohnmacht			*Arzt konsultieren!*
allgemein	▲	Nr. 2 Calc. phos. D 6	morgens
	▲	Nr. 5 Kal. phos. D 6	Hauptmittel, im Akutfall häufige Gaben als Brei in Wangentasche
	▲	Nr. 8 Natr. chlor. D 6	
	▲	Nr. 11 Silicea D 12	abends
mit Krämpfen		Nr. 7 Magn. phos. D 6	als Tablettenbrei in Wangentasche geben
Vorbeugung	▲	Nr. 5 Kal. phos. D 6	vor- und nachmittags bis 15:00 Uhr
	▲	Nr. 8 Natr. chlor. D 6	vor- und nachmittags bis 16:00 Uhr

Beengte Kleidung lösen, frische Luft. Bei blassem Gesicht: Körper hoch lagern, den Kopf etwas tiefer. Bei heißem, gerötetem Kopf den Kopf höher lagern.

Krankheitsbild/ Symptome		Mineralsalze	Einnahme/ Empfehlungen
Ohren			
allgemein	▲	Nr. 1 Calc. fluor. D 12	vormittags 2 x 2 Tab.
	▲	Nr. 11 Silicea D 12	abends 2 x 2 Tab. oder „Heiße Elf"
Gehörgang erweitert	▲	Nr. 1 Calc. fluor. D 12	vormittags 2 x 2 Tab., auch als Salbe hinter dem Ohr
	▲	Nr. 11 Silicea D 12	siehe oben und Salbenanwendungen jeweils hinter dem Ohr
Geräusche		Nr. 11 Silicea D 12	häufige Gabe

Krankheitsbild / Symptome		Mineralsalze	Einnahme / Empfehlungen
Hörstörung bei Halsentzündung		Nr. 4 Kal. chlor. D 6	
Ohren, rissig		Nr. 1 Calc. fluor. D 12	auch Salbenanwendungen
Schmalz, käsig riechend		Nr. 6 Kal. sulf. D 6	Hauptmittel
		Nr. 7 Magn. phos. D 6	abends und vor dem Schlafengehen
durch Übersäuerung	▲	Nr. 9 Natr. phos. D 6	morgens
	▲	Nr. 10 Natr. sulf. D 6	mittags
	▲	Nr. 11 Silicea D 6	abends; Potenz D 6!
Überdruck		Nr. 10 Natr. sulf. D 6	
wie verstopft		Nr. 11 Silicea D 12	
Ohrenerkrankungen			*Arzt konsultieren!*
Entzündung, akut	▲	Nr. 3 Ferr. phos. D 12	häufige Gaben
	▲	Nr. 5 Kal. phos. D 6	
mit Fieber bis 38,5°C		Nr. 3 Ferr. phos. D 12	
mit Fieber über 38,5°C	▲	Nr. 5 Kal. phos. D 6	
	▲	Nr. 8 Natr. chlor. D 6	als Zwischenmittel alle 2 Std.
Furunkel		Nr. 4 Kal. chlor. D 6	häufige Gaben
ohne Abfluss	stdl. ▲	Nr. 9 Natr. phos. D 6	häufige Gaben
	stdl. ▲	Nr. 11 Silicea D 12	
mit Abfluss		Nr. 12 Calc. sulf. D 6	nach Spontanöffnung
Geschwulst		Nr. 4 Kal. chlor. D 6	
	▲	Nr. 9 Natr. phos. D 6	
	▲	Nr. 11 Silicea D 12	
als Folge von Grippe		Nr. 10 Natr. sulf. D 6	
Hörstörungen allgemein	▲	Nr. 1 Calc. fluor. D 12	über längeren Zeitraum: Nr. 1 vormittags bis zu 3 x 2 Tab.,
	▲	Nr. 3 Ferr. phos. D 12	Nr. 3 vor- und nachmittags 3 x 2 Tab.
Hörstörungen durch Schwellungen im Mittelohr		Nr. 4 Kal. chlor. D 6	auch als Salbe
Hörstörungen durch Schwellung im Innenohr		Nr. 6 Kal. sulf. D 6	auch als Salbe
Hörsturz		Nr. 3 Ferr. phos. D 12	häufige Gaben
Katarrh (auch der Eustachschen Röhre)		Nr. 4 Kal. chlor. D 6	
		Nr. 11 Silicea D 12	
Ohrensausen		Nr. 7 Magn. phos. D 6	oft Vorstadium der Otosklerose
		Nr. 11 Silicea D 12	
Ohrgeräusche (Tinnitus)		Nr. 1 Calc. fluor. D 12	
		Nr. 2 Calc. phos. D 6	
		Nr. 3 Ferr. phos. D 12	
		Nr. 4 Kal. chlor. D 6	
		Nr. 10 Natr. sulf. D 6	
		Nr. 11 Silicea D 12	

Krankheitsbild/ Symptome		Mineralsalze	Einnahme/ Empfehlungen
Ohrgeräusche durch Blutfülle (Pulsschlag im Ohr)		Nr. 3 Ferr. phos. D 12	
Ohrgeräusche brummend		Nr. 3 Ferr. phos. D 12	
Ohrgeräusche pfeifend (bei Arteriosklerose)		Nr. 1 Calc. fluor. D 12	vormittags 2 x 2 Tab., auch als Salbe, über lange Zeit
Ohrgeräusche mit beginnender Schwerhörigkeit		Nr. 10 Natr. sulf. D 6	
Schwerhörigkeit, altersbedingt	▲	Nr. 1 Calc. fluor. D 12	morgens
	▲	Nr. 11 Silicea D 12	abends
übelriechende Absonderung		Nr. 5 Kal. phos. D 6	häufige Gaben
Ohrenschmerzen			
blitzartig		Nr. 7 Magn. phos. D 6	„Heiße Sieben"
		Nr. 10 Natr. sulf. D 6	
pulsierend		Nr. 3 Ferr. phos. D 12	
scharf, schneidend		Nr. 6 Kal. sulf. D 6	
mit Schwellung		Nr. 4 Kal. chlor. D 6	
stechend, klopfend		Nr. 3 Ferr. phos. D 12	

Für warme Füße sorgen; ansteigende Fußbäder, Nierenpflege; Schleimbildner (Milchprodukte, tierisches Eiweiß und Mehlprodukte) meiden.

Operationen			
Vorbereitung	▲	Nr. 3 Ferr. phos. D 12	
	▲	Nr. 4 Kal. chlor. D 6	
Nachbehandlung	▲	Nr. 2 Calc. phos. D 6	monatelang 5 x tgl. 2 Tab.
	tgl. ▲	Nr. 3 Ferr. phos. D 12	Narben je nach Farbe mit entsprechenden Salben behandeln (siehe „Narben")
	tgl. ▲	Nr. 4 Kal. chlor. D 6	
	▲	Nr. 10 Natr. sulf. D 6	mittags
	▲	Nr. 11 Silicea D 12	abends

Auf Zungenbelag und Absonderungen zur Mittelwahl achten, Meridianbürstmassagen, Ernährung, ausreichend trinken, Säurebildner meiden.

Organsenkung			
	▲	Nr. 1 Calc. fluor. D 12	morgens, auch als Salbe
	▲	Nr. 11 Silicea D 12	abends, auch als Salbe
Osteoporose			siehe auch Kap. VI. – Osteoporose
	▲	Nr. 1 Calc. fluor. D 12	morgens, Potenzwechsel alle 4 Wochen von D 12 auf D 6 auf D 3
	▲	Nr. 2 Calc. phos. D 6	vormittags 3 – 4 Tab.
	▲	Nr. 7 Magn. phos. D 6	abends als „Heiße Sieben"
	▲	Nr. 11 Silicea D 12	abends 3 – 4 Tab.
für den Nährstrom der Knochen		Nr. 8 Natr. chlor. D 6	Zwischenmittel

Entsäuern, Ernährung, Bewegung.

Krankheitsbild/ Symptome		Mineralsalze	Einnahme/ Empfehlungen
Parkinsonsche Krankheit			*Arzt konsultieren!* Siehe auch Kap. VI. – Erkrankungen des Nervensystems
zur Unterstützung	▲	Nr. 2 Calc. phos. D 6	vormittags als „Heiße Zwei"
	▲	Nr. 7 Magn. phos. D 6	abends als „Heiße Sieben" vor dem Schlafengehen
	▲	Nr. 11 Silicea D 12	abends als „Heiße Elf"
Phantomschmerzen			
		Nr. 11 Silicea D 12	häufige Gaben

Meridianbürstmassagen, Salbenanwendungen.

Phimose			siehe „Vorhautverengung"
Pickel			siehe „Mitesser", „Akne"
Platzangst			
allgemein		Nr. 5 Kal. phos. D 6	häufige Gaben
im Akutfall	stdl. ▲	Nr. 2 Calc. phos. D 6	
	stdl. ▲	Nr. 8 Natr. chlor. D 6	
	stdl. ▲	Nr. 11 Silicea D 12	
zur Vorbeugung, Stärkung	tgl. ▲	Nr. 2 Calc. phos. D 6	
	tgl. ▲	Nr. 8 Natr. chlor. D 6	
	tgl. ▲	Nr. 11 Silicea D 12	

Meridianbürstmassagen, Leberwickel, Nierenpflege, Fußbäder, Ernährung, Entsäuern.

Polyarthritis			siehe „Gelenkentzündung"
Polypen			
allgemein, Hauptmittel	▲	Nr. 2 Calc. phos. D 6	
	▲	Nr. 9 Natr. phos. D 6	längere Zeit einnehmen
	▲	Nr. 11 Silicea D 12	
Nasenpolypen			siehe „Nasenpolypen"
schleimige		Nr. 4 Kal. chlor. D 6	
bei wässrigen Absonderungen		Nr. 8 Natr. chlor. D 6	
bei Übersäuerung	▲	Nr. 9 Natr. phos. D 6	morgens
	▲	Nr. 10 Natr. sulf. D 6	mittags
	▲	Nr. 11 Silicea D 6	abends; Potenz D 6!
zerklüftet		Nr. 1 Calc. fluor. D 12	

Auf Absonderungen achten, Ernährung, Schleimbildner meiden, Nierenpflege, Leberwickel, albenanwendungen.

Prellung			
durch Schlag, Stoß		Nr. 3 Ferr. phos. D 12	Hauptmittel
bei Schwellung zur Resorption	▲	Nr. 4 Kal. chlor. D 6	
	▲	Nr. 11 Silicea D 12	
mit Verhärtung		Nr. 1 Calc. fluor. D 12	

Salbenanwendungen.

Krankheitsbild/ Symptome		Mineralsalze	Einnahme/ Empfehlungen
Prostata			
Entzündung chronisch	tgl. ▲	Nr. 11 Silicea D 12	
	tgl. ▲	Nr. 12 Calc. sulf. D 6	
Prostataentzündung akut, Hauptmittel	stdl. ▲	Nr. 3 Ferr. phos. D 12	*Arzt konsultieren!*
	stdl. ▲	Nr. 4 Kal. chlor. D 6	
bei Übersäuerung zusätzlich	▲	Nr. 9 Natr. phos. D 6	morgens
	▲	Nr. 10 Natr. sulf. D 6	mittags
	▲	Nr. 11 Silicea D 6	abends; Potenz D 6!
vergrößert	▲	Nr. 1 Calc. fluor. D 12	*Arzt konsultieren!* Nr. 1 auch als Salbe auf den Unterleib. Frühzeitige, sofort nach einwandfreier Diagnose beginnende kurmäßige Anwendung
	▲	Nr. 7 Magn. phos. D 6	
	▲	Nr. 10 Natr. sulf. D 6	

Kürbiskerne, Ernährung, strenges Alkoholverbot, kalte Füße vermeiden, viel Bewegung an frischer Luft, Atemgymnastik, Unterleib wärmen, Urin nicht zurückhalten. Stets Entleerung versuchen, Stuhlgang!

Pseudokrupp			siehe „Krupp"
Psoriasis			siehe „Schuppenflechte"
Puls			
erhöht		Nr. 2 Calc. phos. D 6	häufige Gabe
		Nr. 7 Magn. phos. D 6	als Zwischenmittel
klein, schnell	▲	Nr. 5 Kal. phos. D 6	
	▲	Nr. 8 Natr. chlor. D 6	
	▲	Nr. 10 Natr. sulf. D 6	
langsam	▲	Nr. 5 Kal. phos. D 6	
	▲	Nr. 11 Silicea D 12	
Pulsieren im ganzen Körper		Nr. 8 Natr. chlor. D 6	
schwach	▲	Nr. 3 Ferr. phos. D 12	
	▲	Nr. 5 Kal. phos. D 6	
Quaddeln			
allgemein		Nr. 8 Natr. chlor. D 6	Hauptmittel; auch als Breiauflage
mit bläulich-roter Färbung	▲	Nr. 4 Kal. chlor. D 6	
	▲	Nr. 11 Silicea D 12	
zur Stabilisierung der Zellmembran		Nr. 2 Calc. phos. D 6	
Gefahr der Blutvergiftung	▲	Nr. 5 Kal. phos. D 6	*Arzt konsultieren!* Sehr häufige Gabe
	▲	Nr. 8 Natr. chlor. D 6	

Salben oder Tablettenbrei auftragen.

Quetschungen			
allgemein		Nr. 3 Ferr. phos. D 12	auch als Salbe
mit Eiterung	▲	Nr. 9 Natr. phos. D 6	
	▲	Nr. 11 Silicea D 12	
mit Schwellung		Nr. 4 Kal. chlor. D 6	
bei Verhärtung		Nr. 1 Calc. fluor. D 12	

Krankheitsbild / Symptome		Mineralsalze	Einnahme / Empfehlungen
wildes Fleisch (Fleischwärzchen)	▲	Nr. 4 Kal. chlor. D 6	auch als Salbe
	▲	Nr. 11 Silicea D 12	auch als Salbe
Rachitis			
allgemeine Hauptmittel	▲	Nr. 1 Calc. fluor. D 12	monatelange Gabe, Nr. 1 und Nr. 2 auch als Salbe im Wechsel
	▲	Nr. 2 Calc. phos. D 6	
	▲	Nr. 8 Natr. chlor. D 6	
bei dickem Bauch		Nr. 11 Silicea D 12	
bei eingefallenem Bauch		Nr. 2 Calc. phos. D 6	
bei Schwäche, stinkendem Durchfall, starkem Kopfschweiß	▲	Nr. 5 Kal. phos. D 6	
	▲	Nr. 11 Silicea D 12	
bei Übersäuerung und sauer riechenden Durchfällen	▲	Nr. 9 Natr. phos. D 6	morgens
	▲	Nr. 10 Natr. sulf. D 6	mittags
	▲	Nr. 11 Silicea D 6	abends; Potenz D 6!

Ernährung, Knochenstärkung; Säurebildner meiden wie tierisches Eiweiß, Süßigkeiten, Genussgifte usw.

Krankheitsbild / Symptome		Mineralsalze	Einnahme / Empfehlungen
Radioaktivität			
Belastung	▲	Nr. 2 Calc. phos. D 6	monatelang 3 x 3 Tab.
	▲	Nr. 15 Kal. jod. D 6	
Rauchen			
Belastung durch	▲	Nr. 4 Kal. chlor. D 6	morgens und mittags
	▲	Nr. 7 Magn. phos. D 6	Hauptmittel, abends vor dem Schlafengehen
	▲	Nr. 8 Natr. chlor. D 6	vor- und nachmittags
	▲	Nr. 10 Natr. sulf. D 6	abends
Entwöhnung	▲	Nr. 7 Magn. phos. D 6	Hauptmittel als „Heiße Sieben", häufige Gaben
	▲	Nr. 11 Silicea D 12	„Heiße Elf", häufige Gaben
bei Verlangen anstelle der Zigarette		Nr. 7 Magn. phos. D 3	Potenz D 3!, jeweils 1 Tab. lutschen

Zungenbelag und Auswurf beachten, Ernährung, Lebensweise, Leberwickel, Nierenpflege, Meridianbürstmassage.

Krankheitsbild / Symptome		Mineralsalze	Einnahme / Empfehlungen
Räuspern			
nervöses Räuspern		Nr. 5 Kal. phos. D 6	
erhöhte Sensibilität der Schleimhäute		Nr. 14 Kal. brom. D 6	
bei zähem Schleim		Nr. 4 Kal. chlor. D 6	
Regenbogenhautentzündung			siehe „Augen"
Reisekrankheit			
		Nr. 7 Magn. phos. D 6	als „Heiße Sieben"
Jetlag	stdl. ▲	Nr. 5 Kal. phos. D 6	
	stdl. ▲	Nr. 7 Magn. phos. D 6	„Heiße Sieben"
	stdl. ▲	Nr. 11 Silicea D 12	
Reizbarkeit			
allgemein	▲	Nr. 2 Calc. phos. D 6	morgens

Krankheitsbild/ Symptome		Mineralsalze	Einnahme/ Empfehlungen
	▲	Nr. 5 Kal. phos. D 6	mittags
	▲	Nr. 8 Natr. chlor. D 6	bis 16:00 Uhr
aus Erschöpfung	stdl. ▲	Nr. 5 Kal. phos. D 6	häufige Gaben
	stdl. ▲	Nr. 8 Natr. chlor. D 6	häufige Gaben
bei Gallenbeschwerden		Nr. 10 Natr. sulf. D 6	
bei Kindern		Nr. 11 Silicea D 12	
nervöse		Nr. 7 Magn. phos. D 6	
durch Übersäuerung	▲	Nr. 9 Natr. phos. D 6	morgens
	▲	Nr. 10 Natr. sulf. D 6	mittags
	▲	Nr. 11 Silicea D 6	abends; Potenz D 6!
Ernährung, Freude, Bewegung, Trinkmenge. Ursache finden.			
Rheumatismus			
beginnend		Nr. 3 Ferr. phos. D 12	
mit Gelenkknacken		Nr. 8 Natr. chlor. D 6	Salbenanwendungen
mit Lähmungsgefühl		Nr. 5 Kal. phos. D 6	
zum Säureabbau	▲	Nr. 9 Natr. phos. D 6	morgens
	▲	Nr. 10 Natr. sulf. D 6	mittags
	▲	Nr. 11 Silicea D 6	abends; Potenz D 6!
mit starkem Schweiß	stdl. ▲	Nr. 2 Calc. phos. D 6	
	stdl. ▲	Nr. 8 Natr. chlor. D 6	
	stdl. ▲	Nr. 11 Silicea D 12	
Schmerz, abends verstärkt		Nr. 6 Kal. sulf. D 6	
Schmerzen, stechend		Nr. 7 Magn. phos. D 6	„Heiße Sieben"
Schmerzen, wandernd		Nr. 6 Kal. sulf. D 6	
mit Schwellung		Nr. 4 Kal. chlor. D 6	
mit Taubheitsgefühl		Nr. 2 Calc. phos. D 6	
Ernährung, Entschlackung, Basenbäder, Moorbäder, Leberwickel, Nierenpflege, Meridianbürstmassage.			
Rippenfellentzündung			*Arzt konsultieren!*
allgemein	stdl. ▲	Nr. 3 Ferr. phos. D 12	
	stdl. ▲	Nr. 4 Kal. chlor. D 6	jeweils 2 Tab.
	stdl. ▲	Nr. 11 Silicea D 12	
gegen Verwachsungen		Nr. 1 Calc. fluor. D 12	auch als Salbe
gegen Verklebungen		Nr. 4 Kal. chlor. D 6	auch als Salbe
bei Schmerzen		Nr. 7 Magn. phos. D 6	„Heiße Sieben"
Häufige Gaben, Absonderungen beachten.			
Röntgen			
vor der Bestrahlung		Nr. 2 Calc. phos. D 6	
nach der Bestrahlung		Nr. 4 Kal. chlor. D 6	
Schwindel danach		Nr. 1 Calc. fluor. D 12	
Siehe auch Empfehlungen zum Strahlenkater unter „Krebs, begleitend".			
Rose			siehe „Gesichtsrose"
Röteln			siehe auch Kap. III. Kinderheilkunde
allgemein		Nr. 3 Ferr. phos. D 12	

Krankheitsbild/ Symptome		Mineralsalze	Einnahme/ Empfehlungen
mit Fieber bis 38,5°C		Nr. 3 Ferr. phos. D 12	
mit Fieber über 38,5°C	▲	Nr. 5 Kal. phos. D 6	
	▲	Nr. 8 Natr. chlor. D 6	als Zwischenmittel alle 2 Std.
Ernährung, Bettruhe.			
Rotlauf			
beginnend	stdl. ▲	Nr. 3 Ferr. phos. D 12	
	stdl. ▲	Nr. 4 Kal. chlor. D 6	
bei blauroter Wunde		Nr. 10 Natr. sulf. D 6	
bei Eiterung ohne Abfluss	▲	Nr. 9 Natr. phos. D 6	
	▲	Nr. 11 Silicea D 12	
bei Eiterung mit Abfluss		Nr. 12 Calc. sulf. D 6	
mit hohem Fieber	stdl. ▲	Nr. 5 Kal. phos. D 6	Hauptmittel
	stdl. ▲	Nr. 6 Kal. sulf. D 6	
	▲	Nr. 8 Natr. chlor. D 6	als Zwischenmittel alle 2 Std.
zur Ausheilung	▲	Nr. 1 Calc. fluor. D 12	ca. 3 – 4 Monate lang:
	▲	Nr. 6 Kal. sulf. D 6	Nr. 1 vormittags, Nr. 6 abends
Rückenschmerzen			
Erschlaffung der Bänder		Nr. 1 Calc. fluor. D 12	
mit Fieber bis 38,5°C		Nr. 3 Ferr. phos. D 12	
lähmend	▲	Nr. 5 Kal. phos. D 6	
	▲	Nr. 8 Natr. chlor. D 6	
Muskelzerrung		Nr. 3 Ferr. phos. D 12	
rheumatisch		Nr. 6 Kal. sulf. D 6	
durch Übersäuerung	▲	Nr. 9 Natr. phos. D 6	morgens
	▲	Nr. 10 Natr. sulf. D 6	mittags
	▲	Nr. 11 Silicea D 6	abends; Potenz D 6!
Winde bringen Linderung		Nr. 7 Magn. phos. D 6	
Salben, Ernährung, Entsäuerung, je nach Ursache siehe auch „Rheuma“, „Muskelrheuma“, „Lähmung“, „Ischiasschmerzen“.			
Rückgratverkrümmung (Kyphose, Skoliose)			
allgemein	▲	Nr. 1 Calc. fluor. D 12	siehe auch „Zungenbeläge“
	▲	Nr. 2 Calc. phos. D 6	
		Nr. 5 Kal. phos. D 6	Zwischenmittel
		Nr. 8 Natr. chlor. D 6	Zwischenmittel
bei heftigen Schmerzen		Nr. 7 Magn. phos. D 6	
bei Übersäuerung	▲	Nr. 9 Natr. phos. D 6	morgens
	▲	Nr. 10 Natr. sulf. D 6	mittags
	▲	Nr. 11 Silicea D 6	abends; Potenz D 6!
Ernährung, Entsäuerung.			
Ruhr			*Arzt konsultieren!*
Anfangsstadium	▲	Nr. 3 Ferr. phos. D 12	häufige Gaben

Krankheitsbild/ Symptome		Mineralsalze	Einnahme/ Empfehlungen
	▲	Nr. 4 Kal. chlor. D 6	häufige Gaben
	▲	Nr. 8 Natr. chlor. D 6	
Fieber über 38,5°C	▲	Nr. 5 Kal. phos. D 6	häufige Gaben
	▲	Nr. 8 Natr. chlor. D 6	als Zwischenmittel alle 2 Std.
bei Krämpfen		Nr. 7 Magn. phos. D 6	„Heiße Sieben"
mit Schwäche	▲	Nr. 5 Kal. phos. D 6	häufige Gaben
	▲	Nr. 8 Natr. chlor. D 6	häufige Gaben
blutiger, eitriger Stuhl		Nr. 12 Calc. sulf. D 6	
zur Ausheilung	▲	Nr. 2 Calc. phos. D 6	monatelang: Nr. 2 morgens, Nr. 8 vor- und nachmittags vor 16:00 Uhr, Nr. 6 abends
	▲	Nr. 8 Natr. chlor. D 6	
	▲	Nr. 6 Kal. sulf. D 6	
Säuglinge			siehe auch Kap. III Kinderheilkunde
Blähungen, kolikartig		Nr. 7 Magn. phos. D 6	
Durchfall, gelblichgrün		Nr. 10 Natr. sulf. D 6	siehe auch „Durchfall"
Durchfall, goldgelb		Nr. 9 Natr. phos. D 6	
Erbrechen käsiger Masse		Nr. 9 Natr. phos. D 6	siehe auch „Erbrechen"
Erbrechen unverdauter Milch		Nr. 3 Ferr. phos. D 12	
Impfbelastung		Nr. 4 Kal. chlor. D 6	
wunder Po	▲	Nr. 3 Ferr. phos. D 12	auch als Salbe
	▲	Nr. 8 Natr. chlor. D 6	bei Blasenbildung auch als Salbe
Säureüberschuss			
allgemein	▲	Nr. 8 Natr. chlor. D 6	vor 16:00 Uhr
	▲	Nr. 9 Natr. phos. D 6	morgens
	▲	Nr. 10 Natr. sulf. D 6	mittags
	▲	Nr. 11 Silicea D 6	abends; Potenz D 6!

Säure-Basen-Haushalt beachten, Ernährung.

Scharlach			*Arzt konsultieren!* siehe auch Kap. III. Kinderheilkunde
im Anfangsstadium	▲	Nr. 3 Ferr. phos. D 12	häufige Gaben
	▲	Nr. 4 Kal. chlor. D 6	häufige Gaben
mit Drüseneiterung	▲	Nr. 7 Magn. phos. D 6	
	▲	Nr. 9 Natr. phos. D 6	
	▲	Nr. 11 Silicea D 12	
mit Drüsenschwellung	tgl. ▲	Nr. 1 Calc. fluor. D 12	
	tgl. ▲	Nr. 2 Calc. phos. D 6	
	▲	Nr. 4 Kal. chlor. D 6	häufige Gaben
	▲	Nr. 7 Magn. phos. D 6	häufige Gaben
durch Übersäuerung	▲	Nr. 9 Natr. phos. D 6	morgens
	▲	Nr. 10 Natr. sulf. D 6	mittags
	▲	Nr. 11 Silicea D 12	abends; Potenz D 6!
mit Fieber bis 38,5°C	stdl. ▲	Nr. 3 Ferr. phos. D 12	
	stdl. ▲	Nr. 4 Kal. chlor. D 6	

Krankheitsbild / Symptome		Mineralsalze	Einnahme / Empfehlungen
mit Fieber über 38,5°C	▲	Nr. 5 Kal. phos. D 6	
	▲	Nr. 8 Natr. chlor. D 6	als Zwischenmittel alle 2 Std.
bei Schwäche	▲	Nr. 5 Kal. phos. D 6	
	▲	Nr. 8 Natr. chlor. D 6	
zur Ausheilung		Nr. 6 Kal. sulf. D 6	
Zur Nachbehandlung		Nr. 2 Calc. phos. D 6	monatelang
Auf Zungenbelag und Absonderungen achten.			
Scheide			siehe auch Kap. V. Wechseljahre
brennend, wund		Nr. 8 Natr. chlor. D 6	
käsiger Geruch		Nr. 6 Kal. sulf. D 6	
erhöhte Reizbarkeit		Nr. 3 Ferr. phos. D 12	
zur Entspannung		Nr. 7 Magn. phos. D 6	abends, „Heiße Sieben"
		Nr. 11 Silicea D 12	abends, „Heiße Elf"
Scheidenkrampf		Nr. 7 Magn. phos. D 6	Hauptmittel, "Heiße Sieben"
	oder	Nr. 2 Calc. phos. D 6	falls Nr. 7 keine Besserung bringt
trocken	stdl. ▲	Nr. 6 Kal. sulf. D 6	Absonderungen beachten
	stdl. ▲	Nr. 8 Natr. chlor. D 6	auch als Salbe
	stdl. ▲	Nr. 9 Natr. phos. D 6	
trocken und heiß	▲	Nr. 3 Ferr. phos. D 12	
	▲	Nr. 8 Natr. chlor. D 6	
Ernährung, Leberwickel, Nierenpflege, Kräutertees, keine scharfen Gewürze; bei trockener Scheide kein Ingwerwasser trinken. Salbenanwendungen.			
Scheuermannsche Krankheit			
	tgl. ▲	Nr. 1 Calc. fluor. D 12	monatelang; morgens im täglichen Wechsel
	tgl. ▲	Nr. 2 Calc. phos. D 6	
	▲	Nr. 8 Natr. chlor. D 6	vor 16:00 Uhr
	▲	Nr. 11 Silicea D 12	abends
Leichte Gymnastik, Schwimmen, Ernährung, Leberwickel, Nierenpflege, Meridianbürstmassage. Salbenanwendungen: Morgens Nr. 1, abends Nr. 11.			
Schielen			siehe „Augen"
Schienbeinschmerzen			
	stdl. ▲	Nr. 1 Calc. fluor. D 12	auch als Salbe
	stdl. ▲	Nr. 2 Calc. phos. D 6	auch als Salbe
Schilddrüse			
allgemein	▲	Nr. 5 Kal. phos. D 6	
	▲	Nr. 7 Magn. phos. D 6	Hauptmittel
	▲	Nr. 9 Natr. phos. D 6	
bei Blutarmut	▲	Nr. 2 Calc. phos. D 6	
	▲	Nr. 3 Ferr. phos. D 12	siehe auch „Blutmangel", „Anämie"
	▲	Nr. 8 Natr. chlor. D 6	
bei Herzbeschwerden		Nr. 6 Kal. sulf. D 6	
		Nr. 7 Magn. phos. D 6	

Krankheitsbild / Symptome		Mineralsalze	Einnahme / Empfehlungen
bei Hitzewallungen, Blutandrang zum Kopf		Nr. 3 Ferr. phos. D 12	
Kropf (Struma, kalter Knoten)		Nr. 1 Calc. fluor.	wechselnd in D 12 und D 6 einnehmen
Morbus Hashimoto, zur Unterstützung der ärztlichen Therapie		Nr. 11 Silicea	4 Wochen lang in D 6, danach in D 12
Schilddrüsenschwellung		Nr. 4 Kal. chlor. D 6	
Funktionsstörung		Nr. 14 Kal. brom. D 6	
bei übermäßiger Schweißbildung	▲	Nr. 11 Silicea D 12	
	▲	Nr. 10 Natr. sulf. D 6	zur Reinigung des Gewebes (Klärstrom)
Überfunktion (siehe „Basedowsche Krankheit")	▲	Nr. 7 Magn. phos. D 6	abends vor dem Schlafengehen als „Heiße Sieben"
	▲	Nr. 15 Kal. jod. D 12	Potenz D 12!; Halsumfang alle 2 Wochen messen
	▲	Nr. 2 Calc. phos. D 6	
Unterfunktion		Nr. 7 Magn. phos. D 6	abends
	▲	Nr. 15 Kal. jod. D 4	Potenz D 4!
	▲	Nr. 24 Ars. jod. D 6	

Ernährung; vor allem Schleimbildner meiden; Aufregung vermeiden, Meridianbürstmassage.

Schlaf			
bei Blutandrang zum Kopf	▲	Nr. 3 Ferr. phos. D 12	
	▲	Nr. 5 Kal. phos. D 6	
Einschlafstörungen		Nr. 7 Magn. phos. D 6	als „Heiße Sieben"
Schläfrigkeit nach dem Essen	▲	Nr. 3 Ferr. phos. D 3	Potenz D 3!
	▲	Nr. 8 Natr. chlor. D 6	
Erwachen nach Mitternacht		Nr. 2 Calc. phos. D 6	
Schlafkrankheit	▲	Nr. 5 Kal. phos. D 6	
	▲	Nr. 8 Natr. chlor. D 6	
Schlafstörungen	▲	Nr. 2 Calc. phos. D 6	
	▲	Nr. 11 Silicea D 12	als „Heiße Elf" abends
Schlafsucht		Nr. 5 Kal. phos. D 6	
unruhiger Schlaf		Nr. 11 Silicea D 12	
Zuckungen im Schlaf		Nr. 11 Silicea D 12	
Schlafbedürfnis erhöht, trotz ausreichenden Schlafs	▲	Nr. 5 Kal. phos. D 6	
	▲	Nr. 6 Kal. sulf. D 6	
Schlaflosigkeit bei Geräuschempfindlichkeit		Nr. 5 Kal. phos. D 6	
Tagesschläfrigkeit	▲	Nr. 3 Ferr. phos. D 12	
	▲	Nr. 5 Kal. phos. D 6	
		Nr. 2 Calc. phos. D 6	Nebenmittel
zum Finden des Tages- und Nachtrhythmus	▲	Nr. 7 Magn. phos. D 6	nachmittags und abends als „Heiße Sieben"
	▲	Nr. 14 Kal. brom. D 6	abends 3 Tab.

Krankheitsbild/ Symptome		Mineralsalze	Einnahme/ Empfehlungen
bei Sauerstoffmangel im Gewebe		Nr. 6 Kal. sulf. D 6	
bei Voll- und Neumond		Nr. 11 Silicea D 12	
Schlaflosigkeit			
allgemein		Nr. 2 Calc. phos. D 6	
		Nr. 7 Magn. phos. D 6	
mit Blutandrang zum Kopf	▲	Nr. 3 Ferr. phos. D 12	
	▲	Nr. 5 Kal. phos. D 6	
mit Fieber bis 38,5°C		Nr. 3 Ferr. phos. D 12	
mit Kribbeln, mit Taubheitsgefühl		Nr. 2 Calc. phos. D 6	
mit Nachtschweiß	▲	Nr. 2 Calc. phos. D 6	morgens und vormittags
	▲	Nr. 8 Natr. chlor. D 6	vor- und nachmittags
	▲	Nr. 11 Silicea D 12	abends als „Heiße Elf"
durch gereizte Nerven	▲	Nr. 9 Natr. phos. D 6	
	▲	Nr. 11 Silicea D 12	
nervöse	▲	Nr. 5 Kal. phos. D 6	
	▲	Nr. 7 Magn. phos. D 6	
bei schwächlichen Menschen	▲	Nr. 2 Calc. phos. D 6	
	▲	Nr. 8 Natr. chlor. D 6	bis 16:00 Uhr 2 x 2 Tab.
durch Übersäuerung	▲	Nr. 9 Natr. phos. D 6	morgens
	▲	Nr. 10 Natr. sulf. D 6	mittags
	▲	Nr. 11 Silicea D 6	abends; Potenz D 6!
bei innerer Unruhe	▲	Nr. 7 Magn. phos. D 6	
	▲	Nr. 8 Natr. chlor. D 6	bis 16:00 Uhr 2 x 2 Tab.
durch chronische Verstopfung	▲	Nr. 3 Ferr. phos. D 12	
	▲	Nr. 10 Natr. sulf. D 6	
	▲	Nr. 11 Silicea D 12	bei Darmträgheit
Zerschlagenheit am Morgen	▲	Nr. 5 Kal. phos. D 6	
	▲	Nr. 11 Silicea D 12	

Alle vorstehenden Mittel sind kurmäßig, d. h. monatelang auch am Tage alle 2 – 3 Std. einzunehmen, ebenso abends vor dem Schlafengehen. Nerventee (Apotheke) trinken. Sich selbst genau beobachten. Falls abends „Heiße Sieben" keine Reaktion bringt, dann auf Nr. 14 Kalium brom. D 6 wechseln. „Heiße Vierzehn" kann auch für unruhige, zappelige Kinder, die abends nicht schlafen wollen, eingesetzt werden (Tab. entsprechend dem Alter des Kindes).

Schläfrigkeit			
bei geistiger Arbeit am Vormittag		Nr. 10 Natr. sulf. D 6	
während des Tages	▲	Nr. 5 Kal. phos. D 6	
	▲	Nr. 8 Natr. chlor. D 6	
Schlafwandeln			
	▲	Nr. 8 Natr. chlor. D 6	vor- und nachmittags
	▲	Nr. 9 Natr. phos. D 6	vormittags
	▲	Nr. 11 Silicea D 12	abends

Krankheitsbild / Symptome		Mineralsalze	Einnahme / Empfehlungen
Schlaganfall (Apoplexia cerebri)			*Sofortige ärztliche Betreuung!*
im Akutfall	▲	Nr. 3 Ferr. phos. D 12	alle 1/4 Std. 1 Tab. abwechselnd, eventuell in die Wangeninnentasche als Brei; Hauptmittel ist Nr. 3, Nr. 7 zusätzlich gegen Lähmung
	▲	Nr. 7 Magn. phos. D 6	
bei Krämpfen		Nr. 7 Magn. phos. D 6	
Lähmung	▲	Nr. 7 Magn. phos. D 6	Hauptmittel bei Lähmung
	▲	Nr. 5 Kal. phos. D 6	
	▲	Nr. 8 Natr. chlor. D 6	
zur Vorbeugung	tgl. ▲	Nr. 3 Ferr. phos. D 12	
	tgl. ▲	Nr. 4 Kal. chlor. D 6	
bei erhöhter Erregbarkeit		Nr. 5 Kal. phos. D 6	
Resorptionsmittel	▲	Nr. 10 Natr. sulf. D 6	über einen langen Zeitraum einnehmen
	▲	Nr. 11 Silicea D 12	

Arteriosklerose als Grundlage, siehe „Verkalkung". Bei akuten Zuständen alle 2 Std. als Einzeldosis 2 Tab. der in Frage kommenden Salze lutschen. Beengende Kleidung öffnen, Kopf hoch lagern, frische Luft. In Rekonvaleszenzphase die Mittel weiternehmen. Ernährung umstellen, Leberwickel, Nierenpflege, Meridianbürstmassagen.

Schleim			siehe auch „Absonderungen" und „Entzündungen"
Absonderung, vermehrt		Nr. 8 Natr. chlor. D 6	
Absonderung, vermindert		Nr. 6 Kal. sulf. D 6	
Erbrechen von Schleim	▲	Nr. 4 Kal. chlor. D 6	
	▲	Nr. 8 Natr. chlor. D 6	Hauptmittel
Schleimrasseln in der Brust	▲	Nr. 4 Kal. chlor. D 6	
	▲	Nr. 8 Natr. chlor. D 6	
Schleimbeutelentzündung (Bursitis)			siehe auch „Gelenk- und Sehnenscheidenentzündung"
ganz am Anfang	▲	Nr. 3 Ferr. phos. D 12	sehr häufige Gaben
	▲	Nr. 5 Kal. phos. D 6	
nach Besserung	▲	Nr. 8 Natr. chlor. D 6	je 2 Mineralsalze im wöchentlichen Wechsel
	▲	Nr. 2 Calc. phos. D 6	
	▲	Nr. 11 Silicea D 12	
	▲	Nr. 4 Kal. chlor. D 6	

Salbenanwendungen mit Salbe Nr. 3 im Wechsel mit Salbe Nr. 4, Ernährung, warme Packungen.

Schleimhäute			
trocken	▲	Nr. 4 Kal. chlor. D 6	
	▲	Nr. 8 Natr. chlor. D 6	Hauptmittel
trocken in Mund und Hals	▲	Nr. 4 Kal. chlor. D 6	
	▲	Nr. 8 Natr. chlor. D 6	
	▲	Nr. 11 Silicea D 12	

Scharfe Gewürze meiden, Ingwerwasser meiden, ebenso Kaffee und schwarzen Tee.

Schließmuskellähmung			
		Nr. 5 Kal. phos. D 6	

Krankheitsbild/ Symptome		Mineralsalze	Einnahme/ Empfehlungen
Schluckauf			
allgemein	▲	Nr. 7 Magn. phos. D 6	als „Heiße Sieben"
öfters wiederkehrend	▲	Nr. 5 Kal. phos. D 6	
	▲	Nr. 9 Natr. phos. D 6	
Salben hinter dem Ohr auftragen, hastiges Essen vermeiden.			
Schluckbeschwerden			
allgemein	▲	Nr. 3 Ferr. phos. D 12	
	▲	Nr. 4 Kal. chlor. D 6	
Schlucken erschwert		Nr. 11 Silicea D 12	
Schlundbrennen			
		Nr. 8 Natr. chlor. D 6	
Schmerzen			siehe auch Kap. I. – Die biochemischen Mittel im Überblick
allgemein		Nr. 3 Ferr. phos. D 12	
		Nr. 7 Magn. phos. D 6	
Anfälle mit großer Schwäche		Nr. 5 Kal. phos. D 6	
ätzend, brennend	▲	Nr. 1 Calc. fluor. D 12	
	▲	Nr. 8 Natr. chlor. D 6	
beim Aufstoßen, Rülpsen		Nr. 7 Magn. phos. D 6	
mit schweren Beinen		Nr. 10 Natr. sulf. D 6	
bei Beginn der Bewegung		Nr. 5 Kal. phos. D 6	
durch Bewegung des Kopfes		Nr. 3 Ferr. phos. D 12	
mit Bläschen am After		Nr. 8 Natr. chlor. D 6	
mit Blässe, Weinerlickeit		Nr. 5 Kal. phos. D 6	
blitzartig an Nacken, Scheitel		Nr. 11 Silicea D 12	
Blutandrang zum Kopf		Nr. 3 Ferr. phos. D 12	
brennend		Nr. 8 Natr. chlor. D 6	
brennend über den Nieren		Nr. 8 Natr. chlor. D 6	
in der Brust, an den Rippen		Nr. 10 Natr. sulf. D 6	auch als Salbe
mit Druck in der Augenhöhle		Nr. 10 Natr. sulf. D 6	
mit Druck im Kopf	▲	Nr. 3 Ferr. phos. D 12	Hauptmittel
	▲	Nr. 7 Magn. phos. D 6	
dumpf, quälend, periodisch		Nr. 9 Natr. phos. D 6	
dumpf, reißend		Nr. 9 Natr. phos. D 6	
in den Fersen		Nr. 10 Natr. sulf. D 6	
durch feuchtes Klima		Nr. 8 Natr. chlor. D 6	
mit Fußschweiß		Nr. 11 Silicea D 12	
bei unterdrücktem Fußschweiß		Nr. 11 Silicea D 12	
durch Geräusche		Nr. 11 Silicea D 12	
am Haarboden	▲	Nr. 3 Ferr. phos. D 12	
	▲	Nr. 11 Silicea D 12	
mit Hitze, Rötung		Nr. 3 Ferr. phos. D 12	
klopfend, pochend		Nr. 3 Ferr. phos. D 12	

Krankheitsbild/ Symptome		Mineralsalze	Einnahme/ Empfehlungen
klopfend in den Schläfen	▲	Nr. 3 Ferr. phos. D 12	
	▲	Nr. 9 Natr. phos. D 6	
	▲	Nr. 11 Silicea D 12	
mit Knötchen am Kopf		Nr. 11 Silicea D 12	
krampfartig, stechend		Nr. 7 Magn. phos. D 6	„als Heiße Sieben"
lähmend	▲	Nr. 5 Kal. phos. D 6	
	▲	Nr. 8 Natr. chlor. D 6	
mit Lähmungsgefühl		Nr. 5 Kal. phos. D 6	
in den Lenden, die Beine hinunterschießend		Nr. 11 Silicea D 12	
mit Lippenbläschen		Nr. 8 Natr. chlor. D 6	
stark, bei leerem Magen		Nr. 7 Magn. phos. D 6	
in den Nasenknochen		Nr. 8 Natr. chlor. D 6	
dem Lauf der Nerven folgend		Nr. 7 Magn. phos. D 6	auch als Salbe und „Heiße Sieben"
geringe, neuralgische		Nr. 12 Calc. sulf. D 6	
Linderung durch Bewegung		Nr. 5 Kal. phos. D 6	
Linderung durch Druck		Nr. 7 Magn. phos. D 6	
Linderung durch Kälte		Nr. 3 Ferr. phos. D 12	
Linderung durch Wärme	▲	Nr. 7 Magn. phos. D 6	„Heiße Sieben"
	▲	Nr. 9 Natr. phos. D 6	
	▲	Nr. 11 Silicea D 12	
Linderung in der Ruhe		Nr. 3 Ferr. phos. D 12	
Linderung in kühler Luft		Nr. 6 Kal. sulf. D 6	
vom Nacken zum Hinterkopf		Nr. 8 Natr. chlor. D 6	
von den Ohren zu den Zähnen		Nr. 8 Natr. chlor. D 6	
periodisch, jede Nacht		Nr. 7 Magn. phos. D 6	
pulsierend		Nr. 3 Ferr. phos. D 12	
reißend, ausstrahlend		Nr. 8 Natr. chlor. D 6	
in Ruhe	▲	Nr. 2 Calc. phos. D 6	
	▲	Nr. 7 Magn. phos. D 6	
schießend, stechend		Nr. 7 Magn. phos. D 6	„Heiße Sieben"
schneidend		Nr. 10 Natr. sulf. D 6	
mit nachfolgender Schwäche		Nr. 5 Kal. phos. D 6	
stärker am Abend		Nr. 6 Kal. sulf. D 6	
stärker durch Anstrengung		Nr. 5 Kal. phos. D 6	
stärker durch leichte Berührung		Nr. 7 Magn. phos. D 6	
stärker bei Bewegung		Nr. 3 Ferr. phos. D 12	
stärker bei kalter Luft		Nr. 11 Silicea D 12	
stärker in feuchten Räumen		Nr. 8 Natr. chlor. D 6	
stärker in warmen Räumen		Nr. 6 Kal. sulf. D 6	
stärker nachts in Ruhe		Nr. 2 Calc. phos. D 6	
mit Taubheitsgefühl		Nr. 2 Calc. phos. D 6	

Krankheitsbild/ Symptome		Mineralsalze	Einnahme/ Empfehlungen
mit Tränen, Speichelfluss		Nr. 8 Natr. chlor. D 6	
mit Überempfindlichkeit		Nr. 11 Silicea D 12	
rasch wechselnd		Nr. 7 Magn. phos. D 6	
wandernd		Nr. 7 Magn. phos. D 6	
mit belegter Zunge		Nr. 8 Natr. chlor. D 6	

Schmerzen können die verschiedensten Ursachen haben. Die Biochemie betäubt nicht den Schmerz, sondern will das ursächliche Leiden ergründen. Bei allen chronisch auftretenden Schmerzen muss der Patient die in Frage kommenden Mineralsalze unter vorstehenden Angaben heraussuchen. Diese Mineralsalze sind selbstverständlich kurmäßig, d. h. mehrere Monate lang ganz regelmäßig anzuwenden. Treten Schmerzen akut auf, so bestimmen sich die Mineralsalze ebenfalls gemäß den vorstehenden Symptomen. Bei akutem Schmerz werden die Mittel sehr häufig, etwa alle 10–20 Min. abwechselnd 1 Tab., eingenommen. Die Wirkung zeigt sich meist schon in kurzer Zeit.

Schnupfen			siehe auch „Absonderungen"
zum Abschwellen der Nasenmuschel		Nr. 10 Natr. sulf. D 6	
beim ersten Anzeichen		Nr. 3 Ferr. phos. D 12	alle 10 Min.!
mit Trockenheit im Rachen, Niesen	▲	Nr. 3 Ferr. phos. D 12	
	▲	Nr. 8 Natr. chlor. D 6	
mit wässrigem Exsudat		Nr. 8 Natr. chlor. D 6	
mit Fieber bis 38,5°C		Nr. 3 Ferr. phos. D 12	
mit Fieber über 38,5°C	▲	Nr. 5 Kal. phos. D 6	
	▲	Nr. 8 Natr. chlor. D 6	als Zwischenmittel alle 2 Std.
Geschmacks- und Geruchsverlust	▲	Nr. 6 Kal. sulf. D 6	
	▲	Nr. 8 Natr. chlor. D 6	
mit Niesen		Nr. 8 Natr. chlor. D 6	
Schleim gelb-eitrig	▲	Nr. 9 Natr. phos. D 6	
	▲	Nr. 11 Silicea D 12	
Schleim gelb-grün		Nr. 10 Natr. sulf. D 6	
Schleim gelb-schleimig		Nr. 6 Kal. sulf. D 6	
Schleim glasig-mild und kalte Nasenspitze		Nr. 2 Calc. phos. D 6	
Schleim zäh, fadenziehend		Nr. 4 Kal. chlor. D 6	
mit heißer Stirn		Nr. 3 Ferr. phos. D 12	
Stockschnupfen	▲	Nr. 4 Kal. chlor. D 6	Absonderungen beachten; Hauptmittel ist Nr. 4, Nr. 10 auch als Salbe
	▲	Nr. 10 Natr. sulf. D 6	
	▲	Nr. 2 Calc. phos. D 6	alternativ Nr. 2 und Nr. 9, Auswahl nach Schleimfarbe und Absonderungen
	▲	Nr. 9 Natr. phos. D 6	
Schnupfen, trockener (Rhinitis sicca)	▲	Nr. 5 Kal. phos. D 6	
	▲	Nr. 8 Natr. chlor. D 6	
Verlangen nach frischer Luft		Nr. 6 Kal. sulf. D 6	
Zungenbelag, weißgrau		Nr. 4 Kal. chlor. D 6	

Ernährung; tierisches Eiweiß meiden, ebenso alle „Schleimbildner"; Leberwickel, Salbenanwendungen und Fußbäder.

Schnupfen, chronisch			siehe auch „Schnupfen"
	▲	Nr. 6 Kal. sulf. D 6	auch als Salbe

Krankheitsbild/ Symptome		Mineralsalze	Einnahme/ Empfehlungen
	▲	Nr. 11 Silicea D 12	auch als Salbe
auf die Nasenknochen übergreifend		Nr. 1 Calc. fluor. D 12	

Mineralsalz nach Absonderungen und Zungenbelag auswählen, auf Ernährung achten. Schleimbildner und Rohkost meiden. Leberwickel, Nierenpflege, Trinkmenge beachten, tgl. Stuhlgang, Darmeinläufe. Die in Betracht kommenden Mittel alle 2 – 3 Std. im täglichen Wechsel über einen längeren Zeitraum einnehmen.

Schock			
		Nr. 2 Calc. phos. D 6	
Schorf			siehe „Absonderungen"
Schreckhaftigkeit			
allgemein	▲	Nr. 5 Kal. phos. D 6	
	▲	Nr. 9 Natr. phos. D 6	
	▲	Nr. 11 Silicea D 12	
bei Kindern		Nr. 11 Silicea D 12	
Nervenschwäche	▲	Nr. 5 Kal. phos. D 6	vor 15:00 Uhr
	▲	Nr. 8 Natr. chlor. D 6	vor 16:00 Uhr
innere Unruhe		Nr. 7 Magn. phos. D 6	als „Heiße Sieben"
Schrunden			
		Nr. 1 Calc. fluor. D 12	morgens, auch als Salbe
		Nr. 8 Natr. chlor. D 6	vor 16:00 Uhr, auch als Salbe
		Nr. 11 Silicea D 12	abends, auch als Salbe
Schuppen			
klebrig		Nr. 6 Kal. sulf. D 6	
trocken		Nr. 8 Natr. chlor. D 6	
Schuppenflechte			
allgemein		Nr. 1 Calc. fluor. D 12	
		Nr. 2 Calc. phos. D 6	
		Nr. 6 Kal. sulf. D 6	
		Nr. 7 Magn. phos. D 6	
bei Anlage zu Gicht und Rheuma	▲	Nr. 9 Natr. phos. D 6	
	▲	Nr. 11 Silicea D 12	
zur Bildung neuer Oberhautzellen		Nr. 6 Kal. sulf. D 6	
		Nr. 7 Magn. phos. D 6	als Zwischenmittel
mit rissiger Haut		Nr. 1 Calc. fluor. D 12	
gegen Juckreiz		Nr. 7 Magn. phos. D 6	als „Heiße Sieben"
bei Übersäuerung	▲	Nr. 9 Natr. phos. D 6	morgens
	▲	Nr. 10 Natr. sulf. D 6	mittags
	▲	Nr. 11 Silicea D 6	abends; Potenz D 6!
		Nr. 1 Calc. fluor. D 12	als Zwischenmittel
		Nr. 7 Magn. phos. D 6	als Zwischenmittel

Bei Schuppenflechte ist die Biochemie sehr aussichtsreich. Strenge Ernährung über mindestens acht Wochen: kein tierisches Eiweiß, Süßigkeiten, Mehlprodukte. Wasser- und Kräutertee trinken. Andernfalls ist eine Abheilung kaum möglich. Leberwickel mit Salbe Nr. 10 und Nr. 6 im Wechsel, Nierenpflege, Meridianbürstmassage. Zum Finden des passenden Salzes auch auf Absonderungen und Abschuppungen achten.

Krankheitsbild / Symptome		Mineralsalze	Einnahme / Empfehlungen
Schüttelfrost			
allgemein	▲	Nr. 3 Ferr. phos. D 12	alle 10 Min. 1 Tab.
	▲	Nr. 5 Kal. phos. D 6	
	▲	Nr. 8 Natr. chlor. D 6	Hauptmittel
bei Fieber über 38,5 °C	▲	Nr. 5 Kal. phos. D 6	
	▲	Nr. 8 Natr. chlor. D 6	als Zwischenmittel alle 2 Std .
krampfartig		Nr. 7 Magn. phos. D 6	als „Heiße Sieben"
durch Übersäuerung	▲	Nr. 9 Natr. phos. D 6	morgens
	▲	Nr. 10 Natr. sulf. D 6	mittags
	▲	Nr. 11 Silicea D 6	abends; Potenz D 6!
mit kalten Händen, Füßen, Nasenspitze und kaltem Kribbeln in den Händen	▲	Nr. 2 Calc. phos. D 6	alle 10 Min. wechseln
	▲	Nr. 8 Natr. chlor. D 6	
mit Gefühl von Schwere und Mattigkeit, besonders in den Beinen		Nr. 6 Kal. sulf. D 6	häufige Gabe
Schüttellähmung (Paralysis agitans)			
allgemein		Nr. 11 Silicea D 12	Hauptmittel
		Nr. 2 Calc. phos. D 6	
		Nr. 7 Magn. phos. D 6	als „Heiße Sieben"
		Nr. 9 Natr. phos. D 6	
durch Übersäuerung	▲	Nr. 9 Natr. phos. D 6	morgens
	▲	Nr. 10 Natr. sulf. D 6	mittags
	▲	Nr. 11 Silicea D 6	abends; Potenz D 6!
	▲	Nr. 7 Magn. phos. D 6	abends vor dem Schlafengehen

Leberwickel und Salbenanwendungen im Leberbereich mit Salbe Nr. 6 und Salbe Nr. 10 im täglichen Wechsel.

Schwächezustand			siehe auch „Ohnmacht" siehe Energieschaukel in Kap. VII. – Frühjahrskur
allgemein	▲	Nr. 5 Kal. phos. D 6	Nr. 5 vor 15:00 Uhr und Nr. 8 vor 16:00 Uhr im Wechsel
	▲	Nr. 8 Natr. chlor. D 6	
	▲	Nr. 2 Calc. phos. D 6	alternativ: Nr. 2 morgens, Nr. 8 vor- und nachmittags vor 16:00 Uhr, Nr. 11 abends
	▲	Nr. 8 Natr. chlor. D 6	
	▲	Nr. 11 Silicea D 12	

Salze über einen längeren Zeitraum einnehmen, Ernährung, möglichst biologische Ware.

Schwangerschaft			siehe auch Kap. II. Schwangerschaft und Geburt
allgemein		Nr. 1 Calc. fluor. D 12	
		Nr. 2 Calc. phos. D 6	
		Nr. 7 Magn. phos. D 6	
Schwangerschaftserbrechen		Nr. 2 Calc. phos. D 6	

Krankheitsbild/ Symptome		Mineralsalze	Einnahme/ Empfehlungen
zur Vorbeugung gegen Schwangerschaftsstreifen		Nr. 1 Calc. fluor. D 12	
		Nr. 2 Calc. phos. D 6	jeweils auch als Salbe: auf Bauchdecke auftragen
		Nr. 3 Ferr. phos. D 12	
		Nr. 11 Silicea D 12	

Behandlung entsprechend der Symptome wie z. B. Erbrechen, Kopfschmerz, Schwindel usw. Die Kalkmittel der Biochemie, Nr. 1 und Nr. 2, sind von größter Wichtigkeit während der ganzen Schwangerschaft und Stillzeit. Dammpflege mit Salbe Nr. 1.

Schweiß / Schwitzen			
lange bestehende Schweißarmut		Nr. 5 Kal. phos. D 6	
zur Einleitung eines Schweißausbruches	▲	Nr. 3 Ferr. phos. D 12	
	▲	Nr. 5 Kal. phos. D 6	
zur Anregung bei fieberhaften Erkrankungen		Nr. 10 Natr. sulf. D 6	
Schweißabsonderungen, abnorm			
gelbgrün, die Wäsche färbend		Nr. 10 Natr. sulf. D 6	
klebrig, gelblich		Nr. 6 Kal. sulf. D 6	
sauer, scharf		Nr. 9 Natr. phos. D 6	
stinkend, faulig		Nr. 5 Kal. phos. D 6	
während des Essens auf dem Kopf und im Gesicht auftretend	▲	Nr. 5 Kal. phos. D 6	
	▲	Nr. 8 Natr. chlor. D 6	
einige Zeit nach dem Essen auftretend		Nr. 10 Natr. sulf. D 6	
Förderung eines Schweißausbruches	▲	Nr. 10 Natr. sulf. D 6	z. B. bei Erkältung
	▲	Nr. 11 Silicea D 12	
wässrig, ätzend, farblos		Nr. 8 Natr. chlor. D 6	
nachts, ohne Geruch		Nr. 2 Calc. phos. D 6	
nachts, stinkend		Nr. 11 Silicea D 12	
bei geringster Anstrengung	▲	Nr. 9 Natr. phos. D 6	
	▲	Nr. 5 Kal. phos. D 6	
mit Durst		Nr. 8 Natr. chlor. D 6	
ohne Durst		Nr. 10 Natr. sulf. D 6	
Angstschweiß		Nr. 5 Kal. phos. D 6	
		Nr. 7 Magn. phos. D 6	
Kopfschweiß der Kinder		Nr. 2 Calc. phos. D 6	
an den Händen und Füßen mit Kältegefühl		Nr. 11 Silicea D 12	
abnorm starke Schweißausbrüche bei nervlicher Erregung		Nr. 5 Kal. phos. D 6	
bei Schilddrüsenüberfunktion		Nr. 15 Kal. jod. D 6	
Rückführung übermäßigen Schwitzens auf normales Maß	▲	Nr. 8 Natr. chlor. D 6	

Krankheitsbild/ Symptome		Mineralsalze	Einnahme/ Empfehlungen
	▲	Nr. 10 Natr. sulf. D 6	

Schwitzen auf keinen Fall unterdrücken, Ursachenforschung betreiben.

Krankheitsbild/ Symptome		Mineralsalze	Einnahme/ Empfehlungen
Schwellungen			
allgemein		Nr. 4 Kal. chlor. D 6	
mit Eiter	▲	Nr. 9 Natr. phos. D 6	
	▲	Nr. 11 Silicea D 12	
hart		Nr. 1 Calc. fluor. D 12	
jauchig, brandig		Nr. 5 Kal. phos. D 6	
rheumatisch	▲	Nr. 8 Natr. chlor. D 6	
	▲	Nr. 9 Natr. phos. D 6	
	▲	Nr. 11 Silicea D 12	
Schilddrüsenschwellung			siehe „Schilddrüse"
Unterzungendrüsen-schwellung		Nr. 8 Natr. chlor. D 6	
bei Venenentzündung			siehe „Venenentzündung"
verhärtend		Nr. 1 Calc. fluor. D 12	auch als Salbe
		Nr. 7 Magn. phos. D 6	
		Nr. 9 Natr. phos. D 6	
Wangenschwellung		Nr. 12 Calc. sulf. D 6	auch als Salbe
mit Wasserinhalt	▲	Nr. 8 Natr. chlor. D 6	
	▲	Nr. 10 Natr. sulf. D 6	
Schweregefühl			
in den Beinen	▲	Nr. 4 Kal. chlor. D 6	
	tgl. ▲	Nr. 6 Kal. sulf. D 6	
	tgl. ▲	Nr. 10 Natr. sulf. D 6	
im Kopf		Nr. 6 Kal. sulf. D 6	
Schwerhörigkeit			*Arzt konsultieren!* siehe auch „Ohren"
allgemein		Nr. 11 Silicea D 12	
durch Katarrh der Eustachschen Röhre und Gefühl von Verstopfung im Nasen-Rachenraum	stdl. ▲	Nr. 4 Kal. chlor. D 6	
	stdl. ▲	Nr. 8 Natr. chlor. D 6	
	stdl. ▲	Nr. 9 Natr. phos. D 6	
mit Ohrgeräuschen		Nr. 3 Ferr. phos. D 12	
durch Verhärtungen, Verwachsungen, Verdickungen im Mittelohr	▲	Nr. 1 Calc. fluor. D 12	Die Anwendung der Mineralsalze kann nur im Anfangsstadium der Schwerhörigkeit erfolgreich sein.
	▲	Nr. 11 Silicea D 12	
infolge einer Schwäche der Gehörnerven	▲	Nr. 5 Kal. phos. D 6	
	▲	Nr. 7 Magn. phos. D 6	
Schwermut			*Arzt konsultieren!*
		Nr. 5 Kal. phos. D 6	
		Nr. 8 Natr. chlor. D 6	
		Nr. 10 Natr. sulf. D 6	

Salben und Leberwickel.

Krankheitsbild/ Symptome		Mineralsalze	Einnahme/ Empfehlungen
Schwielen			
		Nr. 1 Calc. fluor. D 12	auch als Salbenverband
Schwindel			
allgemein		Nr. 1 Calc. fluor. D 12	
		Nr. 3 Ferr. phos. D 12	
		Nr. 4 Kal. chlor. D 6	
bei älteren Menschen, bei Kreislaufstörungen		Nr. 6 Kal. sulf. D 6	
bei älteren Menschen, beim Gehen an der frischen Luft und beim Aufstehen vom Sitzen	▲	Nr. 2 Calc. phos. D 6	
	▲	Nr. 11 Silicea D 12	
beim Aufstehen		Nr. 5 Kal. phos. D 6	
bei Blutandrang zum Kopf		Nr. 3 Ferr. phos. D 12	
bei Blutarmut	▲	Nr. 2 Calc. phos. D 6	
	▲	Nr. 3 Ferr. phos. D 12	
	▲	Nr. 8 Natr. chlor. D 6	vor 16:00 Uhr
beim Bücken		Nr. 11 Silicea D 12	
Drehschwindel		Nr. 5 Kal. phos. D 6	
nach dem Essen mit plötzl. Schweißausbruch auf der Stirn		Nr. 10 Natr. sulf. D 6	
Morbus Menière (Labyrinthschwindel)	tgl. ▲	Nr. 8 Natr. chlor. D 6	*Arzt konsultieren!*
	tgl. ▲	Nr. 10 Natr. sulf. D 6	Tag A: Nr. 8 und Nr. 11 im Wechsel, Tag B: Nr. 10 und Nr. 11 im Wechsel usw.
	▲	Nr. 11 Silicea D 12	
der Stirn bei kaltem Wind		Nr. 2 Calc. phos. D 6	
vom Nacken aufsteigend		Nr. 11 Silicea D 12	
nach Röntgen		Nr. 1 Calc. fluor. D 12	
mit Schwäche		Nr. 11 Silicea D 12	
bei Schwächezuständen	▲	Nr. 5 Kal. phos. D 6	
	▲	Nr. 7 Magn. phos. D 6	
	▲	Nr. 8 Natr. chlor. D 6	
mit Schweißausbruch		Nr. 11 Silicea D 12	
nach schweren Krankheiten	▲	Nr. 2 Calc. phos. D 6	
	▲	Nr. 5 Kal. phos. D 6	
	▲	Nr. 8 Natr. chlor. D 6	

Arzt konsultieren! Die Behandlung muss sich auch nach den Ursachen richten.

Seekrankheit			
allgemein	▲	Nr. 7 Magn. phos. D 6	längere Zeit vor Reisebeginn einnehmen
	▲	Nr. 9 Natr. phos. D 6	
	▲	Nr. 11 Silicea D 12	
bei Auftreten erster Symptome von Seekrankheit		Nr. 7 Magn. phos. D 6	als „Heiße Sieben“, sehr häufig einnehmen
mit Erbrechen		Nr. 10 Natr. sulf. D 6	

Krankheitsbild/ Symptome		Mineralsalze	Einnahme/ Empfehlungen
Sehnen			
allgemein	▲	Nr. 1 Calc. fluor. D 12	morgens, auch als Salbe
	▲	Nr. 11 Silicea D 12	abends, auch als Salbe
Schmerz	▲	Nr. 1 Calc. fluor. D 12	morgens, auch als Salbe
	▲	Nr. 9 Natr. phos. D 6	
	▲	Nr. 11 Silicea D 12	abends, auch als Salbe
Sehnenverkürzung	▲	Nr. 1 Calc. fluor. D 12	
	▲	Nr. 8 Natr. chlor. D 6	
	▲	Nr. 11 Silicea D 12	
bei Verhärtung		Nr. 1 Calc. fluor. D 12	auch als Salbe

Salbenanwendungen, Leberwickel mit Salbe Nr. 10 und Nr. 6 im Wechsel (auch nur Salbeneinreibungen), Ernährung beachten.

Sehnenscheidenentzündung			
	▲	Nr. 3 Ferr. phos. D 12	Hauptmittel, sehr häufige Gaben
	▲	Nr. 4 Kal. chlor. D 6	
	▲	Nr. 11 Silicea D 12	
bei Verhärtungen		Nr. 1 Calc. fluor. D 12	auch als Salbe

Salbenanwendungen, Leberwickel mit Salbe Nr. 10 und Nr. 6 im Wechsel (auch nur Salbeneinreibungen), Ernährung beachten.

Seitenstechen			
	▲	Nr. 6 Kal. sulf. D 6	
	▲	Nr. 7 Magn. phos. D 6	
	▲	Nr. 8 Natr. chlor. D 6	
Senkfuß			*Orthopädische Behandlung*
	▲	Nr. 1 Calc. fluor. D 12	
	▲	Nr. 2 Calc. phos. D 6	

Salbenanwendungen, Leberwickel täglich wechselnd mit Salbe Nr. 10 und Nr. 6, Nierenpflege, Meridianbürstmassagen.

Sexualbedürfnis			siehe auch Kap. V. Wechseljahre
Störung		Nr. 6 Kal. sulf. D 6	
verstärkt		Nr. 2 Calc. phos. D 6	
Sklerose			
		Nr. 1 Calc. fluor. D 12	

Meridianbürstmassage.

Skoliose			siehe „Rückgratverkrümmung"
Sodbrennen			siehe auch „Magen"
allgemein	▲	Nr. 8 Natr. chlor. D 6	
	▲	Nr. 9 Natr. phos. D 6	Hauptmittel, häufige Gabe
	▲	Nr. 10 Natr. sulf. D 6	
Aufstoßen unverdauter Speisen		Nr. 3 Ferr. phos. D 12	
mit bitterem Geschmack		Nr. 10 Natr. sulf. D 6	
mit Magenkrämpfen		Nr. 7 Magn. phos. D 6	als „Heiße Sieben"

Leberwickel mit Salbe Nr. 9 und Nr. 10 im Wechsel, Ernährung, Säurebildner vermeiden.

Krankheitsbild / Symptome		Mineralsalze	Einnahme / Empfehlungen
Sommersprossen			
	tgl. ▲	Nr. 4 Kal. chlor. D 6	über einen Zeitraum
	tgl. ▲	Nr. 6 Kal. sulf. D 6	von 8 Wochen
danach allein		Nr. 6 Kal. sulf. D 6	Erfolg nicht sicher!
Salbenanwendungen.			
Sonnenbrand / Sonnenstich			
zur Vorbeugung		Nr. 3 Ferr. phos. D 12	auch als Salbe
eingetreten	▲	Nr. 3 Ferr. phos. D 12	im Wechsel alle 10 Min.;
	▲	Nr. 8 Natr. chlor. D 6	Salbe Nr. 3 häufig auftragen
mit Fieber		Nr. 3 Ferr. phos. D 12	
Sonnenallergie			
		Nr. 3 Ferr. phos. D 12	Hauptmittel, häufige Gabe
	▲	Nr. 8 Natr. chlor. D 6	Tag A:
	tgl. ▲	Nr. 6 Kal. sulf. D 6	Nr. 8 und Nr. 6 im stdl. Wechsel, Tag B:
	tgl. ▲	Nr. 10 Natr. sulf. D 6	Nr. 8 und Nr. 10 im stdl. Wechsel usw.
Soor			
		Nr. 4 Kal. chlor. D 6	
Speichelfluss			
zu viel oder zu wenig		Nr. 8 Natr. chlor. D 6	6 x tgl. 1 Tab.
Speiseröhre, Ösophagitis			
Entzündung	▲	Nr. 3 Ferr. phos. D 12	
	▲	Nr. 4 Kal. chlor. D 6	
Entzündung infolge von	▲	Nr. 3 Ferr. phos. D 12	
Verbrennung oder Verätzung	▲	Nr. 8 Natr. chlor. D 6	
bei Gefahr von Eiterung		Nr. 11 Silicea D 12	
Krampf		Nr. 7 Magn. phos. D 6	Hauptmittel, „Heiße Sieben"
		Nr. 5 Kal. phos. D 6	vor 15:00 Uhr
Verengung	▲	Nr. 1 Calc. fluor. D 12	
	▲	Nr. 11 Silicea D 12	
Spreizfuß			
		Nr. 1 Calc. fluor. D 12	auch als Salbe
Spulwürmer			siehe „Würmer"
Steifheit			
morgens		Nr. 2 Calc. phos. D 6	auch als Salbe
Steinbildung			
	tgl. ▲	Nr. 1 Calc. fluor. D 12	jeweils 3 – 5 x tgl. 2 Tab. einnehmen
	tgl. ▲	Nr. 2 Calc. phos. D 6	
	tgl. ▲	Nr. 7 Magn. phos. D 6	
	tgl. ▲	Nr. 9 Natr. phos. D 6	

Ernährung, Leberwickel mit Salbe Nr. 6 und Nr. 10 im tgl. Wechsel, Salbeneinreibungen mit Nr. 6 und Nr. 10 im tgl. Wechsel, Nierenpflege, Meridianbürstmassage.

Krankheitsbild/ Symptome		Mineralsalze	Einnahme/ Empfehlungen
Steißbein			
Verletzung		Nr. 2 Calc. phos. D 6	auch als Salbe
Stillen			siehe auch „Schwangerschaft"
Abstillen		Nr. 10 Natr. sulf. D 6	
heiße Brust		Nr. 3 Ferr. phos. D 12	
rissige Brustwarzen		Nr. 1 Calc. fluor. D 12	
Knoten, Stauungen		Nr. 4 Kal. chlor. D 6	
		Nr. 7 Magn. phos. D 6	
Milch salzig		Nr. 8 Natr. chlor. D 6	
Milch wässrig, blau		Nr. 8 Natr. chlor. D 6	
Milchbildung fördern		Nr. 2 Calc. phos. D 6	
		Nr. 4 Kal. chlor. D 6	
		Nr. 8 Natr. chlor. D 6	
Milchüberschuss		Nr. 10 Natr. sulf. D 6	
Stimmbandverkrampfung			
	▲	Nr. 2 Calc. phos. D 6	
	▲	Nr. 7 Magn. phos. D 6	als „Heiße Sieben"
Stimmbandlähmung			
allgemein	▲	Nr. 1 Calc. fluor. D 12	
	▲	Nr. 5 Kal. phos. D 6	
	▲	Nr. 7 Magn. phos. D 6	
durch Überanstrengung		Nr. 3 Ferr. phos. D 12	
durch zu viel Sprechen	▲	Nr. 5 Kal. phos. D 6	
	▲	Nr. 8 Natr. chlor. D 6	
durch Übersäuerung	▲	Nr. 9 Natr. phos. D 6	morgens
	▲	Nr. 10 Natr. sulf. D 6	mittags
	▲	Nr. 11 Silicea D 6	abends; Potenz D 6!
bei gleichzeitiger geistiger Übermüdung	stdl. ▲	Nr. 3 Ferr. phos. D 12	
	stdl. ▲	Nr. 5 Kal. phos. D 6	
	stdl. ▲	Nr. 8 Natr. chlor. D 6	
Stimme			
rauh und heiser		Nr. 2 Calc. phos. D 6	
Stimmverlust		Nr. 5 Kal. phos. D 6	
Stirnhöhlenkatarrh			siehe auch „Schnupfen"
Hauptmittel	▲	Nr. 4 Kal. chlor. D 6	
	tgl. ▲	Nr. 6 Kal. sulf. D 6	
	tgl. ▲	Nr. 12 Calc. sulf. D 6	

Absonderungen beachten, auch Inhalationen oder Kopfdampfbad, Ernährung, Leberwickel mit Salbe Nr. 6 und Nr. 10 im täglichen Wechsel, Nierenpflege, ansteigende Fußbäder.

Stoffwechselstörung			
allgemein		Nr. 3 Ferr. phos. D 12	je nach Mittelwahl als alleiniges Mittel oder im täglichen bzw. wöchentlichen Wechsel
		Nr. 6 Kal. sulf. D 6	
		Nr. 10 Natr. sulf. D 6	
		Nr. 12 Calc. sulf. D 6	

Krankheitsbild/ Symptome		Mineralsalze	Einnahme/ Empfehlungen
Fettstoffwechselstörung		Nr. 9 Natr. phos. D 6	
Darmflora aufbauen, Salbenanwendungen (Nr. 9, Nr. 6 im tgl. Wechsel mit Nr. 10), Leberwickel mit Salbe Nr. 6 und Nr. 10 im tgl. Wechsel, Nierenpflege, Ernährung, Bewegung, Meridianbürst-massagen, Basenbäder.			
Stottern			
	▲	Nr. 7 Magn. phos. D 6	als „Heiße Sieben"
	▲	Nr. 9 Natr. phos. D 6	
	▲	Nr. 11 Silicea D 12	
Meridianbürstmassagen, Salbenanwendungen mit Salbe Nr. 7 abends auch auf dem Bauch.			
Strombelastung			
durch Fernsehen, Computer	tgl. ▲	Nr. 2 Calc. phos. D 6	
	tgl. ▲	Nr. 4 Kal. chlor. D 6	
Stuhl			siehe auch „Durchfall"
gelblich		Nr. 6 Kal. sulf. D 6	
grünlich		Nr. 9 Natr. phos. D 6	
lehmfarben, fettig-schmierig (Fettstuhl)		Nr. 10 Natr. sulf. D 6	
Schafskot		Nr. 5 Kal. phos. D 6	
		Nr. 7 Magn. phos. D 6	
schleimig-weißlich		Nr. 4 Kal. chlor. D 6	
Teerstuhl	▲	Nr. 3 Ferr. phos. D 12	
	▲	Nr. 4 Kal. chlor. D 6	
trocken, dunkel		Nr. 8 Natr. chlor. D 6	
weißgrau-entfärbt		Nr. 4 Kal. chlor. D 6	
		Nr. 7 Magn. phos. D 6	
Beimengung, blutig		Nr. 3 Ferr. phos. D 12	*Arzt konsultieren!*
Beimengung, eitrig		Nr. 5 Kal. phos. D 6	*Arzt konsultieren!*
Schleimhautfetzen		Nr. 6 Kal. sulf. D 6	
Stuhlverstopfung (Obstipation)			
Hauptmittel		Nr. 3 Ferr. phos. D 12	
Anregung der Peristaltik	▲	Nr. 2 Calc. phos. D 6	
	▲	Nr. 11 Silicea D 12	
mit saurem Aufstoßen		Nr. 7 Magn. phos. D 6	als „Heiße Sieben"
	oder	Nr. 9 Natr. phos. D 6	falls Nr. 7 keine Besserung bringt
chronisch infolge Untätigkeit und Erschlaffung des Darms	▲	Nr. 3 Ferr. phos. D 12	Tag A: Nr. 3 und Nr. 7 im Wechsel alle 3 Stunden je1 – 2 Tab., Nr. 7 auch als „Heiße Sieben"; Bauchmassage
	▲	Nr. 7 Magn. phos. D 6	
	▲	Nr. 2 Calc. phos. D 6	Tag B: Nr. 2 und Nr. 9 im Wechsel
	▲	Nr. 9 Natr. phos. D 6	
aufgrund Darmerschlaffung	▲	Nr. 1 Calc. fluor. D 12	
	▲	Nr. 11 Silicea D 12	
infolge Darmlähmung	▲	Nr. 5 Kal. phos. D 6	*Arzt konsultieren!*
	▲	Nr. 8 Natr. chlor. D 6	

Krankheitsbild/ Symptome		Mineralsalze	Einnahme/ Empfehlungen
mit Durchfall wechselnd		Nr. 3 Ferr. phos. D 12	
bei Kindern, krampfartig		Nr. 7 Magn. phos. D 6	Bauchmassage mit Salbe Nr. 7
mit Kreuzschmerzen	▲	Nr. 9 Natr. phos. D 6	
	▲	Nr. 11 Silicea D 12	
stärker während der Regel		Nr. 11 Silicea D 12	
bei Übersäuerung	▲	Nr. 3 Ferr. phos. D 12	morgens
	▲	Nr. 9 Natr. phos. D 6	vormittags
	▲	Nr. 10 Natr. sulf. D 6	mittags
	▲	Nr. 11 Silicea D 6	abends; Potenz D 6!
Völlegefühl, Druck		Nr. 6 Kal. sulf. D 6	
mit Windstauung		Nr. 10 Natr. sulf. D 6	
bei weiß belegter Zunge, hellem Stuhl, Unverträglichkeit von Fett und Süßigkeiten		Nr. 4 Kal. chlor. D 6	
harte, bröckelige Stuhlmassen mit Schleimüberzug, wechselnd von Verstopfung bis Durchfall		Nr. 8 Natr. chlor. D 6	
mit Blähungskoliken, harte Stuhlmassen, Schmerzen am After vor und nach dem Stuhlgang, Völlegefühl, Leberstörungen		Nr. 10 Natr. sulf. D 6	
mit Krämpfen		Nr. 7 Magn. phos. D 6	
sehr träger Darm, Stuhl dunkelbraun bis gelblich-grün, Schleimüberzug		Nr. 5 Kal. phos. D 6	
Säurenaturen, Wechsel von Durchfall und Verstopfung	▲	Nr. 9 Natr. phos. D 6	morgens
	▲	Nr. 10 Natr. sulf. D 6	mittags
	▲	Nr. 11 Silicea D 6	abends; Potenz D 6!
Stuhl schlüpft zurück, vergeblicher Drang, Afterrisse		Nr. 11 Silicea D 12	
Stuhlhypochonder		Nr. 2 Calc. phos. D 6	

Sichere Zeichen zur Auswahl des Salzes: Zungenbelag und Absonderungen. Wahllosen Gebrauch von Abführmitteln dringend vermeiden; Ernährung, Leberwickel, Salbenanwendungen im Leberbereich mit Salbe Nr. 6 und Nr. 10 im tgl. Wechsel, ausreichend trinken; Kaffee, schwarzen Tee und Alkohol meiden; Meridianbürstmassage, Bewegung, Sport, frische Luft.

Talgdrüsen			
allgemein	▲	Nr. 9 Natr. phos. D 6	
	▲	Nr. 11 Silicea D 12	

Salbenanwendungen, Ernährung.

Taubheitsgefühl (Parästhesien oder Kribbeln)			
Hauptmittel		Nr. 2 Calc. phos. D 6	als „Heiße Zwei"
der Glieder	▲	Nr. 2 Calc. phos. D 6	auch als Salbe
	▲	Nr. 11 Silicea D 12	auch als Salbe

Krankheitsbild/ Symptome		Mineralsalze	Einnahme/ Empfehlungen
Tennisarm			
allgemein	tgl. ▲	Nr. 1 Calc. fluor. D 12	
	tgl. ▲	Nr. 2 Calc. phos. D 6	
	tgl. ▲	Nr. 3 Ferr. phos. D 12	Hauptmittel
	stdl. ▲	Nr. 4 Kal. chlor. D 6	als Zwischenmittel
	stdl. ▲	Nr. 6 Kal. sulf. D 6	
bei Schmerzen		Nr. 7 Magn. phos. D 6	abends auch als „Heiße Sieben"
bei Übersäuerung	▲	Nr. 9 Natr. phos. D 6	morgens
	▲	Nr. 10 Natr. sulf. D 6	mittags
	▲	Nr. 11 Silicea D 6	abends; Potenz D 6!
Absonderungen und Zungenbelag beachten. Salbenanwendungen über Nacht im täglichen Wechsel mit den Salben Nr. 3, Nr. 4 und Nr. 11.			
Thrombose			*Arzt konsultieren!*
zur Unterstützung und zur Vorbeugung	▲	Nr. 4 Kal. chlor. D 6	häufige Gabe
	▲	Nr. 7 Magn. phos. D 6	
Hauptmittel	stdl. ▲	Nr. 3 Ferr. phos. D 12	
	stdl. ▲	Nr. 4 Kal. chlor. D 6	
	stdl. ▲	Nr. 2 Calc. phos. D 6	
Tränenfluss			
mit Kälteempfinden im Kopf		Nr. 8 Natr. chlor. D 6	
zu wenig, zu viel		Nr. 8 Natr. chlor. D 6	
Salbe Nr. 8 um die Augenhöhlen einklopfen.			
Tränenkanal			
Fistel		Nr. 11 Silicea D 12	
	oder	Nr. 12 Calc. sulf. D 6	
verengt	▲	Nr. 1 Calc. fluor. D 12	
	▲	Nr. 4 Kal. chlor. D 6	
	▲	Nr. 8 Natr. chlor. D 6	
Träume			
angstvoll		Nr. 10 Natr. sulf. D 6	häufige Gabe
Zusätzlich Salbenanwendung auf Leber abends und Leberwickel mittags gegen 14:00 Uhr.			
Traurigkeit			
	▲	Nr. 2 Calc. phos. D 6	morgens
	▲	Nr. 5 Kal. phos. D 6	mittags
	▲	Nr. 8 Natr. chlor. D 6	nachmittags
	▲	Nr. 10 Natr. sulf. D 6	abends
Leberwickel mit Salbe Nr. 10, Meridianbürstmassagen, Salbenanwendung Nr. 10 abends auf Leber.			
Übelkeit			
allgemein		Nr. 3 Ferr. phos. D 12	
		Nr. 5 Kal. phos. D 6	
bei weißgrauem Zungenbelag und nach dem Essen		Nr. 4 Kal. chlor. D 6	
bei gelblichem Zungenbelag		Nr. 6 Kal. sulf. D 6	

Krankheitsbild/ Symptome		Mineralsalze	Einnahme/ Empfehlungen
morgens		Nr. 8 Natr. chlor. D 6	
Grunderkrankung beachten, Zungenbelag beachten, Ernährung.			
Überbein (Ganglion)			Grunderkrankung beachten
	tgl. ▲	Nr. 1 Calc. fluor. D 12	jeweils morgens, auch als Salbe
	tgl. ▲	Nr. 2 Calc. phos. D 6	
	▲	Nr. 11 Silicea D 12	abends, auch als Salbe
Vorbeugung und Nachbehandlung	▲	Nr. 1 Calc. fluor. D 12	morgens, auch als Salbe
	▲	Nr. 11 Silicea D 12	abends, auch als Salbe
Leberwickel, Meridianbürstmassagen, auch Salbenanwendungen.			
Übersäuerung			
	▲	Nr. 8 Natr. chlor. D 6	vor- und nachmittags
	▲	Nr. 9 Natr. phos. D 6	morgens bis 11:00 Uhr
	▲	Nr. 10 Natr. sulf. D 6	gegen 14:00 Uhr
	▲	Nr. 11 Silicea D 6	abends; Potenz D 6!
Kurmäßige Anwendung über einen längeren Zeitraum. Ernährung, Basenbäder, Leberwickel mit Salbe Nr. 6 und Nr. 10 im täglichen Wechsel, Nierenpflege, Meridianbürstmassagen.			
Unfruchtbarkeit			
bei Frauen		Nr. 12 Calc. sulf. D 6	
Störfelder abklären, Meridianbürstmassagen, Amalgambelastung, Leberwickel, Ernährung, Schleimbildner meiden, Nierenpflege.			
Ungeduld			
		Nr. 7 Magn. phos. D 6	als „Heiße Sieben“
Unlust			
allgemein	▲	Nr. 5 Kal. phos. D 6	
	▲	Nr. 8 Natr. chlor. D 6	
zu geistiger Tätigkeit		Nr. 5 Kal. phos. D 6	
Leberwickel, Meridianbürstmassagen. Abends Salbe Nr. 6 und Nr. 10 im täglichen Wechsel auf den Oberbauch. Bewegung, frische Luft; Ernährung beachten.			
Unruhe			
allgemein	tgl. ▲	Nr. 8 Natr. chlor. D 6	Hauptmittel
	tgl. ▲	Nr. 11 Silicea D 12	
aus Ängstlichkeit		Nr. 2 Calc. phos. D 6	
durch überreizte Nerven	▲	Nr. 9 Natr. phos. D 6	morgens
	▲	Nr. 10 Natr. sulf. D 6	mittags
	▲	Nr. 11 Silicea D 6	abends; Potenz D 6!
innere Unruhe	▲	Nr. 5 Kal. phos. D 6	
	▲	Nr. 7 Magn. phos. D 6	als „Heiße Sieben“
bei weißgrauem Zungenbelag		Nr. 4 Kal. chlor. D 6	
aus Furcht vor Versagen	▲	Nr. 5 Kal. phos. D 6	Ursachen erforschen
	▲	Nr. 8 Natr. chlor. D 6	
abends		Nr. 7 Magn. phos. D 6	auch als Salbe: auf den Solarplexus und die Fußsohlen massieren

Leberwickel, Salbe Nr. 6 und Nr. 10 im täglichen Wechsel auf Oberbauch. Ansteigende Fußbäder; alles, was unruhig macht, meiden. Lebensfreude? Ernährung, Entspannungsbad.

Krankheitsbild/ Symptome		Mineralsalze	Einnahme/ Empfehlungen
Unterschenkelgeschwüre (Ulcus cruris)			*Arzt konsultieren!* Grunderkrankung beachten; siehe „Beine, offen"
	stdl. ▲	Nr. 1 Calc. fluor. D 12	Hauptmittel
	stdl. ▲	Nr. 5 Kal. phos. D 6	
Vegetatives Nervensystem			siehe auch Energieschaukel in Kap. VII. – Frühjahrskur
allgemein	▲	Nr. 2 Calc. phos. D 6	morgens
	▲	Nr. 5 Kal. phos. D 6	mittags
	▲	Nr. 7 Magn. phos. D 6	abends

Leberwickel, Meridianbürstmassagen, Ernährung, Nierenpflege, Basenbäder.

Krankheitsbild/ Symptome		Mineralsalze	Einnahme/ Empfehlungen
Venenentzündung			siehe auch „Krampfadern"
im Akutfall	▲	Nr. 4 Kal. chlor. D 6	Hauptmittel, häufige Gaben
	▲	Nr. 7 Magn. phos. D 6	
bei Röte der Umgebung		Nr. 3 Ferr. phos. D 12	häufige Gaben im Akutfall
anschließend nach dem Akutfall	▲	Nr. 1 Calc. fluor. D 12	kurmäßig 6–8 Wochen einnehmen: Nr. 1 morgens, Nr. 3 vormittags, Nr. 5 vor 15:00 Uhr, Nr. 6 nachmittags, Nr. 11 abends
	▲	Nr. 3 Ferr. phos. D 12	
	▲	Nr. 5 Kal. phos. D 6	
	▲	Nr. 6 Kal. sulf. D 6	
	▲	Nr. 11 Silicea D 12	

Evtl. zusätzlich weitere Salze, die je nach Aussehen der Zungenwurzel morgens gewählt werden. Ernährung (tierisches Eiweiß meiden, ebenso Rohkost und rohes Obst); Leberwickel mit Salben Nr. 10 und Nr. 6 im täglichen Wechsel; Darmentleerung wichtig.

Krankheitsbild/ Symptome		Mineralsalze	Einnahme/ Empfehlungen
Verbrennungen			
ohne Blasenbildung		Nr. 3 Ferr. phos. D 12	auch als Salbe
1. und 2. Grades (mit Blasenbildung)	▲	Nr. 3 Ferr. phos. D 12	
	▲	Nr. 8 Natr. chlor. D 6	
3. Grades		Nr. 5 Kal. phos. D 6	*Arzt konsultieren!*
bei Eiterbildung	▲	Nr. 9 Natr. phos. D 6	
	▲	Nr. 11 Silicea D 12	
bei Brand und Verjauchung		Nr. 5 Kal. phos. D 6	kein tierisches Eiweiß!
bei wildem Fleisch (Fleischwärzchen)	▲	Nr. 4 Kal. chlor. D 6	
	▲	Nr. 11 Silicea D 12	
bei verhärteten Narben nach Verbrennung		Nr. 1 Calc. fluor. D 12	auch als Salbe
Verdauung			siehe „Blähungen", „Darm", „Darmentzündung", „Erbrechen", „Stuhlverstopfung"
Vergesslichkeit			siehe auch „Gedächtnisschwäche"
	tgl. ▲	Nr. 2 Calc. phos. D 6	morgens
	tgl. ▲	Nr. 5 Kal. phos. D 6	mittags vor 15:00 Uhr
bei älteren Menschen	tgl. ▲	Nr. 1 Calc. fluor. D 6	Potenz D 6!
	tgl. ▲	Nr. 11 Silicea D 6	Potenz D 6!

Meridianbürstmassage, Ernährung, Leberwickel, Fußbäder.

Krankheitsbild/ Symptome		Mineralsalze	Einnahme/ Empfehlungen
Verhärtungen			
		Nr. 1 Calc. fluor. D 12	auch als Salbe
Verkalkung (Arteriosklerose)			
allgemein	tgl. ▲	Nr. 1 Calc. fluor. D 12	jeweils 3 – 5 Tab. auflösen
	tgl. ▲	Nr. 2 Calc. phos. D 6	
	tgl. ▲	Nr. 3 Ferr. phos. D 12	
	tgl. ▲	Nr. 7 Magn. phos. D 6	
bei bestehender Übersäuerung	▲	Nr. 9 Natr. phos. D 6	monatelang: morgens Nr. 9, mittags Nr. 10, abends Nr. 11 in Potenz D 6
	▲	Nr. 10 Natr. sulf. D 6	
	▲	Nr. 11 Silicea D 6	
zur Vorbeugung kurmäßig 4 – 6 Monate	tgl. ▲	Nr. 1 Calc. fluor. D 12	Montag
	tgl. ▲	Nr. 2 Calc. phos. D 6	Dienstag
	tgl. ▲	Nr. 11 Silicea D 12	Mittwoch
	tgl. ▲	Nr. 3 Ferr. phos. D 12	Donnerstag
	tgl. ▲	Nr. 7 Magn. phos. D 6	Freitag
	tgl. ▲	Nr. 1 Calc. fluor. D 12	Samstag
	tgl. ▲	Nr. 2 Calc. phos. D 6	Sonntag
bei Empfindlichkeit gegen Witterungsumschwung, bei gleichzeitigen Leber- und Nierenbeschwerden	tgl. ▲	Nr. 7 Magn. phos. D 6	Mittwoch (statt kurmäßiger Einnahme)
	tgl. ▲	Nr. 10 Natr. sulf. D 6	Donnerstag (statt kurmäßiger Einnahme)
	tgl. ▲	Nr. 6 Kal. sulf. D 6	Freitag (statt kurmäßiger Einnahme)
bei hochgradiger Nervosität	tgl. ▲	Nr. 7 Magn. phos. D 6	Mittwoch (statt kurmäßiger Einnahme)
	tgl. ▲	Nr. 3 Ferr. phos. D 12	Donnerstag (statt kurmäßiger Einnahme)
	tgl. ▲	Nr. 7 Magn. phos. D 6	Freitag (statt kurmäßiger Einnahme)
bei Verschlimmerung der Beschwerden gegen Abend	tgl. ▲	Nr. 6 Kal. sulf. D 6	Mittwoch (statt kurmäßiger Einnahme)
	tgl. ▲	Nr. 7 Magn. phos. D 6	Donnerstag (statt kurmäßiger Einnahme)
	tgl. ▲	Nr. 5 Kal. phos. D 6	Freitag (statt kurmäßiger Einnahme)
bei Neigung zu Schleimhautaffektionen (Katarrhen)	tgl. ▲	Nr. 4 Kal. chlor. D 6	ein Tag in Wochenmitte hierdurch ersetzen
	tgl. ▲	Nr. 6 Kal. sulf. D 6	ein Tag in Wochenmitte hierdurch ersetzen
bei chronischer Stuhlverstopfung	tgl. ▲	Nr. 9 Natr. phos. D 6	ein Tag in Wochenmitte hierdurch ersetzen
	tgl. ▲	Nr. 10 Natr. sulf. D 6	ein Tag in Wochenmitte hierdurch ersetzen
bei asthmatischen Beschwerden	tgl. ▲	Nr. 6 Kal. sulf. D 6	Mittwoch

Die in der Wochenmitte stehenden 3 Mittel können wie oben beschrieben variiert werden. Mineralsalz Nr. 5 nicht einnehmen, wenn Blutdruck stark erhöht, da es Blutdruck-steigernd wirkt. Einnahme: 5 x tgl. 3 Tab. nüchtern oder 1/2 Std. vor dem Essen langsam lutschen. Monatelange Anwendung, v. a. Nr. 1 und Nr. 11. Vermeiden von Aufregung, Überanstrengungen geistiger, seelischer und körperlicher Art. Für regelmäßigen, leichten Stuhlgang sorgen. Leberpflege, Nierenpflege. Strenge eiweißarme Ernährung, wenig Rohkost.

Krankheitsbild/ Symptome		Mineralsalze	Einnahme/ Empfehlungen
Verlangen			
nach Alkohol	▲	Nr. 7 Magn. phos. D 6	als „Heiße Sieben"
	▲	Nr. 8 Natr. chlor. D 6	
nach Bewegung		Nr. 11 Silicea D 12	
nach Bitterem	tgl. ▲	Nr. 6 Kal. sulf. D 6	
	tgl. ▲	Nr. 10 Natr. sulf. D 6	
nach Essig	▲	Nr. 8 Natr. chlor. D 6	
	▲	Nr. 9 Natr. phos. D 6	
nach frischer Luft		Nr. 6 Kal. sulf. D 6	
nach Geräuchertem		Nr. 2 Calc. phos. D 6	
nach Gesalzenem	▲	Nr. 2 Calc. phos. D 6	
	▲	Nr. 8 Natr. chlor. D 6	
nach Kaffee und Kakao		Nr. 7 Magn. phos. D 6	
nach Kreide		Nr. 2 Calc. phos. D 6	
nach Pfeffer		Nr. 8 Natr. chlor. D 6	
nach Salz		Nr. 8 Natr. chlor. D 6	
nach Saurem	▲	Nr. 4 Kal. chlor. D 6	
	▲	Nr. 7 Magn. phos. D 6	
	▲	Nr. 8 Natr. chlor. D 6	
nach Speck		Nr. 2 Calc. phos. D 6	
nach stark gewürzten Speisen		Nr. 8 Natr. chlor. D 6	
nach Süßigkeiten	▲	Nr. 7 Magn. phos. D 3	Hauptmittel; Potenz D 3, häufige Einnahme anstelle von Süßem
	▲	Nr. 9 Natr. phos. D 6	
	▲	Nr. 11 Silicea D 12	
nach Tabak		Nr. 7 Magn. phos. D 3	Hauptmittel; Potenz D 3, s. o.
Verletzungen			siehe auch „Wunden"
allgemein		Nr. 3 Ferr. phos. D 12	auch als Salbe
Verrenkung			
allgemein	▲	Nr. 1 Calc. fluor. D 12	auch als Salbe
	▲	Nr. 3 Ferr. phos. D 12	Hauptmittel
bei Schwellung	▲	Nr. 4 Kal. chlor. D 6	
	▲	Nr. 11 Silicea D 12	
bei Nachlassen der Beschwerden	▲	Nr. 1 Calc. fluor. D 12	morgens
	▲	Nr. 11 Silicea D 12	abends
Zusätzlich Salbenanwendungen.			
Verstopfung			siehe „Stuhlverstopfung"
Völlegefühl			
im Magen		Nr. 6 Kal. sulf. D 6	

Krankheitsbild/ Symptome		Mineralsalze	Einnahme/ Empfehlungen
Vorhautverengung			
	▲	Nr. 1 Calc. fluor. D 12	morgens
	▲	Nr. 8 Natr. chlor. D 6	vor 16:00 Uhr
	▲	Nr. 11 Silicea D 12	abends

Zusätzlich Salbenanwendungen.

Wachstumsschmerzen			
		Nr. 2 Calc. phos. D 6	auch als Salbe
Wadenkrampf			
allgemein		Nr. 7 Magn. phos. D 6	als „Heiße Sieben"
	oder	Nr. 2 Calc. phos. D 6	als „Heiße Zwei", falls durch Nr. 7 keine Besserung
nachhaltige Schmerzen	▲	Nr. 2 Calc. phos. D 6	
	▲	Nr. 3 Ferr. phos. D 12	
nach Überanstrengung		Nr. 5 Kal. phos. D 6	
Warzen			
allgemein	▲	Nr. 1 Calc. fluor. D 12	morgens, auch als Salbe
	▲	Nr. 4 Kal. chlor. D 6	vor- und nachmittags
	▲	Nr. 11 Silicea D 12	abends, auch als Salbe
zum Eintrocknen		Nr. 10 Natr. sulf. D 6	als Tablettenbrei auftragen
Wasser			
im Blut	▲	Nr. 8 Natr. chlor. D 6	
	▲	Nr. 10 Natr. sulf. D 6	
Wasserstauung	▲	Nr. 8 Natr. chlor. D 6	Druck hinterlässt Vertiefungen
	▲	Nr. 10 Natr. sulf. D 6	
Wassersucht	▲	Nr. 8 Natr. chlor. D 6	*Arzt konsultieren!*
	▲	Nr. 10 Natr. sulf. D 6	

Salbenanwendungen, Leberwickel, Ernährung, Schleimbildner vermeiden.

Wechseljahrbeschwerden			siehe auch Kap. V. Wechseljahre
allgemein	▲	Nr. 1 Calc. fluor. D 12	
	▲	Nr. 7 Magn. phos. D 6	Hauptmittel, mindestens 4 x pro Woche als „Heiße Sieben"
geschwollene Beine	▲	Nr. 4 Kal. chlor. D 6	
	▲	Nr. 8 Natr. chlor. D 6	
	▲	Nr. 10 Natr. sulf. D 6	
Hitzewallungen	▲	Nr. 3 Ferr. phos. D 12	
	▲	Nr. 7 Magn. phos. D 6	als „Heiße Sieben"
Hitzewallungen bei Nervosität		Nr. 5 Kal. phos. D 6	eventuell Potenzwechsel auf D 12

Meridianbürstmassagen, Leberwickel, Ernährung, Basenbildner, Lebensfreude, Kräutertees (siehe Kap. V. Wechseljahre), Aufregungen vermeiden, geistig-seelische und körperliche Entspannung, frische Luft und Bewegung.

Weinerlichkeit			
Hauptmittel	▲	Nr. 5 Kal. phos. D 6	häufige Gabe
	▲	Nr. 8 Natr. chlor. D 6	

Salbenanwendungen, Meridianbürstmassagen.

Krankheitsbild/ Symptome		Mineralsalze	Einnahme/ Empfehlungen
Weißfluss			siehe „Absonderungen"
Wetterfühligkeit			
		Nr. 10 Natr. sulf. D 6	Hauptmittel, als „Heiße Zehn"
	oder	Nr. 2 Calc. phos. D 6	als „Heiße Zwei"
	oder	Nr. 7 Magn. phos. D 6	als „Heiße Sieben"
Salbenanwendungen mit Nr. 6 oder Nr. 10, Leberwickel, Meridianbürstmassagen, Nierenpflege, Basen- bzw. Moorbäder.			
Wildfleischbildung			
	tgl. ▲	Nr. 4 Kal. chlor. D 6	Hauptmittel
	tgl. ▲	Nr. 11 Silicea D 12	
Zusätzlich Salbenanwendungen.			
Willensschwäche			
	▲	Nr. 5 Kal. phos. D 6	
	▲	Nr. 8 Natr. chlor. D 6	
Meridianbürstmassagen, Leberwickel.			
Winde			
allgemein		Nr. 7 Magn. phos. D 6	als „Heiße Sieben"
Geruch fauler Eier		Nr. 10 Natr. sulf. D 6	als „Heiße Zehn"
Leberwickel mit Salbe Nr. 11, Ernährung, Bewegung.			
Windpocken			siehe auch Kap. III. Kinderheilkunde
Anfangsstadium	▲	Nr. 3 Ferr. phos. D 12	
	▲	Nr. 4 Kal. chlor. D 6	
bei Fieber über 38,5 °C,	▲	Nr. 5 Kal. phos. D 6	
bei Erschöpfungszuständen, großer Mattigkeit	▲	Nr. 8 Natr. chlor. D 6	als Zwischenmittel alle 2 Std.
im Eiterstadium	▲	Nr. 9 Natr. phos. D 6	
	▲	Nr. 11 Silicea D 12	
bei Speichelfluss mit wässrigem Erbrechen		Nr. 8 Natr. chlor. D 6	zusätzlich zu den vorstehenden Mitteln einnehmen, abwechselnd alle 10–20 Min. 1 Tab.
im Abschuppungsstadium (drittes Stadium)		Nr. 6 Kal. sulf. D 6	5 x tgl. 3 Tab., monatelang
Zungenbelag, Absonderungen beachten, Ernährung ohne tierisches Eiweiß und Rohkost, Zimmer viel lüften, Zimmer nicht zu hell!			
Wirbelsäulenstärkung			
	tgl. ▲	Nr. 1 Calc. fluor. D 12	morgens 2–3 x 2 Tab.
	tgl. ▲	Nr. 2 Calc. phos. D 6	2–3 x 2 Tab.
	▲	Nr. 11 Silicea D 12	abends als „Heiße Elf"
Salbenanwendungen, Ernährung ohne Phosphate und Zusatzstoffe.			
Wolf			
allgemein		Nr. 5 Kal. phos. D 6	
mit Juckreiz	▲	Nr. 7 Magn. phos. D 6	als „Heiße Sieben"
	▲	Nr. 8 Natr. chlor. D 6	

Krankheitsbild/ Symptome		Mineralsalze	Einnahme/ Empfehlungen
bei Übersäuerung	▲	Nr. 9 Natr. phos. D 6	morgens
	▲	Nr. 10 Natr. sulf. D 6	mittags
	▲	Nr. 11 Silicea D 6	abends; Potenz D 6!

Ernährung beachten, Leberwickel mit den Salben Nr. 6 oder Nr. 10 im Wechsel, Nierenpflege.

Wunden			siehe auch „Verletzungen" und „Verbrennungen"
allgemein		Nr. 3 Ferr. phos. D 12	häufige Gabe
Gefahr der Blutvergiftung		Nr. 5 Kal. phos. D 6	häufige Gabe
eiternd	▲	Nr. 9 Natr. phos. D 6	
	▲	Nr. 11 Silicea D 12	
Förderung der Hautbildung	tgl. ▲	Nr. 2 Calc. phos. D 6	
	tgl. ▲	Nr. 5 Kal. phos. D 6	
	▲	Nr. 8 Natr. chlor. D 6	
schlecht heilend	▲	Nr. 9 Natr. phos. D 6	mehrmals täglich
	▲	Nr. 12 Calc. sulf. D 6	mehrmals täglich
bei Narbenverhärtung		Nr. 1 Calc. fluor. D 12	auch als Salbe
mit Schwellung		Nr. 4 Kal. chlor. D 6	auch als Salbe
Verjauchung, brandig		Nr. 5 Kal. phos. D 6	
wildes Fleisch (Fleischwärzchen)		Nr. 4 Kal. chlor. D 6	
Wundfieber		Nr. 5 Kal. phos. D 6	*Arzt konsultieren!*
Wundliegen (Decubitus)			
bei Entzündung	▲	Nr. 3 Ferr. phos. D 12	häufige Gaben, äußerlich Salbe Nr. 3 und Nr. 1 im Wechsel
	▲	Nr. 4 Kal. chlor. D 6	
ohne Entzündung	▲	Nr. 8 Natr. chlor. D 6	
	▲	Nr. 9 Natr. phos. D 6	
	▲	Nr. 11 Silicea D 12	
mit stinkendem Durchfall (besonders bei Säuglingen)		Nr. 5 Kal. phos. D 6	
Würmer			
allgemein	▲	Nr. 8 Natr. chlor. D 6	Einläufe mit je 20 Tab. in 1/2 l abgekochtem, warmem Wasser
	▲	Nr. 9 Natr. phos. D 6	
Bandwurm	▲	Nr. 9 Natr. phos. D 6	
	▲	Nr. 11 Silicea D 12	
Madenwürmer (Springwürmer, Qxyuris vernicolaris)	▲	Nr. 8 Natr. chlor. D 6	Hauptmittel
	▲	Nr. 11 Silicea D 12	
	▲	Nr. 2 Calc. phos. D 6	
Spulwürmer (Ascariden)		Nr. 9 Natr. phos. D 3	Potenz D 3!

Da von Spul- und Madenwürmern vorzugsweise schwächliche, blutarme Personen, insbesondere Kinder, befallen werden, empfiehlt es sich, nach der Wurmkur folgende Mittel noch länger einzunehmen:

Krankheitsbild / Symptome		Mineralsalze	Einnahme / Empfehlungen
	▲	Nr. 2 Calc. phos. D 6	morgens
	▲	Nr. 8 Natr. chlor. D 6	vor- und nachmittags
	▲	Nr. 11 Silicea D 12	abends

Basische Ernährung, Darmsanierung, Leberwickel mit Salbe Nr. 6 und Nr. 10 im täglichen Wechsel, Nierenpflege. Ernährung: Basenbildner bevorzugen, Eiweiß, rohes Obst und Gemüse reduzieren.

Zaghaftigkeit			
	▲	Nr. 5 Kal. phos. D 6	
	▲	Nr. 8 Natr. chlor. D 6	

Leberwickel, Meridianbürstmassage, Moorbäder.

Zahnbildung			
Hauptmittel	▲	Nr. 1 Calc. fluor. D 12	morgens
	▲	Nr. 2 Calc. phos. D 6	vormittags
Fieber bis 38,5°C		Nr. 3 Ferr. phos. D 12	
Fieber über 38,5°C	▲	Nr. 5 Kal. phos. D 6	
	▲	Nr. 8 Natr. chlor. D 6	als Zwischenmittel alle 2 Std.
starker Speichelfluss		Nr. 8 Natr. chlor. D 6	häufige Gabe zu den Hauptmitteln
bei starker Unruhe		Nr. 5 Kal. phos. D 6	
verspätet	▲	Nr. 1 Calc. fluor. D 12	morgens
	▲	Nr. 2 Calc. phos. D 6	vormittags
	▲	Nr. 11 Silicea D 12	abends
Zahnkrämpfe beim Kleinkind	▲	Nr. 1 Calc. fluor. D 12	rascher Wechsel der Mittel; Tabletten zerquetschen und auf Wangeninnentasche oder Zunge streichen;
	▲	Nr. 2 Calc. phos. D 6	Nr. 2 auch als „Heiße Zwei"
Zahnkrämpfe, in schweren Fällen		Nr. 7 Magn. phos. D 6	

Das heranwachsende Kind sollte jahrelang täglich Mineralsalz Nr. 1 und Nr. 2 einnehmen. Zahnpflege, Ernährung. Nahrung, die die Zähne zum Kauen zwingt und dadurch kräftigt.

Zähne			
Fistel	▲	Nr. 9 Natr. phos. D 6	Hauptmittel
	▲	Nr. 11 Silicea D 12	Hauptmittel
locker ohne Schmerzen		Nr. 1 Calc. fluor. D 12	
Zähneknirschen		Nr. 9 Natr. phos. D 6	
Zahnschmelzbildung		Nr. 1 Calc. fluor. D 12	
Zahnstein	▲	Nr. 5 Kal. phos. D 6	
	▲	Nr. 8 Natr. chlor. D 6	
Zahnzerfall		Nr. 2 Calc. phos. D 6	
Zahnerhaltung			
Zahnaufbau		Nr. 2 Calc. phos. D 6	
zum Härten der Zähne	▲	Nr. 1 Calc. fluor. D 12	morgens
	▲	Nr. 7 Magn. phos. D 6	abends
zu starke Säurebildung	▲	Nr. 9 Natr. phos. D 6	vormittags

Krankheitsbild/ Symptome		Mineralsalze	Einnahme/ Empfehlungen
	▲	Nr. 10 Natr. sulf. D 6	mittags
	▲	Nr. 11 Silicea D 6	abends; Potenz D 6!
für den Zahnschmelz	▲	Nr. 1 Calc. fluor. D 12	morgens
	▲	Nr. 7 Magn. phos. D 6	abends
Zahnfleisch			
hellroter Saum		Nr. 5 Kal. phos. D 6	
schwammig, leicht blutend		Nr. 4 Kal. chlor. D 6	
Zahnfleischabszess	▲	Nr. 9 Natr. phos. D 6	
	▲	Nr. 11 Silicea D 12	
Zahnfleischbluten, auch mit Mundgeruch		Nr. 5 Kal. phos. D 6	
Zahnfleischentzündung	stdl. ▲	Nr. 4 Kal. chlor. D 6	
	stdl. ▲	Nr. 5 Kal. phos. D 6	
zum Abschluss, bei abklingender Entzündung		Nr. 12 Calc. sulf. D 6	
Zahnfleischgeschwulst		Nr. 1 Calc. fluor. D 12	
Zahnfleischschwund	▲	Nr. 1 Calc. fluor. D 12	morgens
	▲	Nr. 5 Kal. phos. D 6	vormittags
Zahnschmerzen			siehe auch „Schmerzen“
allgemein		Nr. 1 Calc. fluor. D 12	
		Nr. 7 Magn. phos. D 6	„Heiße Sieben“
bei Berührung		Nr. 1 Calc. fluor. D 12	
durch Druck besser		Nr. 7 Magn. phos. D 6	
einseitig		Nr. 8 Natr. chlor. D 6	
mit Geschwulst	▲	Nr. 4 Kal. chlor. D 6	
	▲	Nr. 11 Silicea D 12	
Geschwulst, verhärtet		Nr. 1 Calc. fluor. D 12	
Linderung an frischer Luft		Nr. 6 Kal. sulf. D 6	
Linderung durch Wärme		Nr. 7 Magn. phos. D 6	
mit Mundgeruch		Nr. 5 Kal. phos. D 6	
mit Pausen		Nr. 7 Magn. phos. D 6	
Schneidezähne locker		Nr. 5 Kal. phos. D 6	
während Schwangerschaft	tgl. ▲	Nr. 1 Calc. fluor. D 12	
	tgl. ▲	Nr. 2 Calc. phos. D 6	
	▲	Nr. 8 Natr. chlor. D 6	vor- und nachmittags
mit Speichelfluss		Nr. 8 Natr. chlor. D 6	
stärker abends		Nr. 6 Kal. sulf. D 6	
stärker durch Wärme		Nr. 3 Ferr. phos. D 12	
stärker in warmen Räumen		Nr. 6 Kal. sulf. D 6	
die Stelle wechselnd		Nr. 7 Magn. phos. D 6	
als wäre der Zahn länger		Nr. 1 Calc. fluor. D 12	
Zahnbelag, braun		Nr. 5 Kal. phos. D 6	
Zahnfleisch, blutend		Nr. 5 Kal. phos. D 6	Mundspülung
mit hellrotem Zahnfleisch		Nr. 5 Kal. phos. D 6	

Krankheitsbild/ Symptome		Mineralsalze	Einnahme/ Empfehlungen
nach Zahnziehen	stdl. ▲	Nr. 3 Ferr. phos. D 12	
	stdl. ▲	Nr. 7 Magn. phos. D 6	
	stdl. ▲	Nr. 8 Natr. chlor. D 6	
Zehennägel			siehe „Nägel"
Zellenaufbau			
	▲	Nr. 2 Calc. phos. D 6	
	▲	Nr. 5 Kal. phos. D 6	
	▲	Nr. 8 Natr. chlor. D 6	
Zellgewebsentzündung (Phlegmone)			
allgemein		Nr. 3 Ferr. phos. D 12	häufige Gabe
	oder	Nr. 4 Kal. chlor. D 6	häufige Gabe
durch Übersäuerung	▲	Nr. 9 Natr. phos. D 6	morgens
	▲	Nr. 10 Natr. sulf. D 6	mittags
	▲	Nr. 11 Silicea D 6	abends; Potenz D 6!
bläulich-rote Anschwellung der Haut		Nr. 10 Natr. sulf. D 6	
bei Verhärtung		Nr. 1 Calc. fluor. D 12	auch als Salbe
Ziegenpeter			siehe „Mumps"; siehe Kap. III. Kinderheilkunde
Zittern			
durch Schwäche		Nr. 2 Calc. phos. D 6	
Schüttelfrost	▲	Nr. 3 Ferr. phos. D 12	
	▲	Nr. 5 Kal. phos. D 6	
durch innere Unruhe		Nr. 7 Magn. phos. D 6	auch als Salbe: auf Solarplexus auftragen
Wärmemangel		Nr. 8 Natr. chlor. D 6	
Leberwickel, Meridianbürstmassagen, Salbenanwendungen, Atemübungen.			
Zöliakie			siehe auch „Verdauungsorgane"
		Nr. 4 Kal. chlor. D 6	
Auf Ernährung achten.			
Zuckerkrankheit (Diabetes mellitus)			*Arzt konsultieren!* Unterstützende Behandlung mit Mineralsalzen
allgemein	▲	Nr. 10 Natr. sulf. D 6	mittags
	▲	Nr. 11 Silicea D 12	abends
	▲	Nr. 7 Magn. phos. D 6	„Heiße Sieben" vor dem Schlafengehen
mit Abmagerung		Nr. 8 Natr. chlor. D 6	
altersbedingt	▲	Nr. 1 Calc. fluor. D 12	
	▲	Nr. 17 Mang. sulf. D 6	
mit starkem Durst, Verlangen nach Salzigem, Saurem, bei Schlafsucht	▲	Nr. 8 Natr. chlor. D 6	
	▲	Nr. 9 Natr. phos. D 6	
mit Juckreiz		Nr. 7 Magn. phos. D 6	„Heiße Sieben"
mit Schwäche		Nr. 2 Calc. phos. D 6	

Krankheitsbild/ Symptome		Mineralsalze	Einnahme/ Empfehlungen
bei Eiweißausscheidung im Urin		Nr. 2 Calc. phos. D 6	
bei gleichzeitiger Gicht	▲	Nr. 9 Natr. phos. D 6	
	▲	Nr. 11 Silicea D 12	
bei Neigung zur Abszessbildung, bei Arteriosklerose		Nr. 1 Calc. fluor. D 12	
bei nervösen Störungen, Schlaflosigkeit		Nr. 5 Kal. phos. D 6	
Zuckerspiegel			
erhöht	▲	Nr. 9 Natr. phos. D 6	vormittags
	▲	Nr. 10 Natr. sulf. D 6	gegen 14:00 Uhr
	▲	Nr. 21 Zinc. chlor. D 6	abends
	▲	Nr. 11 Silicea D 12	vor dem Schlafengehen
Reaktion auf Milchzucker beobachten (siehe Kap. I. – Empfehlungen zur Einnahme).			
Zuckungen			
im Halbschlaf		Nr. 9 Natr. phos. D 6	Störfelder am Schlafplatz?
	oder	Nr. 11 Silicea D 12	
nervöse	▲	Nr. 2 Calc. phos. D 6	morgens
	▲	Nr. 5 Kal. phos. D 6	mittags
	▲	Nr. 11 Silicea D 12	abends
Meridianbürstmassagen, Ernährung, Leberwickel, Bäder.			
Zunge			
Bläschen auf Zungenspitze		Nr. 8 Natr. chlor. D 6	
Geschwür		Nr. 11 Silicea D 12	
Haargefühl		Nr. 8 Natr. chlor. D 6	
rötlich, mehr an den Seitenrändern		Nr. 3 Ferr. phos. D 12	
Spitze brennend		Nr. 8 Natr. chlor. D 6	
Trockenheitsgefühl		Nr. 8 Natr. chlor. D 6	
Verhärtung	▲	Nr. 1 Calc. fluor. D 12	morgens
	▲	Nr. 11 Silicea D 12	abends
Wundheitsgefühl		Nr. 12 Calc. sulf. D 6	
Zungenbelag			
feucht, Randbläschen		Nr. 8 Natr. chlor. D 6	
glasig		Nr. 8 Natr. chlor. D 6	
goldgelb schimmernd		Nr. 9 Natr. phos. D 6	
grünlich-braun		Nr. 10 Natr. sulf. D 6	
grünlich-gelb		Nr. 10 Natr. sulf. D 6	
grünlich-grau, schmutzig		Nr. 10 Natr. sulf. D 6	
hell bis weißschleimig		Nr. 8 Natr. chlor. D 6	
hinten wie mit Lehm belegt		Nr. 12 Calc. sulf. D 6	
ockerfarbig		Nr. 6 Kal. sulf. D 6	
pelzig weiß		Nr. 2 Calc. phos. D 6	
schmutzig bräunlich		Nr. 5 Kal. phos. D 6	

Krankheitsbild/ Symptome		Mineralsalze	Einnahme/ Empfehlungen
wie mit Senf bestrichen		Nr. 5 Kal. phos. D 6	
wasserhell, glasig		Nr. 8 Natr. chlor. D 6	
weiß bis weißgrau		Nr. 4 Kal. chlor. D 6	
Zungenentzündung (Glossitis)			
allgemein	▲	Nr. 3 Ferr. phos. D 12	
	▲	Nr. 4 Kal. chlor. D 6	
bei großer Schwäche		Nr. 5 Kal. phos. D 6	
bei Vereiterung, auch bei sog. „Landkartenzunge"	▲	Nr. 9 Natr. phos. D 6	
	▲	Nr. 11 Silicea D 12	
mit Verhärtung		Nr. 1 Calc. fluor. D 12	
Zurückgebliebene Kinder			siehe Kap. III. Kinderheilkunde
Zwerchfellkrampf			siehe „Krämpfe"
Zwölffingerdarmgeschwür (Ulcus duodenum)			Behandlung wie Magengeschwür

Anhang

A. Basische Bäder, Wickel, Empfehlungen

Basische Bäder

Basisches Vollbad

Ca. 4 – 5 EL basisches Badesalz auf ein Vollbad geben. Badetemperatur kleiner gleich 37 °C. Dauer mindestens 60 – 120 Min. Nach Bedarf warmes Wasser nachfüllen. Anwendung 2 – 3 x wöchentlich durchführen. Nach dem Baden das Wasser leicht antrocknen lassen und bei Bedarf 1 Std. zugedeckt in Ruhe nachschwitzen.

Basisches Sitzbad

Ca. 2 EL basisches Badesalz in eine Sitzbadewanne geben und mindestens 1 Std. baden.

Basisches Fußbad

1 EL basisches Badesalz pro Fußbad, 1 Std. tgl. Regelmäßig warmes Wasser zugeben.

Basisches Handbad

1–2 TL basisches Badesalz pro Handbad, ½ – 1 Std. tgl.

Basische Wickel

Basische Salzsocken

Ca. 1 EL basisches Badesalz auf 1 l warmes Wasser. Baumwolle-/Leinensocken darin tränken, auswringen, anziehen und ein Paar warme Wollsocken darüberziehen, über Nacht tragen. Diese Anwendung sollte über einen längeren Zeitraum (1 – 2 Monate) erfolgen.

Spanischer Mantel mit Badesalz

Ca. 2 EL basisches Badesalz auf 5 l kaltes Wasser geben. Baumwolllaken tränken, auswringen und den Körper darin einwickeln. Ein paar warme Decken darüberlegen und 1 Std. in Ruhe vor sich hinschwitzen. Diese Anwendung ist empfehlenswert, wenn keine Badewanne zur Verfügung steht.

Basischer Kompressions-Wickel (Cellulite)

Ca. 2 EL basisches Badesalz auf 2 l heißes Wasser. Bandagen mit kurzem Zug 15 Min. tränken. Die Bandagen auswringen und vom Fuß aus konisch über den Po bis zur Hüfte hochwickeln, zudecken und 1 Std. leicht schwitzen. Empfehlenswert ist eine Wärmflasche auf der Leber.

Basischer Wickel

Ca. 1 EL basisches Badesalz auf 1 l warmes Wasser geben. Baumwolle-/Leinenlappen darin tränken, auswringen und auf die betroffenen oder zu behandelnden Partien und Stellen auflegen. Für die Behandlung innerer Organe empfiehlt sich stets, eine Wärmflasche aufzulegen.

Weitere Empfehlungen

Basisches Salzpeeling/ Sauna

Den Körper abduschen. Mit der Hand oder einem Lappen basisches Salz auf dem ganzen Körper einreiben. Das Salz auf der Haut leicht antrocknen lassen und damit in die Sauna gehen.

Basenbildende Tees

Wermut, Salbei, Schafgarbe, Schachtelhalm, Brennnessel, Birkenblätter.

Basenbildendes Gemüse

Bohnen, Zucchini, Pastinaken, Sellerie, Kartoffeln.

Basensuppe

Bohnen, Zucchini, Pastinaken, Sellerie und Kartoffeln klein schneiden. 15 – 20 Min. köcheln lassen und abseihen. Die Brühe schmeckt sehr angenehm, wenn man eine Rote Bete mitkocht, und wirkt sehr entsäuernd u. a. durch die Zufuhr von organisch gebundenen Mineralien.

B. Die 12 biochemischen Salben

Die Salben im Überblick

Salbe Nr. 1 wird angewendet als Massagemittel bei Erschlaffung der elastischen Gewebe, bei Verhärtungen der Haut zur Wiederherstellung der Elastizität, bei Hornhautbildung, Rissen und Schrunden, zur Vorbeugung gegen Schwangerschaftsstreifen, bei Nagelverwachsungen, Krampfadern, Hämorrhoiden und allgemeiner Bänderschwäche.

Salbe Nr. 2 ist ein ausgezeichnetes Hilfsmittel zur Kräftigungsmassage bei chronischen Leiden aller Art, besonders bei Knochenschwäche der Kinder, bei Knochenschmerzen in Wachstumsschüben. Sie hilft zudem bei chronischen Ekzemen mit weiß-gelblicher Absonderung, bei Taubheitsgefühl, Kribbeln und Verspannungen.

Salbe Nr. 3 ist anzuwenden als Wundsalbe bei frischen und entzündlichen Verletzungen, Quetschungen und Verstauchungen. Gutes Massagemittel bei kalten Füßen. Bei wundem Popo kleiner Kinder.

Salbe Nr. 4 eignet sich für die zweite Entzündungsstufe, für Verletzungen mit nachfolgender Schwellung, trockene Hautausschläge wie Kopfschuppen und Schuppenflechte, auch Warzen; Mumps, Sehnenscheidenentzündung, Wangenschwellung durch Zahnschmerzen. Bei Husten mit zähem Auswurf auf Brust und Rücken aufbringen. Bei Schwellung nach Insektenstichen.

Salbe Nr. 5 zur Massage bei Nervenschmerzen, Ischias, als Heilsalbe bei Beingeschwüren und hartnäckigen Wunden mit gelbschleimigen Absonderungen, bewährt als Herz- und Nervensalbe. Zur Entspannung auf den Solarplexus auftragen.

Salbe Nr. 6 wird angewendet bei Hautjucken und Hautschuppen, bei Neurodermitis, Schuppenflechte, anderen Oberhautveränderungen, bei wandernden Rheumaschmerzen. Bei hartnäckigem Husten mit ockergelbem Auswurf auf Brust und Rücken auftragen, bei entsprechendem Schnupfen in die Nase einreiben. Zur Anwendung bei Leberbeschwerden die Lebergegend unter dem rechten Rippenbogen einreiben.

Salbe Nr. 7 zur Einreibung bei reißenden, schießenden Schmerzen, bei Krampfzuständen und Durchblutungsstörungen infolge Verkrampfung, bei nächtlichen Armschmerzen. Viele Hauterkrankungen benötigen Salbe Nr. 7 zur Beruhigung des Hautausschlages.

Salbe Nr. 8 wird empfohlen bei wässrigen Absonderungen der Haut, Brandwunden, Insektenstichen, nässenden Unterschenkelgeschwüren, Einrissen der Mundwinkel sowie bei Ergüssen und teigigen Schwellungen im Bereich größerer Gelenke. Bei trockenen Ausschlägen mit weißen Schuppen, Afterfissuren, Hautpilzerkrankungen.

Salbe Nr. 9 gilt als Drüsensalbe bei Lymphdrüsenschwellung mit weichen, also nicht verhärteten Knoten. Besonders wirkungsvoll bei fettiger, großporiger Haut (wie Orangenschalen), gegen Mitesser und Pickel. Eignet sich ebenfalls zur leichten Massage bei Gelenkschmerzen. Bei Druckgefühl in der Lebergegend.

Salbe Nr. 10 bewährt sich als Salbenverband bei nässenden Ekzemen und Flechten. Bei Hautpilzerkrankungen und Hühneraugen. Bei Frostbeulen: Nach dem Waschen sorgfältig abtrocknen und unter leichtem Reiben auftragen, besonders zur Nacht. Zur Leberentgiftung im Leberbereich auftragen.

Salbe Nr. 11 fördert die Ausreifung von entzündlichen Eiterungen, Geschwüren, Karbunkeln, Nagelgeschwüren und Fisteln. Nährcreme bei trockener Haut und Faltenbildung. Bei Knirschen in der Halswirbelsäule, bei Fußschweiß und Zwischenzehenpilz.

Salbe Nr. 12 findet Anwendung bei allen rheumatischen Gelenkbeschwerden und Lymphknotenentzündungen (zum Arzt!). Bei Eiterungen mit Abflussmöglichkeit (Öffnung vorhanden) um den Entzündungsherd herum auftragen.

Anwendungsempfehlungen

Die biochemischen Salben sind nicht so bekannt und werden, entsprechend den Anwendungsgebieten der Mineralsalztabletten, hauptsächlich bei Muskel-, Gelenk-, Haut- und Knochenerkrankungen eingesetzt. Durch die Reflexzonentherapie wissen wir, dass über die Haut innere Organe beeinflusst werden können. Da Dr. Schüßler selbst im Laufe seines Lebens mit dem Mineralsalz Calcium sulfuricum (Nr. 12) nicht gearbeitet hat, wurde die Salbe Nr. 12 ursprünglich nicht hergestellt. Einige Hersteller bieten sie inzwischen jedoch an.

Zur Anwendung wird ein Salbenstrang von 1 – 3 cm aus der Tube gedrückt und damit die betroffene Stelle eingerieben. Die gewählte Salbe kann auch für Massagen bzw. für einen Salbenumschlag über Nacht verwendet werden. (Achtung: Über Krampfadern darf nur leicht eingeklopft werden!)

Die Häufigkeit der Anwendung sollte individuell angepasst werden. Es gilt der Grundsatz: bei chronischen Krankheiten wenige Gaben, bei akuten Krankheiten häufige Gaben.

- In akuten Fällen: Stündlich einreiben! Sind mehrere Salben im Wechsel angezeigt, wird stündlich gewechselt.
- In chronischen Fällen: Dreimal täglich einreiben! Sind mehrere Salben im Wechsel angezeigt, wird täglich gewechselt.

Biochemische Funktionstabletten und Salben können gleichzeitig eingesetzt werden.

C. Meridianbürstmassage

Sie führen die Meridianbürstmassage am besten jeden Morgen nach dem Aufstehen durch, mit einer Körperbürste aus Naturborsten oder einer Klosterbürste.

Beginnen Sie mit der Bürstmassage am Konzeptionsgefäß, indem Sie vom Schambein mit der Bürste aufwärts bis zum Ende des Brustbeines bürsten und das 10- bis 20-mal wiederholen. Danach führen Sie die Bürste rechts über die Brust, Innenseite Oberarm, Innenseite Unterarm über die Handinnenfläche bis zu den Fingerspitzen. Dann bürsten Sie weiter über die Fingerspitzen, Handrücken, Außenseite Unterarm, Außenseite Oberarm, Außenseite Oberkörper nach unten über die Außenseite Oberschenkel, Außenseite Unterschenkel, Außenknöchel, seitlicher Fußrücken bis über den Kleinzeh hinweg.

Im Anschluss daran bürsten Sie wieder nach oben über Großzeh, Innenknöchel, Innenseite Unterschenkel, Innenseite Oberschenkel, Leiste, seitlich links der Körpermitte über die Innenseite der Brust und schließen so den Kreislauf. Die Meridianbürstmassage endet am kleinen Zeh.

Dies wiederholen Sie auf jeder Körperseite 5-, 10-, oder 20-mal je nach Wohlbefinden.

Sie unterstützen mit dieser Bürstmassage die energetische Behandlung und bringen die Energien zum Fließen.

D. Nierenstärkung

Bevor Sie sich ins Bett legen, trinken Sie bitte 1 Tasse Blasen-Nierentee (Fertigmischung aus der Apotheke oder dem Reformhaus).

Sie dürfen gerne am Tag 2 Tassen dieses Tees zu sich nehmen. Wenn Sie ein Nierenmittel rezeptiert bekommen haben, geben Sie die rezeptierte Tropfenzahl in die Tasse Tee. Bitte gehen Sie 1 x tgl. für mindestens 1 Stunde mit einer warmen Wärmflasche ins Bett. Sie legen die Wärmflasche unter den Rücken an die Nierengegend. Der Mensch hat zwei Nieren. Sie befinden sich unter dem Rippenbogen links und rechts von der Wirbelsäule.

E. Reisschleim für Babys und Kinder

Reisschleim

Eignet sich für Babys ab Geburt bis 3 – 4 Monate.

1 Teil Vollkorn-Rundkornreis oder Basmatireis auf 10 Teile Wasser 4 – 6 Std. mit geschlossenem Deckel leicht köcheln lassen. Nach dem Kochen die Suppe durch ein Leintuch oder feines Sieb streichen. Kühl aufbewahren. Kann im voraus für den nächsten Tag vorbereitet werden. Menge ausrechnen und auf 5 – 6 Fl. von 150 – 180 ml vorbereiten.

Flaschenmilch mit Reisschleim

Hergestellte Reismilch (s. o.) mit 1 Teil Kuhmilch (oder Ersatzmilch oder weglassen) erhitzen. Kurz aufkochen, 3 – 4 Tropfen Weizenkeimöl (B-Vitamine, Vitamin E usw.!) darunter schlagen. In Flasche geben und auf Trinktemperatur abkühlen lassen.

Eine weitere Möglichkeit: Mit Mandelmus kann alternativ eine Mandelmilch hergestellt werden.

Fertigschleim

Hier empfiehlt sich Reismilch von Frau Holle (Demeter) oder der Fa. Runge (Bioland). Das Fertigprodukt sollte auf keinen Fall über einen längeren Zeitraum angewandt werden. Nur für unterwegs und im Notfall.

Zur Autorin

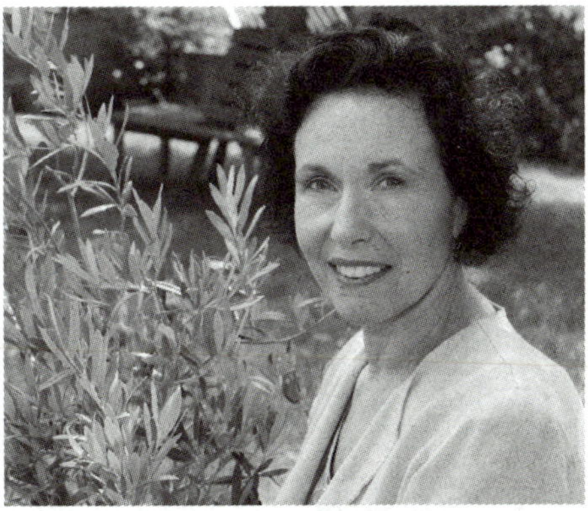

Angelika Gräfin Wolffskeel von Reichenberg ist Heilpraktikerin, psychologische Beraterin und Vizepräsidentin des Biochemischen Bundes Deutschland (BBD) e. V. Sie wurde deutschlandweit als charismatische und umfassend heilkundlich gebildete Referentin und Buchautorin bekannt. Mit bis zu 400 Besuchern sind ihre Vorträge, die sie u. a. als Referentin des BBD e. V. und in Zusammenarbeit mit Apotheken hält, hervorragend besucht.

Schwerpunkte der letzten Jahre sind die Themen **„gesunde Ernährung"** und **„Biochemie nach Dr. Schüßler"**. Zu ihren weiteren Arbeitsgebieten gehören u. a. die klassische und kreative Homöopathie nach Antonie Peppler, die energetische Therapie, Fußreflexzonentherapie, die Wirbelsäulentherapie nach Dorn / Breuss, Irisdiagnose, TCM, Ayurveda und Ernährungsberatung.

Darüber hinaus ist Gräfin Wolffskeel **Lehrbeauftragte des Freien Verbands Deutscher Heilpraktiker e. V. (FVDH)** für Biochemie nach Dr. Schüßler, Beisitzerin im Biochemischen Verein Würzburg für Gesundheitsfragen und Fortbildungsreferentin für Biochemie nach Dr. Schüßler der Bayerischen Apothekenkammer München. Des Weiteren leitet sie die **SURYA-Heilpraktiker-Schule** in Reichenberg bei Würzburg und ist dort unter anderem als Dozentin für die Schwerpunkte Verdauungsorgane, Stoffwechsel und Biochemie nach Dr. Schüßler tätig. SURYA bietet eine nebenberufliche, erwachsenengerechte Ausbildung zum / zur Heilpraktiker / in im Zyklus von zwei Jahren an.

Angelika Gräfin Wolffskeel ist gerne zu einem Gedankenaustausch mit ihren Lesern bereit. Sie können Ihre Fragen jederzeit im Internetforum www.mankau-verlag.de/forum stellen.

Praxis und Vortragstermine der Autorin:
www.graefin-wolffskeel.de

Haben Sie Fragen an die Autorin? Anregungen zum Buch?
Erfahrungen, die Sie mit anderen teilen möchten?

Nutzen Sie unser Internetforum: **www.mankau-verlag.de/forum**

Weitere Veröffentlichungen der Autorin

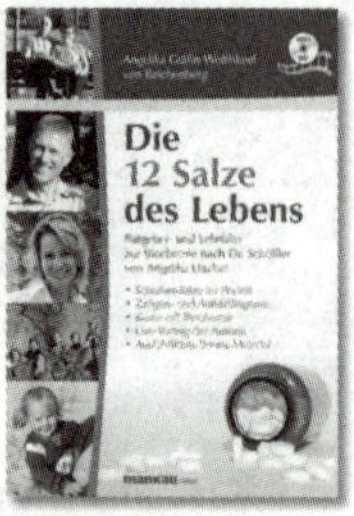

Die 12 Salze des Lebens (Video-DVD)
Mit den Schüßler-Salzen durch die Jahreszeiten
ISBN 978-3-938396-37-7

In dem Ratgeber- und Lehrfilm nach dem gleichnamigen Buch-Bestseller stellt Angelika Gräfin Wolffskeel die Biochemie nach Dr. Schüßler informativ und anschaulich vor. Zum Bonusmaterial gehören ein Live-Vortrag von Gräfin Wolffskeel sowie die Vorstellung der Schüßler-Salze und biochemischer Kuren.

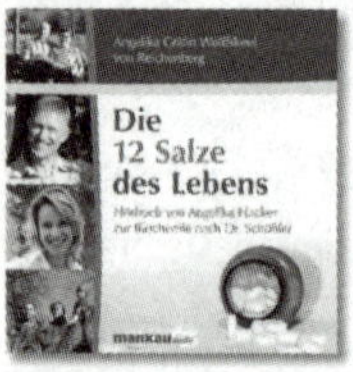

Die 12 Salze des Lebens (Hörbuch)
ISBN 978-3-938396-38-4

Frei nach dem gleichnamigen Buch erklärt Angelika Hacker die Schüßler-Salze und ihre Anwendungsmöglichkeiten. Das Hörbuch gibt zudem konkrete Behandlungsempfehlungen von Angelika Gräfin Wolffskeel. Inklusive einer geführten Meditation zur Körperwahrnehmung.

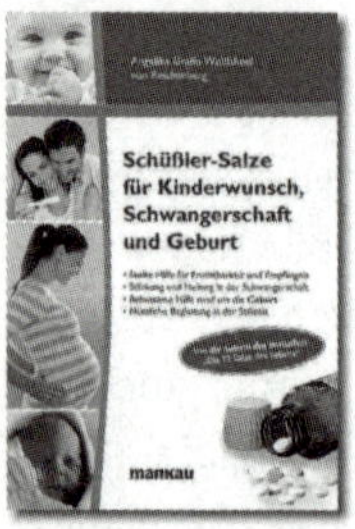

Schüßler-Salze für Kinderwunsch, Schwangerschaft und Geburt
ISBN 978-3-86374-011-5

Angelika Gräfin Wolffskeel bietet allen werdenden Eltern sanfte Hilfe ohne Nebenwirkungen: vom effektiven Einsatz der Schüßler-Salze zur Stärkung und Vorbeugung in der Kinderwunsch-Phase bis zur Behandlung von Fruchtbarkeitsstörungen, von der Linderung typischer Beschwerden oder individueller Probleme während der Schwangerschaft bis zur Abwendung drohender Gefahren, von der konkreten Unterstützung durch die biochemischen Mineralsalze vor, während und nach der Geburt bis zur Stillzeit.

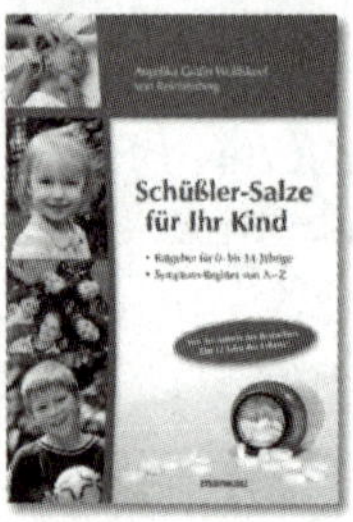

Schüßler-Salze für Ihr Kind
Sanfte Heilung für 0- bis 14-Jährige
Symptom-Register von A bis Z
ISBN 978-3-938396-24-7

Angelika Gräfin Wolffskeel gibt Müttern und Vätern einen Ratgeber an die Hand, der aus dem Praxisalltag und vielen Fragen besorgter Eltern entstanden ist. Ein umfangreiches Kinderkrankheiten- und Symptom-Register von A bis Z – von Akne über Appetitlosigkeit, Husten und Windpocken bis zu Zahnungsproblemen – gibt konkrete Einnahmeempfehlungen bei zahlreichen Beschwerden.

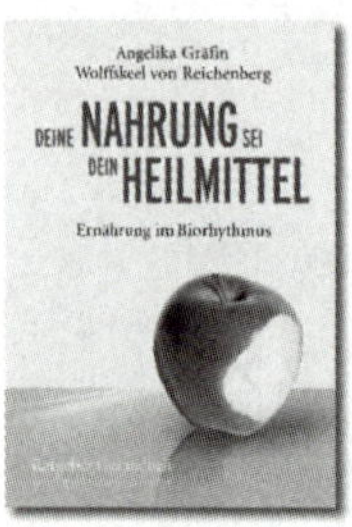

Deine Nahrung sei dein Heilmittel
Ernährung im Biorhythmus
ISBN 978-3-938396-03-2

Heutige Ernährungsberatung fokussiert meist auf einzelne Puzzleteile – etwa ausgewählte Vitamine, Mineralstoffe oder Stoffwechselerkrankungen. Das vorliegende Buch bietet mehr: Es vermittelt eine ganzheitliche Sichtweise von der Zeugung bis zum Tod, unter Berücksichtigung der Jahres- und Tageszeiten, der Veranlagung und der Lebensmittelqualität. Mit Organuhr, konkreten Ernährungstipps, Rezepten, Fastenkur sowie eigenen Kapiteln zu Säure-Basen-Haushalt, Allergien, Diabetes und Rheuma.

Quellenangaben

Barthelmeyer, Friedrich (1993): Dr. Schüßlers Biochemie, Ein Lehr- und Lernbuch, Kompendium der Biochemischen Heilweise, Selbstverlag Friedrich Barthelmeyer, Andreas-Hofer-Str. 43, 79111 Freiburg/Breisgau

Bauhofer, Ulrich (1997): Aufbruch zur Stille, Gustav Lübbe Verlag

Bierbach, Elvira (Hg.) (2. Aufl. 2002): Naturheilpraxis heute, Lehrbuch und Atlas, Urban & Fischer Verlag, München

Biochemischer Bund Deutschlands e. V. (1983): Vortragsmanuskripte 1, 2, 3, 4, 5, 6, 7, In der Kuhtrift 18, 41541 Dormagen

Co'med – Fachmagazin für Complementär-Medizin, Ausgabe Nr. 5/2004, Schlossgasse 4, 65239 Hochheim-Massenheim

Dahlke, Rüdiger (3. Aufl. 2002): Lebenskrisen als Entwicklungschancen. Zeiten des Umbruchs und ihre Krankheitsbilder, Goldmann Verlag, München

Daub-Amend, Eveline (1. Aufl. 1999): Wechseljahre, Gesund und selbstbewusst in eine neue Lebensphase, in Zusammenarbeit mit Weleda, athera Verlag, Freies Geistesleben & Urachhaus GmbH, Landhausstr. 82, 70190 Stuttgart

Emmrich, Peter (3. erw. Aufl. 2001): Antlitzdiagnostik, Eine Einführung in die biochemische Heilweise nach Dr. Schüßler, Jungjohann Verlag, Neckarsulm

Feichtinger, Thomas / Niedan, Susana (2000), Schüßler-Salze für Frauen, Haug Verlag, Fritz-Frey-Str. 21, 69121 Heidelberg

Heepen, Günther H. (1. Aufl. 2001): Schüßler-Salze, GU Kompass, Mineralstoffe zur Selbstbehandlung mit 12 Ergänzungsmitteln, Gräfe und Unzer Verlag, München

Heepen, Günther. H. (1. Aufl. 2002): Schüßler-Salze, Der große GU Kompass, Die 24 Schüßler-Salze genau beschrieben, Gräfe und Unzer Verlag, München

Hemm, Werner/Mair, Stefan (2002): Rezeptierbuch zur Biochemie nach Dr. med. Schüßler, ISO-Arzneimittel GmbH & Co. KG, Ettlingen

Kellenberg, Richard/Kopsche, Friedrich (2001): Mineralstoffe nach Dr. Schüßler, Ein Tor zu körperlicher und seelischer Gesundheit, Bechtermünz, genehmigte Lizenzsausgabe für Weltbild GmbH, Augsburg

Kirchmann, K. (1962 und 1990): Biochemie-Lexikon nach Dr. Schüßler, Ein Lehr- und Verordnungsbuch der biochemischen Heilmethode, Eva Kirchmann Verlag, Ehestorfer Heuweg 40, Hamburg 92

Krieger, Susann (4. erw. Aufl. 2003): Pathologiebuch für Heilpraktiker, Nachschlagewerk mit Therapiehinweisen, Sonntag-Verlag, Stuttgart

Mayer, Monika (1. Aufl. 1998): Heiltees für Kinder, Verlag Peter Erd, München

Molineus, Sigrid (2003): Gesichter sprechen Bände, Antlitzdiagnose und die Mineralsalze nach Dr. Schüßler, Deutsche Homöopathie-Union, Karlsruhe

Natur & Heilen – Monatszeitschrift für gesundes Leben, Ausgabe 11/2000, Nikolaistr. 5, 80802 München

Oltmanns, Hans-Dieter (3. erw. Aufl. 1999): Die biochemische Heilweise in der Kinderheilkunde, Weg zur Gesundheit Verlag GmbH, In der Kuhtrift 18, 41541 Dormagen

Ploss, Oliver (2003): Das Fibromyalgie Syndrom, Ganzheitliche Behandlungsmöglichkeiten, in: Co'med – Fachmagazin für Complementär-Medizin, wissenschaftlicher Sonderdruck, Ausgabe 2/2003 und 3/2003, Schlossgasse 4, 65239 Hochheim-Massenheim

Studienkreis Schüßler'sche Biochemie im Biochemischen Gesundheitsverein Düsseldorf (3. Aufl. 1999): Die Zunge als diagnostisches Hilfsmittel, Weg zur Gesundheit Verlag GmbH, In der Kuhtrift 18, 41541 Dormagen

Vogel, Paul/Sieber, Uwe/Hilpert-Mühlig, Ursula (1. Aufl. 1997): Leitfaden zur biochemischen Verordnung, Arbeitskreis für praktische Biochemie im Fachverband Deutscher Heilpraktiker e.V.

Infos

Interessante Informationen über Schüßler-Salze können auch angefordert werden bei:

Biochemischer Bund Deutschlands e.V.,
In der Kuhtrift 18, 41541 Dormagen,
Fax (0 21 33) 73 91 38,
E-Post: biochemie@bbdnet.de,
Netz: www.biochemie-net.de.

Stichwortverzeichnis

A

B

C

D

E

F

G

H

I

J

K

L